李赛美 □ 主编

经方讲录（第四辑）

名师

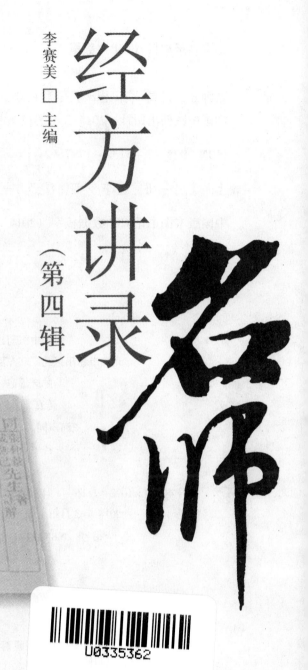

中国中医药出版社

·北京·

图书在版编目（CIP）数据

名师经方讲录．第四辑/李赛美主编．—北京：
中国中医药出版社，2014.3（2017.6重印）
ISBN 978 - 7 - 5132 - 1797 - 2

Ⅰ．①名… Ⅱ．①李… Ⅲ．①经方—文集 Ⅳ．①R289.5 - 53

中国版本图书馆 CIP 数据核字（2014）第 020103 号

中国中医药出版社出版

北京市朝阳区北三环东路 28 号易亨大厦 16 层

邮政编码　100013

传真　010 64405750

三河市同力彩印有限公司印刷

各地新华书店经销

*

开本 787×1092　1/16　印张　26.5　彩插　0.5　字数　425 千字

2014 年 3 月第 1 版　2017 年 6 月第 3 次印刷

书号　ISBN　978 - 7 - 5132 - 1797 - 2

*

定价　55.00 元

网址　www.cptcm.com

名师经方讲录(第四辑)编委会名单

策　　划	樊粤光	古展群	冼绍祥	何　伟	方　宁
主　　编	李赛美				
副 主 编	刘　奇	方剑锋	王保华	朱章志	刘　敏
	吴浩祥	刘晓玲	林昌松	吴智兵	林兴栋
编　　委	邓　烨	陈靖雯	吴俊良	万晓刚	罗广波
	彭万年	蔡文就	刘树林	黄开颜	都宾宾
	熊学军	刘艳霞	贾晓林	陈　敏	吴俊宽
	屈　华	吴彦麒	方志辉	卢伟炽	李韶轩
	李杰林	路　平	王志高	洪　敏	章伟明
	刘晓静	黄恒璇	彭俊祥	茹婉琪	黄·邦
	黄　煜	吴　微	程　逸	王婷婷	李吉平
	梁　丹	黄金平	陈水林	杨　冰	古奉平
	李燕玲	黄增婵	黄　强	罗悦嘉	张胜雄
	吴卓锋	范存俞	徐　晖	张朝鸣	龙文杰
	幸梦琳				
学术指导	邓铁涛	陈纪藩	彭胜权	王庆国	仝小林
	郝万山	梅国强	黄　煌	熊继柏	刘力红
	黄仕沛	张步桃	陈旺全	赖荣年	林培政
	马屹正	杨洁德	木下顺一朗	坂东隆弘	

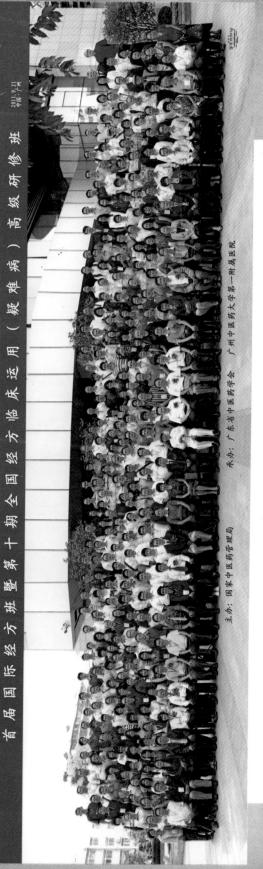

首届国际经方班暨第十期全国经方临床运用（疑难病）高级研修班

2011.9.21
中国·广州

主办：国家中医药管理局　　承办：广东省中医药学会　广州中医药大学第一附属医院

图1　首届国际经方班合影

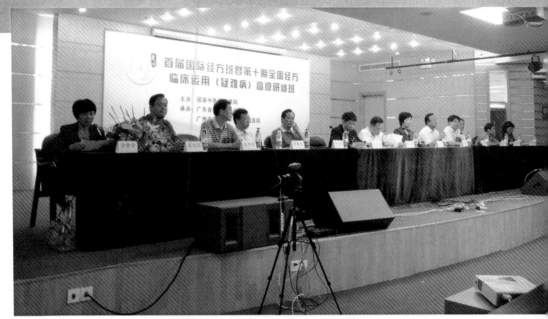

图2　首届国际经方班开班仪式主席台

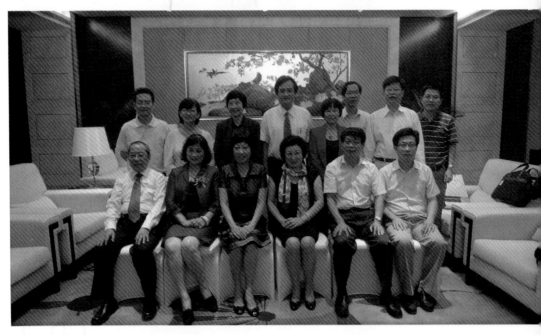

图3　广东省中医药局、广东省中医药大学与附属医院领导看望部分专家

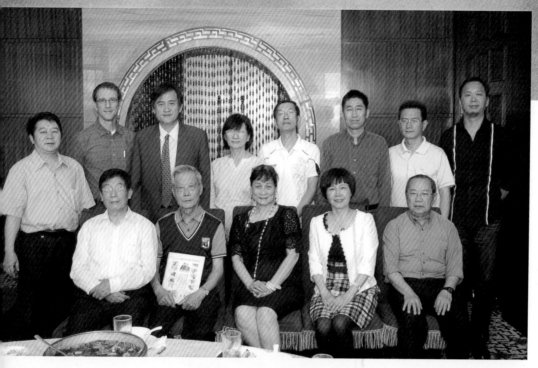

图4　授课专家合影之一

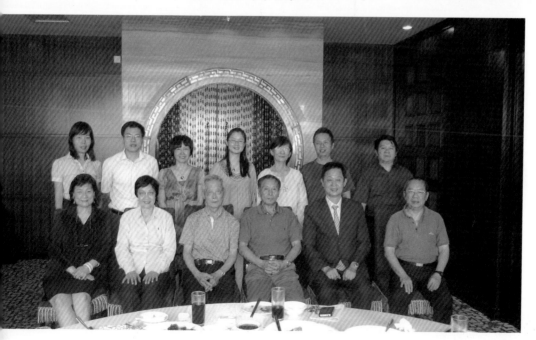

图5　授课专家合影之二

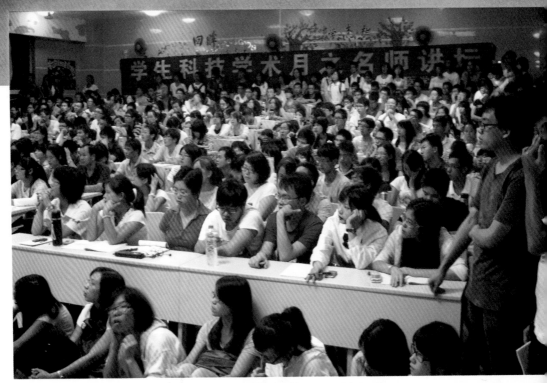

图6 首届国际经方班会场座无虚席

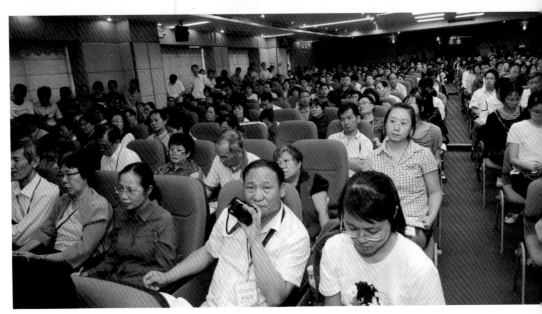

图7 首届国际经方班现场一隅

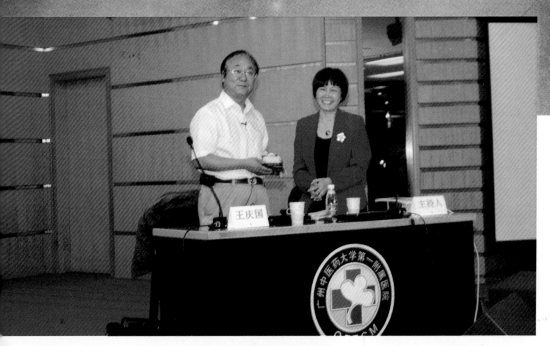

图8　王庆国教授演讲

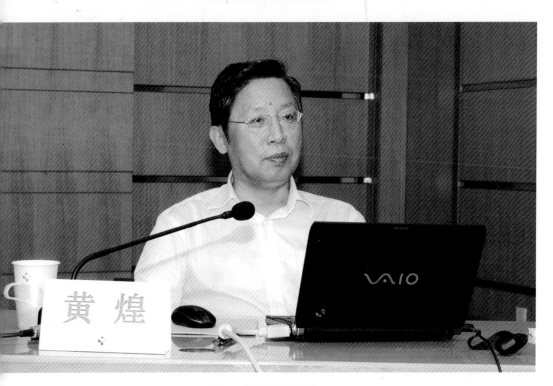

图9　黄煌教授演讲

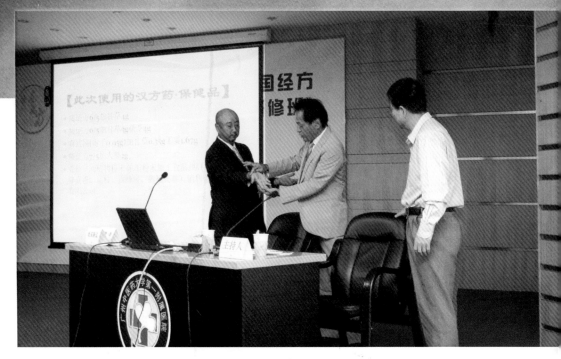

图10 日本授课专家现场做演示

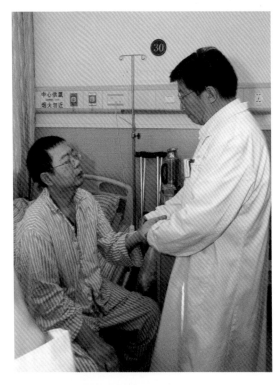

图11 郝万山教授查房

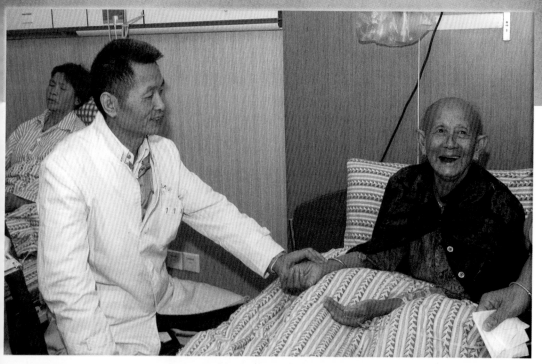

图12　刘力红教授查房

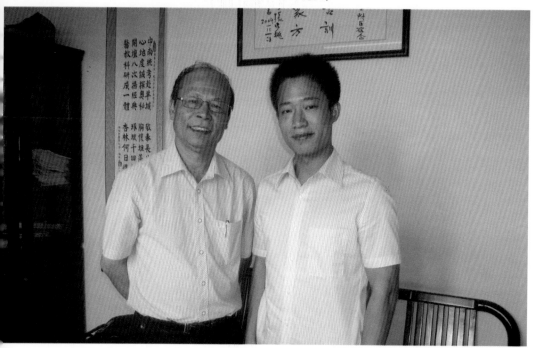

图13　访谈黄仕沛教授

前 言

中医经典的学习热潮如火如荼。尤其关于《伤寒论》、关于经方已成为中医学习的热点。作为举办最早、时间最久的广州"全国经方班",这次已经是第十期了。

国医大师邓铁涛教授曾谈及:"中医发源于黄河,发展于长江,必将通过珠江融入大海,走向世界。将全国经方班办成国际班,时机已成熟,应该积极推进,为中医的传承作出贡献。"在邓老极力倡导和精心指导下,由国家中医药管理局主办,广东省中医药学会、广州中医药大学第一附属医院承办,广东省中医院、香港注册中医学会、香港中医骨伤学会、台湾财团法人张仲景文教基金会、台湾财团法人立夫医药研究文教基金会及新加坡中医学院、马来西亚中医师公会共同协办的,首届国际经方班暨第十届全国经方班已于 2011 年 9 月 21~25 日在广州中医药大学第一附属医院隆重开班。

广州经方班自开班以来,一直秉承"崇尚经典,立足临床,推广经方,推动学术"的原则,高屋建瓴,授人以渔。首届国际经方班可谓名副其实:主讲老师共 17 位,分别来自中国、美国、日本、澳大利亚;参加学员报名共四百余人,分别来自中国大陆和港澳台地区,以及新加坡、马来西亚、印尼、日本、美国、英国、澳大利亚等国。共安排主会场 17 场,学生场 5 场,查房 6 场,专家访谈 6 场。正式课程除主会场现场讲授外,同时开放 2 个分会场进行视频同步转播,加上由第一临床医学院承办的学生场,每天听课人数最多达 1200 人次,可谓盛况空前!国医大师邓铁涛教授为经方班赠送墨宝"弘扬经方,服务世界",并与来自世界各地的专家、学员亲切交流、合影留念，开幕式上还进行了视频致辞。《广州日报》《羊城晚报》《香港大公报》《中国中医药报》等都对经方班进行了相关报道。

受业者，喜得甘露，如饥似渴；授业者，责无旁贷，倾囊而出。这也是对经方班一番特殊景象的描述。吉林省松原市中医院李景华主任有感赋诗一首，可窥一斑（见书末）。

经方班是名中医的摇篮，经方班将中医传播于世界！第二届国际经方班已于 2012 年 9 月移师台北举办。

在是书即将付梓之际，惊闻著名老中医李可先生（1930－2013 年）仙逝，我们深表悲痛。经方传承基地之一——广州中医药大学伤寒论教研室、第一临床医学院内分泌科病区共同举行了追思会，并发微博寄托哀思。作为经方班指导老师，李可老中医曾于第七期经方班进行首场讲座、查房。他率先提出，甲流是寒疫，小青龙汤是主打方，并为内分泌科题字"立大志，受大苦，成大业，中医不复兴，死不瞑目"，给大家留下深刻印象和美好回忆。本打算 2013 年第三届国际经方班再次邀请李师，殊不知而今，只能相望，不能相守，天地相隔，成为诀别！请李老放心！中医一定会一代一代传承下去！

努力探寻和推举经方大师，继续唱响经方班，让仲景之学生生不息，代代有新人，乃吾辈所愿，也是中医人，经方人之使命。愿大家携手共勉！

广州中医药大学　　李赛美

2013 年 3 月 28 日

目　录

上篇　名师讲座篇

目　录

中篇　名师查房篇

下篇　名师访谈篇

上 篇

名 师 讲 座 篇

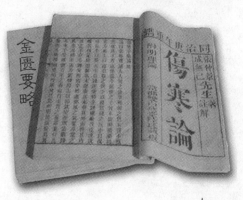

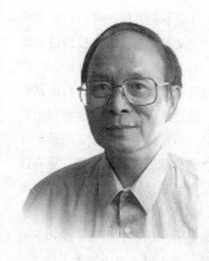

【名师介绍】

张步桃，台湾著名中医教育家，经方大家。现任台湾中医师联合会顾问；荣星中医诊所院长；广州中医药大学客座教授。

柴胡桂枝汤的临床应用

台湾中医师联合会　张步桃

　　首先祝贺首届国际经方班顺利开班，并贺广州中医药大学55周岁的生日！愿你们能够为社会培养出更多优秀的中医人才。

　　现在我想要把《伤寒论》中的两个条文扩充一下，以便进一步发挥它们的临床作用。这是有关柴胡桂枝汤的两个条文。

　　柴胡桂枝汤第一次是出现在阳明篇的205条里，在此的条文序码是依《医宗金鉴·伤寒论》编排的。205条开宗明义说："发汗多，亡阳谵语者，不可下，与柴胡桂枝汤和其荣卫，以通津液后自愈。"患者发汗多，造成身体水分不足，容易引起虚脱。条文就说是亡阳，"阳"字是指心肺，亡阳就是休克。谵语是语无伦次胡言乱语的意思，因为水分脱失掉了，致电解质不平衡而成。

因为是发汗过度所导致的亡阳谵语，所以就不能够用正规的阳明病篇中的承气汤来攻下，一定要用柴胡桂枝汤。大家都知道柴胡桂枝汤是小柴胡汤与桂枝汤的合方，桂枝汤可以调和营卫，小柴胡汤有疏通三焦的效果。所以用桂枝汤和其营卫，用柴胡汤来疏通三焦以通津液身体机能就会复原了。所谓的津液就是人体的营养物质，透过疏通的管道输送到每个组织、每个部位的营养物质。这个文字很简单，但是所蕴含的意义却是非常深远的。而据其他文献的记载，如果有发热的症状，一般原则是：里有热就要考虑白虎加人参汤；如果是表不解，就用柴胡桂枝汤来调和营卫，疏通津液。这是《医宗金鉴》作者的看法。

柴胡桂枝汤第二次出现在少阳篇的 225 条。少阳经，包括手少阳三焦经与足少阳胆经。三焦按人体体位的划分的：乳头以上至头部为上焦，乳头以下至肚脐为中焦，肚脐以下为下焦。《黄帝内经》（以下简称《内经》）、《难经》所提到的三焦是以功能来划分：上焦主纳，"纳"是接受饮食的意思；中焦主腐熟水谷，意味着消化功能，包括食物的消化、营养的吸收与输送；下焦主出，不管是水分或食物的糟粕，水分走前阴，也就是泌尿系统，食物的糟粕是食物在营养吸收以后剩下的残渣，也就是指粪便，走后阴，亦即肠道而出。这是按照三焦的功能来区别，上焦主纳包括呼吸系统，中焦主腐熟水谷指消化系统，下焦主出就包括泌尿系统与消化系统。在这篇的 225 条说："伤寒六七日，发热微恶寒，支节烦疼，微呕，心下支结，外证未去者，柴胡桂枝汤主之。""伤寒"广义的意思是一切外感病的总称。"六七日"也未必是真实的六七天，有人说"六七日"也有可能是六七个周期，六七四十二就是 42 天，七七四十九就是 49 天。所以感冒拖一两个月或两三个月都还没有好的大有人在。"伤寒六七日，发热微恶寒"，出现畏寒的现象才能够称为标准的外感病变。这里讲的外感发热微恶寒的疾病已经经历了相当长时间的"支节烦疼"，全身骨节酸痛。"支节"就是手脚关节。病毒侵袭到人体的各部器官造成全身关节酸痛，而且情绪不稳定，所以会烦会疼痛。"微呕、心下支结"，这里是指肠胃功能受到了影响。心下就是胃的部位。大家都曾体会过感冒不是单纯的"头项强痛而恶寒"等体表的一些症状，慢慢地会演变到消化系统的不舒服，"心下支结"就是在胃的地方好像有个硬块的感觉。因为"发热微恶寒"

是外证未去，所以就用桂枝汤来解表，用柴胡汤来改善患者的肠胃功能。

大家都知道小柴胡汤 7 味药里有半夏、有生姜，文献中说姜、半为止呕圣药。所以在临床上，只要有呕吐的症状，就可以先考虑生姜、半夏这 2 味药，这 2 味药在《金匮要略·呕吐哕下利病脉证治》的篇章中称为小半夏汤，小半夏汤再加茯苓就叫做小半夏加茯苓汤，继续发展就成了半夏厚朴汤。有一位董延龄医师曾用小半夏茯苓汤来治疗现代医学宣判无效的病例。医院通知家属，对于病人他们已经束手无策了，请家属准备料理后事。但董医师仅用这简单两三味药就能把水饮痞眩的危急病者从鬼门关救出来。董医师也曾在很多场合介绍过小半夏加茯苓汤治疗危急重症的临床效果。我个人因为用仲景方比较习惯，因此我很肯定这个方子的疗效。

柴胡桂枝汤出自《伤寒论》中的阳明篇与少阳篇，既然叫做柴胡桂枝汤，当然就是由小柴胡汤 7 味药的原方加上桂枝汤的 5 味药，理论上应该是 12 味药，可是因为扣除了此二方中的共同药物生姜、大枣与甘草，而保留了 9 味药。大家不要小看这 9 味药，它在临床上发挥的疗效是不容忽视的。仲景书中最重视的就是桂枝汤与小柴胡汤两个方，因为用桂枝汤可以解太阳的肌表，又可以调和各经脉的体表；小柴胡汤能解少阳半表，也可以和三阳的半表，所以在六经病以外，桂枝汤证、柴胡汤证也数见不鲜，可见它们在临床诊疗上的重要性。

我个人临床工作至今三十余年来，使用柴胡桂枝汤治疗疑难杂症的病例多得不胜枚举。这里先举个耳熟能详又被现代医学认为没有办法处理的"妥瑞症"（抽动秽语综合征）为例。这不算重症，应该算是儿科学里的疑难杂症。从现代医学的观点，"妥瑞症"是一种身心不平衡的问题。如今稍具规模的医院会为此设专治身心不协调的学科，运用各种不同的方法来帮助病人调整身心的平衡，事实上，效果难彰。

我看过一个家庭环境算是不错的病童，他在绘画方面有相当的嗜好与兴趣。家长接受医师的指导，去买了画布回来，铺在地板上，然后在画布上倒上很多油墨，让这位小朋友在油墨上面打滚，就滚出了一幅抽象派的图画。难怪有人消遣一些艺术家，说所谓抽象派、印象派的绘画是"远看一幅画，近看我的妈!"（众笑）好玩吗？可是你有没有感觉到这中间蕴藏了很多不为人知的辛酸！有一位还没有上小学的小男生被诊断为"妥瑞症"，这让我百思不解，没有上学的小儿童哪里来的身心不协调呢？他脑子里在想什么？如果他已经上学了，面对学校里所谓的霸凌或受到同学的排斥欺压，畏惧上学，说他身心受到创伤还没有话讲，可是这个小孩还没有上学就被判定是"妥瑞症"，坦白讲我个人无法接受。我们还有一个小学五年级的小女生，她脑子里在想什么连她的家长也不清楚，因为这位小朋友竟然两度割腕自杀。实在讲现在小朋友早熟的程度令人心惊肉跳，当然这个调整身心的疗法也是我们今天要提供给社会大众以及那些身心受创，继而产生不平衡现象的病童一个良好的治疗方法。

这位被诊断为"妥瑞症"的小男生的妈妈大概是年龄比较大才生的这个宝贝，他老爹怀疑这个小朋友得"妥瑞症"是因为年龄太大生育所导致，坦白讲这种说法我个人完全不能接受。妈妈在带着这位罹患"妥瑞症"的病童的5年时间里，耗尽所有心力，几乎要到精神分裂的程度。后来通过别人介绍来找我。第一次来的时候，小朋友坐在我的诊疗桌正对面，当我们正在了解病情的发生与发展的过程间，这位小男生倏地一下从座位上冲上诊疗桌到达我的面前，完全没有办法控制自己的行为。所幸经过3次治疗后，最近他的家长带着他复诊，说现在的状况非常好，甚至学校功课也名列前茅。家长自述那种内心的喜悦只能用"再生父母"或"恩同再造"来形容，因为疾病毁掉的，可能不只是病童一个，而是母子二人。

在这之前，他们也曾经拜访对"妥瑞症"有相当临床经验的同道，根据小朋友的妈妈提供给我的信息，说那位医生用黄连解毒汤来治疗。大家都知道，黄连解毒汤的药物全都是大苦、大寒的药，按照现代医学的常理，我们的"身心灵"（"灵"指精气神中的"神"）应该是需要安抚镇静的，竟然用大苦、大寒的药，而且这个方叫做解毒汤，哪来的毒？是什么毒？我看到这个处方以后，内心十分的无奈。

我对很多同道提到，当你在临床上对病患的见症感到无可奈何的时候，我提供两个方，我相信纵使没有办法治愈，起码它会让病患的症状获得相当程度的缓解。第一个方叫温胆汤，温胆汤建构在二陈汤的基础上：其中，陈皮，芸香科植物；半夏，天南星科植物，含有微量的生物碱，是跟我们吃的芋头同科，大家都知道，当你接触到芋头的时候，不小心碰触到皮肤，你的皮肤就会非常瘙痒，如果你把没有煮熟的芋头含在嘴里，即使就像花生粒那么小块，我可以保证不用到半个钟头，你的声音就会哑掉，闽南话说它会咬人；茯苓是生长在松树底下的菌类，如果是生长在枫树底下的菌类叫做猪苓；最后一味是甘草。这 4 味药叫做二陈汤。二陈汤加了枳实、竹茹，就变成了温胆汤，枳实跟陈皮同属于芸香科植物，含有丰富的生物碱与精油，尤其是精油会对肠胃有刺激作用，所以在另外一个肠胃疾病的常用药方平胃散里面就有陈皮这味药。宋朝有"儿科圣手"之称的钱乙先生，又名钱仲阳先生，写了一本《小儿药证直诀》，这本书把历代一些处方稍作变化调整，他在四君子汤中加了陈皮叫做五味异功散，顾名思义，五种药物组合而有特定功效的处方，叫做五味异功散。陈皮、枳实、枳壳等都是属于芸香科植物，里面所含的精油可以刺激胃液的分泌，促进食欲。陈皮还有消痰化气理气的功效。

身心不协调，也会出现过度痉挛的现象，跟多动儿算是孪生兄弟，我们可以用柴胡桂枝汤加温胆汤，再加上安定神经的药物柏子仁、百合。百合，在张仲景《金匮要略》（以下简称《金匮》）里面提到有一种病叫做百合病，就是借助百合安定神经的效果而命名。中医的心，并不是狭隘解剖学中的心脏，而是指大脑中枢神经。远志是非常好的药，可治疗包括记忆力减退、智商低下等，因为远志、菖蒲都有通窍的功效。如果用这些药的效果还不是很理想的话，那我们还可以用介壳类的药物。很多内科文献中告诉我们介类可以潜阳，此处的阳指阳亢，阳亢是指过度的兴奋、亢奋而对自己个人行为举动没有办法克制与掌控，因此常常会出现怪声怪气、挤眉弄眼，甚至可以在课堂上这里动动、那里晃晃，干扰到其他同学上课的情况，这时我们就可以用介类来安抚镇静阳亢的动作行为。介壳类里最常用到的是龙骨、牡蛎、石决明、珍珠母等，有没有道理？太有道理了。介壳类药物都含有非常丰富的磷与钙等微量元素，这些微量元素可以让我们的行为举止不会逾越常规，懂得自我控制约束。

我们在今年 9 月 25 日特别开设中医眼科学的课程，第一堂课邀请了一位在台北规模甚大的医院的眼科医生。他提到之前的现代医学对我们老祖宗讲过的话很不认同，譬如吃肝补肝，吃心补心，吃脑补脑。他们认为这种想法是无稽之谈，没有想到这些年来，当年认为难以理解、否定老祖宗论点的这些人恍然大悟了：老祖宗所讲的话确有他的道理。这位知名度很高的眼科医师讲了一句话，蛋白质对某方面所产生的功效可以作用于同一族类。意思是说如果这个蛋白质对肝脏有作用，吃了肝以后就可以补肝；如果这个蛋白质对心脏血管有作用，吃了心就有强心的效果，这种论点真是大快人心。总算如古语所说。昨非而今是，昨日认为错误的论点在今日获得了科学上的证明，现代的科学只不过是在印证两千年前老祖宗所提出来的论点。所以在你还没有深入了解前，不要妄断。

日子再往前一点，龙潭来了一个小学三年级的学生，也被判定是"妥瑞症"。我对他的第一个要求是饮食的节制。坦白讲，我的要求非常简单而且轻而易举，那就是不要吃冰冷的东西。当时这位小朋友听到以后似乎感觉世界末日到了。不过如果他做不到，最好不要接受任何治疗，唯有配合才能快速地达到治疗目的。我治疗的思考方向与处方用药几乎不用太大的变化出入就能达到很好的效果。

有一个在欧洲留学的声乐家常常举行个人发布会，他美妙如天籁的歌喉让台下的听众只能用热烈的掌声来回应与肯定。这位声乐家听到台下听众的掌声鼓励后所产生的兴奋，大家是可以想象得到的，结果过度刺激所产生的脑内啡导致大脑异常放电，最后因为兴奋到极点而在舞台上当场休克。这个跟"妥瑞症"未必相同，但是我们可以肯定在很多地方必有雷同。他的长辈也是我的好朋友，在中医界也是赫赫有名，他直言他在这一个领域没有深入地探讨与了解，希望我能提供治疗的方向。我就用柴胡桂枝汤、温胆汤加钩藤、秦艽、柏子仁、百合、僵蚕、远志、蝉蜕，帮他调配了 3 个月的科学中药。第二次再见到他的长辈的时候，他说自从服药以后，状况稳步改善，而且已到欧洲继续博士的深造。我觉得这已不是在救人，而是在乐坛上再造一位天才，相当难能可贵，也是临床上相当宝贵的医案，提供给医疗界作为参考。

大脑异常放电包括癫痫，现代医学都是用药物控制治疗，坦白讲，这会让病者的思考迟钝，纵使不会再复发，也会变成类似痴呆的现象。媒体曾经报导过一则医学新闻，大脑异常放电者可以把大脑拿掉，生活起居作息可以如常，但是他已经没有思维能力，没有原来应该有的智慧，那这种人叫做什么人呢？所以对于现代医学的处理，很多是我们没有办法接受的。这些病例多得不胜枚举。

现在我们可以透过因特网轻而易举地获取医学信息，就我个人而言，我没有任何保留，我一定会提供给所有同道与社会大众作为参考，我相信这对社会一定会有很大的帮助。

没有经历过睡眠障碍的人，实在是很难体会睡不着的感觉，有人开玩笑说精神科医生会教你数羊。我的这个病人就真的数羊了。这病人家中的居住环境不是很宽敞，当她数第一只羊，第二只羊时就把它们绑在阳台上面，继续数到十只羊以后，她就开始烦恼了，因为她的阳台空间已无法容纳那么多只羊，又数到100只羊的时候，她发现她家整个客厅怎么竟然都是羊，它们需要饮食饲料，它们的排泄物需要清洁，开始比原来没有数羊的时候更加烦恼，本来就已经睡不着了，现在更加的睡不着了。这位病人太钻牛角尖，请问该如何处理呢？

有一位住在新庄的太太就是这样，她育有一男一女，再加上他的先生一家四口住在一楼的平房，勉强住在20多平方米的房子里，虽然空间狭小了点，倒也一辈子相安无事。但是就有好心人跟她建议卖掉一楼的平房，然后去买一间公寓的房子，假如平房1平方米可以卖100万，那20平方米就可以卖2000万以上，公寓的房子1平方米20万，30平方米顶多600万。当你有三房两厅的公寓房子，儿女就各有独立的空间，不但你的空间环境获得改善，原来的旧贷款也得以清偿。偏偏有的人就是想不开，对自己生活的环境会有眷恋。自从卖了平房，买了公寓楼房以后，这位太太竟然没有一天睡得着。虽然新的居住环境离原本旧址距离不到200公尺，每天都可以跟邻居老朋友聊天见面，但是这位太太居然钻牛角尖导致完全睡不着。她到规模非常大的医院看了半年时间，不外乎吃些安眠镇静的药物。当然，如果有用就不会有后续的发展。之后有人建议她找一个宗教信仰，进教堂做礼拜或到某个寺庙皈依佛祖，看看是否能够安定心神，换得一夜好眠。就这样又搞了大半年，好像哈里路亚帮不上忙，阿弥陀佛也使不上力，依然每天望着天花板到天明。坦白讲，这种身心的煎熬，没有亲身遭遇的人实在很难体会。最后不晓得通过谁的介绍跑来找我。首先我就先开导她，你的平房当年原本就要花一些钱来贷款，如果你贷了500万，那买了公寓房子以后，500万就可以全部清偿了，你的负担不是减轻了吗？再加上你的儿女以后会渐渐成长，将来有一天碰到合适对象论及婚嫁的时候，如果有各自的空间，是不是比较光彩？另外，我也开了处方，柴胡桂枝汤合温胆汤加远志、柏子仁、郁金、香附、百合与神曲。

大家都知道这类病者的体质跟她的肠胃系统一定有很大的关系，《内经》时代就特别有一句话说"胃不和则不眠"，也有另外一个说法是"胃不和则卧不安"。《内经》还告诉我们，脾主忧思，忧愁思虑与脾胃是有关联的。我敢保证《红楼梦》里女主角林黛玉的肠胃一定非常不好，如果她的营养消化吸收良好的话，就不会弱不禁风，骨瘦如柴，也不会一天到晚胡思乱想。这位太太吃了药以后，大概不到 2 个星期，她的一切症状都获得了改善。温胆汤是针对"胃不和则不眠"的，是建构在二陈汤的架构上，陈皮、茯苓、半夏、甘草都是肠胃疾病的用药，这 4 味药再加上人参、白术就是六君子汤。所以说温胆汤是肠胃药大家就可以理解了。

甘麦大枣汤出自于《金匮》，治疗妇人无故悲伤，如神灵所做。这个方不仅仅可以改善睡眠障碍，还可以治疗更年期综合征。大家需要了解的是更年期综合征不止局限于女性，男性照样也有更年期综合征。《素问·上古天真论》说女生二七即 14 岁的时候天癸至。天癸就是性荷尔蒙的分泌，如果将天癸叫做月经，那就非常荒谬与荒唐，为什么呢？男生二八天癸至，难道说男生 16 岁月经就来了吗？这是指男生在二八 16 岁的时候性荷尔蒙分泌已经成熟了。男生八八 64 岁、女生七七 49 岁天癸绝，是指性荷尔蒙的分泌已经停止了。所以有些人对传统医学的认知有很大的误解。

男生没有像女性更年期来临会冒汗、颧骨潮红、心悸等基本证候，那从什么地方来判断 64 岁迈入男性更年期呢？一般男性可能对自我约束严格，所以平常有何问题都不会显现出来，但是到了八八 64 岁以后，会出现阴阳怪气的现象。本来个性温和，待人谦恭有礼，可是一旦阴阳怪气的时候，什么人都不理会，总之一切行为举动就是异于常人。但是不管男性还是女性，他们的更年期综合征中都会出现睡眠障碍的情况。因此可以搭配甘麦大枣汤，如果心悸就加柏子仁、远志、百合，如果出现潮红现象，可以加地骨皮、元参，其实也可以加鳖甲，但是鳖甲比较贵。大家都知道我个人一辈子所标榜的是简单、方便、便宜、有效，这是我数十年来所推广的基本理念。

一位陈小姐从美国休斯敦回来治疗睡眠障碍。她在美国看了很多医生，花了不少钱，吃了很多药物，依然没有把问题解决掉，所以她就把美国的存款做了交代，把私人财产处理好，抱定"壮士一去兮不复还"的心态回台湾看病。她在学校的功课都名列前三名之内，自我期许很高，可想而知她的压力相当大。没想到无独有偶，她妹妹跟她有着相同的个性、相同的证候，不过比起姐姐情况轻微一点。我照着前面处方用药的方向帮她处理睡眠障碍的问题，3个礼拜后她的状况改善，姐姐内心的喜悦实非笔墨所能形容，于是重拾希望回归侨居地美国发展。

柴胡桂枝汤除了可以治疗睡眠障碍以外，还可以治疗大便滞下。《伤寒论》里面提到，服了小柴胡汤以后："上焦得通，津液得下，胃气因和，身濈然汗出而解。"基本上，吃了柴胡桂枝汤以后，最好的反应是能够一点点的发汗，因为出了汗，可以透过皮肤毛细孔把积存在皮下或肌肉组织的废物从体腔带出来，因此睡眠障碍就可以得到改善，排泄功能也会因此而获得疏导。不过我通常会再用增液汤来搭配。增液汤出现在吴鞠通的《温病条辨》中。患者一旦外感感冒发热，组成增液汤的3味药麦冬、元参、地黄会补充人体因高热蒸发掉的水分。元参跟地黄是同属玄参科的植物，麦冬是百合科植物，里面都含有非常丰富的多糖体，具有补液、养液的作用，可促进胃肠蠕动，有了水分的滋润、润滑，排泄问题就可以迎刃而解了。

我个人对承气汤类不是很有兴趣。医生若能够充分掌握病情，辨证论治正确，当然有效，但是如果处理不当，辨证不明确，应用承气汤类就可能造成严重腹泻，甚者可引发水分大量脱失造成虚脱休克的现象，那就很不值得了。所以在《温病条辨》里面，吴瑭先生就特别强调增液汤虽然只有3味药，但是小兵能立大功。因此消化排泄的问题自然就获得改善了。

明末清初有一位缪仲醇先生，又称为缪希雍，有一本著作叫做《医学广笔记》，是他个人临床所记录的病例。他是当代的一位大医，学问、道德、文章都有相当高的水平，他的临床心得是：如果有便秘的现象，不妨用入肺的药物。有没有道理？实在是太精彩了。我们老祖宗在《内经》时代就已经充分了解肺与大肠是相表里的关系，所以当有排便困难的时候，不妨在处方里加一些入肺的药，就可以加强效果。紫菀是菊科植物，可以入肺而且含有丰富的多糖体。另外，凡是种子、种仁，如桃核中的桃仁，杏果的杏仁，只要是果核就含有丰富的植物脂肪，所以加一味柏子仁润滑肠胃就可以产生相辅相成的功效。这样就把很多的排泄障碍或是大便滞下的问题给解决了，到今天为止，我所处理过的便秘的医案，少说也有 6 位数字。因为现代人的生活步调紧张，一紧张消化系统就产生痉挛的反应，肠子呆呆的不动，就不能够正常顺利地把废物代谢出来。

这些年来，由于缪希雍先生的影响，让我在个人的临床用药上有一番体悟，不过，在没有把个人的经验心得报告以前，我要讲一段故事。大约20 年前，内地一位大师级医生来台进行两岸交流，特别安排在台北公园路上的景福会馆举行一场演讲。他的演讲资料里面有治疗肝病运用橘红与杏仁的纪录，我当时曾经请教过这位老医师，我说你使用橘红与杏仁的思考是不是受到了一贯煎方剂的影响。大家知道一贯煎是出自于明朝的《柳州医话》，总共 6 味药，当归跟地黄补肝血，沙参、麦冬养肺阴，在五行生克的观念里，肺金会克制肝木，所以当罹患肝胆病的时候，常常呼吸系统也会出现状况。有一句成语叫做未雨绸缪，防患于未然，阻止肺金克制肝木，就可以专心的治疗肝胆系统的问题，老先生喜欢在治疗肝病的处方里面舍去沙参、麦冬的安抚肺金，改用橘红与杏仁，专心去应对肝病的发展，让肝木不要受到肺金的影响。老先生只是含笑没有点头，我就在猜想我"所言者应不虚也"。橘红作用在呼吸系统，杏仁在中药学里记载可以作用在肺经气分，而桃仁可以作用在大肠血分。为什么老祖宗在没有实验室的条件下，能够掌控杏仁入气分、桃仁入血分的结论，这完全是凭借着不断的实验与观察而获得的一种结果。

有一年到新竹科学园区参观一家药厂之后，我就感受到老祖宗的智慧确定不是乱"盖"的，当时我有感而发，问起如果今天把汪昂先生的《本草备要》整部书共四百多味药请他们做研究大约需要耗费多少时间、人力？药厂的负责人竟然回答我一句话，他说现代的科技与设备要把《本草备要》从头到尾完成一次实验研究，即使三辈子也无法完成任务。人类的一个世代是 30 年，三辈至少是 90 年的时间，可想而知，我们的文献都是老祖宗耗尽心力、心血所体悟得到的结论。所以说我们绝对不能接受"中医不科学"这种批评。

这些年来我又体会出 2 味药，有了这 2 味药以后，改善大便滞下的问题就如虎添翼，发挥着不可思议的疗效。大家都知道阿胶是动物的皮所熬制出来的药物，是一味很好的补血药物，有了血液的供应，润滑了肠管，自然排泄状况就会得到改善。第二味药，茯苓，很多同道做了很多深入的探讨。《内经》里说了一句话：肾开窍于二阴。没有经历过这类临床疾病的折磨，很难了解这句话的含义。譬如肾结石、膀胱结石，现代医学在该病的早期是通过开刀把石头拿掉。偏偏有些人的体质是拿掉又再长，反复发作了五六次之多，不胜其烦。肾开窍于二阴，那我们就把治疗转向治二阴的药物，前阴叫做尿道，后阴是肠道，肾对前阴泌尿系统的作用当然是不在话下，我们的肾气丸中有茯苓、泽泻，这就是很明显的利尿剂。如果用猪苓汤，茯苓、猪苓、泽泻再加滑石、阿胶就有滑窍的作用。五苓散跟猪苓汤只差 2 味药，去掉滑石、阿胶而用白术与桂枝，桂属于樟科植物，里面含有精油，可以促进气化的功能。《内经》说："膀胱者，州都之官也，气化则能出焉。"人类有三宝叫做"精、气、神"，气就是推动的力量，促进气化功能就能使排尿顺畅。五苓散再加人参叫做春泽汤，也可以增加气化的功能。我们掌握住肾开窍于二阴的原则，就可以把多年大便滞下的症状充分改善。

每次谈到仲景方常常会觉得欲罢不能，下面再为各位做一个疾病介绍，非常有趣，而且是现代医学无法查出病因的疾病。总共有三个病例。一位是 80 多岁的张老太太，她的头会像卖杂货酱菜的人手拿的摇铃鼓一样左右摆动，很明显的摇晃，但是自己没有任何感觉，没有不舒服与痛苦。现代医学查过很多原因，做过 X 光、计算机断层、核磁共振等都没有找到原因。老太太外观摇晃，可是如果自己不在意、不理会照样过日子。毕竟年龄大了，也没有所谓形象的问题。但是如果是年轻人尤其是担任重要职位者，那可就非同小可了。在我的印象里，就拿了一次药，老太太的头左右摆动的症状完全改善。我用柴胡桂枝汤，加钩藤、秦艽、柏子仁、远志、僵蚕、蝉蜕，必要的时候可加石决明。我个人的看法是她可能是头部神经的反射产生痉挛现象。用柴胡汤疏通三焦，用桂枝汤来调和营卫，再加上蝉蜕、僵蚕抗痉挛的作用，这位 80 多岁的张老太太才服 1 星期的药就获得了改善。

无独有偶，很不可思议，当治疗这一病例的时候，我在临床上就遇到第二个病例，有一天一位从加拿大回国探亲的老太太，人家发现她的下巴一直在抖动，坦白讲这也会影响生活，尤其是在喝流质食物的时候。人家推荐她来接受治疗，其实80多岁了不理会也无大碍，结果来了以后，我给她用柴胡桂枝汤、秦艽、钩藤、桔梗、远志、柏子仁、丹参、紫菀，据说吃到第三剂药的时候，她下巴抖动的症状大有改善。她在加拿大的隔壁邻居也是一位老太太，跟这位老太太的问题如出一辙，听到这位回国探亲的老太太下巴抖动的现象几乎没有再发了，她心里面很纳闷问题是怎么解决的？听说是回台湾治疗的，这位隔壁老太太决定也回台湾治疗。我第一次跟她对谈印象很深刻，我问："这个问题多久了？"她说已存在相当长的时间。我问："你是通过什么人的介绍而来呢？"她轻描淡写地说是隔壁邻居介绍来的。这位老太太说是隔壁邻居介绍来的，不免也让人莞尔。但毕竟是不远千里而来，目的就是希望我把她的问题解决掉。我依然是开了柴胡桂枝汤、钩藤、秦艽、桔梗、僵蚕、蝉蜕，最后加了一味荷叶，荷叶是属于睡莲科植物。柴胡桂枝汤可以调和营卫、疏通三焦，如果加上远志、桔梗等，就可以把作用发挥在人体的上部。有很多脑中风或是工作太过劳累引起的疑难杂症，用了这些药以后，效果竟然相同。当然病有深浅，时间越长越棘手，疾病过程短暂，治愈的几率就相对提高。

有关柴胡桂枝汤临床上的见证只略举数端，还有很多精彩的医案，留待未来再为各位作深入详尽的介绍。我把这样宝贵的医案提供给中医同道，希望大家能在临床借鉴时收获意想不到的效果。演讲就在此告一段落，往后还有机会再陆陆续续地汇报病例、分享经验，提供给普天下的同道好友作为参考，谢谢各位！

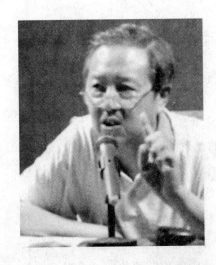

【名师介绍】

熊继柏，湖南中医药大学教授、主任医师、博士研究生导师，湖南省名中医。

学习中医经典　提高理论与临证水平

湖南中医药大学　熊继柏

同学们，朋友们，大家好！去年我们经方班在海南岛办班，李赛美教授跟我打了招呼，可是当时我没有空，因为我门诊量特别大，抽不出身，结果我的名字公布了而人又没有到，事过之后我接了很多电话，大家都有意见。所以这一次李赛美教授跟我打招呼的时候，我说一定要来，但是不能冲我的门诊，所以昨天上午下门诊才赶过来，来跟大家见面，主要是来跟大家探讨我们中医的问题，互相学习。听说这次是国际经方班！广州中医药大学办的经方班，已经很红火了，竟然还办到国际上去了，下次还扩大的话可能就是联合国来办了。

一、奠定理论基础，提高理论水平

既然是办经方班，我们就围绕经方来讲，所以我今天讲的题目就是"学习中医经典，提高理论与临证水平"。作为一个中医医生，是必须学习经典的，如果不学中医经典就不可能当一个正宗的中医医生，不可能当一个好中医医生，我们学习中医经典的目的是什么呢？无非是两个。第一个，奠定理论基础，提高理论水平；第二个，指导临证实践，提高临证水平。其实中医说到底，就是两点：第一点就是理论，第二点就是临证。我们现在的中医队伍里，搞理论的很多，搞临证的也不少，但是搞理论的有一个倾向，就是往往倾向于空洞的理论；搞临证的不少，也有一个倾向，就是在我们大陆，在我们内地，绝大多数的中医逐渐西化，结果呢，就是中不中、西不西。在香港、台湾，中医师只能开中药，不准开西药，所以必然要求人学本事。其实我们中医啊，要搞临床也应该搞中医的临床，不能去搞西医的临床，人家西医医生是通过系统学习的，中医医生在西医临床方面怎么也赶不上人家西医医生的本事。而我们自身的优势却没有得到真正的发挥，也就是说在临床上中医没有真正的威信：就个人来讲，医生个人威信不高；就整体来讲，把我们中医整体的水平降低了，把我们中医整体的威望给降了。所以作为一个中医，无非就要把这两点抓好：第一是理论基础，第二是临证实践水平。

怎么样才能把这两点抓好呢？就是必须学好中医经典。于是我今天就讲这么一个内容，学习中医经典两个目的：第一点，奠定理论基础，提高理论水平。谁是中医理论四大经典的第一步？《内经》。它系统地、完整地反映了中医的理论基础，奠定了中医学术的理论体系。《内经》有十大理论学说，几千年来我们中医的理论始终是围绕着《内经》这十大理论学说展开的。第一是阴阳五行学说，第二是藏象学说，第三是经络学说，第四是病因病机学说，第五是病证学说，第六是证方学说，第七是治疗学说，第八是针刺学说，第九是养生学说，第十是运气学说。我们回顾一下现在的中医理论，没有一个是超出这个框框的，所以我们的理论基础起源于《内经》。而古人给我们的东西，我们继承下来没有呢？掌握了没有？大量的东西没有继承下来，大量的东西没有真正的掌握，因此我觉得中医现在讲发展、讲提高，关键在于继承。没有继承如何发展，没有继承如何提高啊？我就打一个最简单的比方，比如藏象学说，中医的藏象学说和西医的脏腑学说是两码事，而我们现在往往产生一些误解，把中医的藏象学说和西医的脏腑学说等同起来，这就出现了原则性的错误。中医的藏象，张景岳讲："脏居于内，形现于外，故曰藏象。"藏，是内脏，而象是表现在外部的功能活动。作为中医，正是通过人体的外在功能活动来了解人体内在的生理功能和病理变化。《灵枢》上面就讲："视其外应，以知其内脏，则知其所病矣。"就是通过病人的外在表现来洞察、来窥测内在的变化，这样就分析出它的病变所在。这是中医的逻辑思维，所以我们讲脏腑，跟西医讲解剖是两码事。中医的脏腑既包括了西医的解剖，更重要的是讲功能活动。只要把这个体系掌握了，我们不仅可以认识中医的人体生理功能，更重要的就是通过这些藏象的功能来分析它的病变所在。这样就提高了我们临床思维的分析能力。

《内经》的一些理论体系正是需要我们掌握的，如果我们不能掌握，又谈何理论水平，谈何理论家？《内经》里边的运气学说，我们要知道的有一年中运气的特殊变化和正常变化，比如今年是辛卯年，丙辛化水，是阴年，水运不及，湿土当行，土气就当行了。卯酉是阳明燥金司天，燥金即是燥气主司，今年是不及之年，已经来得晚一点，至少要推迟半个月，甚至1个月。司天之气是第三步，按道理是农历六月份，可是因为它推迟了1个月，所以燥气应该在农历七月到八月，准确来讲应该是农历七月。所以去年我在北京那个学习班就讲："明年要干呢，燥气很重，什么时间呢？应该是农历七月。"这是根据古人的运气学来分析的。今年的在泉之气第六步是少阴君火，那么今年冬天一定有感冒，甚至出现流感，这是运气学说。当然几千年了，气候变化了，地球变化了，人们也变化了，但是这个规律还存在啊，它也会体现出来啊。像这些知识都是我们应该掌握的，作为一个中医，你能够知道天时、地理、人情，那么你这个临证水平就能提高。

我们在座的恐怕绝大多数都是伤寒论专家。刚才有一个同学跟我讲，他写过一本书。不清楚那个同学是哪儿的，这是专家，在座的都是"家"

字号啊。我们学习《伤寒论》《金匮要略》，不仅仅要掌握麻黄汤是治什么病的，桂枝汤是治什么病的，五苓散治什么病的，苓桂术甘汤是治什么病的……重点不在这儿，在什么地方呢？在于辨证施治，学习它的方法，同样一个太阳病，脉浮，头项强痛而恶寒，有用桂枝汤的，有用麻黄汤的，甚至还有用葛根汤的，还有用小青龙汤的，还有用大青龙汤的，这不就是辨证嘛！同样一个下利，有用葛根汤的，有用葛根黄连黄芩汤的，有用五苓散的，有用四逆汤的，有用理中汤的，还有用白头翁汤的。这说明什么呢，说明我们临床要辨证，根据不同的证型去用方药，这就是辨证嘛。所以我们学习《伤寒论》也好，学习《金匮要略》也好，关键要掌握它的核心，就是辨证施治。温病学本来还不算四大经典，因为它出现很晚，论资排辈温病学还排不上。但是论资排辈是不行的，有一些年轻人水平往往就超过老专家，温病学就是一个典型的例子，叶天士、吴鞠通就超过了古人，当然不是全面超过，至少独立出温病学派这一门。我国长江以南是炽热之地，最容易出现急性热病，最容易出现流行病，如果我们不懂温病，那就当不了好医生，就不可能知道医学原理，不可能去处理流行病，所以温病学对我们临床医生来讲特别重要。

记得 5 年以前我在上海中医药大学做讲座，我说我们过去讲四大经典是《内经》《难经》《伤寒论》《神农本草经》。但是从它的实际作用来讲，我要把它改一下，第一部《内经》，这是无可争议的，第二部《伤寒论》，第三部《金匮要略》，第四部是温病学，温病学包括《温热论》和《温病条辨》。我这个讲座一做完，上海中医药大学温病教研室的主任带领他的全体老师来见我，并且要请我去吃饭。我说为什么？他说你今天在大会上讲温病如何如何重要，一下长了我们的威风啊，我们备受重视啊！我说这不是你们教研室的事，这是从实际情况而言。比如非典型肺炎来了，你如果不懂温病怎么开处方，总不能给人家开个麻黄汤吧！你不懂温病你就无从辨证，温病学的关键是什么，就是吴鞠通和叶天士的两个辨证法则，一纵一横，纵的就是上焦、中焦、下焦的三焦辨证，横的就是从表而里的传入，就是卫气营血辨证。我记得曾经有人，在开关于非典型肺炎座谈会的时候，他讲了句话，他说："非典型肺炎来得这么快，卫气营血辨证怎么搞不赢呢？"这一听就是门外汉，根本就没读过温病学，什么叫"搞不赢"呢？温病这个病是按照卫分、气分、营分、血分这样一步步走进来的？不是的，我们临床的辨证是看病人的表现，是卫分的就是卫分证，是气分的就是气分证，是营分的就是营分证，是血分的就是血分证。必须要掌握的，这个病人发热，畏风，自汗，口渴，舌苔薄白，脉浮数，这不是卫分证是什么？肯定是卫分啊。这个病人是壮热，潮热，口渴，脉洪大，舌红苔黄，谵语，腹满，大便难，或者是胸中懊恼，这不就是气分证吗？这个病人舌绛，心烦，谵语，胸腹灼热，四肢厥冷，甚至于还昏迷，还出现斑疹，这是营分证，是热入心包，热伤营分。这个病人是手足心热甚于手足背，脉虚，身厥，手足蠕动，时时欲脱，这是血分啊，这是湿热入到下焦的阴分，伤了肝肾的阴分，或者是吐血、衄血、便血（小便血、大便血），全身发斑疹，这不是伤血吗？我们要掌握的是这些啊。在卫分的热，解表，辛凉透表；在气分的热，清热，清气分的热，白虎汤、黄芩汤、栀子豉汤、承气汤都是可以的。需应证而施，在营分，清营汤、清宫汤；在血分，清热地黄汤、加减复脉汤、二甲复脉汤、三甲复脉汤，甚至于大定风珠。我们要掌握的是这个，这就是临证水平。所以我们学习经典，要掌握的是它们的基本法则，掌握的是它们的理论原则，掌握的是它们的证治处方，尤其是它辨证论治的思维方法，这就是提高理论水平，奠定理论基础。

我经常讲，一个好的中医，应该具备两条，上次一个学生出了一本书，我写了两句话：要当中医上工，必须具备两点。《内经》里面不是讲上工、中工、下工这三等吗？现在医生的等级就多了，我们内地好像是医师、主治医师、副主任医师、主任医师、名中医，名中医还有市级的、省级的、国家级的……好像有8个级别啊。那我们《内经》里面就两三个级别，上工、中工、下工。上工十痊九，中工十痊七，下工十痊六。上工治10个病，有9个是要见效的，90%；中工十痊七，治10个病，有7个是要见效的，下工十痊六。你掂量一下自己临床的疗效如何，你达到标准了没有？达到60%你是个下工，达到70%你是个中工，达到90%不得了啊，你能够保证90%吗？我是不敢，我经常讲，我争取80%已经很了不起了！

中医医生除了要学习基础知识以外，一定要读中医经典。这是我要讲的第一点，学习中医经典是为了奠定理论基础，提高理论水平。

我要讲的第二点，是一些实在的东西。学习中医经典，学以致用啊，我们学习的目的，不是为了在讲课上吹一吹，不是为了写几篇论文、写几篇文章发表一下，不是为了徒有虚名，而是为了实用，是为人民服务，真正体现我们中医学的价值。那么第二个目的，也是我们的根本目的，指导临证实践，提高临证水平。怎么样指导临证实践？怎么样提高理论水平？只有在临证上真正运用中医经典理论，我们才会有新的收获、新的体会，在临证上就会不断提高自己的水平。一个真正的临证高手，是必须要有理论指导的，绝不是靠两个秘方去治病，那是治不好的。

我曾经带过台湾的学生和韩国的学生，他们跟我讨论说："熊老师你知道我们为什么要争着到你这儿来吗？"我说："为什么？""就是听说你这儿的绝招蛮多，秘方特别多，想偷几个走。"这是他们跟我闲聊的时候讲的真话，"就是想偷你的秘方，偷你的绝招"。我说："有，确实有，什么叫秘方，什么叫绝招，就是我几十年以来在临床上确认为这是一个有效的方，反复用过千万次了，这确实是秘方，也确实是密招，但是它还必须辨证而后使用。你不懂得辨证法则你怎么用？"所以我们作为中医，绝不能拿三五个偏方或所谓的绝招去治病，那是不成的，那能治得了几个病？偏偏来了一个你从没看到的病，你怎么办？所以你只有真正掌握了理论知识，真正能够运用理论去指导临床，你才可以出奇制胜，可以得心应手。《内经》里面讲，"善言天者，必有验于人；善言古者，必有合于今；善言人者，必有厌于己。"现在说法不一样了，但是意思都是一个，就是一句话，理论一定要联系实践。所以我们读很多书，中医的书，包括《内经》，尽管没有什么方药，只有13个方，但它是中医理论的渊源，学了理论以后再应用于临床实践。下面我举几个临证的例子，跟大家一起来分析一下。第一个是我临床的实际案例，第二个是验案，第三个是较近的验案，大概就是今年和去年的病例吧，那些过去发表的我就不讲了。通过这些案例来谈谈我在临床上怎样应用中医的理论去指导临证实践，怎样提高临证水平。

二、指导临证实践，提高临证水平

（一）用经典理论指导常见病证辨治案例

病案一 暑天高热案

邓某，女，45 岁，教师，暑假期间，外出旅游，突发高热，马上就到我们医院的急诊室，整整 5 天，高热 40℃以上，因为住的是中医附一院，所以除了用大量的西药以外，还请了两位老中医开了两个方，第一个方是小柴胡汤。第二个方是白虎汤，白虎汤石膏起手用到 60g，因为她高热 41℃啊。当时我外出刚刚回来，领导就把我抓住了，说谁谁谁病得不行了你快点去看，把我抓去急诊室。我一进门，看她身上裹了一床毛毯，裹得紧紧的，我说是不是空调开得太冷了？他们说没有啊，开到 27℃，不冷啊！大家还穿着短袖 T 恤衫，她怎么裹着毛毯呢？我第一句话问她："你怕冷吗？""怕冷！""那不开空调你怕冷吗？""怕冷！"我说"怕冷你身上不冷么？""身上不冷！""身上有什么感觉呢？""全身紧嗖嗖的！""紧嗖嗖"就是一身有紧束的感觉，她没讲疼，我说"你头疼吗？""有时候疼！"我明白了。那个医生就跟我说他用了小柴胡汤，又用了白虎汤，石膏都开到 60g 了，下一次可能就要开 100g 了。这是什么病？暑假期间，大热天，发热，恶寒，一身紧束，时而头疼，我问："你流不流汗啊？"她说没有汗，你看看，典型的外感证，为什么前面的两个医生居然会开小柴胡汤和白虎汤？开小柴胡的还算挨上边了，开白虎汤的连擦边球都没打上，对不对？这就是没读书的嘛！把《伤寒论》拿来翻一翻，小柴胡汤干什么的，口苦，咽干，目眩，往来寒热，胸胁苦满，默默不欲饮食，心烦喜呕……这才是小柴胡汤证。白虎汤干什么的？大热，大渴，大汗，脉洪大，"四大"啊，这个都没搞清楚，他居然用了 60g 石膏，我当时心里就这么想，现在好在才吃了 2 剂，吃 3 剂就完蛋了，这叫闭门留寇！那盗贼已经进来了，先把门一关，关上门正好在里面乱搞。外邪来了，我们首先要把它赶出去。本来是受了寒的，我给你泼两盆冷水，再一冰冻，那寒邪不是冻在里面了，凝固了？我这么一讲，大家都知道了吧，"病发热恶寒者，发于阳也，无热恶寒者，发于阴也。"很简单的道理，典型的表证，在温病学里叫暑温新感，一个新加香薷饮，原方不动，我加了2味药，薄荷、滑石。1剂药退热，2剂药病人回家了，就那么快。是不是我有什么秘方呢？不是，这是吴鞠通的本事，关键是我们要用古人的理论去指导临床，关键是我们能够具体应用，这就是关键，这是一个典型的常见病，绝对不是疑难病。

病案二　呕吐饮食不下案

这个病案是一个比较严重的呕吐。一个学生，女，15岁，呕吐一个多月。呕到什么程度呢？不能吃饭，不能喝水，只要吃下去就胸部痞闷，10分钟不到，绝对呕出来；喝水几分钟，也呕出来，得食则呕，得饮则呕。在西医医院治了一个多月，治不好，但西医有一个明确的诊断，叫十二指肠淤积症，这是她出院的诊断。

这里我插一个典型的故事，湘雅有一个做B超的主任，长了一个肿块，他自己是做B超的，就天天照，不是癌症，他想："去找熊老师去，他有办法！"他的外科朋友跟他讲："中医治得好这个？治好了我请他吃饭！"这个人就跑到我这儿讲："我们外科主任说你给我治好了请你吃饭。"我说我不在乎这餐饭，但是我在乎这口气，我一定要争口气！我说你听我的，吃半年药好不好？他说好。吃中药5个月，再做B超肿块没有了，他不相信，但怎么照都没有了。那外科朋友也是不相信，什么中药能把肿块消掉呢？不能怪他，他不了解中医，不晓得中医有这个本事。作为中医人，不能讲西医的坏话，因为西医也有它明显的优势，这是我们所不能及的。譬如说仪器检测，譬如说外科手术，譬如急救手段，西医可以帮我们很多忙啊。我经常讲我虽然是一个纯净的铁杆中医，但是我天天在搞中西医结合，怎么结合？我又不开化验单，又不拿听诊器，又不拿血压计，又不拿体温表，又不开西药，我是怎么搞中西医结合的？比如昏迷病人，牙关紧闭，药喂不进去，但西医有鼻饲呀，这不就帮了大忙吗？这不是中西医结合吗？比如说这个医院给我讲"十二指肠淤积症"，给我很大的启示，原来是有地方堵塞了，这不就知道了！比如胸腔积水，我们去临床上看，什么是悬饮，要分析很久，西医给你一照——胸腔积水，这不是帮了大忙吗？这就是西医给我们帮了大忙，用现在的话讲就是我们要借助于现代医学的先进手段，为我所用。但我不用西药治疗，仍然要辨证施治。比如说肿瘤，来到我这儿，我必须要搞清楚是虚证还是实证，是以虚为主还是以实为主，实证里面是以瘀血为主，是以痰饮为主，还是以寒积为主，还是从热化？我要辨证啊，我不是死板的呀，这不就是真正的中西医结合吗？当然我们湖南省的西医，讲实在话对我是很尊重的，因为他们有很多解决不了的问题，要么请我去会诊，要么直接就送来了，好多都是担架送来的，关键在于要能解决问题！所以我的门诊啊，不知道的人以为是急诊室，事实上是个中医门诊，我把门诊的门加宽一尺。每天都有抬担架的、推车的，你不搞宽点怎么行呢？

这个呕吐饮食不下病案，怎么诊治呢？得水则呕，我们首先要考虑是不是水逆证。"渴欲饮水，水入则吐者，名曰水逆。"《伤寒论》讲得很清楚嘛，是不是饮证？这是首先要考虑的。得食则呕，有两种情况，一种情况是火逆，一种情况是食积，这是要考虑的吧，临床辨证就是这么辨的，我们要逐步的分析。这个病人是水饮，首先想想，如果是水饮，渴欲饮水，舌苔应该是滑苔，这些症状没有，可见不是水饮；如果是食积，应该有脘腹满胀，嗳腐吞酸，或者是腹胀腹痛，这些症状也没有；如果是火逆，应该有舌苔黄，口苦，甚至于大便秘结，这个病人有，那么首先给她定下来，这是火逆。张仲景讲过，食已即吐者，大黄甘草汤主之。这不就是针对火逆欲吐么？这个符合。那另外有一点，她每次吃饭喝水以后，胃脘痞闷，而且10分钟左右才呕出来。这跟我们中医讲的噎膈证十分相似啊，虽然吞得下去，但是阻隔在胃脘，不舒服，这不还是一个噎膈证吗？西医诊断涉及的十二指肠淤积症，正好跟我们中医的噎膈证是相似的。于是乎，我的思维就变了，考虑到噎膈证了，那这个病人呢，就是噎膈加火逆呕吐，就是这样辨证的。《内经》里面讲："饮食不下，膈塞不通，邪在胃脘。"病在胃脘是无可争议的，这个病人用什么方呢？第一个方，大黄甘草汤；第二个方，启膈饮，启膈饮又叫启膈散。

这里我要顺便讲一句，我们学中医经典，读中医的书，要善于融会贯通，要善于灵活运用。我们读《伤寒论》是不是临床上天天用《伤寒论》的方？我们读《金匮要略》是不是只用《金匮要略》的方？我们读温病，是不是什么病我都用温病的方？不是这样，温病方、伤寒方、金匮方都是要用的，但还不够，时方我们也要用啊，古人的经验啊。所以经方和时方，我们不要截然分开。不要人为地把中医划成几派，什么经方派、时方派，这是完全错误的，我们不是武术，我们不能搞派别，作为一个中医，要全面啊，所以我们伤寒方、金匮方要熟，温病方要熟，后来各家的方也要熟啊！因此我跟我的研究生讲，我对你们的要求并不高，不外乎就是背500个汤头嘛！要求不高啊！有人就问了，熊老师你背的好不好？那你跟我上门诊你就知道了，我开处方从来不迟疑的，就那么一口气，让学生写处方，我只动嘴，我中间是不停的，你要是手忙脚乱、跟不上，那就不要跟我！当然能够写处方的现在还不多，带了几十个学生，能够给我写处方的也不过是15个人。我处方很快，我只报两遍，第一遍报药，第二遍报剂量，原方次序都不错的。比如加减复脉汤：炙甘草，干地黄，白芍，阿胶，麻仁，麦冬，报完了。炙甘草15g，干地黄15g，白芍10g，阿胶15g，麻仁15g，麦冬30g，我就报完了，你写不完你别跟我，功夫是逼出来的！一个半天，我看100个病人，假如开了100个处方，学生回去要看书啊，这方是从哪来的？一会儿一个加减复脉汤，一会儿一个小青龙汤，一会一个启膈散……你看，他从同一本书上找得到吗？找不到的！现在有个办法，在电脑上可以一下子找得到，这些学生刚开始觉得手忙脚乱，后来不断积累，渐渐地，就学出了点眉目，一来二去，就上手了，所以我说跟我门诊，功夫都是逼出来的。

（二）用经典理论指导危急病症辨证案例

有人说中医治病疗效慢，适合治疗慢性病，可我门诊恰恰看的多是些急危重症，下面就是我治疗的一些案例。

病案三 急暴衄血、吐血案

这个患者是从西医医院转过来的，男，31岁，农民，发了病危通知。什么病呢？尿毒症，尿毒症并发急暴的衄血，西医医院给的结论是尿毒症，鼻腔黏膜破裂大出血，所以发了病危通知，家属五六个人把病人抬到了我门诊，往诊床上一放，这个病人不能躺下去，后面放个垫让他靠住。

我说："怎么不能躺?"家属说："就是不能躺。"我说："他能说话吗?"家属说："不能说。"我一看,到处都是血,鼻腔塞两团棉花,家属说棉花上沾的云南白药,很快就得换棉花,因为出血太多了,而且口中也频频吐血。患者面色淡黄无华,奄奄一息。这种危重病人啊,急暴出血,最怕的是脱血,脱血者必死啊!那死得很快啊!何况是尿毒症几个月了,本来就病危,这一出血就不得了啊!这种情况我们怎么处理?面色淡黄无华,形容憔悴,精神疲惫,小便短少,大便秘结,舌淡,苔厚黄,脉数而芤。这个芤脉啊,不常摸脉的人不知道芤脉是什么脉。这个芤脉是很难发现的,表面上看这个脉很有力,只要一按,它就没力了,稍微一回指,又特别有力。手指越浮上来,它越固执,这就是所谓的"芤脉"。大出血病人的脉数而芤,这样的脉是死人的啊。大出血如没死,脉数而芤绝对是死人的。所以这样的病人在抢救的时候,止血是紧要的。《内经》讲:"诸逆冲上,皆属于火。"急暴的吐血、呕血,往往都是火逆上冲的病人,这是毫无疑问的。"阳络伤则血外溢;血外溢则衄血。"这肯定是热伤阳络,叶天士讲:"入血就恐耗血动血。"这个病人不正是热入血分耗血动血嘛!这就是我们中医的理论。这个病人肯定是火热伤及血分。因为脉数而芤,苔厚黄,大便秘结,所以首先要止血。怎么止血呢?我用的是两个方,第一个方,清热地黄汤。这就是叶天士讲的:"直须凉血散血。"第二个方,是张仲景的泻心汤,就是大黄黄连黄芩泻心汤。张仲景说:"吐血衄血,心气不足,泻心汤主之。"那个心气不足的"足"字实际上是错误的,不是有人给他改了吗?《千金方》说"心气不足"应改为"心气不利";《医宗金鉴》改为"心气有余";实际上是心火有余,所以用了大黄黄连泻心汤。但这个病人病危啦,体质那么差,我又加一味人参,固正气。什么方?独参汤。这不就是虚实并用嘛!急补气虚,更重要的是急止其血。就开这样一个方,开几剂呢?开3剂药,根本就不用开多。3剂药吃完,病人就走进来了,不是抬进来的,当然面色还很难看,因为他是尿毒症啊!出血止了,完全控制了。这血止了就好办了,我再来给他治肾病尿毒症嘛,那就是慢性病了,就不用那么着急了。

这就是一个急症,这就是处理急症的方法。我处理急症,有一个原则:辨证要敏捷,用方要果断。用方用药必须果断!如果我们的辨证迟疑不决，想 3 个小时，想一个晚上？那人家早就走了，是吧？因此，我们用方用药要果断，既然辨证已准，那么用药就要稳、准、狠。"试试看"，那肯定是不行的！余师愚的清瘟败毒饮中治疗脑膜炎、流脑、乙脑，石膏一用就是半斤。你搞个 3g、5g 来试试看，杯水车薪，无济于事。所以我们治疗急症的用药，一定要果断，要稳、准、狠。

病案四　突发四肢僵直案

一位 46 岁的农民，女性，有一天早晨起来突然四肢活动不灵，只过几天，四肢僵直，手脚都僵直，不能弯曲。手不能握，足不能行，两腿不能弯曲，两手也不能弯曲，撑个支架过来。身上没事儿，四肢有些麻木，有点不仁，就是感觉失灵啊，我们就叫做"麻木不仁"嘛。这实际就是不能运动啊。《内经》里面有句话，叫："营气虚，则不仁；卫气虚，则不用；营卫俱虚，则不仁且不用。"这是营卫虚弱之证，张仲景用黄芪桂枝五物汤，那我们看这个病人是不是黄芪桂枝五物汤的证，这就要辨证啊。这个病人四肢僵直，不能活动，四肢麻木而无疼痛，皮肤的触觉不灵敏，但是神志清楚，肯定不是中风，不是中脏腑，不是半身不遂；饮食正常，但是大便秘结，下肢有灼热感，月经 3 个月没来，舌苔黄腻，脉弦而有力，一个标准的弦脉。大家看看如果这个病人摆在我们面前，应该怎么处理？这个病人是抬来的，她走不了啊，一搬她的腿，是硬的；一搬她的手，也是硬的，她不能动。四肢是硬的，肢体又是好的，神志又清醒。就这么个病人，没有其他症状，就是下肢有灼热感，大便秘结，大家想这个病人应该怎么考虑？

首先，我们看看这个病人属于什么病。四肢不能运动，应该属于痿证。可是这个不是，为什么呢？痿证是痿弱不用，对不对？不是僵直不用啊，那四肢僵直属于什么病呢？四肢僵直属于僵直症，僵直症是我们的痉病。吴鞠通讲过："痉者，强直之谓，后人所谓角弓反张，古人所谓痉也。"但是，痉病的主症，首先是角弓反张。这个病人没有，她没有角弓反张，脖子我摇了，并不硬。张仲景讲过："病身热足寒，颈项强直，恶寒，时头热，面赤目赤，独头动摇，卒口噤，背反张者，痉病也。"没讲四肢僵直啊，我们的祖师爷没讲过四肢僵直，只讲颈项强直，独头动摇，卒口噤，背反张，这是主症。这算不算痉病呢？那照张仲景所描述的不仁，那不算痉病啊。但是这个病人是四肢僵直，那不是痉病是个什么病？如果是半身不遂，那是中风，这个显然不是中风啊！——痉病。所以我觉得理论跟实践是有距离的。脉弦，痉病不就是脉弦吗？张仲景跟我们讲过，直上下行，不就是弦而有力吗？痉病就是弦而有力啊，而且还麻木不仁。如果用黄芪桂枝五物汤对不对？不对！为什么？舌苔黄腻，大便秘结，下肢灼热，这就不是黄芪桂枝五物汤的证。下肢灼热，大便秘结，这是湿热阻滞下焦，是湿热。3个月没来月经，是湿热夹瘀；四肢僵直，这是有风："诸暴强直，皆属于风。"是不是，这不就是风证吗？所以必须祛风、活络，然后清湿热、祛瘀，这个治法就敲定了。"诸暴强直，皆属于风"，必须祛风通络，才可以解决这个僵直问题。下肢灼热，舌苔黄腻，大便秘结，月经不来，这是湿热夹瘀。这两个关键病机都抓住了，病机一抓住，方马上就出来了。第一个方，黄芪虫藤饮；第二个方，四妙散加大黄、桃仁、红花，就2个方加3味药。四妙散，大家知道，苍术、黄柏、牛膝、薏苡仁，我加了桃仁、红花是祛瘀的，加大黄是通大便的。黄芪虫藤饮是什么方呢？"虫"包括地龙、僵蚕、全蝎、蜈蚣，这就是虫；"藤"包括鸡血藤、海风藤、钩藤、络石藤。黄芪是补气的，虫是祛风通络的，藤也是通络的，全方主要的作用就是祛风通络。为什么要用黄芪呢？我们看看王清任的补阳还五汤，看看张仲景的黄芪桂枝五物汤，看看李东垣的当归六黄汤、当归补血汤，你就知道为什么要用黄芪了。这个方，不是祖传的，也不是书上来的，这是我创造的。我从来不讲我创方，但是我这个方完全是有依据的。比如，王清任用补阳还五汤，重用黄芪，再用归尾、赤芍、川芎、桃仁、红花、地龙，活血通络，并且他讲还可以加防风，我就是从这儿悟出来的，我不是要活血，我是要祛风、息风、通络。这个黄芪虫藤饮，我运用好多年了，特别有效。当然，必须要用准。这个病人大概用半个月手脚就能动了；1个月就完全恢复功能了，月经也来了，就这么治好了。

（三）用经典理论指导疑难病证辨治案例

刚才前面讲的两个是急症，下面讲的这个是疑难病。

病案五　双足瘫痪筋挛案

第一个病人，男，52岁，农民，双足瘫痪，这是一个痿证。患者下肢瘫痪3个月，下肢不能活动，并且频繁抽筋。西医医院诊断为"吉兰-巴雷综合征"。这个病，我一看，痿证啊，他不就是痿证嘛！这个痿证的特点，除了双腿痿弱以外，还有兼症。第一，抽筋不止；第二，视物不清，视力明显下降；第三，夜尿频多，一个晚上七八次，甚至更多。三大兼症，就反映了这个痿证的特点。我们中医师在临床上辨证，除了病人的主诉、主症以外，还必须要抓住他的兼症。为什么？兼症往往反映了他的特点，我们要通过兼症，围绕主症去辨证，这就是特点啊！不抓住兼症怎么辨证啊！我们中医辨证是要全面的，主症、兼症、舌象、脉象……要全面分析，不是"单打一"啊，西医说这个人头痛，就按头痛治，通通用去痛片，当然可以啊，但是我们中医辨证就不是一回事啦。头痛有外感头痛，有内伤头痛。外感里面有风寒的、风热的、夹湿的；内伤头痛也有好多种啊，有虚证，有实证，有气证，有血证，有痰证……多得很。那怎么知道呢？就必须要把病人的兼症抓住，看他偏向什么兼症。如果头痛有几十年，遇劳则发，精神疲倦，瞌睡特别多，那是气虚；一痛就呕吐，舌苔水滑，可能是痰饮；疼痛固定一点，从来不变，像针刺一样，这是瘀血；一边痛，偏头痛嘛；头面肿痛，耳如雷鸣，雷头风嘛……要抓特点啊，而且这个特点我们要特别的熟练，病人稍有点表现，马上就要抓住。这就是医生，作为医生一定要敏感。我们上临床的时候一定要敏感。病人一来，一个表现，就要有一个大概判断。一个动作，要马上分析是什么问题。再三问两问，就要抓住要害。我们问病的时候，绝对是切中要害，一个有经验的医生，临床问诊绝没有啰嗦话。病人一来，我说："你哪里不好？""咳嗽。""咳嗽咳了多久了？"这是第一句话，这不是随便问的。他说："我咳3年啦。"或说："我咳3天。"我们要马上就辨清一个是内伤，一个是外感，对不对？咳嗽有没有痰啊？干咳，没痰；有痰，什么颜色的啊？是黄色的，是白色的？喉咙痒不痒啊？鼻子塞不塞啊？咳嗽呕不呕吐啊？胸部疼不疼啊？这证就出来啦，你看这个病，不就是两三分钟就解决了么？就要这么快。我们读诊断学的时候，一问寒热二问汗，三问头身四问便，五问饮食六胸腹……还搞个《十问歌》，每个病人来了我给你搞个《十问歌》，病人就说这个医生真有耐心，但耐心是耐心，就是找不到症结。有的医生开处方，开一味药——党参，开完了，想一会儿，再开一味黄芪，又想一会儿，再开一味金银花，金银花开完了，又想一会儿，开一味板蓝根，一个处方开半个小时。病人说这个医生好认真啊，你看开个处方半个小时，我们内行都知道这是什么医生。熊老师开处方怎么那么快，几秒钟处方就开完了，其实这是在掌握了大量的方剂之后，切中病机，信手拈来的。

我们中医开处方，首先要辨证，然后选方，根据这个方来开药。不是想一味开一味的，所以要有中医资深的东西。你把这些东西搞熟，你的临证思维一定会敏捷。这反映什么东西啊？这要有几个基本功。第一个基本功，就是理论功，一定要特别熟，随心应手。我有时候开玩笑，我说摆台电脑试试看，搞不赢我，我点两个方，你用电脑半天还没查出来，我处方早开出来了。第二，临证经验要到家，这个临证经验不是三五年可以得到的，是十年二十年，天天看病积累的。只有具备了这两条才有第三条：敏捷的思维反应。所以我们临床问诊也是有方法的，病人一来，马上就要把特点抓住。

现在有些病人，他一来，我问哪儿不好啊，你猜他怎么跟你讲？我一身都发炎呢！一身都发炎是什么病啊？我说你跟我讲具体一点到底哪里发炎？他说一有胃炎，二有肾炎，三有前列腺炎。你最后问他哪里不好，他告诉你脖子疼。你看看，跟这个胃炎有什么关系，他说不定还讲胆囊炎啊、脑膜炎……哪里都有炎症，就是不讲脖子疼。因此，一定要问他哪里疼。所以我们不能按照西医的检查结果去开处方。脖子疼我就给你治脖子疼啊，给你治胃炎行不行？治胆囊炎行不行？不行的。有那么些病人，一来就给你讲30个病位。他说脑发昏，我问脑发昏的时候呕不呕啊，昏了多久啦？他说屁股疼。我问你屁股是哪个部位疼？你指给我看看！他说腿抽筋！我问他什么时候抽，晚上抽，白天抽？他说身上长疮！（众笑）这种人多得很哪，我没话讲啦，我投降，我本来一点都不糊涂，他一来就给我搞糊涂了，他把我搞糊涂对他有什么好处呢？所以我们当医生的，头脑一定要清醒。我经常讲学中医医生首先要不蠢啊，蠢家伙是学不到东西的，头脑要绝对清醒。我们找中医医生看病也是一样啊，你一看那医生迷迷糊糊，你还找他看病啊？你敢么？他自己都搞不明白，是不是？所以当中医啊，一定要"三具备"，理论功力、临证经验、思维反应，三者必须具备！

关于痿证，是临床难治的病证，不是所有的痿证我们都能治好。《内经》里面讲痿痹者，四肢痿弱不用，是指四肢而言，而我们临床上所见到80%的患者都是双足瘫痪，以双足痿弱为主要的症状。这个痿证很复杂，《内经》里面讲五脏之痿，认为是五脏的阴血亏损，肝气热，心气热，肺气热，脾气热，肾气热，其实是五脏精血不足，不能滋养所致的痿。朱丹溪讲湿热可以致痿，李中梓还讲瘀血致痿，所以痿证的病因是多方面的，比较复杂。而我们临床最常见的痿证，大概有三个：第一个是湿热致痿，朱丹溪用加味二妙散来治；第二个是肝肾精血不足致痿，所以我们治疗痿证的主方是虎潜丸；第三个是气血不足，即所谓的阳明胃虚致痿，所以程钟龄用五味汤来治疗。这是最常见的。当然，还有极个别的肺热叶焦，因肺痿导致痿证的，这是极个别的。这个病人，双足瘫痪痉挛，这是肝不养筋，筋痿不能久立，痉挛瘛疭，这是肝痿，肝阴虚，肝的精血不足。另外，又眸朦，视力明显下降，小便频多，特别是夜尿多，这是肾的问题，夜尿频多不是肾虚吗？眸朦是肝虚，这样一分析不就是肝肾两虚吗？所以这个病人是肝肾两虚，用的是什么方呢？不是虎潜丸，我们知道虎潜丸有黄柏、知母、龟板。这是养阴的，黄柏、知母、龟板加地黄不是大补阴丸吗？所以虎潜丸里就包含了大补阴丸，这个病人没有舌红，苔黄，脉细数，而是一个阳虚的证候，所以没有用虎潜丸，用的是什么呢？用的是后世的方——加味金刚丸，听过没有？加味金刚丸？我们庙里不是供四大金刚吗，就那个金刚。加味金刚丸是哪个的方我不记得了（刘完素《素问病机气宜保命集》），我把药味念给大家听：萆薢、巴戟天、肉苁蓉、菟丝子、杜仲、牛膝、木瓜、天麻、僵蚕、全蝎、蜈蚣，还有一味马钱子我不用，因为它有毒。中医治病的基本的准则：第一，要治好病；第二，要安全。在座的年轻人占了多半，年轻人开始当医生好胜心切，刚刚上临床总想着一下子就把病人治好。不能这样的，我们应该首先保证治疗的安全。我当了54年医生，整整54年，没出过一次差错！

病案六 胁肋背部痉挛掣痛案

这个病人，女，44 岁，糖尿病，曾经得过酮症酸中毒，在当地医院抢救以后，就出现一个病症，脘胁背部痉挛性的掣痛。痛到什么程度呢，每次疼痛的时候，她用嘴咬自己的两个手臂，包括手背。两个前臂被她咬得一塌糊涂，没有一块完整的皮肤。我说你为什么要这么干？她说我要转移我的疼痛，她的内脏刀绞一样的痛，抽筋，她家里人讲那种凄惨的状况，旁边看的人都觉得疼痛。因为她特别的凄惨，疼得如此厉害。这个病人，在我们见面的时候，面色晦暗，面呈痛楚之状。查其疼痛的部位主要在右侧胁肋部连及背部，每次疼痛，一身都抽搐，而且口干，心烦，便秘，舌红无苔，舌下的紫筋明显，脉象弦细而数。大家想想这个病人怎么治？应该怎么分析？第一，这个病人有消渴病的痼疾，不是酮症酸中毒抢救过么，而且现在是舌红无苔，脉细数，这是一个标准的阴虚证候。这是第一点，毫无疑问，这个病人是阴虚。第二点，疼痛的部位是在胁肋部连及背部，这个部位是谁所主呢？这是肝经的经脉所主，《内经》里面讲："肝病者，两胁下痛""肝主身之筋膜"。第三，这个病是痉挛性的疼痛，而且每次疼痛全身抽搐，这是风，肝主风啊。"在天为风，在藏为肝，在体为筋"，这不是肝风内动么？但是这个病人的主症是疼痛，注意啊，我们治病，不能忽视病人的主症。她的主症不是抽搐而是疼痛；她的主症不是消渴的"三多"而是疼痛；她的主症不是阴虚发热而是疼痛，这一点要明确。所以要针对主症，这是至关紧要的一点。你不能解决她的主症，那么这个病你就等于没治好，是不是？关键是这个疼痛属于什么样的性质，在哪个部位？这是我们要搞清楚的。病性，阴虚；部位是肝，肝主筋嘛，那就是肝阴虚，肝风内动，出现肌肉抽搐型的疼痛，我们讲痉挛性的疼痛，是不是？就应该这么考虑！

中医有哪些药是止疼的特效药？没有！因为中医止疼一定要抓住病人的病机，也就是病变的部位，病邪的性质，才能够针对性地止痛。而没有专门止痛的药，对于这样一个疑难病，我们抓住其特点：第一阴虚，第二肝风内动，然后出现的抽搐疼痛、痉挛性的疼痛。总之，首先要养肝阴，然后要息肝风。病人还有一个特点：舌下的紫筋明显，说明还有瘀啊。抽痛在筋，久痛入络，这个入络的意思就是有瘀啊。所以这个病人，主要就是一要养肝阴，二要息肝风，以达到止痛的目的，并且还要清瘀通络。我用2个方，加2味药。用个什么方呢？第一个方，一贯煎，当归、生地、沙参、麦冬、枸杞子、川楝子；第二个方，金铃子散，川楝子已经有了，再加1味玄胡，不就成了金铃子散吗？加2味药，白芍、牛黄。为什么加白芍啊？养肝柔筋止痉。张仲景在《伤寒论》29条不是讲到芍药甘草汤嘛！牛黄干什么用？止痉的。这个病人治好了，彻底治好了，就这么一个方，始终就这么一个方，一个多月治好了。

病案七　胁腹部灼热外敷冰水案

这个病人女性，70岁，得一种怪病。她是3月份来找我看病的，她说她的胁部、腹部有烧灼感。我摸摸看，不烧啊！我说你敷的这是什么？——冰水。外面穿着大羊毛衣，几层羊毛衣，里面搞个冰水敷着。冰水外面套个塑料袋子，过一两个小时，水就变热了，她又要换。我说她这身体简直是个锅炉嘛！冰水都能烧热……这样的病你说怪不怪？水烧热了要换冰水啊，这病人到西医医院检查没有发现任何病变，反复的检查没有发现任何毛病。局部的皮肤不红不紫，也不肿不疼，但是有明显的口苦、口干、口渴，患者喜冷饮，小便黄，舌质紫，舌苔黄腻，脉沉而弦数。怎么辨证啊？你们想想看应该怎么辨？她热天要敷冰水，冬天照样要敷冰水，而且就在那个局部，又不红、又不肿、又不疼，就是发热，这是一个怪病，那么我们怎么辨证？第一，它的部位在胁下，这是肝胆经脉所管的地方，原文我就不念了，这部位毫无疑问是肝胆的病变，这是病位。第二，性质，我们看看她的兼症，口苦，口干，小便黄，舌苔黄腻，脉象弦数，这又是什么啊？这是肝胆火热病变的表现，这是个无形的东西，所以她检查怎么也查不出来的。病在肝胆，我们是通过肝胆经脉循行的部位来确定的。病邪属于火热，是通过临床表现和舌象、脉象来判断的。舌下的紫筋明显，显然还夹点瘀，因为肝藏血嘛！所以这个病人病因病机是肝胆郁火，兼瘀血阻滞，才出现这种局部灼热难忍的情况的。

这就是临证的思维，当时就这么考虑。不用等你去翻书，你翻哪一本书啊，哪本书上有这个病的答案呢？没有。你不可能每本书去找啊，所以读书在于平时，临证的时候是要把这些书的理论融在一起，灵活应用，随机应变，这才是真正的临证。绝不是看一个病去翻一本书，那是不行的。就这么辨证，好像一讲还是蛮简单的，其实你真正碰到这个病，我相信你一点都不会感到简单，而是首先就被她吓住了，是不是啊？外面穿着棉袄，里面搞个冰水在那儿敷，这是什么怪病啊？按照中医自身的理论去分析，病位在胁下，是肝胆经脉所过；舌苔黄，脉象弦数，小便黄，大便硬，口也特别苦，这是肝胆火热，这不就出来了吗？既然是肝胆的火热，那还有什么考虑的——龙胆泻肝汤，加 2 味祛瘀的药，而这 2 味祛瘀的药也必须是入肝的。哪 2 味药呢？丹皮、赤芍，就是龙胆泻肝汤加丹皮、赤芍。我开半个月药，因为有把握了，想明白了。我一个学生曾经给我总结说："熊老师，我给你的总结就是中医治病的疗效是必然的。"中医治病是有必然性的，绝不是偶然性的。因为你想明白了就有把握，这个病我一开就是 15 剂。开半个月，她就吃半个月。她第二次来了，说还是有些热，但是冰水已经拿掉了，这不就病去了大半了嘛！她说还是烧啊，但是不要敷冰水了。我接着开原方，1 个月后患者彻底好了。她后面还吃了 1 年善后调理药，但是真正治好的就是龙胆泻肝汤加丹皮、赤芍。这么一个怪病，病人痛苦不堪，搞了很长时间。根据中医的理论，按部就班，灵活应用，你必须按照中医的逻辑思维去考虑，去治疗，否则，这个病你怎么治得下来啊？

病案八 持续发热身痛不休案

患者女性，30 岁。这个病人一开始发皮疹，然后高热，发热一般都是 39℃ 左右。这个病人够复杂，怎么够复杂呢？就这个 39℃ 左右连续半年，整整半年。这半年她是怎么过的呢？她在湖南最大的医院湘雅医院治疗半个月，然后到北京的协和医院治疗半个月，然后再回到湘雅治疗又半个月……这个人花销有几十万了，诊断的结论就是一个：结缔组织病。高热 39℃ 始终不退，中间会停一下，一般停 2 个小时、3 个小时，接着又发热。结果湘雅医院的教授说："你去找熊老师去！"病人精神疲惫不堪，起、坐、行、立都要人扶持，面呈痛楚之状，口中呻吟不止，我问她为什么要这么"哼"啊？你猜她怎么讲的，她说她一身疼得受不住了。她不是讲发

33

热，虽然病人家属告诉我是发热 6 个月，可是病人说自己疼得受不住。我说给你摸摸脉，她不肯啊，她一身疼得受不住。这就跟病人家属的叙述有区别，这是一个明显的特点。我又问她疼了多久啊？6 个月，从发病开始就一直疼到现在。我问哪些地方疼？全身都疼。关节疼还是肉疼？肉也疼，关节也疼，所有的肌肉都疼。她曾经长期大量地使用激素药，这个病人发热与身痛并重，而且持续 6 个月。我就问她："你发热前有没有发汗啊？""有，每一次发热之前都周身出汗，还发冷，然后就发热，阵发性的发热，每天发十几次，几十次。这个疼呢，就是一天持续性的。"发热是阵发性的，疼痛是持续性的。舌苔黄腻，脉象细数。病人生病 6 个月以来，一直没来月经，也就是停经 6 个月。作为中医医生绝不能根据这个"结缔组织病"去开处方。这个病人我看还是很简单的，当时我治起来也蛮容易，为什么啊？吴鞠通讲得很清楚了："湿聚热蒸，蕴于经络，寒战热炽，骨骱烦疼，……病名湿痹，宣痹汤主之。"很清楚的，我当时马上就反应过来，我说这个病应该治得好的，你吃我的药试试看！宣痹汤加桃仁、红花。1 个星期，退热了；2 个星期，不疼了；3 个星期，病人回去了；2 个月，月经来了。这病就这么好了，方都没有改，就是宣痹汤加桃仁、红花治好的。

如果有时间我还会多举病例，我也不用写稿子，因为随手就有啊！我的脑袋里面记忆犹新的还多得很，每天都会看到一些怪病，稀奇古怪的病。因为时间关系，就不啰嗦了。我为什么举这些病例呢？无非是想告诉大家：我们读中医经典的目的是什么？是指导临床，我们在临床上如何应用，这是关键啊！你能够把中医经典的理论用到临床实践中去，并且能够灵活运用，能够得心应手，你不想当名医都难呢！这名医不是靠政府公告，也不是自己吹的，是靠老百姓封的。我讲完了，谢谢大家！

【名师答疑】

问：一位 5 岁的男孩，湿疹。手足心冷，汗出，皮肤红疹，干痒，舌淡，苔白，脉弦滑，用桂枝汤合当归饮子加萆薢、蜈蚣，但母亲说他痒的时候觉得热，想放在水中。

答：这是一个湿疹小孩的病例，按道理应该属小儿科或皮肤科，但是中医本来是不分科的。我当年学中医的时候从来就没有分过科，但是有一点我不会，骨头断了怎么接我不知道，这骨伤科我不懂。所以我的门诊，内科、妇科、儿科、皮肤科、五官科……什么都有，从来不分科。湿疹，特别小孩湿疹是常见病，尤其是婴儿湿疹，与胎毒有关。胎毒往往都是湿热引起的，但是湿热一定是舌苔腻或者黄腻，而且湿疹的明显表现是抓破后流水，这是最大的特点。这个小孩，手足心冷，汗出，皮肤红疹，干痒，舌淡苔白，这是一个虚证，用当归饮子是对的。但是用桂枝汤就不合适了，为什么？他痒的时候觉得热，要放在水中。脉象是弦滑的，所以虚中夹湿热。湿疹、湿疹，首先要除湿啊。所以这个病人，我建议你第一用萆薢渗湿汤，第二用当归饮子，分两步走，切莫用桂枝汤。谢谢！

问：您能否讲一下湿热侵入下焦，耗伤肝肾的辨证吗？

答：这是一个很笼统的问题。吴鞠通三焦辨证的论述里面提及下焦确有受于湿热的情况，典型的是茯苓皮汤证。薏苡仁汤、三仁汤是治中焦的，厚朴夏苓汤也是治中上焦的，下焦的主要是茯苓皮汤。至于伤肝肾的，主要是阴虚，很少有湿热伤阳的，这个临证上极少。理论上可以这么讲，临证上极少。湿热伤下焦，还有一个方就是四妙散，《医宗金鉴》的加味二妙散，这都是属于湿热伤下焦的。叶天士有句名言：温热病，救阴犹易，通阳最难，救阴不在血，而在津与汗；通阳不在温，而在利小便。这什么意思呢？温病，两种邪气，一种是温热之邪，一种是湿热之邪，我们讲的温病不过就两种邪气啊。温热之邪，最容易伤人的阴分，而伤阴不是伤血，伤的是津与汗。湿热往往容易伤人的阳气，而我们在通阳的时候，不是去用温药，而是要去利小便。为什么要利小便啊？利小便者所以利其水湿也，祛湿不利小便非其治也。所以我们治疗湿热病，在下焦的，一定要利小便。吴鞠通的代表方就是茯苓皮汤。《医宗金鉴》的加味二妙散也有萆薢、四妙散里面也有薏米，都是除湿的。因此我们治疗湿热病在下焦的，重点是要祛湿，不是滋养肝肾，不是去补阴，也不是去补阳！

问：熊教授，我是马来西亚来的学员，现在中医大学教《内经》的，我们大多不教运气学说，如果要学如何下手？请熊教授指示。

答：为什么不教运气学说？无非就是两个原因嘛！第一个原因，能够讲明白的人不多。我在职的时候，我就经常讲，每一届研究生我都讲，我退休以后，至少在我们学校就没人讲了。第二个原因，这个运气学是《内经》七篇大论的内容，七篇大论是王冰补充的，《内经》是西汉的著作，而王冰是唐代人，很多人不承认运气学说是《内经》的内容。但无论是西汉还是唐代，到现在都是千年以上了，几千年前我们中国是什么状况？大片的原始森林，一没有汽车，二没有火车，三没有军火，四没有核武器，整个自然环境和现在是大相径庭的。我们的气候为什么越变越热，地球变化了嘛，人的生活习惯也改变了嘛！当然，四季依然不变，春夏秋冬依然不变，风寒暑湿燥火六气不变，木火土金水五行运动不变，二十四个节气不变，所以我们学古人的东西，不可能用来对照我们今天的现状，我们只是掌握它一个规律，借用、参照是可以的，决不能把它机械化。这位同学如果愿意听运气学，我介绍你到长春中医药大学找苏颖教授，她对运气还蛮熟，讲得不错，是长春中医药大学内经教研室的主任，你可以到她那儿去学，你如果实在要学，你马来西亚的同学多了，到长沙来，我可以专门给你们开课！

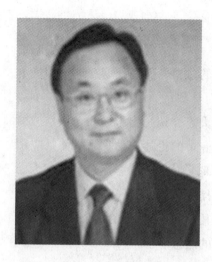

【名师介绍】

　　王庆国，北京中医药大学副校长，教授，博士生导师，国家"973"计划首席科学家。

麻黄的临床应用

北京中医药大学　　王庆国

　　尊敬的各位专家，各位同仁，大家下午好。非常高兴能够参加在广州举行的首届国际经方班。

　　我今天跟大家共同讨论的一个问题是麻黄的临床应用。今天上午全小林教授跟大家讨论的是关于经方药物剂量的问题，这是一个非常重要的问题。大家都在用不同的剂量，有用大量的，有用小量的。有的是重剂起沉疴，有的是四两拨千斤。但是麻黄这个药在很多的地区，或者在很多医家的手里面，却不是经常用的，甚至是不敢用的。对于张仲景来讲，这是一个非常重要且常用的药物，它有非常好的临床疗效，如果舍麻黄而不用，确实存在对张仲景学术当中的重要问题不能很好传承的现象。我在几十年的临床过程当中自己学习和应用麻黄，有一些体会，因此想跟大家探讨一下关于麻黄的问题。

麻黄作为中药中四个最重要的药物之一,沦落到大家今天不常用的地步,确实是比较惨的。这不是它自己本身的过错,而是我们在历代的传承过程当中,片面的夸大了麻黄的副作用而导致的。就是因为很多人不会用,结果形成了大家不常用的局面。我给大家介绍是出于这几个层次。第一,麻黄的简单介绍。第二,历代医家对麻黄的论述。第三,张仲景应用麻黄的心法,他在《伤寒论》和《金匮要略》中是怎么样用麻黄,怎么样配伍的。第四,我们现在尊重张仲景的用法主要是用于哪些疾病。第五,谈一下在仲景的基础上我们怎么样拓展应用麻黄。可以拓展到什么样的范围。最后,时间允许的话就谈一下用麻黄的注意事项。

一、麻黄简介

首先谈第一个问题,关于麻黄的一般介绍。麻黄的药物记载见于《神农本草经》。《神农本草经》是我国现存的一本记载药物应用的书,它成书于秦汉时期。当然古代可能还有一些记载本草的书,可惜都没有很好的流传下来。在《神农本草经》中记载了360味药,其中分为上中下三品,麻黄是作为中品的一个药,它是一个治病的药。它的别名非常多,像龙沙、卑相、卑监、狗骨等等,商品名也有很多,现在常用的有草麻黄、木贼麻黄、中麻黄等等,这些和我们关系不大。但是在处方名当中,它也分为几种:麻黄,医生一般开的麻黄,指的是生麻黄;还有蜜麻黄;麻黄绒,把麻黄打碎了去掉渣就是麻黄绒;还有水炙麻黄、蜜炙麻黄绒……我们临床常用的有生麻黄、蜜麻黄、炙麻黄绒和蜜麻黄绒四种。生麻黄就是除去木枝之后,捡净飞屑,切段晒干就叫生麻黄。蜜麻黄就是把麻黄炒一下,用蜜拌后炒干。麻黄绒就是把麻黄碾碎,去掉粉末剩下纤维状的东西。蜜麻黄绒就是把蜜麻黄绒再炒一下。它们之间的区别一会我再讲。常用的量呢?药典上记载的是2~9g,量是比较小的。一般情况下,解表的时候当然是要生用,平喘的时候要炙用,生麻黄捣绒,发汗力就比较小了。如果是想用麻黄绒还想发汗力大的话,可以用蜜麻黄绒。当然平喘止咳的时候还是用麻黄绒。麻黄的注意事项就只有一个,这个药发汗的力量比较强,相对于其他的药来说,像荆芥、羌活、独活、防风、桂枝这些,它的发汗力还是比较强的。只有一种情况下不能用麻黄，就是老年人和阳虚的人不能用。尤其是年高体衰的，八九十岁的人，或者是心衰的病人，这些人如果应用，一定要谨慎。因为它能发越人的阳气，把人体的肾阳之气往外发越，这时候尤其是有心脏病的人或者年高的人阳气衰败，误用麻黄，会导致心衰，会出现休克。确实，大家不敢用的原因就是怕出问题。大家记住，只要是年轻人、小孩，就不怕用麻黄，但是年高体弱的人是忌用麻黄的，可以换用其他的一些药。另外虚喘的时候要慎用，但是要想着用。病人喘息非常重，要用麻黄的时候可以合用一些补益的药。表虚自汗和阴虚盗汗的时候，本来就出汗，这时候一般也是要慎用麻黄的。比如说表虚自汗时的喘必须要用到麻黄的时候，应该用麻黄绒或者蜜麻黄，用量应该小。常用量虽然是 2～9g。但是这只是常用量，就像说细辛一样，细辛不过钱，3g 左右，但是临床上也有很多人用到 8g、10g、15g……但是那是根据病情的。就像我们用附子，我们常用的附子一般也就是 10g 左右，药典上也是这样记载的。但是有些老先生，或者有些扶阳派的医家可以用到 30g、50g，甚至 250g……当然这要煎好长时间。如果要是让他们按照我们一般情况来煎，250g 附子，煎上 40 分钟，我估计在座的各位吃了之后，百分之八九十都会中毒的。因为我做过实验，它可以引起严重的心力衰竭。如果煎煮时间长的话反而没有这样的副作用，所以大量用附子的时候，必须久煎。李可老师附子用到 250g，要煎很长时间，而且用的时候不是一下子就喝进去的。有时李可老师是叫病人一点一点喝，然后逐渐地加。麻黄也是这样用的，该用的时候可以用到 10g、20g、30g，我有一个病人麻黄用到 45g，他就是发不出汗来，必须要发汗，麻黄的用量是根据病情来的。常用量药典记载还是 2～9g，但对于这个药大家不要害怕，它没有那么厉害，而且它发汗力也不是特别强。有些东北人，即使没有感冒，吃 10g 麻黄，也发不出汗来。我吃过这样的量，像我这样体质的人，煎煮时间不用太长，20 分钟、30 分钟，不会出汗。关于麻黄有很多记载，现在我们看它在《神农本草经》中的记载，麻黄相当于现在的草麻黄。就是现在西北，甘肃、山西、内蒙古等地方的药，叫草麻黄。

历代对麻黄的叙述是比较多的，有很多是我们熟悉的，我就不再多说了。在《神农本草经》上讲，它"主中风，伤寒头痛，温疟。发表出汗，去邪热气，止咳逆上气，除寒热，破坚积聚。""中风、伤寒头痛"，和《伤寒论》的应用非常相似，另外，"温疟"用它来发表出汗，可以平喘。还有一点，它可以"破坚积聚"，这一点我们现在很少用到了。这个在外科用阳和汤的时候，麻黄和熟地相配，主要就是针对破坚积聚这个功效。现在我们有些人用麻黄来治疗一些肿瘤，这也是用《神农本草经》所讲的"破坚积聚"这个功效。因为麻黄中空，它本身的作用是可以通达气血的，走孔窍，身体、脏腑的内外它都可以通达，它就有这么一个作用。所以《神农本草经》记载它可以破坚积聚。《别录》记载它可以："主五脏邪气缓急，风胁痛，字乳余疾。上好唾，通腠理，解肌，泄邪恶气，消赤黑斑毒。""字乳余疾"，就是生完小孩的所有这些疾患；"上好唾"，老是吐唾沫。按《伤寒论》来看，只有在中寒的时候才会出现这些情况。"消赤黑斑毒"，就是表皮的一些疾病，像斑点、黑斑等等。现在也有人遵照《别录》的说法，用麻黄来治疗一些湿疹、痤疮等等，或者一些顽固性皮肤病。《药性论》说："治身上毒风顽痹，皮肉不仁。"所以它可以通经，治疗肢体的麻木。包括中风之后的应用，现在出血、缺血中风，脑出血或脑梗死之后的中风，也有人用麻黄。续命汤用麻黄的时候也是本着这样一个记载而来的。《日华子本草》是比较早的本草，说它可以："通九窍，调血脉，御山岚瘴气。"通人体的九窍，调人体的血脉，这样的记载是很多的。

二、仲景应用麻黄心法

在一般的记载之后，我想谈一谈张仲景先师是怎么应用麻黄的。在仲景的著作当中，麻黄的应用大致分为六个方面。

第一，发汗。这个是大家都耳熟能详的，这是用来发汗的药。用来治疗太阳伤寒的表实证，头痛，身痛，腰痛，骨节疼痛，恶风，无汗而喘，这是大家常常说到的麻黄汤证，第一个作用就是用来发汗的。第二，平喘。第三，止咳，它可以治疗咳嗽。第四，消肿。我们现在学的《中药学》上面说它有发汗、平喘、消肿、利尿的作用。第五，它可以退黄。在《伤寒论》中，用麻黄连轺赤小豆汤治疗黄疸，在《千金要方》当中的麻黄醇酒汤，也是用来治疗黄疸的。第六，麻黄还有一个非常重要的功效是止痛，它主要治疗风湿历节这些疼痛。归纳起来，张仲景在《伤寒论》和

《金匮要略》当中，麻黄主要有以上六种功效。

麻黄的以上六种功效的基础是什么呢？达到这六种功效的主要原因是麻黄可以通达气血，宣发阳气，它有通经的作用，宣发肺气，通表里内外，通人体的四肢百窍。这是麻黄达到发汗、平喘、止咳、消肿、退黄、止痛作用的原因。大家想一想，每一个功效都和它通达气血、宣发肺气、宣发阳气有关。因为通达气血，宣发肺气，通达表里，所以它可以发汗。因为调达气血，宣发肺气，使肺气的肃降功效得以恢复，所以它可以平喘而止咳。由于它可以通达气血，宣发肺气，它可以达到消肿利尿的功效。当然，退黄、止痛也和这个有关。张仲景本身没有说麻黄有通达气血，宣发肺气的作用，他只是说了一句话，他说："以麻黄发其阳故也。"麻黄可以发人体的阳气，所以再往下推，麻黄的功效主要是用来发越人体的阳气。它的功效达到这六种作用，是由于它发越阳气；它有副作用，也是由于它发越阳气。两三岁的小孩，体若燔炭，我们可以汗出而散，如果出不来汗，舌质不是那么红，你可以用麻黄，10g 麻黄小孩吃了没有任何关系，两岁的孩子发出汗来就好了。但是，如果是一个高龄的老人，八九十岁了，你用上 10g 麻黄，你心里必须要有底。这个人很有可能就一汗而亡，这个人是心衰，或者是先天性心脏病，面色特别的苍白，心脏功能不好，一汗下去之后他也可能回不来了。如果就是一个二十来岁的小伙子，但他特别的单薄，是一种豆芽菜样的体质，你给他用了麻黄，出了汗，他就会出现中寒，胃部发冷。出汗那一阵可能觉得有点舒服，但是过了汗，肚子里面就冷了，这也是因为它透发里面的阳气于外造成的。刘渡舟老说："老人是残阳。"残阳不能够用麻黄，而小孩是纯阳，是稚阳之体，用麻黄没有问题。我们归纳一下麻黄的六项功效：

第一个是消肿，有人可能说麻黄是发汗为先，没关系的，反正有排第一、有排第二的。我们先说它消肿，比如甘草麻黄汤，这是最能体现它消肿功效的，它就是配了一个甘草，治疗"一身面目黄肿、小便不利、脉沉"。这样的"里水"是用麻黄的。越婢汤主治："恶风，一身悉肿，脉浮，不渴，续自汗出，无大热。"这样无论有汗无汗，只要是浮肿，只要阳气不虚，不管是里水也好，还是风水也罢，都可以用麻黄。临床上也是这样的，麻黄消肿的功效大家经常不太用到，一会儿我会讲到一些例子。

其实麻黄不单单是发汗的，它的消肿功效也是非常重要的。有的人一身悉肿，或者是虚浮身重的，按起来不像按泥一样的感觉，按下去它可以弹起来，这是在细胞内的水肿，不是在组织间隙的水肿，也可以用麻黄来消肿。这就是《本草纲目》所说的治疗水肿，风肿，产后血滞。产后血滞的一些水肿也可以用麻黄，一是通经，另外本身还可以利水。所以我把消肿列为张仲景用麻黄的第一个作用。

第二个是发汗，麻黄的发汗作用是肯定的。它是所有发汗药当中发汗作用最强的一个药，中药当中没有任何一个药强于麻黄了。大剂量使用麻黄的时候，它的发汗作用更为明显。麻黄汤说了，如果不汗可以再服。意思是说，只要不出汗、只要是麻黄汤证，就可以继续服。因为患者没有汗，也就是说服药的标准就是出汗。麻黄甘草汤加附子，成为麻黄附子甘草汤，它主治太、少两感，症状是"脉微细，但欲寐"这样的少阴病。它在方后也是说"微发汗"，加了附子和甘草也是有微发汗的作用。麻黄汤主治"脉浮，无汗而喘"，根据原文"发汗则愈"的说法，则其中无汗也是尤为关键的。大青龙汤中用麻黄达到六两，也是主治"脉浮紧，发热，恶寒，身疼痛，不汗出而烦躁者"的。由于大青龙汤发汗的作用非常强，所以张仲景特别说明它的禁忌证为"脉微弱，汗出恶风"，认为如果误诊，真会出现阳虚动水的真武汤证："服之则厥逆，筋惕肉瞤，此为逆也。"在《神农本草经》当中所说的主中风、伤寒头痛，发表出汗，去邪热气。都是指的麻黄发汗作用而言。在这方面有个例子。清朝有一个许仲元，他在《三异笔谈》里记载，有一个姓金的人，他善于用药，他用药的时候非常严谨，自己经常制药。他说自己一生非常谨慎，误人性命也不是没有。有一次有一名5岁的小孩病肺风，他用了三分的麻黄，不好使，益以五分，仍然不应，第三剂益至七分，还没到一钱，而额汗如珠，脉亦欲脱矣。然后他用了人参、五味子、牡蛎、龙骨来止汗才好了。原因是用三分、五分的时候用的不是真麻黄，用七分的时候用的是真麻黄，用了七分这个小孩就过重了。由此可见麻黄是有发汗作用的。用七分麻黄就出现过重的时候，往往有两个原因，第一个就是小孩的体质比较弱；另外在东南地区，像广州、福建，包括江浙之地，人的体质还是不耐用麻黄。而在西北高寒之地就没什么，在北京也没什么。如果有时候需要用的话，像阳气虚的时候，可配伍一些其他的药。今天上午我在一附院病房里面，看到一个心衰病人，有糖尿病、高血压，肾功能也不太好，还有心梗、心功能不全，朱主任给他用的是真武汤和麻黄附子细辛汤，他的心功能很快就恢复了，而且下肢肿也消了。那里用的麻黄也不少，里面用了 15g，但附子在后面保着，他也没怎么出汗，那个病人出不来汗。根据病情不同，用麻黄也是有所区别，这是一个病案，说明麻黄还是有发汗作用的。

《冷庐医话》记载，东吴时期，吴郡某医，就是东吴江浙一带的一个医生，给一个热病无汗的人投麻黄汤，病人死了。这就提醒大家，它有发汗作用，在运用的时候也要注意。麻黄发汗作用的强弱有两种情况。如果有热的时候，它发汗作用的强弱可以用石膏来调节。我们举个例子，张仲景用药的时候，越婢汤主治"恶风，一身悉肿，脉浮，不渴，续自汗出，无大热"。这时候因为汗出而肿，里面有热，所以要用石膏，麻黄、石膏的比例是 6：8，石膏量大于麻黄，所以麻黄的发汗力就不会太重。这里主要是取其退肿的效果。大青龙汤就不一样，是主治"不汗出而烦躁"，烦躁的时候需要用石膏，但又需要用麻黄发汗，配比的时候，大青龙汤中麻黄石膏的比例是 6：4，就是麻黄的剂量要比石膏大，这样就有发汗作用。从这两个方子可以看出来，石膏和麻黄相配的时候，它有制约麻黄发汗强弱的功效。另外麻杏石甘汤中也是用石膏，配上石膏之后它也有发汗作用，但它宣肺平喘的作用就更强一些。所以现在很多小孩吃那些止咳糖浆，其实很多就是麻杏石甘汤，而真正出汗的情况也不是太多。麻黄用于杂病的时候还可以和一个药配伍，也可以调节麻黄发汗力的强弱，就是熟地。麻黄配上大量熟地之后，它的发汗作用就弱了。1.5 倍以上的熟地，麻黄的发汗作用就相当的微弱了。要是用量再大，用 30g 熟地，10g 麻黄，比如阳和汤当中，它的发汗作用就微乎其微了，主要是靠它通经来通达阴疽气血的功效。所以配熟地也是控制麻黄发汗作用的一个方法。

第三个是平喘，麻黄汤和麻杏石甘汤都是治疗咳喘的。另外《金匮要略》防己黄芪汤条文下有"喘者加麻黄半两"，而防己黄芪汤治疗"风湿脉浮，身重汗出恶风者"，提示对于汗出浮肿而喘的，它本来就有汗出，但是为了平喘，还是要用麻黄，即使它有汗，也是要用麻黄，主要是用麻黄的平喘作用。现在我们常常用的定喘汤、三拗汤，都是用麻黄来平喘的。应该说麻黄是治疗外感实喘的第一个药，任何的平喘药都赶不上麻黄，甭管是苏子，或者降气的杏仁等药，平喘的作用远远不如麻黄。

第四个作用是止咳，射干麻黄汤、厚朴麻黄汤、小青龙汤这些都是用麻黄来止咳的，和细辛、干姜、五味子配伍，常常用的是它止咳的作用。

第五个是止痛，麻黄可以止痛，麻黄汤本来就是治疗"身疼，腰痛，骨节疼痛"，全身的疼痛。大家不太注意，认为这是由风寒束表引起的。但是麻黄这个药配伍桂枝、甘草，加上乌头治疗历节不可屈伸的疼痛，这就不是麻黄治疗风寒束表的疼痛了。桂枝芍药知母汤治疗"诸肢节疼痛，身体尪羸，脚肿如脱"，也是用麻黄来止关节的疼痛，有止痛的作用。后世的《世医得效方》有一个麻黄散，就是用麻黄、黄芪、羌活、细辛，里面没有附子，也重用麻黄治疗历节的疼痛。《日华子本草》记载它可以："通九窍，调血脉。"它的作用是通过这个来实现的。它可以通经，活络，通九窍，调血脉。所以治疗风湿历节这些疾病，还有治疗因寒引起的疼痛，效果也是非常显著的。

最后一个就是退黄，《伤寒论》当中的麻黄连轺赤小豆汤治疗湿热偏表的黄疸，《千金要方》的麻黄醇酒汤治疗伤寒发黄，是利用麻黄本身的退黄作用。当然是偏向寒邪，或与寒邪有关的，或者是与表闭有关的，开表的时候用麻黄有利于黄疸的消退。大家在以后治疗黄疸性疾病中也可以用仲景先师之法，就是你没有什么招的时候可以用这个方子来试一试。这就是仲景用麻黄的六个功效。

仲景在应用麻黄的时候有一些配伍的心法，大家都比较熟悉，我就简单说一下，因为后面内容还比较多。第一是用麻黄配桂枝，发汗解表，这个大家都知道，我就不多说了。第二是麻黄配杏仁，宣肺平喘。第三是麻黄配石膏，清泻肺热。第四是麻黄配附子，助阳解表，这是治疗阳虚感冒的，像麻黄附子细辛汤、麻黄附子甘草汤，这个书上记载也很多。麻黄附子配在一起的时候，就不必担心发越人体里阳于外，不是说怕残阳禁不起麻黄的发越吗？所以少阴阳虚的时候，治疗太、少两感的时候，是和附子配在一起的。附子这个药，说是大热大烈的药，其实一点也不烈，尤其我们现在吃的制黑附片，制过的附片真的不是特别热。在没有配干姜的情况下，附子也不是很热的。另外有麻黄配升麻可以发越郁阳，像麻黄升麻汤是用麻黄配升麻的。还有麻黄配白术来发汗除湿，白术这个药祛腰膝间的湿效果很好，腰膝间就是中间一段，前面肚脐后面是腰。我自己吃过甘姜苓术汤，腰重如带五千钱那种感觉，就是腰特别冷，特别重。当然用量要重，要在30g以上才能有效。治疗腰痛，腰中间的湿确实很好。吃完之后腰里面有一种非常温暖的感觉。甘姜苓术汤，也就是肾着汤，大家都知道，里面当然没有麻黄，就是有白术、干姜、茯苓、甘草这几个药，非常简单，但是确实很有效，临床上也经常用，我的感觉是非常好，在临床上也用过多例。麻黄白术汤也是用来治湿的，发汗除湿。还有麻黄连轺赤小豆汤可以发汗退黄，这个在《金匮编注》当中讲用麻黄一味煮酒，使彻上彻下，行阳开腠。有的人也可以用麻黄一味药来治疗黄疸的，使黄从表解。还有麻黄可以配射干和半夏，除痰蠲饮，射干麻黄汤、半夏麻黄丸都是用这3味药配合的。这是我们讲的张仲景的六种应用。

在现在药理看来，张仲景的说法有没有现代医学的意义？答案是肯定的，是有道理的，有现在医学的机理。现代医学对麻黄的研究挺多，尤其是在建国初期，而且现在西医对麻黄的研究也很多，当然也有一些不法之徒用麻黄制造冰毒，所以现在麻黄的出口是控制的。现代药理作用发现麻黄具有发汗、平喘、利尿、抗炎、抗过敏、镇咳、祛痰、解热、抗菌、抗病毒等多项药理作用。这个都是有物质基础的。我觉得我们现在学习经方，在座的都是张仲景的传人，都是热衷于仲景之学的，我们这些人当中，除了继承我们的优秀传统医学之外，也应该汲取当代医学的一些成果。

我们在用药的时候也可以参考当代的一些研究成果来帮助我们更好地理解。我觉得我是铁杆中医，但我对现代的东西也绝对不排斥。我今年虚岁60了，刚过完生日，我干了大半辈子了，即便我活到邓老那样95岁的高龄，现在我也过去2/3了。我自己热爱中医，也让女儿学中医，我现在有第三代了，我说将来我们第三代也学中医。这多好啊，一毕业就立马祖传三代！中医是非常非常有前途的，师承也非常重要。今年在多方努力下，我们学校办了一个岐黄国医班，全国招了30名学生，一下把北中医的分拉得相当高，岐黄国医班已经拉到清华、北大的分数了。如我们学校岐黄国医班的学生，北京生源高考分是660多分，这个分数上清华、北大肯定是一点问题都没有的。应该说这些孩子智商都是非常高的，一共30个人。我们觉得责任也很重大，这个岐黄国医班要把这些精英培养成中医传承人，我们要给他们配备国学导师，配备基础的导师，然后到了临床当中，临床的导师也要求是名中医。现在北中医也比较高兴，说这些学生一定要给我们国医大师带，还有我们研究室的来带，到时候他们也会拜到国医大师名下。从现在中医的发展趋势看，前程还是非常光明的。当然我们前进的过程中还是要适当汲取现代医学的成果，我们不能说CT、核磁都是西医的，其实它不是西医的。我们古代的时候，不管是张仲景也好，扁鹊也好，都想到能够洞见脏腑，看到人的五脏，哪个地方坏了一眼就能看到。这个"见垣一方人"，隔着墙能够看到人，主要还是看人体的五脏。当时做不到，其实扁鹊也做不到，我不相信他有特异功能一看就能看到。张仲景起码没这个能耐，他主要还是看脉的。这是一种期望，现在我们都能看到了，为什么还要拒绝呢？所以关于麻黄，我们也可以借鉴他们的一些药理作用。

我简单说一下吧。发汗的有效成分是麻黄碱和挥发油，它的条件是在温服温热条件下才能发汗，主要是它可以阻碍汗腺导管对钠离子的重吸收，使汗腺分泌增加，兴奋中枢，也兴奋外周的α受体，所以它有发汗作用。平喘的成分就更多了，有效成分是麻黄碱、伪麻黄碱还有挥发油，此外2，3，5，6-四甲基吡嗪（川芎嗪）都有平喘作用。利尿的有效成分第一为麻黄碱，它可以使尿量增加，扩张肾小管，增加肾的血流量，另外也可以阻碍肾小管对钠的重吸收，因此有很好的利尿作用。抗炎，抗过敏的有效成分是伪麻黄碱，甲基麻黄碱和麻黄碱，作用机理是抑制过敏性递质的释放，而且使溶解素减少，还有抗补体的作用，所以我们现在经常用麻黄来治疗荨麻疹、湿疹、痤疮，好多的皮肤病经常用一些透表药。当然有一些人是用羌活、独活、荆芥、防风这些药。其实麻黄是非常好的，麻黄连翘赤小豆汤也是经常用于这些病的，这也是有现代医学依据的。镇咳祛痰的有效成分是萜类，还有麻黄的挥发油，它的作用强度赶不上可待因，有可待因的1/20，但是有明确的镇咳祛痰作用。解热、抗菌、抗病毒作用的主要有效成分是挥发油，可以抗金黄色葡萄球菌、溶血性链球菌等等。在体外也有这样的作用，在抗病毒方面，在体外也能起一定抗流感病毒作用。这就是我讲的一些仲景的东西，还有一些现代的介绍。

三、麻黄的应用

下面我们谈谈第三个问题，按照张仲景的说法我们大致应该怎么用。仲景应用大概有六种功效，就是我们刚刚说的，它的主要基础是通达气血、宣发肺气，因此它有消水肿、开玄府、止咳喘、开肺窍、止疼痛、通肌腠这样的作用。我们一个个来看。

首先消水肿，以水肿为主诉的疾病，像肾病、黏液性水肿、血管神经性水肿等，可以配伍石膏、白术、甘草，或者配黄芪、防己来治疗。像越婢汤、防己黄芪汤、麻黄连轺赤小豆汤，也可以退一些血管神经性水肿。还有桂枝去芍药加麻黄附子细辛汤，这些都有很好的消肿作用，越婢汤是治疗风水的，《金匮》当中讲："风水恶风，一身悉肿，脉浮不渴，续自汗出，无大热，越婢汤主之。"麻黄六两，石膏半斤，生姜三两。病人本来就有自汗出，但还是要用麻黄，这里面主要是因为石膏的量比较大，所以它发汗的力量比较小。恶风者加附子一枚，风水加白术四两等等，有一些加减法。风水多见于急性肾病的水肿，它常常首先见于面部，像急性肾小球肾炎就是属于风水的范畴。常常一开始是目如卧蚕状，眼睛肿，然后迅速发展到全身，伴有血压高，严重的可以伴有胸水。这时我们除了用越婢汤原方之外，可以加双花、连翘、白术。1978 年，我还没有上研究生，我当时工农兵学员毕业。我 1972 年在辽宁中医学院上学，1976 年初毕业，1978 年的时候我在病房里面，那时候大学生少，虽然是工农兵学员，也特别少。因为有 10 年没有大学毕业生。我那时候是在东北辽河油田，退海平原，营口附近，在盘锦，特别冷。1978 年，三十多年前了，那时候天气比现在冷多了，必须戴着帽子、大口罩。现在我看年轻人都不带大帽子了，现在到关东去也见不到了。当时有一个急性肾炎的病人，他是一个车老板，赶马车的，28 岁，体质壮实，1 个月前曾患急性扁桃体炎。这次发病特别急，头一天感觉不舒服，恶风，身上酸重，眼睛肿，第二天就头面皆肿，眼睛肿得睁不开，像水泡一样，继而全身皆肿，尿少，每天不足300mL，尿蛋白（＋＋＋＋）。那时候做不了太多检查，就是看尿蛋白，血压 150/110mmHg，脉浮紧，舌淡红苔白滑。总之患者病情非常重，就收住院了，收住院后西医就是用抗生素、利尿药，那时候我在内科，我开始干了 7 年西医内科，我到了西医内科一直是中西医结合治病，从不会丢掉中药，这个病人也是，我用生麻黄 15g，白术 20g，双花 15g，连翘 15g，生姜 15g，大枣 10g，开了 3 剂。吃完第一剂药之后就微汗出，小便增多，3天后就消肿了，尿蛋白下降到（＋＋），见效特别快，中西结合治疗 3 周，那么重的急性肾炎病人就痊愈出院了，没有任何后遗的事。这是治疗风水的。再有就是防己黄芪汤加麻黄，有水肿就要加麻黄。风湿，脉浮，身重，汗出，恶风者，防己黄芪汤主之。防己、甘草、白术、黄芪，喘者加麻黄半两。这里面加麻黄也可以治疗水肿，防己黄芪汤本身也可以治疗水肿。防己黄芪汤合麻黄汤证以中老年下肢浮肿为多，比如甲减、慢性肾病等。这些属于非凹陷性水肿，就是腿部肿得比较胀，一按下去不像泥一样一个坑，水肿部位皮肤增厚，粗糙，苍白，摸起来发凉，这样的水肿用防己黄芪加麻黄汤效果就比较好。第三个治疗水肿的方是麻黄连轺赤小豆汤，它治疗水肿和越婢汤、防己黄芪加麻黄汤不一样，它治疗的是血管神经性水肿，其特点是突然发生，没有疼痛，硬而有弹性的局限性水肿，多见于面、舌、唇部，属于变态反应性水肿。有的时候一会儿脸就肿了，嘴唇肿肿的，张不开合不上，而且比较硬。这时候可以用麻黄连轺赤小豆汤来治疗。过敏性的水肿，往往还要配伍蝉衣。

这有一个病例，不是我的病例，是别人的。15 岁男孩，由于肢体丹毒出现的发热恶寒，四肢酸痛，咳嗽气喘，渐渐头面渐肿，逐渐弥漫至下肢，就是全身的肿，皮肤润泽光亮，下肢按之没指，小便量少而赤，尿蛋白（＋＋）。这是肾小球肾炎，用麻黄连轺赤小豆汤：麻黄、连轺、赤小豆，加了浮萍、桑白皮，都是开肺的，生姜、滑石、生地、白茅根，3 剂寒热已罢，小便快利，肿消大半。这个消肿其实也很快的，再服几次之后，痊愈了。

另外，一个治疗水肿的方子也是和麻黄有关的，是桂枝去芍药加麻黄附子细辛汤，这是《金匮》的，它是治疗"气分，心下坚，大如盘，边如旋杯，水饮所作，桂枝去芍药加麻黄附子细辛汤主之"。这个多用于治疗一些心性水肿病人，很多时候是右心衰竭。"心下坚，大如盘"，就心下的地方像个盘子一样。往往是和肝脏的充血有关系，这个方子大家常常不注意，说这个方子怎么能利水呢？一味利水的药都没有。你想桂枝汤去掉芍药，就剩桂枝、甘草、生姜、大枣了，再加上麻黄、附子、细辛这三个药，哪一个有利水作用呢？陈修园也是伤寒的大家，把方子加了一味知母，叫消水圣愈汤，成为治疗水肿的一个方子，这个方子所治的水肿多见于风心病、肝硬化的腹水，像心肌炎、心肌病所形成的水肿；有的时候它也用于肺心病、心衰时候的水肿。患者有心衰，所以应该慎用麻黄，但是有附子、桂枝、甘草这三个药保着，它也不会导致阳气虚。此方症见：下肢凹陷性的水肿，四肢冷，畏寒，脉微细，心悸气短，就是一派阳虚的症状。心阳虚，或者心肾阳虚兼有水肿的，舌质淡，苔水滑，大家一定要记住有这么一个方，桂枝去芍药加麻黄附子细辛汤，效果是很好的。

我的师弟高飞，和我一起跟着刘渡舟老师学习6年，他的临床非常好，也酷爱中医，笃行仲景之法，临床疗效很好。他们医院凡是疑难重症，西医治不了，就请高大夫，包括创伤之后的挤压综合征、肾功衰竭、多脏衰他们也去请中医会诊。所以中医在304医院威信挺高的，包括妇科生完孩子、排不出尿还有高热不退等。高飞曾治一原发性肌病所致水肿的患者，头面皆肿，住心内病房，经多种药物治疗，水肿不下，请中医科会诊，见面色㿠白无华，全身头面皆肿，按腿凹陷，病人自感心悸气短，周身乏力，全身畏寒，四肢不温，脉细微欲绝，舌质非常淡，但是有紫汪汪的颜色，上面有一层薄白苔。肯定有心衰，他就用了桂枝去芍药加麻黄附子细辛汤原方，不加化裁。麻黄10g，制附片10g，细辛6g，桂枝10g，炙甘草10g，生姜15g，大枣6枚，3剂。服药后仅仅6个小时，病人全身出微汗，恶寒减，四肢略温，尿量明显增加。24小时尿量超过3000mL。3剂后，患者肿消大半，心悸也减轻了。效不更方，前方继进5剂，全身肿消。西医觉得特别神奇，说："你怎么能把他治回来？"他们不太理解。中医的疗效有时候确实是非常神奇的，有的时候自己看病，开了个方子，本来没想到有那么好的效果，最后效果好的把自己吓了一跳。高飞当时也没想到3剂药之后肿消大半，然后几剂药之后全身肿就消了，心悸的症状也明显好转了。

第二个就是开玄府，治疗以无汗为特征的疾病。如风寒感冒、疮毒初起、皮肤病等等。这些常配伍甘草、桂枝，像麻黄汤、葛根汤、麻黄甘草汤、大青龙汤都是治疗以无汗为特征的疾病。葛根汤我就不再说了，大家都会用。但是可能大家说用麻黄汤多，那葛根汤应用的机会就少了，其实不是这样。有一年春天，有一帮流感病人就是葛根汤证。除了病人得病之后出不来汗，发热，还感觉项背拘急，由项到背拘急，我用了葛根汤之后，病人觉得后背有一种暖暖的感觉，慢慢就微汗出。用桂枝汤加葛根、麻黄，这其实是很常见的。还有就是麻黄甘草汤，后人把这个方用来发汗，它还有一个名叫走马通圣汤，它的使用方法是麻黄、甘草炒微黄之后研为细末，每服三钱。治疗风寒感冒头痛，还有疔疮初起，像急性乳腺炎初期也可以用。当然现在疔疮很少用了，因为抗生素用得比较多，但是急性乳腺炎初起的时候，高热出不来汗，也是可以用麻黄甘草汤的。还有风痹不仁，手足麻木的也可以用这个。再有就是皮肤癣，用麻黄 15g，清水一小碗，治疗顽癣。《中医杂志》报道治疗顽癣 42 例都有效，连服 10 剂。治疗顽固性皮肤病的药当中，因为所有的透表药都赶不上麻黄，开玄府的药也赶不上麻黄，大家要知道用麻黄来透表发汗，这样才可以使你用的药到达表分。像湿疹、荨麻疹，包括一些牛皮癣、银屑病，都可以在清热凉血疏风的药物中加入麻黄。

这有一个病例是乳腺炎的，发热恶寒 2 天。2 天前发现左乳房 4 点处有一硬结，然后开始周身酸痛，发热恶寒，口渴，乳房胀痛，体温 39.8℃，脉浮紧，出不来汗。西医诊断为乳腺炎，而家人不愿意服抗生素，要吃中药。就用生麻黄 10g，生甘草 10g，双花 30g，连翘 20g，地丁 20g，这个药是重用的。1 剂后周身汗出，热退身凉，然后去麻黄，3 剂后肿块就消失了。这样的情况是可以用到麻黄的。

还有一个就是毛主席的例子，大青龙汤具有强烈的发汗作用，常用于病毒性感冒出现的恶寒发热。1957 年的时候，毛主席在青岛开会，感冒，发热咳嗽，多方治疗不见好转，当时一个书法家叫舒同，后来是书法协会的主席。推荐刘惠民老中医去诊治，当时就开了大青龙汤。那些医生都不敢用，说你怎么给主席开这么重的药，万一吃出事来怎么办？他说你要让我开我就开这个，我认为他就是这个病。结果主席说我信他，我就吃他这个药。就吃了 2 剂，热退病除。毛主席当时还说，我三十多年没吃中药了，这次感冒总不好，刘大夫的 2 剂中药就解决了问题。中医中药好，刘大夫的医术也好。这是中国中医药报上记载的。我们伟大领袖毛主席也吃过由麻黄组成的大青龙汤，足见麻黄这个药还是一个非常好的药，大家千万不要害怕。当时毛主席的年龄也不小了，也60岁了。

再有止咳喘，以咳喘为主的疾病，像支气管炎、支气管哮喘，常常配伍杏仁、甘草、厚朴、半夏、细辛。比如三拗汤，大家都知道，《内经》所讲的止咳逆上气，就是肺气上逆。麻黄、杏仁、甘草是仲景平喘方中的核心。张仲景有好多药都是一组一组的，我们把它叫经方的方元。像干姜、细辛、五味子治疗寒饮；像党参、甘草、大枣补脾。有很多一个一个的小方，像桂枝、甘草，芍药、甘草等等，这些都是经方最基本的单位。麻黄、杏仁、甘草也是这样的，像麻杏甘石汤和麻杏苡甘汤都是以这三个药为核心的。后世就把它命名为三拗汤，是治疗咳喘的基本方，主要治疗咳嗽气喘的。如果是痉挛性的咳嗽，可以在这三个药的基础上加全蝎和钩藤；治疗呛咳，有的时候还可以用一点薄荷；治疗百日咳的时候，可以疏肝平肝，钩藤、薄荷、全虫这三个药都是平肝的药。另外民间也有单用麻黄治咳嗽，有用麻黄、冰糖蒸梨治疗咳喘的，也有用麻黄、豆腐、冰糖的，对哮喘也有一定的效果。我的一个病例，一个34岁的农民工，素有喘疾，喘得非常厉害，遇天冷或刺激性气味就发作，发作后就暴喘，那确实是端坐呼吸，根本动不了，喘得有三凹征。必须用氨茶碱或者激素静脉注射才能缓解，深以为苦。那一次就是因为他闻了油漆，喘息发作，属于外邪引动宿疾，风寒在表，内有痰热。我开了一个方子：麻黄10g，杏仁12g，生甘草10g，石膏20g，当归20g，半夏30g，车前子15g，地龙20g，苏子20g，白芥子6g，莱菔子20g，蜈蚣3条，全虫5只。水煎500mL，分3次服，2小时1次，每天服药2剂。喘息渐平，又服了几次药，没有用西药就好了。以后这个方子就常常用到，其中当归和半夏平喘也是在《神农本草经》《别录》上都有记载的。当归的平喘作用也是挺好的；还有半夏，之所以用这两个药是它们本身就有平喘的作用。

第四个是开肺窍，以鼻塞为特征的疾病，《滇南本草》说它治疗鼻窍闭塞不通，香臭不闻，肺寒咳嗽。现在我们经常用它来治疗慢性鼻炎、过敏性鼻炎。不知道南方怎么样，现在在北方过敏性鼻炎特别多，在国外也特别多，像北欧、美国等等都是如此。过敏性鼻炎是一个非常难治的病。麻黄是常用的，常配伍防风、黄芪、甘草、细辛，或者是小青龙汤加味。

51

我经常用的方子就是黄芪桂枝五物汤合上玉屏风散、麻黄附子细辛汤，然后还经常用小青龙汤。现在这个季节，咱们这是暑热初退，秋凉乍起，但是北京已经很冷了。这个时候季节一变化，阳气虚的人早上一起来就打喷嚏，鼻涕流得特别多，天天抱着一包面巾纸，这种人是非常多的。去年我治疗一个人，他有过敏性鼻炎家族史，父亲也有这个病。每入秋发作，夏日冷雨天也发作，发作的时候喷嚏连连，整日鼻流清涕，鼻塞，不闻香臭，恶风，偶有自汗，舌质淡，有齿痕，右脉细弱，平素膝下发凉恶风。就用这个方子：麻黄 10g，制附片 10g，细辛 6g，黄芪 30g，防风 10g，白术 15g，桂枝 10g，白芍 15g，炙甘草 10g，大枣 15g，生姜 10g，辛夷 15g，川芎 10g，加了荆芥 10g，7 剂。7 日之后复诊，他说自服药第一剂之后就感周身舒适温暖，喷嚏减少，流涕也减了，7 剂后基本控制。后用此方加减，2 周后停药，冬日随访一直未发。今年秋天他预先服药十来剂，现在也没有什么事。通鼻窍的方法治疗过敏性鼻炎，这也是很多经方家常常用到的一个方子。记得一定要用麻黄，麻黄这时候根本发不出汗。

第五个是止痛，以关节疼痛为主诉的，风湿性关节炎、急性腰扭伤、腰椎间盘突出症经常用麻杏苡甘汤、麻黄加术汤、麻黄附子细辛汤等等。其实麻黄附子细辛汤治疗腰痛是很有效的，像急性腰扭伤、椎间盘突出，这个时候可以加用芍药甘草汤。芍药甘草汤这个方子，唐宋的时候叫"去杖汤"，就是人腰痛的时候拄拐杖，吃了这个汤之后可以去掉拐杖。刘渡舟老治疗股骨小头无菌性坏死，有一个经验就是用仙方活命饮和芍药甘草汤，这两个方子倒着吃，今天吃这个，明天吃那个，长期服用，可以起到缓解疼痛的作用。麻黄加术汤治疗"湿家身烦疼"，麻杏苡甘汤治疗"病者一身尽痛，发热，日晡所剧者"，像桂枝芍药知母汤、乌头汤当中都用到麻黄。所以我们医生，尤其是年轻医生，老是以为麻黄只是发汗的。现在麻黄用的少了，一感冒发热就吃几片阿司匹林，或者对乙酰氨基酚都不会想到用麻黄了。

麻黄绝对不仅仅是治疗感冒的，它有好多其他的作用。像治疗关节疼痛这也有一个病例。1976 年，有一个人在风雪中走了 45 里路回家过年，第二天双下肢开始疼痛，一开始不介意，3 天后疼痛加剧，不能下床行走。那时候没有多少医院，就到医疗站就医。当时服安乃近，吃独活寄生汤，疼痛减轻，但双下肢还是沉重，不能行走，觉得肌肉麻木不仁，遇热就舒服一点，微肿，脉沉紧，舌淡，苔白。然后医生用麻黄 50g，清水一大碗，武火煮沸 5 分钟，趁热服，服 2 次，温服取汗；3 剂后就可以走路了。这个药是非常霸道的，应该说这医生是用麻黄的大家，起手 50g。病人的年龄比较年轻，28 岁，而且是感寒，所以是适用于经方的，正是《药性论》所说的"身上毒风顽痹，皮肤不仁"的典型病例。就这一味麻黄，别的方剂你可以说是其他药物的作用，这个病例就这一味麻黄，所以肯定是麻黄的功效。再有就是麻黄可以治疗一些以皮肤病变为主的疾病。这主要是以麻黄连轺赤小豆汤为基础来拓展的，像皮肌炎、荨麻疹、皮肤干燥症等等。民间有很多偏方是用麻黄来打底的，江苏省名医有个叫邹锡听的，他说常州已故的名老中医张效良先生有个治疗荨麻疹和湿疹的验方，名叫"三净汤"，就是净麻黄 10g、净黄连 9g、净蝉衣 15g，再加上白鲜皮、地肤子、紫贝、浮萍。就是用这个治疗荨麻疹，效果很好，可见东南一带的人也用麻黄。这些疹其实都与过敏有关。关于发汗这种方法，张仲景说："汗出则表和故也。"不管什么原因，不管吃什么药，汗出来了，表气就和了。所有的皮肤病都是表气不和，如果表气和，营卫也非常好的话，不会得皮肤病。所以麻黄就是透表的第一药，四大药之中，治表就是麻黄。另外还有民间治疗老年皮肤干燥症，用麻黄 15g，猪皮 100g，仿猪肤汤，就是猪肤汤中加上麻黄。煎好之后去渣，加上白糖，1 剂分 3 次服，有效。老年人皮肤干燥症基本上是因为气血不充不能够达于肌表，所以就瘙痒，用了猪皮，应该说是以皮补皮了。另外它含有的胶质也比较多，可以给人补充一些养分，可以濡养人体气血，另外，麻黄也可以透表。刚才我还讲了有人用麻黄 15g，清水一小碗，就用这个药治疗顽癣，一般连服 10 剂有效。再有，治疗一些体质壮实，大便秘结的荨麻疹病人，可以把麻黄、大黄、栀子同用，有的时候病人的大便通了，皮肤的痒疹也就消了。还有一些实热的痤疮，大黄和麻黄同用也是有效果的。

这有一个治疗顽固荨麻疹的病例。这是我去年治的，36 岁，男性，顽固性荨麻疹几年了，经中西医治疗，起先吃上抗过敏的西药就可以控制，但是后来控制不住，西药越吃越多，常规量根本控制不住，多年不愈，他全身散在淡红色瘾疹，不是特别红，这是瘾疹，每于夜间多发，受凉后更易发作，特别痒，深以为苦，他脉浮而紧，但按之无力，舌淡有齿痕，苔白滑。他在冷库工作，就是冰藏放水果、肉啊的冷库，他说："我这个病和工作环境有关系。"他自己都知道，常年觉得膝下恶风、发凉。我一开始就用四物汤合消风散，用荆芥、羌活、独活、防风、陈艾叶、蝉衣。他吃了14剂，没有什么效果。然后我改方子，改用桂枝麻黄各半汤加当归——无效。但是他吃完药觉得身如虫行皮中状，就是想出汗出不来，身上痒，我就给他接着开方：炙麻黄10g，桂枝10g，杏仁10g，甘草10g，白芍10g，当归10g，生姜15g，防风16g，黄芪10g，白术10g。服药后让他温覆取汗；3剂之后，还不出汗，我就把麻黄加到15g；还不汗，加生麻黄到了20g，还不汗。然后我就认定了，他肯定是出不了汗，他好多年都没出汗，后来生麻黄加到了45g，然后还告诉他："你吃了药后，喝粥，盖被。"桂枝汤不是说喝粥、温覆被吗，麻黄汤出不了汗也让他喝粥，后来这个患者吃完药后不仅啜粥，还在家里运动，蹦！温覆被，最后得一身透汗，一次就解了，病就好了，就是45g的生麻黄起了作用。

四、麻黄主治的疾病

上面是我们按照仲景的《伤寒论》的心法来应用麻黄，除此之外，在临床实践当中，麻黄还有很多其他方面的作用。我们在这里给大家介绍14个，除了上面的16个作用之外，还有一些应用于这14类的疾病，这当中麻黄也起着非常重要的效应。第一个是治疗中风，中风就是脑梗死、脑出血之类的疾病，包括中风后遗症；第二个是治疗胸痹，就是相当于现代冠心病当中的心绞痛，但是一定要知道，这个胸痹不全是心绞痛，好多胸痹根本就不是心绞痛，还有病态窦房结综合征等其他疾病呢；麻黄还能退目翳，就是角膜的一些炎症；止胃痛，通便秘，止遗尿，治疗小便失禁；还能通精窍，治疗不射精、阳痿、性功能障碍；愈顽痹，就是指痹症；温肢厥，肢端的冷痛；升子脏，就是治疗子宫下垂；还可以下乳汁，大概有这么14方面的功效。

首先我们看治疗中风，古代治疗中风经常用到麻黄。古人和我们对中风认识不一样，以前发生中风，古人认为是以外风为主，是感受自然界外在的风邪所引起，所以像《古今录验》续命汤及《千金要方》的小续命汤，都是从外风的角度来治疗我们现在所说的缺血性中风或是出血性中风，方子里都有麻黄的，用上麻黄能够通九窍、活血脉，也可以用来治疗眩晕。虽然在金元前后对中风的"内风说"和"外风说"之间认识不一样，但是麻黄这个药都是可以用的，我们不能因为现在"内风说"为主了，就弃麻黄这个药不用。

这里有一个病例。42岁的一名男性，1年前经某市医院CT诊断为脑血管畸形，然后就做手术，手术没做好，手术后出现失语，右手指紧握，不能够屈伸，右足也不能走路，中西医治疗没有什么改善。他不是单纯的出血、或者缺血引起的，是手术造成的。他面色暗红，精神萎靡，患肢肤冷，舌质暗红，苔薄，脉沉细，当然他吃过补阳还五汤之类的药方，疗效一般，我治以温通脑络的方法，用"通脑方"，这也是我一个经验方。用麻黄10g，桂枝15g，生甘草10g，川芎15g，7剂；□□□无效。但是，有的时候我们不要因为临床上没有效果就不守方，如果辨证无误，有些病你可能要守一段时间才能够起效，我就继用前方，再服7剂。三诊的时候，他手指能够自主的屈伸，右下肢能够小幅度上提，再配合一些治疗之后，动作幅度可以逐渐加大。继续用生麻黄30g，桂枝20g，生甘草30g，川芎15g。就用这个"通脑方"两个多月，他渐渐言语清晰流利，能自行步履，肢体能温，半年后就能正常工作了。我们现在常常见到一些缺血性中风的患者，其发病机理也差不多，都是由于痰瘀阻塞脑络引起的，而麻黄这个药可以温通经脉，经过适当的配伍可以通达全身的经络，扩张血管，对长期偏瘫的患者可以起到改善血液供应的作用。另外也有这样的临床报道，以麻黄为主，配伍桂枝增强温通作用、配伍川芎行气活血，并以生甘草调和诸药，治疗中风后遗症36例，取得了比较好的疗效，其实就是麻黄汤中用川芎代替了杏仁，来加强通经的作用，用来治疗中风。

第二，麻黄也可以治疗胸痹，大部分胸痹症状是和冠心病有直接关系的，表现为胸痛彻背，背痛彻胸，当然也有一些病人不是冠心病，他们年纪比较轻，二十多岁，查心电图也没什么问题，但是总觉得胸痛、胸痹，用麻黄治疗这种胸痹也是有效的。这是1989年《上海中医药杂志》的一篇病例报道。这个病人48岁，素有冠心病史4年，常有胸闷憋气，胸痛心悸，曾经因高度的房室传导阻滞，三次住院。这次是因情绪激动后发生心悸、胸闷来就诊的，心电图有三度的房室传导阻滞。病人精神萎靡，面色苍白，畏寒肢冷，舌质淡紫见有齿痕，舌下静脉瘀滞现象明显，脉沉，摸起来也缓，心率42次/分，听诊心尖部听诊区还有些吹风样的杂音，中医辨证为心阳虚损，心血瘀阻。方用净麻黄30g，生龙骨30g，生牡蛎30g，熟附块、肉桂、丹参各15g，郁金、红花、川芎各12g，炙甘草10g，檀香、细辛各9g，瓜蒌30g。4剂。也就是在温阳活血的基础上加麻黄，他吃完之后，心率加快到44～50次/分，其实还是三度房室传导阻滞。服4剂药之后，他仍然有胸闷心悸，复查心电图还是三度房室传导阻滞，再守原来的法，麻黄加到120g。再吃了4剂药，病情大减，窦性心律，78次/分，这个量是我见过的最大的了，病人最后痊愈出院了。可见就是三度房室传导阻滞也可以得到明显的改善，她心率快起来就没有传导阻滞了。

第三个病人，是病态窦房结综合征。大家也知道，病态窦房结综合征是由于窦房结的血液运行不好，导致心率特别慢，或者是心率慢、心动过速交替出现，病人也是非常难受的。这是我去年治疗的一个病人，女性，54岁，去年的9月29日前来就诊，主要症状就是胸闷、胸痛、全身没有力气，什么活也干不了，头晕气短，深以为苦。她是天津人，在天津的南开医院诊断为病态窦房结综合征，24小时动态心电图观察，晚上最慢的时候只有31次/分，平时也就44次/分。西医呢，就是让她安起搏器维持基本的心率，她本人说想用中药来试试。我就问她病的由来，她说她丈夫是部队当兵的，在青海高原，她在那里陪她丈夫17年落下一身病，所以那些在高原为我们守疆戍边的军人，真是挺不容易的。她在高原待了17年，经常畏寒肢冷，她常年膝冷如冰，脉细弱，既迟又微，无力，基本上摸不着，舌质淡紫，发暗，辨证是心阳大衰，经脉不通，用麻黄附子细辛汤、生脉散、瓜蒌薤白汤化裁：炙麻黄10g，炙附子10g，细辛5g，红参10g，淫羊藿10g，麦冬20g。临床用生脉饮的时候，麦冬的用量不能少，量少了效果就不好，用量超过30g的时候效果才是最好的。在同等量人参、五味子的情况下，用30g以上的麦冬，生脉饮的强心效果非常好，益心气的效果也非常好，它会很快见效。再加上全瓜蒌20g，薤白10g，丹参10g，地龙10g。开了7剂药，7剂后病人电话告知，她吃药后效果非常好，服药1剂后，心律上升到了60～70次/分，感觉非常舒适，但是有时候仍然感到胸闷、胸痛，四肢感觉同前，还是冷。效不更方，到天津照原方取 7 剂，效果不好，心率下降到 40～50 次/分。本来已经升到 60～70 次/分了，这下心率又下来了。原方改生麻黄 10g，然后手足渐温，胸闷、胸痛逐渐减轻，但是心率仍然是 42 次/分左右，她再做动态心电图，没有那么慢了，最慢的时候是 42 次/分，多发生在夜间，且伴有睡眠不佳。表现为她先睡一小觉，到了子时的时候，就是 23 点这时候醒了，就不能再睡了。我加生麻黄到 15g，黄芪 20g，夜交藤 30g，这个病人吃完药之后，舌苔、脉象、肢冷症状都有明显的好转。后来麻黄一直维持为 15～20g，附子量逐渐增加，加到 20g，一直到了今年夏天前后，病人一直很不错的，直到最近才用小剂量的药物来维持，心率再没有那么慢了，病情基本稳定。我并没有说治好了，起码她没有用起搏器。她现在心率在 50 次/分左右，一般情况下为 55～60 次/分，维持正常生活没什么问题，舌苔、舌质也没那么淡暗了，不发紫了。

第三，就是退目翳，这不是我用的方子，是别人的经验。有一个老年女性，她眼睛长目翳，目翳其实就是角膜的炎症，她到门诊治疗。她 20 年前在四川曾经患过角膜溃疡，经过某个医院大剂麻黄的治疗，服后迅速好转，她就觉得麻黄退翳应该好，然后她到医院就说："眼睛又犯病了，你给我开麻黄。"眼科大夫不敢开，因为她角膜溃疡，属于热证，所以大夫拒绝了。但是这个患者斩钉截铁地说吃过麻黄，效果好，再加上查她的眼底翳色深沉，白睛暗赤紫胀，并且这个病人畏寒、头痛、身痛、脉沉，大夫就觉得应该还可以对证，就用了麻黄，选用四味大发散。四味大发散是古代的一个名方，是治疗眼病的方子，用四味大发散加上当归、赤芍、蝉蜕、木贼，投以常量，给了 9g 麻黄。吃了 3 剂没什么效果，也没有什么不良的反应；然后医生就把麻黄增至 15g，仍然没有反应；继续加麻黄，投到 24g，这时候患者头昏，胸中不舒服，但是畏寒、头痛、身痛消除，目翳逐渐缩小，白睛的暗赤也基本上消退。然后医生就将麻黄减为常量，后来角膜溃疡基本上长好了，但是眼睛出了一层薄薄的云翳；再后来诸症都消除了。

这四味大发散组方有麻黄、藁本、荆芥、细辛和老姜，很多扶阳派及搞温热病的人都有这样一种观点，就是治眼睛的药千万不可太凉。我 1981

年考研，上研究生，那时我很幸运，1981级北京中医药大学的硕士研究生算我就俩人，当时两百多人就招两个人，我们那一届研究生最少，我们也是第一届硕士研究生。所以当时学校对我们俩特别重视，有一帮老大夫给我们讲课，赵绍琴老师也亲自给我们授课。赵绍琴老师是三代祖传御医的后代，太爷、爷爷、爸爸都是御医。当时赵绍琴老师也讲过，治疗眼病过程中，一定要注意发散，不能用凉药。凉药过用之后，它会凉遏冰伏，反而发不出来。包括治疗麦粒肿（睑腺炎），就是长了一个针眼，你如果用凉药过多，它往往就会形成瘢痕一样的疙瘩。四味大发散就能够完全把病邪透出来，脓出来就好了，这个方子出自于清末的《眼科奇书》，据记载说可以治疗一切寒性眼病、外障眼病，原方记载麻黄用到30g，30g的麻黄就是一两，初起服1剂或2剂，将陈寒散净，即可痊愈，永不再发。若服凉药补药，眼珠上必起青膜、白云遮睛，此时宜服大发散四五剂，继服补中益气汤一二剂，以固正气。这个方子请大家记住，如果遇到这种病的时候，可以一试。

第四，它可以治疗胃痛。按常法治疗虚寒胃痛，我们都是用小建中汤或者黄芪建中汤，这也是我经常用的方子，因为麻黄汤可以治疗"上好唾"，就是老有口水。患者遇寒辄重，加入炙麻黄6g，没想到疼痛大减，收到了意想不到的效果。以后我发现治疗一些虚寒的胃痛，在温补药当中，像小建中汤、黄芪建中汤，加入一些麻黄，用量不要多，它确实有解除胃痉挛的作用，麻黄不仅可以解除支气管痉挛以平喘，而且可以解除胃平滑肌的痉挛，达到止疼的目的。这也是一个经验，希望大家可以一试。

第五就是通便，麻黄可常用在一些老年性的便秘中，因为它可以通达气血、振奋阳气，对于一些阳虚的病人，可以用麻黄通便，它也不怎么发汗，当然治疗的时候也要看病人的体质。比如有一个病例，男性，80岁，主要是大便秘结，他经常要吃果导片才能缓解，食欲不好，脉大，但是没有力气，舌红，苔薄白水滑。用炙麻黄25g，白术20g，杏仁15g，甘草5g。我其实是想看看宣肺气怎么样，结果它却能通大便，吃完3剂之后，大便通畅。这病人每次便秘投此方都有效。其实这几味药都可以治便秘，比如生白术用到30g，它也有通便的作用；杏仁也是我们常用来通便的药物，但是对于这个病人，单纯用这味药效果不好，加上麻黄就好了，哪怕加上 6g，他也就好了，所以这里面也见证了疗效，麻黄可以通经，可以通畅气血，加强杏仁、白术这些药通便的作用。

第六，麻黄可以治遗尿。麻黄治疗小孩的遗尿，早有经验，好多人有这样的报道，小孩尿床用缩泉丸效果是不好的。用益智仁、乌药、桑螵蛸疗效不好的时候，可以考虑用麻黄。前年的时候，我治了一个小孩，15岁，2010 年 5 月初诊，这个孩子睡中遗尿多年，久治无效，她就是尿床，一累了就尿床，她学习非常好，15 岁的时候已经上高二了，今年她已经考大学了，她住校，在学校封闭式学习。患者伴有纳谷不香，疲乏无力，下肢冷，常患感冒，一活动就易出汗，舌胖苔白脉弱，她是在什么时候容易犯遗尿呢？在受凉或者劳累之后，她就容易尿床。这个孩子的母亲和外祖父都是乡村中医，她外祖父在那一带还挺有名气的。我看了看吃的方子，也是辨证脾气虚弱，膀胱失约，用补中益气、缩泉丸等：生黄芪、白术、陈皮、山药、党参、生龙骨、生牡蛎、升麻、柴胡、当归、乌药、益智仁。孩子吃这个方子一段时间就见好，但是不能根除。有一次我回家的时候，她外祖父就把这个孩子领来了，说你给我们看看，我治不了她了。我一看这方子开得挺不错，那就加上 1 剂麻黄附子细辛汤吧！原方加了 1 剂麻黄附子细辛汤，开了 15 剂。从那以后她就不再遗尿了，今年顺利考上了北京中医药大学的一个民办学院，叫东方学院，在廊坊，考了那里学中医，她家也就祖传三代了，她也很有韧劲，就是励志学中医！有一次我回去后，问她怎么样，她说真的已经好了。

第七，麻黄不只可以治疗遗尿，它也可以治疗尿失禁，这是别人报道的。蔡某，女性，68 岁，1967 年 10 月间就诊。那时正在"文革"期间，她是怎么得病的呢？这个人在"文革"时期被划为所谓的"四类分子"，就是家里出身不太好，是富农，所以被戴高帽游街，结果被吓着了，后来就尿失禁，每天尿失禁 2～5 次，面色苍白，舌淡脉虚。大夫就给麻黄、白术、当归、升麻、党参、黄芪，剂量就是 6g、9g 的，水煎服。吃了第一剂药之后就没有尿失禁了。不过头晕，心悸，一夜难眠，医生就去了麻黄，但是她又开始尿失禁，又加了 4.5g 的麻黄，2 剂，症状减轻；以后再吃了 5 剂，就彻底好了。3 年后，就是 71 岁的时候去世，直到去世再没有发生过尿失禁。治疗老年性的尿失禁，麻黄汤可以提高整个盆腔肌肉的兴奋性，后面我们谈到的治疗子宫脱垂，也和这个有关。

第八，就是它通精，治疗不射精，可以通精窍。这也是现代人的报道。有一个28岁的小伙子，婚后3年不育，性交不能射精，他睾丸、外阴发育都正常，性生活也可以，但就是有些时候遗精，脉弦细。这个大夫用生麻黄3g，研末敷脐，敷肚脐眼里，外贴麝香虎骨膏，每晚睡前用，连用7日，然后他就可以射精了，4个月后，老婆怀孕了。因为有这样一个报道，用此法治愈62例不射精患者。我也用过这个方法，用生麻黄敷患者肚脐，效果还是有的，因为麝香虎骨膏本身也有透皮吸收的作用，脐疗还是有效的，它主要是能提高下面盆腔神经丛的兴奋性。

第九，治阳痿。治疗阳痿，这个功效过几天黄煌老师会来给大家讲，昨天我还和他在一起，他说过两天也上广州。黄老师认为麻黄附子细辛汤是中药的"伟哥"，确实我们也经常用，它可以兴阳，治阳痿的效果是非常好的，这也是得益于他一个偶然的发现。他有一个病人，38岁，1987年患阳痿，而后四处求治，一般的方子他都吃过，服药二百多剂，兼针灸治疗，没有奏效，精神负担比较重，对治疗也基本丧失信心了。38岁，没有小孩，再加上阳痿的影响，家庭生活质量下降，感情不睦。1990年的时候，他偶然得了重感冒，恶寒、怕冷、咳嗽、痰多、喉痒，黄老师就给他投了麻黄附子细辛汤，他阳虚嘛，助阳解表，结果3剂后表证解了，他数年的阳痿之症也奇迹般的有了缓解。这是无心插柳柳成荫，本来是想治感冒的，结果却治好了这个病。就像伟哥似的，本来也不是为了治阳痿的，是针对心脏病的，病人吃了这个药，觉得对治阳痿有作用，慢慢地把它研究成"伟哥"，结果成了一个世界上销量挺大的药。这个病人也是，因为有转机，后来又按照壮阳养阴治疗，结果没有效果，回到麻黄附子细辛汤，还是有效！因此就有人报道麻黄附子细辛汤治阳虚性阳痿，成了一种经验了。大家也可以用，主要用于阳气不足，四肢冷的，尤其是膝关节冷，脚冷，这样的病人用麻黄附子细辛汤，确实有作用。

治阳痿还有个方子叫"抗痿灵"，在肝郁的时候可以用。用蜈蚣、当归、白芍、甘草，蜈蚣用到三四条，其他的各一两，治疗肝气郁结的阳痿也有效，见到阳虚的症状，加巴戟天、肉苁蓉，效果再不好的时候，可以考虑用麻黄附子细辛汤。黄煌老师认为麻黄附子细辛汤有这样一个作用，所以他也经常用。

第十，治顽痹。刚才我已经讲到了，只要是痹症，张仲景就经常用麻黄，不管是湿痹，还是历节病、中风历节。《药性论》当中这样讲："治身上毒风顽痹，皮肉不仁。"刚才我讲的那个病人，就是大冷天走了四十多里路回家过年那个病人，川乌、草乌、乳香、没药各用 3~5g，然后用十几克麻黄通经，对于这些寒湿痹症，临床疗效非常好。有一次我治疗山东来的一个病人，他是腰椎间盘突出症，他说腰椎间盘突出症中医能治好，你给我开个方子试试。我说你腰椎间盘突出不是吃一些中药就能够好的，不过可以试试。因为腰椎间盘突出压迫脊神经，他走路间歇性跛行，走了十几米他就走不动，疼得厉害。我开了生川乌、生草乌各 5g，乳香、没药各 3g，麻黄附子细辛汤，加上白术。我经常用白术治疗腰疼。疗效奇迹般地出现了，他不疼了，然后又吃了十几剂药，治好了。还有一次，我母亲家里有一个保姆，保姆的爸爸也是腰椎间盘突出症，我也是如法炮制，吃了不到十剂药就能够缓解。当然不见得吃完药之后那个膨出就回去了，但起码他症状减轻了，能够维持正常的生活了。

这里也有一个例子，也是治疗风湿痹痛的，是用 50g 麻黄温肢厥，治雷诺病。这是我前几年冬天治的一个女性，雷诺病。这个大家都非常清楚，雷诺病常用的就是当归四逆汤。这个病人用当归四逆汤先后服了四十余剂，效果不显。当时我给她量了血压，发现仅有 85／55mmHg，她不是当归四逆汤治疗效果不好吗？血压又低，我就加了 30g 黄芪，5 剂后效果仍不显，血压也无明显变化，仍然是肢端寒冷如冰，手凉，脚凉。我突然想起麻黄可以升压，散去大寒，我就在方中加了 6g 麻黄，3 剂，吃完了末梢就转温了，血压渐升；又投 5 剂，血压回到了 105／70mmHg，病去大半。以后，每到冬天她就吃几剂这样的药，就能够平稳地过冬。古人当中有这样的经验，散大寒如冰。现在寒证也挺多的，阳虚的病人也越来越多。之所以扶阳派大行其道，确是现在人们对阳气的耗用比较多。虽然气候逐渐变暖，但是人类越来越不懂得摄生，阳气耗散太多，阴当然也耗，但是古人是重阳的，现在阳虚的病人非常多，古人有经验，散大寒如冰，如果在应用温阳药上，寒从皮毛的时候用麻黄，寒从络的时候用细辛，就是络脉不通的时候用细辛。大家有的时候怕用细辛，古人说"细辛不过钱"，说细辛过钱，会出现喘满而死，其实临床入汤剂的时候，3g细辛基本上没有多大效用，而且细辛不过钱，主要是指作为丸散剂服用。如果用汤剂的时候，细辛过钱不会引起喘满的症状，这种喘满的症状指的是细辛具有呼吸系统抑制作用，如果吃了超过30g的细辛，加之煎服法不当，就会出现喘满、呼吸衰竭。但是细辛有另外一个问题，它是有肾毒性的，长期大量服用，会造成肾损害，短期服用问题倒不是很大。从络的时候，细辛也是非常好的一种药。如果肾寒的时候，要用草乌、川乌，或是附子。寒从血分的时候，要知道用活血的药，用当归。

第十一，治疗子宫脱垂，我刚才讲过了，它可以治疗遗尿、胃痛，治疗尿失禁，这都是与它兴奋平滑肌有关的。陈沫金介绍，治疗一个三度子宫脱垂的中年妇女，因感冒后服麻黄汤，结果子宫脱垂也好了。后来有人统计，对所有子宫脱垂及遗尿者，单用麻黄汤或加党参、黄芪、当归、熟地均有效。共治疗子宫脱垂80例，66有效，无效14例，但往往劳累后容易复发，用上方依然有效。这是1992年报道的，我前些日子也治疗了这样一个病，根据这则报道治疗子宫脱垂，也是有效的，但是没有完全治好，现在仍在治疗中。她是一个大学的老师，大概三十六七岁，平素体质就是非常弱，从小娇生惯养的，长得也漂亮，个子很高，就是比较瘦，原来就经常有胃疼啊、痛经啊这些症状。她生孩子那年大出血，因为当时处理不当，满月之后就发现子宫三度下垂。也是用大剂量的补中益气汤、升陷汤，效果都不好，我当时就想起来加用麻黄，她本身舌质也比较淡，我就加用了麻黄附子细辛汤，开始治疗效果非常好，从三度能上升到二度，绝对不脱出子宫口外了。但后来效果又不是太好了。因为她吃麻黄加附子时间长了之后，舌质慢慢转红，但是容易累，站着上课讲3~4个小时，子宫就又开始往下垂，虽然不会到三度，她还是觉得沉坠。西医让她做手术，把那个韧带吊起来，她不太愿意做。只要平时不是特别累，她正常的生活基本能够保持。后来她怕吃麻黄时间太长，有时候又出汗导致她疲惫，于是让我给她开用了麻黄的坐浴，用麻黄、升麻、当归、羌活这些药给她坐浴。现在她基本上能维持，特别重的时候她就来吃几剂药。坐浴方将麻黄加到补中益气汤当中去，增强了补中益气汤的升提作用。

最后，麻黄还有下乳的作用，《本草汇言》当中讲，用麻黄一两，花粉、当归各五钱，治疗乳汁不下。如果是由于气滞络脉不通的，有效，但是在产后体虚的时候，要用当归补血汤。在下乳的方子当中，本来就有当归，加上麻黄，它具有通络的作用，效果也是非常确切的。我们的团队里有一个女同志，今年刚刚生的小孩，一开始乳汁不好，她让我开个方子，我就用了涌泉散加麻黄，小剂量的麻黄，用了5g，效果非常好。那天还把孩子抱来了，说让爷爷看看，挺胖的，奶喂的挺好！

好吧，今天我用了两个半小时，给大家做了关于麻黄应用的讲座，不当之处，请大家指正，大家共同交流，也非常感谢大家能用两个多小时的时间来听我的讲座。谢谢！

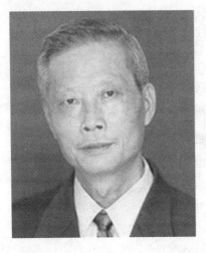

【名师介绍】

梅国强，湖北中医药大学教授、主任医师、博士生导师，广州中医药大学兼职博士生导师。曾任中华中医药学会常务理事、中华中医药学会仲景专业委员会顾问、湖北省中医药学会仲景专业委员会主任委员、湖北省《伤寒论》重点学科带头人。

加减柴胡四物汤临证思辨录

湖北中医药大学　梅国强

各位领导，各位朋友，还有海外归来的各位朋友，大家好！感谢广州中医药大学给我这样一个好的学术交流机会。我今天要跟大家交流的题目是"加减柴胡四物汤临证思辨录"。这篇稿件主要的材料来自我的门诊病案。柴胡四物汤在临床上怎么用？有些病证看起来好像与此方不符，但是"伤寒五六日中风，往来寒热，胸胁苦满，嘿嘿不欲饮食，心烦喜呕，或胸中烦而不呕，或渴，或腹中痛，或胁下痞硬，或心下悸，小便不利，或不渴，身有微热，或咳者，小柴胡汤主之。"小柴胡汤的方药组成特点是寒温并用，攻补兼施，升降协调。

小柴胡汤在外感热病中的运用，还要分一下，如果是外感热病，特别是发热这一类疾患，小柴胡汤重在和解少阳、疏散邪热，服用这个方的目的就是让病者的体温降下来，因为外感热病都是发热的。因此对于外感热病来讲，这个方子有效无效，那就看体温说话，体温降下来了，病者的病情在减轻，那这个方子就有效；如果是内科杂病，也就是内证，当然还包括妇儿科的杂病，小柴胡汤还能调达上下，宣通内外，运转枢机。在内科杂病中，为什么不提小柴胡汤疏散邪热等功效？那是因为这种病人根本就不发热，小柴胡汤退热的功效就显露不出来，它所显露出来的就是调达上下，宣通内外，运转枢机的功效。不仅如此，在《外科大成》中也讲到："用小柴胡汤加味，肝胆二经部位热毒瘰疬，及一切疮疡，发热，潮热，兼小腹胁股结核，囊痈，便毒，或耳内耳下生疮。"可作为运用本方的参考。这"囊痈"并不是我们现在讲的肝囊肿、肾囊肿，说得简单点就是睾丸炎、睾丸肿大、睾丸鞘膜积液；"便毒"是指痔疮。对于这类疾病都可作为本方运用的参考。《外科大成》讲的这段话是实在的，我认为写《外科大成》的老前辈祁坤是临床大家，否则他不可能提出小柴胡汤除了在内科应用以外，在外科领域里还能这样用。例如囊肿就是睾丸炎、睾丸鞘膜积液，我用这个方也治疗少数病人，确实见到很好的效果。

我们再来说说四物汤，四物汤出自唐代蔺道人《仙授理伤续断秘方》，这本书中提到"凡跌伤，肠中污血；凡损伤，大小便不通，未可便服损药，盖损药必用热药，宜服四物汤。"这个"损药"是什么呢，就是跌打损伤用的药，多半是活血化瘀这一类的药，故"损药"就是活血化瘀药。在古代，用活血化瘀药多半是热药，特别是治跌打损伤时，现在这情况不同了。一提到四物汤，大家都想到是用来补血和养阴的，这种认识正确，但是不全面。四物汤不单纯是养血养阴，它还能活血通经络、消血痹，这些功效加起来才是四物汤的全部功效。如果追究四物汤的来源，它并不是来源于《仙授理伤续断秘方》，因为《金匮要略》妇人三篇里有胶艾汤，胶艾汤就是四物汤加上阿胶、艾叶，如果把阿胶、艾叶去掉就是四物汤，所以你要追究四物汤从哪里来的，应该说有四物汤名的是《仙授理伤续断秘方》，但也可以推说是张仲景的方子，因为在《金匮要略》里就有它的雏形出现。后世《太平惠民和剂局方》虽然拓展了四物汤的证治范围，但仍然以《金匮要略》作为指归，四物汤最原始的运用一方面用于跌打损伤，一方面可用于妇科，在其他方面的古书里用四物汤的不多。《医宗金鉴》提到四物汤"治一切血虚血热，血燥诸证。"并引张璐的话说："四物为阴血受病之专剂，非调补真阴之的方。方书咸谓四物汤补阴，遂以治阴虚发热，火炎失血等证，蒙害至今。"是什么意思呢？就是指四物汤有养阴血的作用，但它不是养阴血的专方。只把四物汤当成养阴养血的方子，这个理论使后人在运用的过程中受限。虽然使用了这个方子，但它的功效没有得到全面发挥。所以清代的柯琴讲："经云：心生血，肝藏血。故凡生血者，则究之于心；调血者，当求之于肝也。是方乃肝经调血之专剂，非心经生血主方也。"这说明了肝主藏血，血瘀血热都与肝有关，并非四物汤这个方就是补剂，而是调血之剂。如果我们奠定了这样的理念，就方便我们接下来的研究了。

柴胡四物汤是由小柴胡汤和四物汤两个方合起来的，柴胡四物汤首先见于刘完素《素问病机气宜保命集·妇人胎产论》，它是由川芎、熟地、当归、芍药、柴胡、人参、甘草、半夏曲这几味药再同四物汤煎煮而成，所以它方名一开始并不叫柴胡四物汤，而叫"三元汤"。《保命集》中相类似的方子它叫了几个名称我们不管它，反正这个方子出现于《保命集》，它主要用在妇科，其他科的应用在这本书里很少提及。自此以后，历代医籍记载本方者较多，如《证治准绳》《医体类要》《医宗金鉴》等。古籍载此方均大同小异，都是从"三元方"衍化出来的方子，叫柴胡四物汤。俞根初著、何秀山等校订《重订通俗伤寒论·六经方药》载有柴胡四物汤，而真正用柴胡四物汤引起大家重视的恐怕还是《重订通俗伤寒论》，它记载了："和解兼补法，俞氏经验方。"方药组成如下："柴胡八分，仙半夏六分，归身一钱半，生白芍二钱，条芩八分，清炙草六分，生地钱半，川芎七分。"下面有何秀山的按语，何秀山的按语就更加明晰："少阳证初病在气，久必入络。其血将结未结之间，而寒热如疟，胸胁串痛，至夜尤甚者，陷入足厥阴之肝络也。若但据寒热现状，便投小柴胡原方，则人参姜枣温补助阳，反令血愈亏而热愈结。热则表里闭固，内火益炽，立竭其阴而肝风内动矣……此为疏气和血。""至夜尤甚者"是说夜间发热疼痛更加严重了。他认为在外感热病的情况下，是不宜用姜枣之类药的，所以我用的柴胡四物汤基本上没有用人参、甘草、大枣、生姜。这段按语就讲得很清楚了，柴胡四物汤能舒展气机，因为有小柴胡汤的成分嘛！能够和血，通络，治血痹。到了清代后期，各医家对这个方子的阐述就比较清楚了。在《保命集》里它主要用来治疗跌打损伤和妇科病。其实本方早已被广泛运用于临床各科，说到它的功效，除了何秀山所说外，我们还应对小柴胡汤、四物汤的功效进行综合分析，才能有一个更加具体的了解。因为人是一个有机的整体，小柴胡汤是少阳病主方，少阳又分为手少阳三焦经和足少阳胆经，脏腑均在三焦范围之内，所以与脏腑的关系非常密切。四物汤是理血的主方，我为什么不说是养血的主方？因为理血的概念是广的，它包括养血养阴、活血化瘀、通经脉、通血痹，总体上用一个"调"字来概括它比用一个"养"字要好些。只说养血，范围就很窄了。

任脉主胞胎，无不与血有关，所以这就牵连到冲任二脉，因为它与血有明显的关系，所以柴胡四物汤调理冲任疗效也是相当好的。我根据俞根初《重订通俗伤寒论》讲的方子，一般去掉人参、大枣、甘草、生姜，实际上小柴胡汤只用了3味药，就是柴胡、黄芩、半夏，其余的药多数情况下我是不用的，四物汤4味药都用，我分析病案的时候把它整理归类，下面就根据我的临床病案，从几个方面加以分析。

一、疏导肝胆，养血理血，以治头面疼痛

头面部的疼痛为什么可以用柴胡四物汤？因为经方治病非常实际，道理不一定要讲多少，只要说得有理，用的有效就行。本方治头面疼痛，从经脉而言，走手少阳三焦经。手少阳三焦经有一条支脉，系耳后直上，出耳上角，以屈下颊至𫐓，其支者，从耳后入耳中，出走耳前，过客主人前，交颊，至目锐眦……是主气所生病者，汗出，目锐眦痛，颊痛……因此头面的疼痛用本方能治。少阳，我们不能只说足少阳胆经，这里还包括手少阳三焦经，当然《伤寒论》讲的少阳篇，主要是以足少阳胆经为主，但手足少阳同气相求，在有病的情况下，手足少阳可以相互关联，相互影响。

又肝主藏血，而足厥阴肝经上入颃颡，从颃颡穿过颅内，一直到头顶，跟督脉相连；其支者，从目系下颊里，环唇内。所以头面有些疾患也可以用柴胡四物汤来治疗，因为手足少阳的经脉，特别是足少阳胆经流行跟头的联系多，进而言之，足少阳胆与足厥阴肝互为表里，在这种情况

67

下，如血液有热、有瘀也可以引起头痛，因此柴胡四物汤可以治疗少阳经的某些头痛，也可以治疗厥阴经的某些头痛，要强调的是，病机一定要符合经脉瘀血，经脉不通的情况。大家知道厥阴头痛要用吴茱萸汤来治疗，《伤寒论》第378条写到："干呕，吐涎沫，头痛者，吴茱萸汤主之。"说得是寒浊之邪上犯肝经，干扰清阳，上犯巅顶所引起的头痛，其证候性质与柴胡四物汤证是有区别的，不能因为柴胡四物汤可以治头痛，就将吴茱萸汤所能治的头痛也换成柴胡四物汤，这是不行的。只有是血热生风或者有血瘀，经脉不通的时候，那才是柴胡四物汤的主治范围。

从病机而言，气机郁结，木火上炎，足少阳和足厥阴都主木，木最容易化火，化火最容易上炎，血虚生热生风，血热上扰，瘀血阻滞，都可发生头面疼痛的情况，我这里要讲到的是，柴胡四物汤所治疗的头痛范围是什么，就是木郁化火、血虚血热生风、血热上扰、瘀血阻滞这种情况，只有在这种病机下，使用柴胡四物汤才是有效的。如果不是这样，像刚才说的痰浊之邪上逆，那就用吴茱萸汤好，不是说某方治疗某病，要分析不同的病机，从而应用不同的方剂，否则就不叫辨证论治了。这里举例讲几则病案。

病案一

李某，女，37岁，右侧面部疼痛，时轻时重半年，有时因哈欠、进食、洗漱等动作而突然发作，剧烈疼痛，难以忍受，西医神经科诊断为三叉神经痛，这个三叉神经痛中医的道理我就不详细讲它了，大家如果有兴趣就翻一翻《灵枢》的经脉篇，手少阳三焦经、足少阳胆经加上阳明经刚好就是三叉神经所在的路线。西医用"卡马西平"，"卡马西平"是治疗三叉神经痛的所谓"王牌药"，结果还是不能缓解，有时候救急用，用了也只管那么几个小时，过了几个小时又痛。本来精神好好的，不痛，可以多讲几句话，但突然发作，不能跟你讲了，痛得难受。这个三叉神经痛，痛起来非常剧烈，说发作马上就发作，例如她早上起床好好的，起床后刷牙，一刷牙就痛了，就是这样的情况。右侧腰膝疼痛，下肢浮肿，大便干结，1~2天1次，口干不欲饮，舌苔薄白，脉弦，有肾结石病史。她右侧面部大面积疼痛，与手少阳三焦经的经脉，在头、耳、面部的循行路径及二经所述的病证相关，三叉神经痛就是从耳朵后面再分三支的，所以说现代医学和中医学确有不谋而合的地方。清代的《张氏医通·诸痛门》里面讲："面痛……连口唇颊车发际皆痛，不能开口言语，饮食皆妨，在颏与颊上常如糊……手触之则痛……"可以说这个论述和后世所讲的三叉神经痛在症状表现上是一致的，三叉神经痛多半一边"面痛"，说的就是这个情况，不会两边同时痛；"发际"，这是三叉神经的第一支；"不能开口言语"，这是说她经常讲了几句话就会发作，不讲话的时候或者吃了药以后就安静了，"饮食皆妨"，就像我刚才说的，本来不痛，就因为吃了几口饭，痛得很厉害，妨碍饮食；"颏"，这个"颏"在什么地方呢？就是鼻梁凹陷处，这个地方叫"颏"，如果真的是这个地方痛，那还可能兼有阳明经的问题。

这些论述与本案例的症状如出一辙，可见作者是通过临床细心的观察才得出这些描述的。如果阳明风火上扰，引起了三叉神经痛，那治阳明效果是最好的。我这里讲几句题外话，我治疗好多例三叉神经痛的患者，就是用了葛根芩连汤，就是因为阳明风火上扰，我以葛根芩连汤作底方加活血化瘀、祛风止痛药，像植物的活血化瘀药，疗效一般不够理想，我经常用蝎子、蜈蚣、土鳖这类药。叶天士《临证指南医案·头风》里有这样的记载："头风一证，有偏正之分，偏者主乎少阳，而风淫火郁为多。"所以我主要从少阳论治，用疏木泄火，养血凉血，祛风通络为法。拟方如下：柴胡 10g，黄芩 10g，法夏 10g，生地 10g，当归 10g，川芎 10g，赤芍 10g，白芍 10g，玄胡 15g，姜黄 10g，全蝎 10g，蜈蚣 2 条，细辛 6g，白芷 10g，丹参 30g，7 剂。她服了药以后，就停服了卡马西平。她面部疼痛面积缩小，程度减轻，右侧腰部和右下肢仍然疼痛，颈项、肩部拘束，我在原方的基础上加老鹳草 15g，又开了 7 剂。服药后，她右侧面部疼痛减轻，右上唇及右齿龈部偶尔隐隐灼痛，仍然腰痛，浮肿。患者有肾结石病史，所以考虑这是结石引起的，病久入络，所以我考虑要加一些活血通络的药，拟方：柴胡 10g，黄芩 10g，法夏 10g，生地 10g，当归 10g，川芎 10g，赤芍 10g，白芍 10g，玄胡 15g，姜黄 10g，全蝎 10g，蜈蚣 2 条，白芷 10g，土鳖 10g，红花 10g，金钱草 10g，海金砂 15g（包煎），益母草 30g，泽泻 10g。她就间断的服用这个方子，3 个月内她一共服用了 56 剂，后来面部疼痛消失，偶尔鼻唇沟处会有短暂的疼痛，头面部动作自如，饮食、语言都正常，浮肿、腰痛也没有了。

病案二

周某，男，49岁，头痛1年。近来发作频率越来越高，近1月来几乎每天都痛，难以忍受，到西医医院检查，头颅CT正常，脑血流图提示：脑供血不足。西医诊断为神经血管性头痛。西医没什么好办法，他就来看中医，我给他看的时候，他右侧头痛为主，还有右侧面部微肿，头顶胀痛，头昏，口苦，咽干，目眩，眠差，脉弦，舌质红，坚敛，苔白薄，大小便正常。这个病人的特点是头痛以一侧为主，口苦，咽干，目眩，纳差，脉弦，这些都是少阳病的范畴，少阳相火郁发，横逆犯胃，上犯清窍所致。肝为风木之脏，易从火化，所以出现头顶胀闷，头昏。舌质红，坚敛。舌色较正常，红而鲜艳，"坚敛"指的是舌质紧缩，这是风火相煽、阴血受扰、脉络失和的表现。舌苔白薄，《伤寒论》第230条："舌上白苔者，可与小柴胡汤。"所以我还是以疏木泄火，凉血活血，祛风通络为治则，处方：柴胡10g，黄芩10g，法夏10g，生晒参6g（泡服），生地10g，丹参30g，当归10g，丹皮10g，川芎10g，全蝎10g，蜈蚣2条，土鳖10g，玄胡15g，郁金10g。他服药1周以后，头痛、头昏明显减轻，偶尔会出现短暂的轻微头痛，头顶仍胀，口苦，精神好转，饮食一般，脉弦，苔薄白。在原方的基础上去掉郁金，加细辛6g、钩藤30g。有人可能不明白，不是风火相煽吗，怎么还用细辛？这是因为细辛辛温走窜，有很强的止痛作用，又可以载药上行，直上巅顶；况且有白芍、丹参、丹皮、黄芩这些凉药相配，6g细辛去性存用，没有太大的问题。患者再服7剂，以上的症状就都没有了。

二、条达风木，凉血活血，以治耳鸣脑鸣

病案三

在临床上，大家经常遇到耳鸣、脑鸣的患者，有些病人的治疗是十分棘手的，有的病人甚至携带终身，非常的苦恼。这个女性病人，49岁，血压升高10个月，右侧头部牵掣感，右耳鸣，脑鸣，睡眠不安，易惊醒，经常做噩梦，月经后期，她有乳腺增生病史，每次行经时乳房都会胀痛，脉弦，舌苔薄白。一直吃降压药的情况下，我当时测她血压是160/94mmHg。对这个患者，《内经》病机十九条里有"诸风掉眩，皆属于肝。"《内经》里还有这样的记载："木郁发之……大风乃至……甚至耳鸣旋转，目不识人，善僵仆。"所以我的思路是凉肝息风，我就用了桃红四物汤加凉肝息风药，如丹参、丹皮、钩藤、茺蔚子之类的药，一共服了3周，她的血压降至正常，124/80mmHg。当然，她西药降压药一直都在吃，精神好转，但是耳鸣、脑鸣却不见好转。我想到《灵枢·海论》里提到"髓海不足，则脑转耳鸣"，我改变了思路，主要转从补肾的角度去治疗，我就改用了六味地黄丸加味，叫她2天服1剂。她服了28剂，耳鸣、脑鸣还是没有好转，侧卧时还可以听到血管的跳动声，乳胀不适，睡不安稳，醒后就再也睡不着了。每个医生遇到这样的患者都很挠头，吃着你的药已经几十剂了，但是症状还是得不到改善，我也不例外，病人没有好转，我也不好受，我就反复思考原因在哪里。

按说前两种方法都有效，患者绝大部分的症状都已经解决了，但是为什么耳鸣、脑鸣却没有好转呢？我突然想到手足少阳经与耳、脑都有关系，少阳又和厥阴互为表里，经脉走行也入脑达巅，我想这个病固然与风的关系密切，这也是每个医生都会想到的，但是通过病位考虑，这应该属于少阳风火上扰，血热络瘀而造成的，所以我就从少阳论治：柴胡10g，黄芩10g，法夏10g，生地10g，当归10g，川芎10g，白芍10g，钩藤30g，茺蔚子20g，土鳖10g，丹参30g，枣仁30g，茯苓50g，夜交藤30g。并嘱咐病人，如果脑鸣、耳鸣严重时，就加全蝎10g、蜈蚣2条；乳腺胀重时加橘核10g。我开了7剂，病人服药后感觉有好转，就继续吃，前前后后一共服药35剂，到后来就完全治愈了。所以说我们看病有时候是"不识庐山真面目，只缘身在此山中"，我们应该跳出固定思维，从经典、古书中找答案，往往会收到奇效。

三、和解枢机，凉血活血，以治胸胁痛

少阳主枢机，如果枢机不利，胆火内郁，经脉失和，就会导致胸胁疼痛，手少阳三焦经的走行就是"散络心包"，足少阳胆经循行部位也是

"循行胸胁"。《灵枢》里记载："是动则病……心胁痛下不能转侧。"《素问》里也有关于胸胁痛的记载："木郁发之……民病胃脘当心而痛……"心主血脉，如果血虚、血瘀，也会引起胸胁痛。这里有一个病例。

病案四

宋某，女，70岁，心悸反复发作7年，来诊时心悸胸闷，偶尔胸骨后隐痛，短气，服"速效救心丸"可缓解，活动后头痛，睡眠欠佳，饮食尚可，脉沉数，苔白薄。相关检查结果：长程心电图示，Ⅱ度房室传导阻滞，不完全性束支传导阻滞。监测期见Ⅱ导联、aVF、$V_1 \sim V_6$导联T波低平或浅倒置，未见ST-T缺血性动态改变。彩超提示：①肝囊肿；②胆囊附壁结石。心脏彩超提示：①主动脉钙化；②左室舒张迟缓功能减退。空腹血糖为7.4mmol/L。

这个患者的胸骨后痛，脉沉数，既与枢机不利，胆火内郁有关。又与血热兼瘀有关，处方：柴胡10g，黄芩10g，法夏10g，生地10g，当归10g，川芎10g，赤芍10g，白芍10g，土鳖10g，红花10g，玄胡15g，姜黄10g，橘叶10g，煅牡蛎15g，7剂。服药后，她症状明显缓解，我又在原方基础上加丹参30g，又服药1周，已没有胸胁痛，病情还算稳定。

病案五

张某，女，55岁，心悸3个月，胸闷，气短，右胁下痛，腹胀，大便量少，排出不爽，夜间中指疼痛。脉沉数，偶见促象，舌苔薄白，舌质紫暗。心电图示：房早，偶发二联律。她中指痛，我想到了经络的循行，中指是手厥阴心包经循行之所，又有支脉循行至无名指，与手少阴三焦经相连。这个病人是因为木郁化火，血热络瘀所致。处方：柴胡10g，黄芩10g，法夏10g，生地10g，当归10g，川芎10g，赤芍10g，白芍10g，茯苓50g，枣仁30g，丹参30g，苦参20g，玄胡15g，郁金10g，炒川楝10g。服药1周后，患者心悸好转，右胁及右上腹隐痛，脉缓，偶见结代，苔薄白。后来她又有胃脘部的不适，我又略加了和胃之品，再服用2周，早搏（期前收缩）消失，24小时动态心电图转为正常，右胁及右上腹痛消失。

四、和解枢机，养血活血凉血，以治皮肤病

柴胡四物汤能治皮肤病的原因有两点。第一是皮肤与腠理紧密相连。

《金匮》说："腠者，是三焦通会元真之处，为气血所注；理者，是皮肤脏腑之纹理也。"所以少阳三焦是否通畅，气血是否充沛，对皮肤腠理的健康状态至关重要。《灵枢》也有这方面的记载："肾合膀胱三焦，三焦膀胱者，腠理毫毛其应。"可以说张仲景在《金匮》里对这句话作了非常好的解读，柴胡四物汤里的小柴胡汤，有疏利胆与三焦的功能，这也为治疗皮肤病奠定了基础。第二，方中的四物汤有调理阴血功能，《灵枢》载："足太阳之上……血气和则美色。"这就说明气血调和，会使人肌肤娇美，否则可使容颜损害。

病案六

徐某，女，34岁，眼眶色黑，面部蝴蝶斑，近年来逐渐加重，体力差，双腿疲软，易疲劳，月经周期正常，小腹坠胀，腰酸，贫血貌，脉缓，苔白薄。她的化验结果血红蛋白为72g/L。我辨证为枢机不利，三焦不畅，气血失养。处方：柴胡10g，黄芩10g，法夏10g，生地10g，当归10g，川芎10g，白芍10g，黄芪30g，太子参10g，绿萼梅10g，月季花10g，玫瑰花10g，冬瓜子30g，白藓皮10g。这个方子她连服了2个多月，后来蝴蝶斑明显消退，精神好转。这个方子还应注意加减，如果腰酸、疲劳感重者，加仙灵脾；如果胃脘不适者，加广木香、砂仁、白芷。

病案七

吴某，女，11岁，面部痤疮密集，不痛不痒，食欲佳，大便干结，1~2日1次，身材与同龄女孩相当，偏胖，月经尚未初潮，其余自觉症状不明显，脉缓，舌苔薄白。因为她食欲旺，大便干结，所以我考虑她相火偏亢，血分有热，试着开了这个方：柴胡6g，黄芩6g，法夏6g，生地8g，当归6g，川芎6g，白芍6g，丹参8g，丹皮6g，绿萼梅6g，月季花6g，玫瑰花6g，冬瓜子20g。她连服了3周，痤疮基本上吸收了，而且新发的很少。再来就诊时月经已初潮，经期腹痛和痤疮继续好转，饮食、二便都正常。她前后一共服药42剂，我基本上很少有加减，最后痤疮消退，月经正常。这个患者痤疮发于初潮之前，而且青春期提前而至，可能与体制因素有关，也可能因饮食结构不合理而造成。

《素问》记载："女子二七而天癸至，任脉通，太冲脉盛，月事以时下……"患者天癸提前而至，会激发幼小身躯，使任脉、太冲脉相对过盛，相火郁发，阴血受累而生热，导致肌腠壅滞，痤疮密集。用小柴胡汤敛相火，佐以养血、活血之剂，收到了治疗效果。

病案八

张某，女，20岁，面部满布扁平疣，微痒，睡不安，二便正常。羞于见人，感到很苦闷。西药治疗也没有什么起色，她不敢用激光疗法，他的爸爸就带她来找我，看看中医。我以前是没有治过这种病的，也没有什么经验，就试试看吧！她满面疣体，微微肿起来，我想这应该是外受热毒的原因吧，我就仿普济消毒饮开了个方：黄连10g，黄芩10g，牛蒡子10g，玄参10g，生甘草6g，板蓝根10g，升麻10g，柴胡10g，陈皮10g，马勃10g，绿萼梅10g，月季花10g，玫瑰花10g，荆芥10g，僵蚕10g，蝉衣10g，7剂。我还开了个外用方给她：白头翁30g，苦参30g，蛇床子30g，黄柏15g，秦皮15g，生大黄30g，明矾15g，野菊花10g，半枝莲30g，蛇舌草30g，7剂，水煎成浓汁，湿敷面部，日2次，每次敷半小时。我当时也不是很有把握，结果1周之后，父女非常高兴地找到我，我一看，扁平疣部分已经脱落，露出红色点状嫩嫩的皮肤。接着治疗，又治了1周，除左额角还有一枚未脱落外，其他的都已经脱尽了。

薛己在《外科枢要》写到："疣属肝胆少阳经风热血燥，或怒动肝火，或肝客淫气所致。"我见她疣体已经脱落，而皮肤红点密集，恐怕再服前方会药过病所，所以改为柴胡四物汤，用以疏导肝胆，凉血活血：柴胡10g，黄芩15g，法夏10g，生地10g，当归10g，川芎10g，赤芍10g，白芍10g，绿萼梅10g，月季花10g，玫瑰花10g，薏米50g，马勃10g，野菊花10g，每日1剂。外用方还是用前方，大约调治了1个月，扁平疣全部脱落，皮肤红点基本消失，停止治疗。可见柴胡四物汤有促进皮肤康复作用。

五、和解枢机，调理冲任，而治经期诸症

手少阳三焦经，与任脉关系密切，李时珍在《奇经八脉考》中有这样的记载："三焦……与任脉通""三焦即命门之用，与任脉通"。足少阳胆经与足厥阴肝经为表里，而任脉既隶属于阳明，又隶属于肝肾，四物汤为调理血脉的要方，血脉与冲任二脉有着千丝万缕的联系，所以柴胡四物汤可以调理冲任也不足为奇了。

病案九

王某，女，33岁，月经初潮以来，周期基本正常，但每逢经期就头昏、头痛，腰腹痛，呕吐，目胀，一直东奔西走治疗，结果不但没有治好，反倒更加严重，患者困苦不堪，不能坚持工作，需卧床休息。这个病人口干，皮肤、双目干涩，头发干枯，小便涩，有不适感，脉弦，苔薄白。

这个患者，她自己就是中医，30岁，因为她和我的一个博士住在同一个学生宿舍，她听我那个学生讲梅老师虽然以治心血管方面的病为主，但是有些熟人、亲戚朋友找他看妇科病也可以，所以她就过到我这里来，她的症状非常多，如果单从脏腑虚实而论，很难理出个头绪来，如果从冲任失调与脏腑相关着眼，可能思路会比较清晰。《灵枢》记载：冲脉"其上者，出于颃颡，渗诸阳，灌诸精……其下者，并于少阴之经，渗二阴。""夫冲脉者，五脏六腑之海也，五脏六腑皆禀焉。"因为冲任二脉与胞宫及脏腑有着如此广泛的联系，我就用柴胡四物汤来调理冲任，也可以说是用来调理三焦的，从这个角度来阐述病机，就是胞宫受邪，下则痛经，血热上扰可以引起头痛，冲任脉络不通，有虚证，也有实证，阴血不主渗灌，必然累及多个脏腑。调治冲任的方法有很多，我这里只讲了柴胡四物汤，不要以为凡属冲任不调之病，都用柴胡四物汤，那就没有辨证论治的味道了。我开方如下：柴胡10g，黄芩15g，法夏10g，生地10g，当归10g，川芎10g，白芍10g，玄参15g，郁金10g，黄连10g，砂仁10g（后下），姜黄10g，全蝎10g。以这个方子作加减，前后调理了半年之久，后来诸症悉安。这个方子也要随症加减，如果呕恶较重，加陈皮、茯苓；如果头痛较重，加鸡血藤、白芷或独活；如果伴有痤疮发作，加绿萼梅、月季花、玫瑰花。

六、和解枢机，调理冲任，以治绝经期诸症

《素问·上古天真论》讲到："（女子）七七任脉虚，太冲脉衰少，天癸竭，地道不通，故形坏而无子也。"此论是对人体正常生理现象的描述。我认为女子"七七"之年，就是 45～50 岁。但也有少数人 50 岁多一点还来月经。"太冲脉衰少，天癸竭，地道不通，故形坏而无子也。"我认为这不是病，是人的正常生理状态。这个"形坏"是相对的，只是容颜显得老一些，这个就叫"形坏"，不是说她有什么病就"形坏"了；"无子"，这是上合天道，下符人伦的。所以这是对生理状态的描写，并非病态。人有自然属性，有生、长、壮、老、已，这是自然规律。这个"已"就是死亡，死亡也是正常的，中医自然观的体现嘛！从生到死，这个过程是很正常的。女子半百之年，任脉虚，形坏无子，这个年龄再让她生孩子，对身体的损害是很大的，也违反了人和。妇女绝经，你就要让她静心休养，生活愉快，让她延年益寿，这才是符合天道的。可是现在经常有病人找我："梅教授，你帮我推迟绝经期吧！"我说："办不到，这是自然现象，我们不能违背自然规律。"实际上是可以办到的，但是这样做，就违背了天道，也违背了人和。它该停就得停，没有必要用药来维持。现在的广告铺天盖地，什么推迟绝经期啦，永葆青春啦等等，现在的人不懂纵使你长得再漂亮，一个 60 岁的人是没法和一个 20 岁的人相比的。这就是自然规律，无法抗拒，这也不是病。

现在不是有个病名叫"更年期综合征"嘛！我说它既是病，又不是什么大病，就是肾经由盛到衰的过程，这是正常的衰老过程。在这个过程中，多数人能够适应，只有一部分人适应不了这个变化，所以就会出现各种症状，这就正好符合中医辨证论治的优势。张三不适应这种状况，我就给他调理这种状况；李四不适应那种状况，我就帮她调理那种状况，直到调理到适应为止。因人而异，这才是我们中医所要做的。阴气自少，相火偏旺，阴血受损，我们治病就是把出现偏差的阴阳调到正常状态嘛！

病案十

丁某，女，54 岁，因子宫肌瘤切除子宫，到现在已经 4 年，来诊时诉面部乍热，就是突然的面部发红，身上发热，当她发热的时候，减衣服都来不及，然后汗出，汗出一阵马上又感觉到冷，加衣服也不管用。还有就是这个病人脾气差，一天中经常双目胀痛，恶心，颈部疼痛，苦不堪言，就是这个表现。这看上去很像是肝肾阴虚，肝阳上亢，但仅凭这几个症状是很难判定的。这种病虽说不是大问题，但病人痛苦不痛苦？痛苦，从她天癸开始出现一直到天癸绝，她不适应内环境的变化，出现了偏差，我们就要处理这种偏差。首先，她面部乍赤乍热，这是相火冲击之象，我为什么不说这是肝肾阴虚，肝阳上亢呢？肝肾阴虚到肝阳上亢的程度，不可能再发热之后又出汗。除了肺痨这种病人，阴虚盗汗，那是白天夜晚都有汗的，肝阴虚尚且可能出汗的，但阴虚而肝阳上亢一般是无汗的；还有就是她一天发作几次，肝肾阴虚、肝阳上亢不会多次反复，最多可能午后那么一阵，夜间一阵，而不会一天之中反复发作。所以我认为是相火冲击，用的是柴胡四物汤加减：柴胡 10g，黄芩 15g，法夏 10g，生地 10g，当归 10g，川芎 10g，赤白芍各 10g，煅龙骨 15g，煅牡蛎 15g，旱莲草 30g，女贞子 10g，丹参 30g，丹皮 10g，桂枝 10g，代赭石 10g。治疗 1 个月以后，她觉得效果比较明显。后来我制成丸剂，继续服用来巩固疗效。我方中用了桂枝，有人可能会问，既然相火偏旺，为什么还要用桂枝？因为木邪横逆，所以用桂枝攻伐木邪，古人说："木得桂而枯者是。"另外全方有很多清泄相火的药物，加一味桂枝，仍不会改变方子的主性。

病案十一

吴某，女，52 岁。子宫切除术后 1 年，乍热、乍汗、乍寒，头闷而重，面部及下肢发麻，心悸，精神不振，不欲睁眼，脉缓，苔薄白。血压180/100mmHg，心电图提示 ST 段改变。这个病人我也是用柴胡四物汤来调理，她相火上炎，枢机不利，血分有热有瘀，这是肯定的。我看这个病人的时候，我们医院也好，学校也好，很多同事跟我开玩笑："老梅啊，还调理什么冲任啊，你不是说冲任起于胞宫吗？她现在子宫都切了，还有什么冲任啊，调冲任还有什么效啊！"这也是我要讲的问题，中医碰到这样的问题，绝不要退缩，我们要理直气壮地告诉他，冲脉起于胞宫，任脉也起于胞宫，子宫切了，但冲、任二脉还存在不存在呢？存在！冲任二脉与阳明、与肝的联系是十分密切的，你不可能说子宫切除了，你就把任脉和肝的联系切了，和肾的联系也切掉了，肝肾是没有切的！况且气血充足，冲任二脉才充盈。人体子宫虽然切了，气血还是充足的，足以固盈冲任。那子宫切了怎么就不能谈冲任呢！类似这种问题还很多，比如说"这个病人胆都切除了，你还疏肝利胆吗？""没有胆啊，哪还有胆经？"我说那也要疏。足少阳胆经它属胆络肝，它不是一头啊，"下缺盆，从缺盆下胸中贯膈，属胆络肝……"把肝脏网络起来。你只是切了胆嘛，肝脏没有切啊，它络于肝的那部分还是在的。难道切了胆就不谈疏胆了？不说中医，说西医，你把胆囊切了，如果还有肝内胆管结石，你怎么治？对方就不说话了，因为他没话可讲嘛！

这个病人头及下肢发麻，是病兼血瘀，络脉不利造成的；精神不振，不欲睁眼，是枢机不利，木气失于条达之征，我的治则是和解枢机，清泄相火，凉血活血。处方：柴胡 10g，黄芩 15g，法夏 10g，生地 10g，川芎 10g，赤芍 10g，白芍 10g，丹参 30g，钩藤 30g（后下），芜蔚子 20g，旱莲草 30g，女贞子 10g，土鳖 10g，红花 10g。治疗了 4 周，最后病人诸症明显好转。

七、和解枢机，调理气血，以治便秘

便秘的原因很多，原因之一就是枢机不利，郁而生热，风木不主疏泄，原理与"阳微结"相通，就是说柴胡四物汤有可能治疗便秘。这个便秘的基础呢？在《伤寒论》148 条里面谈到"阳微结"。"阳微结"就是大便不通，大便因什么不通？因为气机郁结，内有郁热。这种因郁而生热的，就不能清热通便，而是应该以解郁为主，和解少阳枢机，让上焦得通，津液得下，身漐然汗出而解，这样大便自然就畅通了，所以"阳微结"的治疗就用小柴胡汤，详细的我就不讲它了。对于阴血不足而有肠腑结滞者，则用四物汤较为合适。有的人是阴血不足，我今天始终都没有否认四物汤不是养阴养血的，我只是说这不全面，它还有另外的功效。如果真的是阴血不足发生便秘的，四物汤是很好用的。

病案十二

李某，女，44 岁，反复发作便秘多年，刚开始服麻仁丸有效，后来就没有效果。麻仁丸最方便，开处方就几个字，病人也高兴，用不着煎药，

丸子一吞。开始多数能解决问题，可是久服之后麻仁丸就不听话了，没那么有效了，量也是越吃越大，并且排便的时候还出现腹痛。有的服用量大的，大便照样不通。后来用开塞露，效果也不明显。大便先硬后溏。她经常腹胀，面部痤疮，夜尿 2～3 次，脉沉缓，苔白略厚。初诊时我考虑她湿浊阻滞，用平胃散加减。1 周之后，没什么缓解，但是舌苔已经转为薄白。这时湿浊已经化掉了，还存在枢机不利，阴血失和的问题，我就改用柴胡四物汤加减：柴胡 10g，黄芩 10g，法夏 10g，生地 10g，当归 10g，川芎10g，赤芍 10g，白芍 10g，虎杖 30g，枳实 30g，莱菔子 10g，厚朴 20g。服药期间，得知患者有胆囊息肉病史，所以我加了制三棱、制莪术、金钱草，因为她有痤疮，所以我加了绿萼梅之类的药。她一共服药 5 周，最后临床症状消失。今天就讲到这里，谢谢大家！

主持人：今天梅教授以丰富的经验做了很有价值的演讲，梅教授以《伤寒论》的经方为基础，以辨证论治为准绳，以他扎实的理论功底和丰富的临床实践经验介绍了柴胡四物汤七个方面的临床运用，涉及内、外、妇、儿四个方面，有很多宝贵的经验来开拓我们的思维，对我们的实践有许多参考价值，经方和原文是有限的，但是拓展《伤寒论》理论和经方是无限的，如何来拓展临床运用，从而更加有效地适应今天的临床实践呢？我想梅教授这个讲座对我们有很大的指导和启发作用，我感觉首先要学好《伤寒论》，学好《内经》，要拓展运用经络脏腑相关学说、病机学说是非常重要的，刚刚梅教授的很多重要病例介绍都是根据经络、病机的结合阐述的。从刚刚梅教授的演讲中看得出，中医要学好经方，学好《伤寒论》，不一定都在《伤寒论》书内，还可以在《伤寒论》以外。梅教授就是除了研读《伤寒论》，还非常熟悉《伤寒论》各家学说，历代的注家，历代内科的各个学派，还包括外科、妇科的一些著作，代表医家，代表方剂等。所以梅教授这种学伤寒、做学问的方法是很值得我们学习的。梅教授今年七十有二，还是依然站在医疗、教学的第一线。这两天天气变化，梅教授有点感冒。刚才给我们做了两个多小时的演讲，对我们的临床实践有很重要的参考价值，我们学到很多东西，我们一起再次感谢梅教授！祝梅教授身体健康，全家幸福，福禄双全，寿比南山！

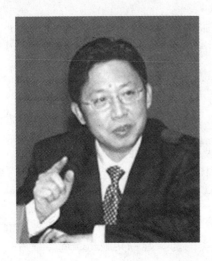

【名师介绍】

黄煌，南京中医药大学教授、博士生导师，江苏省名中医，南京中医药大学董事会副董事长。

五苓散的临床应用

南京中医药大学　黄　煌

我是为推广经方而来的。经方是我们中华民族几千年使用天然药物的经验结晶。为什么说它有几千年历史，这不是瞎说的，中国人最早吃药是吃单味药的。前几年在杭州萧山一个叫跨湖桥的遗址上考古人员曾经挖出过一个陶罐，这个陶罐据说是7千年前人类的煎药罐。在这个陶罐里面，考古人员发现有一撮已经碳化的植物根茎，考古人员认定这是7千年前古人吃药的药罐。这只是单味药，后来我们的先人学会吃2味药、3味药、4味药……慢慢形成很多复方。所以现在我们学中医、学中药，不能只停留在单味药上，因为复方才是我们中医的智慧所在。

在长时间实践中积累出来的复方，我们称之为"经方"。这些方子很多都被收录在《伤寒论》和《金匮要略》里，可以说张张是好方。只要把它学成、学透，在临床上是很容易见效的。绝对不会像现在我们用了一大堆的药效果还出不来。其实你只要把经方学好了，不要说是常见病，就是很多大病、重病，也可以治疗。我今天给大家带来的方是五苓散，这还是我第一次在经方班上讲这首方。

这个方不大，只有 5 味药：猪苓、泽泻、白术、桂枝、茯苓。这 5 味药是打成粉的，而且要用"白饮和服方寸匕"。"方寸匕"是古代的一种量器，一方寸匕大约 2～3g，"白饮"，有很多医家考证是米汤，也有人说是白开水。白饮调服，一般 1 天吃 3 次。这张小方是古代治疗水逆病的专方。不要说中医不辨病，古时候中医是辨病的，只不过这个病现代西医没有认识到，没有记录到现代疾病名称大辞典里面去。五苓散就是古代一种叫做"水逆病"的专方，何谓"水逆病"，就是病人口渴，但是喝了水还会吐出来。

经方中有很多方是专治某种病的，但后世把这张方扩大也可以用来治疗其他病，所以在后世看来，五苓散又是一张通阳利水方。按照中医来讲，它具有利水作用，它能将我们体内多余的水排出体外，同时，它还有一个通阳的作用，因此我们把它称为一个经典的通阳利水剂。现在我们用这个方治疗以口渴、吐水、汗出、腹泻同时小便不利为特征的一类疾病。五苓散治疗面非常之宽，已不仅仅局限于古人治疗"水逆病"这一点，我们已经将它扩大化，下面我会向大家介绍。

这个方的用量比较特殊，它用铢来算。猪苓十八铢，泽泻一两六铢，白术十八铢，茯苓十八铢，桂枝半两。这是怎么算的呢？汉代一两等于现在多少还有很多争论，大多数学者认为一两等于 3g，但是也有不少学者认为，应该等于 15.625g，这个相差是非常大的。在认定五苓散的前提下，我们强调的只是相对剂量，就是它的比例，所以按照古代二十铢为一两的计算方式，五苓散的配比：猪苓是三，茯苓是三，白术三，泽泻最多是五，而桂枝二，要说明一下，桂枝，不要仅仅理解为我们现在药房里面配的桂枝，张仲景时代没有桂枝、肉桂之分，而我们现在有桂枝、肉桂之分。其实它们都是肉桂树上的不同部分，一个是嫩枝，一个是厚皮。张仲景时代的桂枝，据我的体会主要是肉桂，尤其是做散剂、丸剂的时候，一定要用肉桂，而且是好的肉桂。所以大家使用五苓散散剂的时候，桂枝一定要用肉桂。现在我们也用五苓散的汤剂，用汤剂的时候可以用桂枝，但是桂枝量要大。肉桂也可以用，但肉桂要后下。有时候开五苓散，只有5味药，病人嫌少，我就既用桂枝，又用肉桂，一共就有6味药。

我们学经方一定要看经典，一定要看张仲景的原文。原文是我们研究经方、使用经方的最基本出发点。我们要以经典方证作为我们的基本依据。张仲景关于五苓散的条文不少，我归纳一下：71条"脉浮，小便不利，微热消渴者"；72条"发汗已，脉浮数，烦渴者"，说明渴的程度非常严重；73条"伤寒，汗出而渴者"；74条"渴欲饮水，水入则吐者"。注意，张仲景很多条文上都有"者"字，这其实是指"这样的人"，有"这样的人"才用这样的方。它不是像现在西医，讲的是什么病，肠炎、上呼吸道感染等等，西医讲病，中医讲人。还有156条"痞不解，其人渴而口燥烦，小便不利者……心下痞"，上腹部不舒服，不仅口渴，口干，而且心里面非常烦躁，五苓散条文中多次提到小便不利；五苓散还能够用于治疗霍乱，386条"霍乱，头痛发热，身疼痛，热多欲饮水者"，霍乱是古时候一种以呕吐、腹泻为主要特征的疾病，这个病出现头痛，发热，而且身疼痛，同时还有热多，欲饮水；《金匮要略·消渴小便不利淋病脉证并治》"脉浮，小便不利，微热消渴者"；《金匮要略·痰饮咳嗽病脉证并治》"假令瘦人，脐下有悸，吐涎沫而癫眩……"。张仲景原文中说得最多的就是"口渴"和"小便不利"，它揭示了五苓散证使用的一个关键点。针对张仲景当时的疾病，用五苓散方证的特征是"口渴"和"小便不利"，所以我们一定要从这里入手透析五苓散方证，了解什么情况用五苓散。

古时候经方的使用不像我们现在这样讲究理法方药，当时是没有什么理论的，只是"有是证，用是方"。病人出现什么反应状态就用什么方；这个医生看到什么人就用什么方；病人出现什么病就用什么方。它并不是像我们现在这样，先想到这个人是阳虚还是阴虚，到底应该扶阳还是滋阴，没有那么多复杂的理论。这是一种朴素的思维，有人称之为一种原始的思维，但这是一种非常有用的思维方式。我当时跟老中医学习的时候，经常按照教科书上的思维去分析他是怎么看病的，但发现老中医并不是按照我们教科书上写的，先理法后选方，再斟酌用药。老中医抽着烟，盯着病人看，摸摸肚子，看看喉咙，摸摸脉，想了半天最后说："这个病人要吃附子的"、"那个病人要吃桂枝的"、"这个人要五苓散加黄芪吃的"。他的脑子里面都是什么？药证，都是方证，然后写按的时候才讲一些理论。后来我发现中医看病只有把药证、方证抓住，才是最最有利的武器。而不是脾虚肾虚，不是水不涵木，不是肝阳上亢。所以我们在研究五苓散方证的时候，先要看看张仲景用五苓散是治疗哪一类疾病的。

我们来说说口渴，这是我开始读伤寒的时候一直弄不明白的。口渴、口干舌燥在那个时候往往认为是阴虚。五苓散里面有白术、茯苓、泽泻，还有温热的桂枝，怎么可以用来治疗口渴呢？为什么不用沙参、麦冬、天花粉？这就是张仲景的思维，就是跟我们的教科书不一样。首先我们来看看他的口渴是什么样的口渴。口渴，确实是一种渴感，但很多人渴也不喜欢喝水，这在临床我们也看得到。有的病人拿点水放在嘴巴里面润一润就可以了，不能多喝，喝多了不舒服，喝多了上腹部会有咕咚咕咚的水声。而且我们治疗时候发现确实有一些五苓散证的患者，腹部按压会有水声。很多人喜欢喝热开水，凉开水、矿泉水喝了反而不舒服，他们喝水以后，水好像一直停留在胸下走不了。这种口渴，我们临床上经常看到。有不少干燥综合征患者，口渴，不停地喝水，但喝不多，我们用五苓散就很有效，有时候看他们的舌头，口腔里面确实很干燥，没有口水，舌苔是干的，但是有的依然照用五苓散，因为有比较严重的口渴。口渴，在张仲景的经验里面，是又夹杂其他一些症状的。比如说，口渴伴小便不利；口渴但饮水即吐；口渴伴腹泻下利；口渴伴出汗；口渴伴有头痛眩晕；甚至还有意识障碍和言语障碍；也有口渴烦躁，口渴心动悸的……口渴伴随症是很多的，这时候我们要进行分辨。口渴，是使用五苓散很重要的一个指征。

小便不利。什么是小便不利？小便不利，在张仲景的书中，是一个很模糊的概念。它只是讲小便出现问题，包括小便的次数出现问题，小便的量出现问题，像柴胡加龙骨牡蛎汤也有小便不利，这主要是尿频或者尿失禁。很多因精神原因出现的小便失禁、尿频尿急，我们使用柴胡加龙骨牡蛎汤。五苓散方证的小便不利有其特殊的表述。五苓散所治小便不利，首先是小便量少，其次每次小便不是很畅快，或者是小便的次数少。一般情况下，我们早晨起床后有 1 次小便，然后在 10 点、11 点或者 12 点时候有一次小便，下午大概在 3、4 点左右有 1 次小便，晚上还有 1 次小便。但是很多五苓散证病人小便的次数非常少，有时候 1 天 2 次，有时候在疾病过程中甚至完全没有。比如说有些小孩秋季腹泻，水泻得非常厉害，小便一整天都没有，是有这种情况的，水都泻掉了，这在急性吐泻疾病的过程中是比较常见的；慢性病中，我们判断的小便不利，大多是小便的次数偏少。我们有时候问病人，上午有没有小便，每天有几次小便？往往他们小便次数都比较少。更重要的是，我们要从他有没有浮肿这一点上来判断他有没有小便不利。有时候，你问病人有没有小便不利，他是说不清楚的，小便不利隐含着水在体内排不出去的情形，可形成浮肿。很多人早晨起来眼肿，下午腿肿；也有一些表面上看不出来的浮肿，但是有大大的眼袋，或眼眶总是肿；或有的人脸特别的大，看上去就是浮肿貌，这些我们都可以看做是小便不利的延伸。从这点来说，它提示我们看张仲景的原文不能看得太死，要活看。小便不利这里也等于是浮肿。

五苓散确实有很好的利尿作用，的确可以治疗各种浮肿。除了口渴、小便不利这两个五苓散方证的主要特征外，经常还会出现一些其他的指征，我们在张仲景的原文中也可以看到。

我归纳一下，第一就是出汗，五苓散可以用来治疗自汗甚至盗汗。汗多的人，可以使用五苓散。张仲景原文："伤寒汗出而渴者，五苓散主之。"一些五苓散体质的病人，轻轻一动就出很多汗，浑身像被水冲过一样，衣服都贴在背上。有很多很胖的人跑过来看病，坐下来之后，后背都湿了。这些大多数是五苓散证。

第二，呕吐。张仲景本来就用这个方来治疗水逆病，这个方是古时候治疗水逆证的专方。水逆，就是水入即吐，很多呕吐，尤其是吐水的，都可以使用五苓散。所以我想，古人为什么要用散剂？本来病人就不能喝水，再喝汤剂是不行的，所以张仲景把白术、茯苓、猪苓、泽泻、肉桂打成粉，少少地喝下去，这样就不会吐水了。要不然喝一碗汤下去，有的患者是会立刻吐出来的。对于呕吐的患者，张仲景要么就是浓煎，像小柴胡汤进行二次浓缩，然后少量地吃；要么就是散剂。呕吐，现在使用五苓散治疗是不错的。

第三，口干燥。口渴是一种感觉，口干是一种他觉，是我们看到的，病人的口腔里面干燥没有津液，但这种没有津液舌头并不红，舌头是淡淡的，胖胖的，舌苔是满布的，但是表面上没有多少津液，这在干燥综合征的患者中非常多见。这依然是五苓散证，张仲景在原文上也写得很清楚："其人渴而口燥烦……五苓散主之。"

第四，悸动。悸动是张仲景方中一个很重要的术语。刚才讲汗出，呕吐，口干燥，烦，是张仲景重要的方证语言，悸动也是一个重要的方证语言。张仲景原文中讲到："假令瘦人，脐下有悸，吐涎沫而癫眩，此水也，五苓散主之。"脐下有悸，这个"悸"是什么？肚脐下面跳动。什么在跳动？腹主动脉跳动，有一种搏动感。我在《张仲景50味药证》里面讲到，桂枝证的主要特征就是气上冲，这个气上冲是什么？并不是我们说的膈气，而是指一种搏动感。有的是指脐下悸动，腹主动脉跳动；有的是胸中气，就是我们的心跳。这是使用桂的一个指征，五苓散里面有桂，所以它可以用来治疗悸动，脐下悸。现在我们使用五苓散来治疗一些循环系统的疾病也是可以的，因为循环系统疾病的病人往往感觉到一种动悸感，心悸、心慌的感觉，甚至是肚脐跳动的感觉。这个悸还有一种，就是指肌肉的跳动，或者痉挛。现在经常有病人的主诉是：我的眼皮老是跳，我的肌肉老是跳。这种情况怎么判断呢？我们说这里面有水。可以用五苓散，尤其是其中的茯苓，最擅长治疗这种肌肉的跳动。茯苓和桂枝相配之后，对于脐下悸、胸中悸，效果都很好。前面我们提到的呕吐，也是茯苓主治症的一种，白术、茯苓也能治疗呕吐，它能把里面的水去掉。

第五，五苓散方证中还有一个不能忽视的就是癫眩。"癫"是精神错乱，言语行动失常，癫狂，癫痫，有抽搐的意思，是感觉的障碍，是意识的模糊。五苓散也能用来治疗一些神经内科的疾病。上次我就治疗过一个女孩子，她打了抗生素之后过敏，脑内积水，结果经常头痛，于是医生用管子将积液引流到胸腔里面。但之后她会突然之间出现神志模糊，久治不愈。各种办法都尝试过，但都不行。我看她头痛，呕吐，汗又多，就用五苓散。用了五苓散后症状很快就缓解了，也不出现意识模糊了。所以五苓散也能治疗脑部的疾病，张仲景用"癫眩"两个字是有道理的。五苓散还能用来治疗多种头痛，头晕，眼花和幻觉。眼花，也称之为眩，是我们老百姓常说的眼睛发花，其实也就是一种视物模糊。而眩，是五苓散治疗一个非常重要的指征。因此五苓散除了用来治疗呕吐，自汗的疾病，也可以用来治疗神经内科的疾病。

第六，大家不要忘记，五苓散还有一个重要治疗方证，就是下利。但是张仲景的原文中没有专门讲到这个问题。下利，就是腹泻，大便不成形，特别是水泻。下利是五苓散方证，也是现代我们非常常见的一个指征。我在确定一个人能不能用五苓散的时候经常问他的大便。大便怎么样，次数多少？每天几次，成不成形，也有人说大便还可以，但是开头很硬，等到一个塞子下来之后，哗啦啦的都是稀水。我们从这些表现就可以看出可能是五苓散证；而很多喝过酒，吃过肥腻东西之后的拉肚子，那更是五苓散证。所以用五苓散证的时候我们一定要问他的大便。

上述几个指征：口渴，小便不利，然后出现汗出，呕吐，口干燥，悸动，癫眩，下利，我们一定要把它抓住。如果说口渴，小便不利，是把这个方证的核心把握住的话，那癫眩，下利，汗出，呕吐，口干燥，就是它的兼症。我们把这个抓住了，基本上就把握住了五苓散方证。

下面，我们进入临床运用，这是大家最关心的部分。经方的学习，关键是经验的交流、收集和评价。光靠理论是不行的，你必须要广收博采各家应用经方的经验。今天我只是讲一下我的经验或者其他人的经验，更多的还是希望大家利用网络、图书馆收集大家的经验。今天我也和助手商量，一定要把经方沙龙改成一个权威的、全国的经方应用信息交流与评价平台。

下面我就说说五苓散临床有何运用。

首先说一下五苓散止泻。五苓散止泻效果最好。下面是曹颖甫先生的一个医案。曹颖甫先生是一百多年前的经方大师，他也主张经方，讲经方要讲实验。他也写了一本书叫《经方实验录》，当然，这个"实验"是指临床验证的意思。这个老先生是个了不起的经方家，尽管他在政治上十分保守，辛亥革命之后，他的辫子始终是拖着的，他不肯剪，外号"曹小辫"，但是他对经方一往情深，在人家不用经方的时候，他坚持使用经方，他说："仲景之方，仲景之法，今古咸宜。"不论是古代还是现代，都是可以用的。所以他的临床，经常是经方的原方，不加不减。这个病案是从他的医案集中摘录下来的，言简意赅："大南门，郭左，洞泄，当分利。"郭左，姓郭的人，男左女右，是个男的，住在哪里？大南门，住在上海的大南门，什么病，洞泄，怎么办，当分利。洞泄是什么？是一个古病名。《内经》上就用，这个洞泄指的是稀泄无度，空洞无物，就是全部都泄空了，就像我们现在夏天常见的那种水泄性肠炎，哗啦啦的泻，全是水，每天十多次。洞泄该怎么办？当分利。分利，就是利小便而实大便。用什么方？用五苓散。"川桂枝一钱，猪茯苓各三钱，生白术三钱，炒泽泻两钱。"根据他的学生回忆说，曹老先生当时在上海，夏天经常用五苓散治疗这种腹泻。五苓散止泻我也有经验，当时看了曹老先生的医案，刚好夏天来了一个中年妇女，当时她已经泄泻半个多月，肚子一直咕噜噜地响，拉稀，于是我用这个方。当时还不敢用原方，在原方上加了一味车前子，用了之后，很快就止了，所以当时留下了很深的印象。不要小看这5味药，我告诉大家，张仲景的原方最好不要乱加乱减。现在我们都有一个误区，都讲辨证论治，都讲灵活性，就体现在制方上。头痛医头，脚痛医脚，结果一张方子开出二三十味药，这根本是没有效的。用方就要用原方，现在经方的教学，我首先强调的就是用原方，用原方最有效。这其实也最容易，但是现在却变成最难的了。因为思维已经僵化，老是去加加减减。所以我希望大家用原方，五苓散，就原方最有效。以上是曹颖甫先生的案例。现在报道的案例也非常多，临床上报道五苓散用于治疗婴幼儿的腹泻效果肯定。婴幼儿腹泻一般是夏天出现，特别是1周岁以后到3周岁之内的孩子发生率非常高，抗生素没效，往往具有自限性，很多药都不起作用，但是对五苓散却很敏感。一则案例报道说，用五苓散止泻的平均时间是两天半。桂枝5g，泽泻6g，白术9g，茯苓10g，猪苓8g，量比较少，发热加葛根，呕吐加藿香或者生姜，就是这样而已。五苓散治腹泻是有效果的，你们可以试的。另外一则案例中报道，用五苓散的止泻效果明显要好于西药的常规治疗。案例中医生是有对照的，而且对于1岁的小孩每次只用6g，并且是在煎煮之后频服。五苓散煎出来的汤我尝过，没有那么难喝的，非常好喝。婴幼儿完全可以接受，一点点药就可以。用了经方之后，你就能体会到什么是"四两拨千斤"。用准以后，一点点药就起作用。我一直在想，日本的用药量，当然诸如大剂量附子的那些特殊用量除外，很多是我们现在常用药剂量的1/2、1/3，甚至1/5。照样有效。小剂量行不行呢？小剂量有利于环保，有利于基态，不会浪费，而且不会出大问题。另外，还有医生用五苓散治疗秋季虚寒型腹泻，作用比抗生素明显。上面已经提到，抗生素对这个病根本不起作用，而且是越用越不好。中医的儿科医生是最有成就感的，因为药方一用就灵，在座的同学们以后可以选儿科（众笑）。儿科的话，像推拿这些都是十分容易见效的。现在的儿童医院都是很忙的，就是钱赚得少一点。

有意思的是不要以为五苓散仅仅只是利水药，临床上发现，一些由呕吐、腹泻导致的脱水症状，用五苓散依然有效。它具有双向调节作用的。水多了，能够把它排掉；脱水了，能够纠正这种状态。有人研究用五苓散治疗腹泻引起的脱水症 347 例，按原方比例，成人每次 6g，1 岁以下 1.25g，治愈率达到 95.7%. 案例中有对照组，发现五苓散治愈率最高，止泻及纠正脱水时效最快。五苓散确实是使用一点点就可以起作用。我们学校有一个经方模拟诊室，同学们可以在那里加工药材，自己吃，我有几个已经作老师的学生也经常给同学加工五苓散，有些小孩子腹泻，肚子不舒服，用一点点五苓散开水冲服就好了。所以不要以为我们中医中药都是一大包的、用蛇皮袋装的那种，那是牛药，不是人药。

脂肪肝腹泻。脂肪肝现在是我们大陆是时髦病。很多患脂肪肝的人大便都不成形，每天 2~3 次，脂肪肝腹泻，用什么方最好？五苓散最好！五苓散还具有降脂保肝的作用，下面我将会提到。还有用抗生素后引起的腹泻。这种情况很多，用了抗生素之后莫名其妙拉肚子，什么原因？抗生素把正常菌群给搞乱了！这种抗生素腹泻，不能再吃黄连素（小檗碱），也不能再使用氟哌酸（诺氟沙星），但是五苓散可以用，附子理中丸也可以，其实附子理中丸治疗抗生素腹泻也是不错的。情况再严重的就用四逆汤。抗生素是寒凉之品，会导致阳虚，当用四逆汤。

还有一个是酒后腹泻。尤其是大量饮酒出现恶心，呕吐，腹泻，而且口干。特别是烈性酒，喝过酒后晚上口渴，大量喝水，尿还不多，第二天起来头还是昏昏的，嘴巴里面还有酒气，甚至还有浮肿。酒喝多还会让人发胖。张仲景治疗胸痹的大多是瘦人。酒喝多之后会生湿。人是胖的，肉是松的。这种情况就要用五苓散来利。所以酒后腹泻，我们选用五苓散，或者说酒客的保健用药，可以选用五苓散。

关于止泻的问题，五苓散在临床上应用得很多。但是要注意这种水泻与葛根芩连汤证相鉴别。葛根芩连汤也是能治疗泄泻的，但那是协热下利，热表现在肛门灼痛，而且喷出来的稀水臭秽难闻，腹痛，舌苔黄腻，脉数。五苓散的腹泻，大多是稀水，腥臭，不同于葛根芩连汤恶臭，排出物粪水分离。如果排出物质地胶黏，排气气味恶臭，那也不是五苓散的适应证，宜用黄连大黄。

下面说说五苓散止吐作用。水逆证的特点就是呕吐，但它是渴欲饮水，水入则吐。我还清楚记得，当年我学医的时候，我的老师叶秉仁先生曾经讲过一个案例，他从上海国医学院毕业之后，回到家乡看病，刚好一个大地主的公子从城里放暑假回来。很高兴便吃了很多牛肉，吃牛肉之后第二天肚子胀，发热，拉肚子，泄了之后口渴干燥，家里拿西瓜汁给他喝，他喝了之后又吐掉；再喝，又不停地吐，我师父就用五苓散，一用，马上就好，这就是水逆证。

现在，五苓散可以用来治疗急性胃肠炎呕吐，也可以用来治疗妊娠呕吐。五苓散是比较安全的。好多人经常问我，妊娠呕吐能不能用半夏厚朴汤、半夏泻心汤治疗？我说这个最好不要，原因在半夏，虽然说吃了半夏之后不会马上导致胎儿畸形，但是药理实验、动物实验表明，半夏，能导致胎儿畸形，或者会导致流产。所以，为保证我们自身安全，对于孕妇，我们一般不主张使用半夏进行治疗。相比之下，五苓散就比较安全，它不会引起堕胎、畸胎的问题。但是妊娠呕吐是要吐水的，用五苓散才有效。最近治疗用黄连阿胶汤治疗一个严重妊娠呕吐伴先兆流产的病人。因为她白白瘦瘦，手心通红，烦躁不安，晚上睡不好觉，脉搏跳到120（次/分）多，热象非常明显，所以我用黄连阿胶汤，黄连、黄芩、芍药、阿胶，而不用五苓散。

五苓散还可以用来治疗新生儿呕吐，喝酒以后的呕吐，溺水以后的呕吐，幽门狭窄出现的吐水，这些都合适，甚至有人用五苓散来治疗晕车、晕船的呕吐。我记得那时我在研究生办当主任，我们那个副主任去接儿子，没想到他的儿子一上出租车，没跑多少路就吐了好多水。晕车、晕船为什么会吐那么多的水，我也不知道，但是吐掉之后，他就好了。我想这个晕车、晕船的呕吐，恐怕就要吃五苓散。我在网上也看了，倪海厦老先生在回复一个网友如何解决晕车问题的帖子中也说到了，他用五苓散就可以解决问题，后来那个网友查到五苓散并打了粉吃，果然有效。所以总是晕车的人，出门之前除了可以在肚脐眼上贴个风湿止痛膏，含点生姜外，还可以吃点五苓散。

甚至抗生素副作用引起的呕吐使用五苓散也有效。在1973年的时候就有报道，用五苓散冲服治疗11例抗生素治疗后出现呕吐、口渴、尿量减少、上腹部疼痛的感染性发热的病人，服药后均症状减轻并消失。这个经验是值得我们重视的，因为抗生素滥用，中国是世界之最。抗生素带来问题，怎么办？我们中药来扫尾。在国外是不会出现那么多问题，但是在中国是不可思议的，除了抗生素滥用，还有就是滥用挂水（输液）。现在孩子一发热，就用很多抗生素，挂很多的水，所以现在很多人都出现了五苓散证。五苓散我估计是大有用武之地。《名医类案》记载，明代名医江应宿治愈一19岁青年，患伤寒发热，发热同时出现饮食下咽少顷尽吐，喜饮凉水。入咽亦吐，嚎叫不停，脉洪大浮滑。在这里注意脉浮滑，不一定是白虎汤证，水逆证也可以出现。脉浮滑，也可以用五苓散。江应宿先生给他用的就是五苓散。

回到现代，日本汉方的书还是值得我们看看。大家不能只把眼光盯住自己看。日本汉方医学是在张仲景的医学理论基础上发展起来的，他们的经验值得我们借鉴。尤其是日本近代汉方的大家——汤本求真，他留下的《皇汉医学》这本书，影响了很多人。像胡希恕先生、岳美中先生、陆渊雷先生、叶橘泉先生都是看过《皇汉医学》的。汤本求真之后，又涌现了现代的汉方家，我们比较熟悉主要有两个，一个是大冢敬节，最近有本书《汉方诊疗三十年》，这个就是他的医案集，是值得我们看的；还有一个，是矢数道明先生，他也有汉方的著作——《汉方治疗百话》。日本人的科研，就是实实在在从临床上来的，就是从病例上来的。我参加过他们几次会议，他们的报道不像我们的多少例、几百例等等，他们就是6例、7例、10例，1例也行，但是实实在在，是真正的科研。来自西雅图的马屹正院长也参加过。所以大家以后不要忌讳个案，我们中医就有个案。张三的个案，李四的个案，10个个案，50个个案，100个个案，合起来就可以了，所以我们现在一定要建立信息共享的电子平台，大家都来参与，大家都贡献自己的案例，只要这样我们的水平就能上去了。

再来看看矢数道明先生怎么用五苓散。他治疗一个 5 岁的男孩，患有痢疾，高热，但是退热之后出现烦躁，烦躁拒绝盖被子，还有非常重要的就是口渴，水入则吐，饮一口则吐出两三口，小便不利，脉浮数，大而无力，用五苓散 2g，即方寸匕，米汤溶化服用。服 1 剂，呕吐停止，小便利，食欲好转。我记得我以前当中医学徒的时候，给病人开方子开 3 剂，就算多的了，而我们老师出诊只开 1 剂。以前就是一个榔头你搬不过来的话，下次是不来求你的，哪有像我们现在那样一开就是 30 剂。

明代，相当于现在的太医院院长——薛己，当时他用药经常一次开 20 剂、30 剂，人家就说他是让病情自动衰退才好的，不是他的药治好的。现在的话，就更糟糕了。所以我们现在用经方，经方就是"一剂知，二剂已"，这才是经方！

下面我们看看五苓散减肥。以下是我的病案。病人五十多岁，主诉是减肥后身体不舒服，受凉即腹泻，腰背部不适，睡觉时必须侧卧，眠差。检查结果：低密度脂蛋白升高，血糖接近临界值，心电图提示 S－T 段改变，心肌缺血，舌头暗淡胖大，伴有脂肪肝。家族史有冠心病、高血压病、糖尿病。病人的要求是调理体质。临床上有很多病人都是希望找我们调体质，因为他们知道头痛医头、脚痛医脚是不行的。当时我看病人受凉容易腹泻，血脂高，方用五苓散加减，因为他后背不适同时出现心肌缺血，所以合用葛根、川芎。葛根、川芎这 2 味药合用，能够改善心脑血管血供。葛根，可以用于治疗项背强，张仲景说过，项背强几几，指的就是项背部强硬，但是这个不可以理解为大椎部疼痛，项背指的是头项腰背这部分不舒服。强，就是沉重感，无力感，拘急感，僵硬感。在表述上，有的病人会说，身体重；有的病人会说我拖不动身体；有的病人会讲，身体疲劳。凡是那些比较粗壮的人，出现这种症状，我必用葛根。川芎是止痛药，张仲景用它来治疗胸痛。在《金匮要略》中，白术散下有八个字："心下毒痛，倍加川芎"，心下出现毒痛，就是让人置于死地的疼痛，指的就是心绞痛、真心痛，张仲景这个时候就要把川芎加倍。加倍的川芎治疗胸痛很有效，所以我就晓得速效救心丸为什么有用了。速效救心丸里面 2 味药，一味是冰片，还有一味就是川芎。川芎也能治疗头痛，散偏汤，川芎一两治疗偏头痛；川芎也能治疗肚子痛，当归、白芍、川芎，张仲景经常用来治疗妇人肚子痛的三姐妹药。现在看来，川芎就是止痛药，它有解除痉挛、扩张血管、改善心脑血管供血的作用。对于糖尿病、高血压和心脑血管疾病，我经常使用葛根、川芎再配上五苓散，芍药也可以用赤芍，也有活血止痛的功效。

这个方什么作用最明显呢？没想到它的减肥作用好得不得了，有一位病人是 2008 年 10 月份来看病，他后来在 2009 年 2 月份第四诊的时候告诉我，吃了这个药，他全身都很舒服，胸闷、心慌、心痛的感觉没有了，而且腰也不痛了。在这里注意一下，其实很多的腰痛是葛根汤证。更令人可喜的是，他的体重下降了 10 斤。五苓散确实有减肥作用，现在很多女孩子、胖妞减肥就可以用这个来减。

我的经验就是，五苓散用于减肥，最适合用于那些伴有高脂血症、脂肪肝、高血尿酸、痛风的肥胖最有效。这种人，最明显的特征就是下半身胖大，肚子也大，腰也粗，屁股也大，腿也粗，脂肪在腹部、臀部堆积，形状就像是一只秋天的大黄梨。人黄，水分也很多，这种肥胖患者容易腹泻，容易浮肿，属于水胖子。而五苓散能够很快地降下他的体重，将水分排掉。我用在好多病人身上，都很有效，减肥作用很好。

我还发现，要减肥，五苓散要加味。要减肥，五苓散还要加几种药。一是加生麻黄。麻黄是个减肥药，它通过发汗来减肥，但是它的减肥是有风险的。在美国使用麻黄不是那么方便，因为曾经出现过事故。以前有很多的减肥厂家把麻黄作为减肥药随意添加，结果导致德州一个锦标赛上一个妇女突然死亡，发现与服用含有麻黄的减肥药有关。所以现在美国 FDA（食品药物管理局）是不允许使用麻黄的。但麻黄减肥确实有效。我在网上讲过这样一个例子，一个中年男子四十多岁，他是一名中医爱好者，他告诉我，把 2 剂麻黄汤混在一起，生麻黄一共 30g，他吃了之后，整个晚上睡不着觉，更重要的是，1 个星期内他不停地出汗，体重下降了 4kg。1 周 4kg，这是个骄人的成绩，但是带来副作用非常大，睡不好觉，心慌，手抖，头晕，这是伤了气阴了，后来我用桂枝甘草龙骨牡蛎汤帮他纠正过来。麻黄要用来减肥，一定要注意这个人的体型要熊腰虎背，肌肉发达，肤色黄暗，这个我称之为麻黄体质，形象地说要像谁？鲁智深、李逵。像李逵那种，光吃肉，不大锻炼的人减肥就用麻黄。麻黄配五苓散，就是用于治疗这类人的肥胖的。有意思的是，五苓散配上麻黄之后还能用于治疗闭经。像多囊卵巢综合征那些患者，人又胖，毛又多，月经也不来，脸上生痘痘，可以加生麻黄，或者用五苓散加葛根汤也可以，还可以加怀牛膝。牛膝，利尿减肥，引药下行，专治腰腿痛。我发现，对于下半身的问题，例如小肚子大得不得了，腰痛得很，腿疼，或者闭经，都可以用牛膝。用了之后，大肚子会变小，可以消除大肚子。五苓散加牛膝，我一般用怀牛膝，川牛膝我没有用过，大家可以试试有什么不同。用了之后，小便会更加畅快了。我发现牛膝可能是有扩张下半身血管的作用，能增加排便，因为牛膝吃多了也会拉稀、也能利尿，尤其是伴有痛风的高血尿酸的肥胖，加牛膝更好。

还有就是加葛根，这个在前面已经提到，用于治疗头昏头痛，腰背痛，伴有心脑血管疾病、血糖高、血压高的病人。还有，加黄芪。五苓散加黄芪减肥也不错，这个适合那些经常出现饥饿感的人。有很多人很胖，但是很能吃，坐在你的面前，呼哧呼哧地喘，满头大汗，问他哪里不舒服，胃口怎么样？他说，胃口很好，吃了也不会胀，但就是没力气。每天吃很多，但是人就是没有力气，这种人的肉非常松软，他们饥饿感也非常明显，伴有浮肿、多汗，检查结果表明往往糖代谢异常。用五苓散加生黄芪，黄芪量要大，大到60g。用大量黄芪，遏制食欲。注意，食欲量大的人，一定要用黄芪。服用黄芪之后，人就不饿了，就可以消耗机体的脂肪。所以黄芪配上五苓散也能减肥，不要以为只有大黄能减肥，黄芪也能减肥，它是用于治疗那些水胖子的。当然，还有合用桂枝茯苓丸、生石膏等等，时间关系，不一一细讲。

五苓散保肝。五苓散用于保肝，我使用过很多次，现在我经常把它作为一个保肝药使用。脂肪肝、慢性肝炎、肝硬化，我经常用五苓散。给富人用五苓散，主要是要考虑它要服用方便，我经常打粉之后给病人服用，治疗脂肪肝很好。而且特别关照他们，酒后必服。很多人应酬多，喝酒也多，我叫他们喝过酒之后用调羹调一勺五苓散冲服。按照我的方法，效果很好，很多脂肪肝的病人，原来重度的变成中度，原来中度的变成轻度，血脂不升反降，人也变得轻松了。体重也不会增加。有一些像慢性肝炎肝硬化患者，我也用，但这个对于农民我用得比较多。中国农民太苦了，患了乙肝，没有钱治，我就给他用五苓散，打成粉。有黄疸的加茵陈；有的配上当归芍药散，打成粉让他吃，1个月也就200块钱还不到。

我们来看一个病案：患者30岁，男性，今年5月份过来看病，来的时候肚子已经凸出来。他告诉我从去年6月份开始，已经两次出现肝功能损害，原因可能是服用美国鱼肝油过多所致。5月份，他的谷丙转氨酶八百多，而且小便黄，希望进行调理。当时他还有一个特点，就是容易腹泻，左膝关节疼痛，但排除是痛风。我给他用白术100g，茯苓100g，猪苓100g，泽泻100g，肉桂50g。打成粉，米粥或白开水冲服，1次5g，1天2次。第二次是7月5日过来的，谷丙、谷氨酰胺转移酶都正常了，而且他提到，吃了五苓散之后开始腹泻，耳朵出水，大便出血，但是人很舒服。这非常有意思，按理说五苓散是止泻的，但我们也发现，有些人服用之后会拉肚子，所以这是不是也说明五苓散具有双向调节作用呢？白术这味药，我要再说一下，可以用来治疗腹泻，大便干结的情况下，生白术也有通便作用，这个大家知道，有好多老中医擅长使用大量生白术来治疗便秘。

还有一个肝硬化腹水患者，52岁，肝病史多年，9月份左眼摘除术后出血不止，检查发现患有肝硬化，脾功能亢进，当时血小板只有两万九，白细胞也低，红细胞还可以，双下肢轻度浮肿，大便成形，饮水后感觉水停胃部，当时我给他用了当归芍药散合五苓散。当归五苓散，也是张仲景一个著名的散剂，由当归、白芍、川芎、白术、茯苓、泽泻6味药组成，和五苓散重复的就是白术、茯苓、泽泻。所以两张方我经常合用，在肝病患者，尤其是肝硬化患者的治疗中，确实，当归芍药散有比较好的保肝作用。病人用这个方子水煎，吃了之后，感觉这个药很香。这也是我临床发现的，方证相应的前提下，就算是吃黄连，病人也不觉得很苦，吃了之后觉得嘴巴还很清爽；不对证，就算给他用了黄芪、肉桂，病人也会觉得难受。所以病人的口感味觉也是我们判读对证与否的一个标准。上面的病人吃了这个感觉很好，而且牙龈出血也少了，口苦好多了，口里面也生津液了。第四诊来看，脸色也红润了，腹水也消失了，血小板开始上升。这个病人很有意思，现在还在吃，情况很好。

　　五苓散保肝的经验，首先是适用于脂肪肝。我建议脂肪肝的治疗，我们就用五苓散打成粉让病人服用，这个最简单，也不要病人吃荷叶、山楂，山楂能消肉食，就真能把脂肪肝吃回来吗？不可能。还是五苓散，为什么？脂肪肝患者经常拉肚子，脂肪肝患者经常是大肚子，经常容易自汗，脸上油腻腻的，腿有时候还肿，和五苓散证非常相合，而且五苓散证患者大多和喝酒有密切的关系。这些人经常酗酒，喝酒的人，我们加葛根。葛根能解酒毒，葛根是古人治疗喝醉酒以后口渴异常的一种药。古时候有一个单方，用新鲜葛根打汁后灌服，可以治疗醉酒之后不得苏醒，也能治疗酒后口干舌燥。所以脂肪肝，同时是酒客的人，我们用五苓散加葛根。

　　五苓散在治疗肝病方面，其实张仲景早就用过，《金匮要略》里面就讲到："黄疸病，茵陈五苓散主之。"也就是说伴有黄疸的慢性肝病可以用五苓散加茵陈，即茵陈五苓散。古人的医案，有很多黄疸病就用茵陈五苓散。余听鸿的《诊余集》，这是一本非常好看的医案，里面就有用茵陈五苓散治疗的案例，然后根据后世医家应用的经验，用五苓散治疗肝病，有一味药可以重用，那就是白术。我曾经对江苏省名中医做过一次问卷调查，问其最擅长用什么药，并写出应用的最大量是多少，最小量是多少，主治什么病，这里面我就挖掘出不少老中医独到的经验。像江苏省名中医徐文华，他是苏州名中医，他治疗肝病善用白术，重用30～60g；茅汉平也是江苏省名中医，他所在的江苏南通地区肝病患者非常多，茅汉平先生治疗肝病也是很有经验的，他白术的经验用量一般要60g；我们学校的孟景春教授，他治疗慢性肝炎、肝硬化患者白、球蛋白比例倒置时，白术量也要重用到20～30g。我的经验，对于那些浮肿的、血清白蛋白低下的，白术量可重用到60g，它能够升高血清白蛋白的程度，所以我把白术称之为"天然的白蛋白"。我曾经治疗一个肝硬化非常严重的患者，他需要换肝，他找到我希望我帮他保一段时间，因为他找肝源需要时间。结果我用五苓散重用白术，再加上白芍，使他能维持了一段时间，让他最终成功地换肝。在五苓散治疗肝病的时候，有几个加减法，一个就是加茵陈，前面已提到，可用于有黄疸的，或者胆红素偏高的；还有一个就是加赤芍或白芍，尤其是赤芍，能够退瘀血性的黄疸，尤其是那些高胆红素血症，胆固醇居高不下，黄疸程度非常深，浑身严重黄疸的病例，这种情况非常难治。根据北京汪承柏教授的经验，就是用大剂量的赤芍。我也是的，现在治疗这些淤疸、胆汁淤积性肝硬化还有一些高胆红素血症的肝硬化患者，我用大量的芍药，尤其是赤芍，有效！所以可以在这里面加进去。另外有腹水的加牛膝，因为怀牛膝加进去以后有利于腹水的消除。肝硬化腹水说过了，配合当归、芍药用。五苓散保肝就说到这里。

五苓散有解酒作用，酒后的腹泻、呕吐可以运用，而且我发现上次给老家的干部看病，有的是以前开过五苓散，说吃了那个药以后血脂下降了，肝功能好转了，脂肪肝缓解了，但是发现酒量变大了，本来容易醉的现在不容易醉，这个可能是五苓散吃过以后解除了饮酒过后的不适感，所以酒醉以后就可以用五苓散，这是非常有意思的。一些搞餐饮的人，建议可以备一些五苓散的茶，叫醒酒茶，这是非常好的主意。广州陈宝田先生的经验也是这样，他说酒是湿热之品，宿醉的患者因为体内本身多水饮，饮酒能导致水饮上冲，所以一般饮酒第二天后可出现恶心、头痛、口渴、头晕、食欲不振，服五苓散能迅速消除症状。如果是饮酒前后服之，可以预防发生宿醉。解酒方就在张仲景的方子里。

五苓散褪色斑，这是非常值得高兴的事。现在美容成为一大产业，我的一些女性患者希望能够消除脸上的黄褐斑。我的经验一个是当归芍药散可以用，一个是五积散。五积散是后世方，出自《和剂局方》，这张方子有用，也能消除黄褐斑，甚至有的用真武汤，也有用。但我在这里讲的五苓散，褪的不是女人的斑，是男人的斑。女人的斑当归芍药散用得比较好，男人斑用五苓散比较好。某男，40岁，今年1月30日初诊，中等偏胖，面色暗，两颊出现色斑，同时他有脂肪肝病史，当时检查γGT值为144 U/L，总胆红素36.2 U/L，谷丙转氨酶高一点，谷草转氨酶正常。当时我给他用了五苓散：白术100g，茯苓100g，猪苓100g，泽泻150g，肉桂50g。研成粉末，每次50g，每天1~2次，开水调服。我是非常重视复诊病人的，尽管我的号非常难挂，但是一些重点病人，我经常讲"你复诊我给你加号"，要不你不来，不反馈我不是白看了。我就是靠你这个反馈才能讲课，才能够做老师，所以我对重点病人是叫他过来加号的。这个病人服药后复诊，疲劳感减轻，肝功能改善，我说原方继服。我转方不像别人，转方一定要加什么减什么，我不大加减，就原方。但是有的时候病人不满意，因为好不容易来排队挂号，医生还什么都不动，这种情况怎么办。没有办法，有时候就把本来10g的量加到12g。那么五苓散怎么办，病人上次是用白开水冲服，那这次就叫他用米汤调服，再下次用麦粥调服。还有的神经症患者我叫他们吃3天停2天，跟以往每天服不同了，就是在服法上略作调整，这样有点新鲜感。但是一般来说，我建议大家用经方不要乱加乱减。因为以后没办法观察疗效。只要不动，几个病人观察下来都用这个方，我最后就能总结了。现在的一些报道，我感觉价值不大，加味太多，说是说五苓散，结果加的七七八八，出来十七八味药那还叫五苓散吗？因此五苓散原方继服，有疗效的时候就把这个问题向病人说清楚了，他就会坚持服用。5月16日复诊，病人有一个非常显著的变化，脸上的色斑变淡。按照刘渡舟先生的说法，脸上的色斑是水斑，体内有水才有斑，这是水毒的表现，所以黄脸婆生斑是浮肿的缘故，体重增加了是多余的水分排不出去。很多人早上起来脸肿，下部腿肿，多余的水分在体内沉积，脸上便开始生斑。所以对于色斑一般要用健脾利水药。但是也有种瘀斑，瘀血也会产生斑，也可以用当归芍药散配上四逆散理气，或者配上血府逐瘀汤，也有这个作用，以后有机会专门来讲这些美容方。

"水毒"这个概念我建议大家要用，按照日本汉方的说法，人身有很多气血水，就是我们说的气血津液，水也会变成毒，水毒这个问题应该引起我们的关注。现在由于环境污染，由于我们饮食中添加剂过多，经常出现水毒的现象。这个要注意，现在出现水毒的问题非常严重。而五苓散的作用是帮助肝脏排毒，前面我们讲过它是保肝药，肝脏是一个重要的解毒器官，所以吃了五苓散以后，它能够促进肝脏排毒。甚至我感觉到现在因为饮食不安全、添加剂过多，好多吃的东西里有增甜素、增稠剂、增鲜剂，包括前面的塑化剂，吃到肚子里怎么办，就变成水毒，表现在脸上就是褐斑，要排靠什么？五苓散。因此我们把五苓散看作是一个男性面部黄褐斑的治疗方。

五苓散消斑就说到这里。五苓散妇科也能用的，女性月经之前色斑加重，人烦躁，经常头痛，大便稀，这种情况下就可以用五苓散。我在日本听他们介绍说五苓散治疗女人的头痛非常好，尤其是经前头痛。月经之前很多人由于内分泌发生了变化，水排不出去，所以经前的女人往往脸肿，也有头痛，甚至脸上生斑，五苓散把水排掉了，人就舒服了。体重也下降了，大便也成形了，脸上的斑也淡了。所以女人也能吃。不要以为我这里说了治男人面部的黄褐斑，女人就不能吃。因为男人美容的较少，我就特意提出了这个问题。

下面再说五苓散消积水。五苓散擅长于排水，这个水在哪里，水在体腔，所以我们体腔内的积液或者积水，五苓散最擅长把它搬运出来，把它利掉。所以肝硬化腹水可以治，前面一个病例我们已经有了。其实这样的例子非常多，五苓散可以用来治疗肝硬化腹水。心包积液、脑积水、关节腔的积液、胸腔积液都可以治疗，但是我感觉到最有效的恐怕还是胃潴留，就是水在胃中，这是经典的，所以他要吐水。有些人喝了水后"咕咚咕咚"胃里老是响，可能五苓散是最有效的。还有水疝，就是鞘膜积液。睾丸鞘膜积液，这种水疝现在小孩子比较多见，怎么办，有的人不愿意手术，也有用五苓散来治疗的案例。还有肾积水，肾积水一般是需要五苓散和猪苓汤合用的，我的经验治疗肾积水的话，五苓散可以用，还要加猪苓汤，甚至还要加牛膝。另外渗出性的胸膜炎者，有胸水，我治疗了几例，都是因为肿瘤导致的胸水，用五苓散配上四逆散、小柴胡汤、当归芍药散，用了以后，胸水便逐步消除。

看看一个案例，一位杨医生用五苓散来治疗一个 9 个月大的脑积水（解颅）男婴，吃了 6 剂以后囟门就明显凹陷，面色渐转红润，共服 27 剂而愈。这是值得我们重视的。还有，大家可能听得比较多的就是内耳眩晕，内耳迷路水肿导致的眩晕，这个用五苓散是可以治疗的，因为前面我说过，按照经典的应用指征，癫眩可以用五苓散，所以内耳眩晕五苓散是个首选方。因为现在看起来就是内耳有水肿，它也是一种体腔的积液，所以照样可以用五苓散。这是另一个案例，是我在湖南中医学院学报上看到的，具体在 1983 年第 2 期，是来自李芳国医生的介绍，用五苓散加车前子、荔枝核、小茴香来治疗一个 3 岁半小儿的鞘膜积液，当时小儿的阴囊肿胀像鸭蛋那么大，服药以后，5 剂后就缩小了，就有这样一个报道，但是我没有这样的经验。积水的问题就得重视，但是大家注意，讲积水，不要以为五苓散就相当于利尿剂，不要以为就相当于螺内酯、速尿（呋塞米）。它和利尿剂还是不同的，它一定要有五苓散证的体腔积液应用才有效，比如口渴，大便不成形，自汗等等，有这样的指征用起来效果才好。

下面我们讲五苓散明目的问题，癫眩，这个眩也包括眼睛病变的反应，眼睛花，视物模糊，畏光都是眩。它只一个字，不要仅仅以为是个症状，它是一个病，是一个综合征，比如说痞、利、烦、痿、咳、喘、痹……古人用一个字就代表一个病。所以眩是一大类病。五苓散能够治疗眩晕，这里面包括眼科的疾病。大家看看我用五苓散治疗一个玻璃体混浊的中年妇女，主诉就是玻璃体混浊，当时头晕，面黄有斑，这些说明有水，五苓散证出现了，所以我当时给她用了五苓散和当归芍药散合方，叫她吃1个月。我现在治疗慢性病的时候，发现有时不能大剂量，不能叫她早中晚吃，每天都这么吃是受不了的。每天吃一顿可以，两顿不容易坚持。每天吃一顿很多人都可以，很乐意。煎好以后每天晚上或者早晨吃一包药，这个都能坚持。所以我经常采用慢性病调理方法，开15剂，今天吃早晚，明天就休息，总之15剂要吃1个月。这个方法患者很容易接受。二诊的时候，患者讲到这个药吃了一个多月以后，原来眼前那种漂浮物的感觉明显减轻了，也没有畏光了，偶尔头晕还会有。但是口干，喝水多，因为是在8月份，喝水比较多。这还是个五苓散体质，原方续服。因为玻璃体混浊现在老年人多见，年轻人也有，高度近视的人也有，很多人来求助中医，到底用什么样的方。用密蒙花、决明子？没有用！枸杞子、杞菊地黄丸吃来吃去没有用！结果我们发现原来有水在里面，五苓散可以治。一位33岁的男病人，醛固酮增多症同时伴有高血压、糖尿病、中过风，这个人当时是来看眼花的，病人的主诉就是眼花，现病史为高血压病5年，2年前就发现醛固酮增多症，血糖、血脂增高3年，上月脑出血，年纪轻出血量不会很大，所以没有落下残疾。服用了四种降压药，血压还算稳定，吃了螺内酯、美托洛尔、硝苯地平、厄贝沙坦。当时来看有什么问题呢？眼花同时小便不畅，脸色发黄，有点浮肿。当时我用了五苓散加怀牛膝，对于那些肾上腺、垂体的问题引发浮肿、高血压，我一般用大剂量的牛膝。牛膝有降压作用，利水作用，能够治疗醛固酮增多症。用了以后，二诊病人就告诉我眼花的症状好多了，但小便还是少，无夜尿，白天只有2次，当然这个方要继续用，患者现在还在治疗过程中。这两个医案就是提示大家，五苓散在眼科也可以用。眼科也是我们中医很有发展空间的学科，很多的眼病点眼药水没有什么用，要内治。五脏六腑的精华都在眼睛内，十二经都和眼睛有关系，所以眼科一定要有全科的概念，要有内科的治疗思路，但是很可惜现在中医的眼科已经很少。中国几千年留下那么好的经验大家都不用了，只知道用枸杞子这些药。所以今天我讲这个，跟大家说五苓散在眼科上可以用。现在也有报道，青光眼可以用五苓散治疗。我也用过几例，一般都是五苓散加车前子、怀牛膝，但是青光眼也不仅仅是五苓散，大柴胡汤也可以用。大柴胡汤有的还要配上桂枝茯苓丸。有报道五苓散可以治疗青少年假性近视。这是一个值得探讨的课题，因为中国人的近视眼太多了，尤其孩子们太多太多，到底怎么办？我感觉这是一个思路。但是我也发现孩子们的近视眼有时候跟紧张有关系，和压力有关系。因为我曾经治疗过几个多动症的患者，用温胆汤治疗，有的还加全蝎、蜈蚣，用了以后症状减轻。他们家长欣喜地告诉我孩子的视力提高了，原来近视的现在眼力提高了。后来我就发现很多近视眼的孩子都是半夏体质，有一双"半夏眼"，都是大眼睛、双眼皮，容易紧张，这些孩子容易生近视眼。我也很早就近视眼，小时候胆小、紧张、压力大就容易近视。有的孩子胆子比较大，成天也不做眼保健操，躺在那里看书，晚上在煤油灯下看小说，也没有生近视眼。什么原因，神经类型的关系，所以我就说近视眼的治疗里面有很多文章，但是我在这里只是提出了两个方剂，一个是五苓散，这是人家的报道，第二个是温胆汤。刚刚讲到眩，这个"眩"是眼病共有的特征，因为很多眼病的患者都会出现视力模糊、畏光、头痛头晕、步态不稳，像这种情况我们都用"眩"字来概括，这都是五苓散证，所以五苓散可以明目，这是值得我们研究的。那么古时候明目的话还可以用车前子，有利水作用，可以配上五苓散。

五苓散治疗干眼症。某女病患当时主诉只是眼睛干涩，排除了干燥综合征，诊断为干眼症，还有脂肪肝。患者伴有头痛，经常肚子胀，口干，大便干结，面红。根据面红、大便干结、头痛，说明有瘀血，是一个桂枝茯苓丸证，所以五苓散与桂枝茯苓丸合用。用药以后，她眼睛干涩明显好转。干眼症有时候也可以单独使用五苓散。现在干眼症非常多，好多人用人工泪液，其实不要人工的，自己有泪液的，吃了五苓散后就是使津液上乘，口中生津，眼内也生津液。这是个非常值得重视的经验。干眼症患者，不能因为阴液不足、肝肾亏虚，就老是用枸杞之类的养阴药，越养阴越不行。现在是六味地黄滥用。第三诊的时候，患者眼干继续好转，腰痛不觉，体重下降7~8斤，月经断断续续。这个医案同时也告诉大家五苓散有减肥作用，有的时候与桂枝茯苓丸合用有减肥作用。五苓散可以用来治疗干燥综合征，好多口干舌燥患者都可以用。刚提到它能让眼睛滋润，也能让口腔滋润。我发现干燥综合征不是用养阴药解决问题，而是用五苓散解决问题、用利水药解决问题。很有意思，现在我也常用五苓散配合小柴胡汤治疗干燥综合征。此证患者往往脸黄，有浮肿貌，大便稀不成形，下肢浮肿，口干舌燥，治疗可用五苓散加小柴胡汤，又称柴苓汤。也有一种情况，浮肿不太明显，口腔、眼睛、皮肤干燥，这样的女性特别多，我用小柴胡汤加当归芍药散。这两种方法治疗干燥综合征供大家参考。

接下来，五苓散治疗溢乳。这是我治的一个病例。30岁女性，月经周期紊乱、痛经、还有挤压性溢乳，尽管没有生育，但是奶头里有乳汁，她服用避孕药4年，结果悲惨的发现避孕药对肝脏造成了损害，发现左肝内出现了局灶性结节，不得已又做了肝左叶的局部切除术。所以大家看，避孕药不能随便吃的，它可以造成脸上生斑、发胖，形成了一个五苓散证。结果后来她又出了问题，垂体出现了囊肿，西医诊断为高泌乳素血症。张仲景没有写高泌乳素血症怎样治疗，这个病人偏胖，皮肤白白的，我想这是因为体内出现了多余的水分，我先排出多余的水分再说，我用了五苓散：桂枝15g，茯苓20g，猪苓20g，泽泻30g，白术20g，加一味怀牛膝30g，煎服。后来这个高泌乳素血症就好了，也没有再发，逐渐月经也正常了，痛经也缓解了。这是我用五苓散治疗的一个内分泌失调的病例，我发现五苓散调节内分泌系统垂体瘤、肾上腺瘤，减轻体重，消除水肿，减少体毛，抑制乳头渗液，通月经都很有效。为什么内分泌疾病像垂体的病变，肾上腺肿瘤我们可以用五苓散呢？因为它有五苓散证出现，很多的患者会浮肿，体重增加，比如肾上腺肿瘤患者有的可见向心性肥胖，体重迅速增加。浮肿、肥胖、汗多、小便少都是五苓散证，所以我说这些病都是古人所说的"蓄水证"。按照中医理论说，就是膀胱蓄水，水蓄在里面排不出来。现在内分泌病非常多，为什么现在的胖妞特别多，大多数吃含有激素的鸡或吃的荤比较多，还有补药吃得太多，这些东西都是增加水毒的。那么在治疗这种病的时候，我一般是加牛膝。牛膝能够治疗闭经、肥胖、浮肿、血压增高。所以对于垂体瘤、肾上腺肿瘤的患者，我们用五苓散加牛膝是可以考虑的，有的时候量要大。回到五苓散调节内分泌这个方面再说一下。因为这种病越来越多，脑垂体瘤到底我们中药能解决什么问题？我也治疗过垂体瘤患者，他们出现手抖、多毛、心慌、大便稀，我用五苓散以后，垂体瘤就控制住了，不那么快速地增大了，但是很难治，时间比较长。

　　五苓散还有一个功效，解暑。现在暑天非常难熬，经常发热，汗多热不退，恶风，口干，小便黄短，有些人甚至会小便疼痛，或有头痛，或有腹泻，这种情况非常多。用银翘散之类都不行，唯有一张方可以——桂苓甘露饮。桂苓甘露饮是五苓散的一个加味方，是"金元四大家"刘河间的方子。五苓散加生石膏、六一散（滑石、甘草），再加上寒水石。我想寒水石的药证不清楚，但是石膏证基本清楚，就是治疗多汗的。汗出不止，汗出如洗，脉部浮滑，所以五苓散和生石膏的结合能够治疗多汗。六一散，滑石，甘草治疗暑天汗多，小便黄短。因为尿太浓缩以后，小便时尿道就会有一种刺激感、疼痛，这个要用六一散。寒水石估计和生石膏作用差不多。这张方也很有意思，治疗夏天的诸热证，很有效，往往一两剂下去就解决问题。所以提示大家这是一个夏天常用的方。另外，五苓散可以作为一种解暑茶。你们开诊所，到了夏天你要给人家喝茶，五苓散加点薏仁米做成的茶，这是解暑用的，吃了以后小便畅利，头不胀不昏，汗也少，而且人舒适，这是一个非常好的茶饮，而且味道很好。我在日本进修时去过日本京都一个著名的诊疗所——细野诊疗所，他们到了夏天给病人喝的就是五苓散的茶，味道也很好，里面有肉桂，很香，而且吃了以后小便畅利，仅供大家参考。

　　五苓散还有一个作用，兴阳。对性功能障碍有效。我治疗一个45岁的中年男子。主诉阳痿4～5年，用过了六味地黄丸、金匮肾气丸、健脾丸都没有效果。脸黄，体胖，舌质红，苔白腻，舌体胖大，容易晕车，尤其是年轻时非常厉害。我后来感觉这是水毒。我们说植物倒伏的话不外两种，一种大旱，没有水，就没有收成；还有一种就是大水，涝灾，水多了也不行。所以男人的这个问题，一种是阴虚，肾精不足；还有一种就是水多，有湿。我记得以前听吉林的一个朋友，单书健老师说过，他一个称"洪老"的老师，家里经常备的一个是控涎丹，含有甘遂、大戟，还有一个是理中丸等几样药。他说男人阳痿不是用温阳药，拿点控涎丹的粉冲服，一泻以后反而好了。这说明控涎丹把里面的痰湿给排掉了。女人子宫里有了痰湿以后不容易怀孕，男人有了痰湿后阳气就不振了。所以这个病人我给他用了五苓散加葛根。葛根能够兴阳，增强男人的性功能，可能是跟增加下面的供血有关系。吃了以后，他就告诉我说以前从来没有过晨勃，吃了这个药以后就有晨勃现象，而且明显乏力感减轻，小便长了，原方继服，另服金匮肾气丸。所以这个提示大家五苓散对男人的性功能有用，但一定针对湿性的有"水"的人。所谓有"水"导致的阳痿，大多数病人有浮肿，下体沉重，肥胖，因此很多中年男人发福以后他的性功能就下降了，脂肪太多雄性激素就减少了，真阳就不足了。用五苓散治疗阳痿，有几个加味，一个是加麻黄，麻黄能够兴阳，但是麻黄用得不好也会伤阳气，这就必须要针对一些体质比较壮健的，皮肤干燥，脸黄暗的人用。如果皮肤白白的，汗多的人吃了以后效果就不行，反而伤阳气。还有就是加黄芪，黄芪、桂枝加上白芍配上五苓散效果比较好一些。兴阳的问题我还在摸索，但是我发现这样一个线索供大家参考。

现在肿瘤患者比较多，我发现五苓散可以在肿瘤科使用。第一，凡是肿瘤伴有腹泻、浮肿或腹水、胸水者，可以用五苓散。我的很多患者往往发现肿瘤以后就进行化疗，化疗带来的反应不仅是呕吐，还带来腹泻。腹泻怎么办，可以用五苓散，严重的配合附子理中汤。还有的肿瘤会导致腹水，像肝癌、肠癌，肺癌导致胸水。这种怎么办，这种腹腔的水我们就只能用五苓散。五苓散有的人用了以后有效，腹水能够减少，病人还比较舒适。现代研究发现猪苓里含有多糖，可以抗癌，所以我说五苓散是抗癌药。现在在很多人心目中，中药的抗癌药是半枝莲、半边莲、白花蛇舌草，好像非得那些才叫抗癌药，其实猪苓、茯苓也是抗癌药。第二，五苓散治疗肿瘤化疗后患者出现的肝损害、脱发疗效不错。因为前面说过五苓散有保肝作用。化疗后肝损害病人主要表现为食欲不振、出现腹泻、四肢发黑，这种情况下我们就用五苓散解毒。有的时候五苓散配上薏苡仁，薏苡仁本身也有利水、抗癌作用；还有的加上小柴胡汤，也是治疗肝损害经常用的。第三，五苓散我还用在乳腺癌患者身上。现在乳腺癌患者先手术，术后大多数都要用雌激素抑制剂，本来有月经的用雌激素抑制剂把月经摧毁，不让她来月经。抑制住以后病人非常难受，很多人会体重上升，浮肿，体毛多，也会出现肝损伤，那么这种情况下用五苓散最好。五苓散加牛膝、薏苡仁，我都是这样用的，还用得不错。刚提过五苓散可以作为一个常规的肿瘤调理方，但是光五苓散不够，我经常配合小柴胡汤，称之为柴苓汤。柴苓汤是我用来治疗肿瘤的一个常规的调理方，在病人整个体质状态还可以，没有出现恶病质时我用柴苓汤。柴苓汤还不够，我还要加上当归芍药散。这还不够，有很多人腹胀、嗳气，加上半夏厚朴汤。有的人还出现肚子以上胀，两膝痛，我还要用上四逆散。这样几张方子一合，就是一张大方。肿瘤患者的体质调理就要用大方，小了还不行。这张方我给它起了个名字，因为它是以调和为主，我称之为"太和汤"。大大的和谐！肿瘤的治疗，不要以为一定就是一味的攻下，活血，清热解毒，用虫类药……我发现不是那么简单。就用中药这个调理方很好，我建议大家使用。日本也有研究发现，柴苓汤用在宫颈癌患者放疗时可以使腹泻的发生率下降。还能延缓白细胞及血小板下降，对下肢的浮肿也有效果。但是服用的时间要长，一般要1个月甚至以上。这跟我临床运用的经验基本一致，调理时间长，有时病人甚至吃5年、10年都有。有一个肺癌患者，柴苓汤已经吃了6年，好得很，每天吃一点。太和汤目前也是我临床用得比较多的。总的来说还是很平和的，没有大的副作用而且效果也不错。

五苓散的治疗面非常宽，很多病都能用，使用的频率越高，我们越要归纳它的体质特点。很多病往往跟病人的体质有关，所以我经常提出来"方人"这个概念。"方人"就是一种体质，就是这个方在什么样的人群上可以使用，什么样的人用这个方比较合适或者说比较安全、比较有效。五苓散体质有三种类型。临床上有的经方只是看一种类型，胖的，瘦的，比如说大柴胡汤就是红苹果型——上半身比较饱满，心下按之满痛，这个比较明确；温经汤——瘦的，干燥，憔悴。但是五苓散我发现临床上有三种类型：第一种是实胖型，面多油光，腹形肥胖，按之饱满但无疼痛，能食，易腹泻或大便不成形；虽然胖，但没有力气，易疲劳；这种实胖型中年男子比较多。第二种是虚胖型，面色多黄白，或黄暗，肌肉松软，腹部按之无抵抗感，软软的像棉花枕头，这类病人容易浮肿，下肢按压有凹陷，经常抱怨易疲劳、身体困重，而且汗多。这种情况我们一般五苓散、黄芪桂枝五物汤同用，或者和防己黄芪汤同用。五苓散很有意思，瘦的人也能用，不要以为只有胖的人能用，因为瘦的人也会有水停在里面。还有一种瘦弱型，脸色发黄，总的来说五苓散体质的人脸色都发黄；有的黄白，或黄暗，多无油光，这些人出现的症状很多；有的很多是自觉症状，比如说头晕、心悸，一般都在心下或脐下动悸，也出现浮肿，很多人都是眼袋很大、但人是瘦瘦的。脸上有些时候也会有种虚浮的感觉，特别是眼睑特别肿。容易头晕、头痛，出现腹泻、心下痞、饭后肚胀有水声，有时按压有振水音，好像水在里面。这些人大多数有器质性改变，肝脏、心脏或者是肾功能都有问题，容易出现胸水、腹水。所以这种瘦弱的人要注意，出现五苓散证的话要尽快检查。

　　五苓散体质有共同的特点，舌淡或暗紫，一般舌体多胖，常有齿痕。舌头暗是使用桂枝、肉桂的一个重要指征，我们称之为"桂枝舌"，舌头暗紫的就用桂枝最好；舌头出现齿痕是使用白术、茯苓的重要指征，尤其是茯苓，我们称之为"茯苓舌"；胖胖的舌头，还有齿痕，用茯苓最好，加上白术更好。五苓散体质的人大多会出现内分泌和代谢方面的疾病，很多代谢障碍像水液代谢障碍、脂类代谢障碍，出现高脂血症；嘌呤代谢障碍出现痛风、高血尿酸症，像这些疾病，我们用五苓散的几率非常高，所以如果西医能够诊断明确，有的时候我们就要考虑是不是能够用五苓散。还有就是内分泌异常，刚才提到的像肾上腺皮质瘤、垂体瘤、肥胖症有很多都是内分泌异常，这个我们也可以考虑使用五苓散。西医的明确诊断对我们判断五苓散体质很有帮助。五苓散体质是一个水毒型体质，按古代的话来说就是一个蓄水性体质，体腔内有很多的水，在胃肠道特别多，这个水和黄芪治疗的水不一样。黄芪也可以治疗水多的人，容易自汗、浮肿，黄芪的水在肌表。岳美中先生说过，黄芪是治肌表之水。这个肌表之水，具体说就是在肌肉。肉就像注过水的猪肉一样，这是黄芪主治。五苓散里面有白术、茯苓、桂枝，这个主治病位在体腔，在胃肠，在里面。所以有表里之别。我们看看五苓散与防己黄芪汤的区别，这两个方都能去水，但是五苓散水在里面，防己黄芪汤水在外面。防己黄芪汤是张仲景用来治疗下肢浮肿、行走困难的一张方。两者的水不同，反映的症状也不一样。五苓散治疗胃肠道的症状比较突出，比如说呕吐、吐水、水泻。但是防己黄芪汤治疗下肢关节疼痛这种骨关节病比较多，区别就在这里，有内外之别。

再看五苓散和猪苓汤的区别，这两张方很相似，因为里面茯苓、猪苓、泽泻，都是一样的，唯有区别的是五苓散有桂枝、白术，猪苓汤有阿胶、滑石，但就是这小小的变化，使主治的范围出现了明显的分工。五苓散和猪苓汤都能治疗小便不利，但是五苓散治疗小便少却不痛，猪苓汤治疗的是尿频、尿急、尿痛、尿血、淋证，就是明显的泌尿道感染。所以五苓散主治的病症范围很广，而猪苓汤主治范围非常狭窄，就是泌尿道感染。两者也有一起用的，但是合用的机会不多。都是利水剂，两者还是有区别的，一个主寒湿，一个主湿热。

还有一张方我们也要注意鉴别，就是真武汤。五苓散和真武汤，一个是3楼，一个是4楼、5楼，就是说阳虚的症状已经升级了。五苓散从脏腑辨证上是脾阳虚，而真武汤是心肾阳虚，心肾不振，用在少阴。所以这两者在方证上也是有区别的。两张方有很多共同之处，从药味上来讲都有白术、茯苓，能够治疗口渴、小便不利，但是区别点在于五苓散有桂，真武汤有附；五苓散有泽泻、猪苓，真武汤有芍药、干姜。这些提示真武汤以温阳为主，温阳利水，而五苓散是通阳利水，一个温，一个通，是不一样的。那么这个反应具体怎么看？我们首先看精神状态，用五苓散的人精神状态比较好，比较正常，但是用真武汤的患者精神萎靡、易疲劳。所以现在真武汤用得比较多的是更年期妇女，有很多人闭经以后像泄气的皮球一样，没有精神，萎靡得非常厉害，这个时候要用真武汤。我经常用真武汤治疗更年期综合征，如果病人出汗、发热，就和桂枝加附子汤一起用，也可合用桂枝加龙骨牡蛎汤，很有效。脉上也大有区别，真武汤用附子那就有附子脉——沉、微、弱；而五苓散，张仲景说是浮脉，脉象上就不一样，一个沉，一个浮。从检查结果我们也可以看到，五苓散证病人的一些重要脏器功能基本正常，当然可以出现一些代谢障碍和内分泌异常，但是心、肝、脾、肺、肾，这些重要脏器基本上还算好。而真武汤心功能不全、肾功能不全、肝功能不全都可能出现，所以真武汤真是有大问题。因此，我说真武汤是五苓散证下一步的发展。两方合起来用的机会很多。

再说说五苓散服后的护理。用五苓散有个关键，原来我不会这样用，后来我细细看看张仲景的这个关键，就是服用五苓散以后一定要关照病人不能吃冰、不能喝凉开水，一定要喝热开水。喝一杯热开水使浑身发热，微微出汗，效果就来了。如果喝的不是热水，是冰水，那五苓散就白吃了。我曾经治疗一个老人腹泻，先是暑热证，我给他用了桂苓甘露饮。用完以后热退了，人也舒服了，胃也不胀了，但是依旧拉肚子，什么原因呢？病人口干，晚上备好一瓶矿泉水，半夜口干喝。后来我说，你不能喝，一定要喝热的开水。他听了我的话以后，腹泻就止了。所以大家可能也知道，早晨起来、临睡之前喝冷开水的话，第二天起来排便就比较差。热开水喝了以后，五苓散效果容易出来。同时也提示大家，在服用五苓散期间，尽量少吃生冷，要保暖。最后还要说一下，五苓散张仲景用散剂，我们也尽量用散。五苓散汤 1 剂药如果打成粉可以吃 1个星期，甚至更多。其实从我们治病的角度讲，有的药用散剂就行，所以我希望大家能用散尽量用散，实在不行才用汤，这是一个原则。有些病人也很有意思，一划价——30 元钱，"这药能治我的病吗？"直接不吃了。一划价——300 元钱，"这还差不多。"但是不管怎么样，我们是医生不是生意人，所以我讲这些方，方虽小，它的技术是真的，学问是实实在在的。这就是艺术。

我想大家对经方感兴趣，本身就是希望能够成为真正的医生，因为经方给我们带来最大的好处是一种作医生的成就感，我向大家推广经方的前提是要大家做学问。我也希望在今后的临床工作中五苓散给你们带来成就感。好，谢谢大家！

【名师答疑】

问：长期服用五苓散，里面的泽泻会不会对肝肾功能有损害？

答：这个确实会有人马上上网查，泽泻对肾、肝脏有点损害，但这个问题得看是不是这个体质，如果体质用对了一般是比较安全的。我现在讲方证，方证是有两方面构成，一个是疾病，还有一个就是体质状态。讲对病，这个是保证有效的；讲对体质，是保证安全的。所以只要体质辨证准确以后，用药一般是安全的，没有什么大的毒性。

问：汉代肉桂、桂枝不分，现代应用这两者要如何区别应用？

答：桂枝、肉桂古时候不分，但现代会分。一般来说，按照传统疗法，如果是心、胃疾病用肉桂比较好；如果是肌表的、关节疼痛的，需要发汗的用桂枝比较多。还有一点是根据病人的收入来看，比方说学生没有多少钱，我们用点桂枝比较便宜。如果他是个老板，用上好的肉桂、安南桂更好。

问：黄连阿胶汤或猪苓汤中的阿胶可以用什么药来代？

答：一个萝卜一个坑，一个人一张脸，就像谁能代替你啊？没法代！现在以药代药是中医的一个弊病，不能代！

问：尿频数的前列腺肥大患者又患有睾丸鞘膜积液可以用五苓散吗？

答：看看是不是五苓散体质，他有没有五苓散证。比如自汗，有水多的证，便溏，有就用。

问：乙肝携带患者能用本方吗？还需要加抗病毒的药物吗？

答：乙肝患者可以用五苓散，如果他还有胸胁苦闷、易感冒等症状，可以适当配点小柴胡汤，就是柴苓汤，用得比较安全。

问：请问苓桂剂的鉴别？像苓桂术甘汤、苓桂枣甘汤、茯苓甘草汤、五苓散……以及临床运用体会和经验。

答：这个题目比较大，有机会我们在网上聊，希望你们运用网络，现代的中医一定要会利用网络。"经方沙龙"完全是我自己搞的，自己出资的公益性的网站，我希望大家共同努力，把它建设成一个经方交流共享的平台，你们可以在上面发帖问，但你要先贡献帖子。

问：37岁女性，肥胖，脸色白，闭经3年，能用五苓散吗？用多久才能见效？

答：这种情况光用五苓散可能不够，闭经3年的话要配合真武汤，或者也有可能要配合葛根汤，这个还要看病人的具体情况。单纯五苓散效果可能不够，服药的时间至少3个月。

问：前天全小林老师主张经方量要大，您主张量要小，这怎么解释呢？

答：重症、急病要大剂量。因为靠 1 剂药把它扳过来，量少不行，所以李可先生治疗心衰量小了怎么行？但是慢性病长期服药必须小剂量。现在我讲的很多都是慢性病调理，所以量不宜大，不妨你们试试看，大剂量能吃得下吗？每天都那么大剂量的吃附子，每天 40～50g，吃吃看，胃受不了，就是胃受得了以后还有什么副作用出现也不好说。

问：请问黄教授五苓散的服用方法，是饭前还是饭后？饭后多久？

答：这个一般无所谓。但是如果是呕吐、吐水，胃中有振水音的话，我看还是空腹服比较好。至于晚饭后多久没有那么精细，再摸索摸索看，我也说不太清楚，反正舒服就行。很多以病人舒服为度，病人喝了舒服了就可以。

问：血小板减少的治疗思路和经方运用？

答：这是大题目，有机会我专门来讲。

问：如果是口、眼、鼻咽、皮肤干燥，大便干，有时便秘，小便正常，喝水后易如厕，次数多，口渴不解，腹胀，可以用五苓散吗？如果吃了以后不舒服大概是什么方证？

答：可以。喝水不解渴，腹胀可以用五苓散。吃了以后不舒服，可以将五苓散加味，可以五苓散加小柴胡汤，或者用黄连汤，还有其他的方也可以用。因为这个比较复杂，一下子不容易给你准确的回答。

问：五苓散及吴茱萸汤均可治疗呕吐、头痛，如何鉴别使用？

答：两方均可以治疗呕吐、头痛，确实很容易混淆。但是吴茱萸的疼痛是真正的痛，痛得非常厉害，眼珠子都瞪出来。吴茱萸是止痛药。五苓散的痛是晕晕的、胀胀的，就是不舒服，同时五苓散有浮肿，全身蓄水的表现，"水胖子"。而吴茱萸汤证的病人瘦，要用人参的。

问：五苓散如何使用，是研磨成粉用水沸 15 分钟后服还是热水冲服？

答：打成粉，可以直接用开水冲服，也有的人用开水泡当茶喝，也可以。但是一般来说如果病人怕喝水的话还是用粉，米汤送服，可能更好一点，这是张仲景的方法。

问：女，60 岁，患有高血压病半年，服西药后出现过敏现象，收缩压一直维持在 160～200mmHg，舒张压 100～150mmHg，伴有双眼视力模糊，只看到影子，现在已换用其他西药，但血压依旧，能否用五苓散加牛膝?

答：可以！你试试看，希望反馈！在网上要有个反馈，经验要共享啊。中医我们先走经验共享的路，然后走共同富裕的路。保密是没有出路的，你保密我保密大家都没得进步，一定要经验共享。以后做了名医，病人有的是给你看。所以大胆地把你自己的经验无偿的交流出来，在座不少经方沙龙的网友，个个都是名医，他们都不保留的，在座的很多都是。网友们都是毫不保留地把经验贡献出来。

问：五苓散用于治疗减肥及脂肪肝需要服用多长时间？要分疗程嘛?

答：对。减肥的话一般病人要有耐心，要服用 1~2 个月。可以 1~2 个月为 1 个疗程，然后再看。脂肪肝的话要定期化验肝功能。肝功能好转了，病人有信心了，就能够坚持治疗。

问：五苓散可以用于治疗妇科的痛经和不孕么?

答：一般来说，治疗妇科痛经和不孕是用当归芍药散，还有桂枝茯苓丸，要用血药。而五苓散里面没有血药，只有水药、通阳药。但是可以合用，比如合用桂枝茯苓丸，合用当归芍药散。

问：青年女性素来情志不畅，稍微吃一点就腹部胀，而且经久不消，口不干，小便调，睡眠好，食欲好，习惯性便秘，月经量少，1 年内体重增加了 20 斤，想问患者是因为情志不畅导致的么？要怎么调？用五苓散吗?

答：这个病人是不是可以考虑用当归芍药散合四逆散之类的方子治疗？因为情志不畅，逍遥散、四逆散加上当归芍药散就可以，也可以合上五苓散。

问：希望细说一下五苓散治疗脱发的思路。

答：脱发治疗方法很多，有用活血的，有用清热的，有用五苓散利湿的。我记得岳美中先生曾经单用茯苓这味药治疗脱发。其实头发就像植物，水多了就长不牢，所以很多脱发和脾虚湿胜有关。五苓散利湿健脾，正好可以治疗此类型的脱发。

问：五苓散加葛根能止泻，葛根不是产生津液的嘛？不会泄泻更严重么?

答：你要看老祖先几千年来怎么用葛根的，张仲景用葛根就是专门用来治疗下利的。下利越是不止的，葛根越是用量要大，比如说葛根芩连汤用到八两。但是大便稍微稀的，葛根就用到四两。像葛根汤就是这样。所以葛根升清，升清是什么，就是治疗拉稀的。大便干结的人葛根还不能多用。所以这个生津液不要以为就是生出水来了，这个要注意。

问：希望老师以后讲一些关于临床用方失败且又帮助您成功的宝贵经验。

答：我的经验都是从失败中总结出来的，因为看了半天治不好，人家骂你了，然后再想我怎么看好，都是这样过来的。失败的太多了，哪有个个成功的！名医背后很多死亡案例，不经过这个过程"雪球"怎么能滚得大呢？所以你们要多看病。现在我在南京中医药大学，倡导大学生自己的病自己治，脸上的痘痘、月经不调……自己开方自己治，自己煎药自己喝。父母的病你先治，还有朋友、同学、亲戚的病，你能治你就治嘛！这样才能多实践，你才有经验。中医嘛，就是经验医学，没有经验哪来你这个名医啊。所以要善待病人，病人是你的老师。

问：请问您说的散，是原药材碾成的粉？

答：对，是原药材碾成粉。张仲景就是这样。那时候没有颗粒剂。

问：若是打散煎服，用量较服用散剂有区别吗？

答：按照比例就行了。

问：五苓散可治疗淋巴结病？

答：柴苓汤反正可以，柴苓汤加连翘，我经常用来治淋巴结肿大。

问：网上有人说您的方证、药证是择方以加，择方以用，与辨证论治有违，您怎么看？

答：这是个大问题，其实很多人说我这个方证很机械，我是对症状用药，头痛医头，脚痛医脚。其实他根本不懂。

现在的中医学是对症状用药，头痛：川芎、白芷；睡不着觉：合欢皮、夜交藤、酸枣仁；胃口不好：山楂、麦芽；没力气：黄芪、党参……头痛医头，脚痛医脚，对症状用药，所以用药一大堆。症状多，特别遇到神经症的患者，三四十味药加上去还不够。而西医是对病的，比中医高一层。所以很多人学西医的东西能看好病，病的早期、中期、晚期，抓住关键用药还不错，但是还不够。因为没有一个病是脱离人体的本体而存在

111

的。每个病都是以具体的人作为参照的。所以最高级的医生是对人、病都考虑。这就是我们讲的方证，我们的方证是什么？就是讲的病和人的组合。所以谁说我方证、药证与辨证有违？我前面说过的，辨证论治它是最最机械的！但是不成规矩何来方圆？

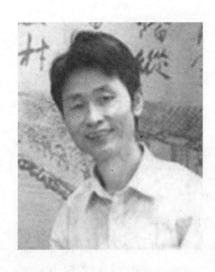

【名师介绍】

刘力红，广西中医学院教授，博士生导师，《思考中医》作者。

六经辨证的眼目

广西中医药大学　刘力红

各位领导，各位前辈，各位同道，大家下午好！很高兴受邀参加我们首届国际经方班的培训，使我能够有这样一个机缘向各位前辈学习。同时我也很乐意将我对仲景学问、对经方运用的一些看法向大家做一个汇报。我今天向大家汇报的题目叫"六经辨证的眼目"。

为什么要讲这个题目呢？我们这个学术活动到今年已经开展了十期，大家一直都在研究经方的运用和经方的理论。我们为什么要叫"经方"呢？很简单的回答，张仲景的方子就叫"经方"。"经方"的概念已经约定俗成了。过去有经方派，有时方派。经方派主要研究张仲景的学说，但是在张仲景之前仍然有经方。我在来的路上就一直在思考，什么叫"经方"？"经"意味着什么？我们经常说"经典"，"经"实际上是意味着不变的意思。与"经"相对的还有一个字叫"权",所以自古有"经"、"权"二法。"权"就是变化。我们看整个《伤寒论》,实际上就是张仲景在向我们演示"经"、"权"二法,通过这种方法可以解决很多问题,什么是该变的,什么是不该变的。解决好了"经"与"权"的问题,经方运用就能达到一个相当的高度。

那么我们根据什么去运用经方呢?就是辨证,通过所谓的"眼目",看清问题,然后采取相应的方法,所以我提出来的题目叫"六经辨证的眼目",那么这个"眼目"在哪里?这个"眼目"要落实在六经的提纲上。《伤寒论》有397条,当然我们教材没有前面那三篇,每一经算一篇,总共有六篇:太阳、阳明、少阳、太阴、少阴、厥阴,这六篇里有六个提纲,在《思考中医》里面,我虽然写的是"伤寒论导论",但实际上是就提纲展开的,而且我还加了六条,就是每一经里面的欲解时,我们要想明白六经,就必须要先开"眼目",只有看得清"眼目",才具备准确辨证的前提,六经的"眼目"在哪里呢?实际上就在提纲里。

郑钦安写过《医理真传》,可能有人没看过,我希望大家看看,这是一本非常好的书,很薄的册子。还有一本叫《医法圆通》,我认为这两本都是很难得的书。在《医理真传》这本书里,有这样一句话:"学者欲入精微,即在伤寒六经提纲病情方法上探求,不必他书追索!"这句话讲得斩钉截铁,就是大家要想入精微,要想深入学问,达到一个精微的程度,那么你就得去琢磨六经的提纲,你不用去找其他的书,言下之意就是不用你去博览群书,这个讲得很肯定。我们乍一听觉得未必吧,但是我从心底非常赞同这句话,我这些年做伤寒的学问都写在了《思考中医》上,但《思考中医》其实就是对六经提纲研究的一个汇报,就是把探求的心得写出来罢了。从2003年我的书出版到今天,已经有八九年了,我现在更加觉得钦安的话有道理,确确实实是过来人的话,不是虚的。所以我就更加在六经提纲病情方法上细细品味,细细琢磨。当我们把六经的提纲琢磨好了,那么六经的"眼目"就开了。如果没有"眼目",那就像盲人一样。实际上做任何学问,都要先开"眼目"。谈到做伤寒的学问,也就是我们的经方要用得好,首先要开"眼目"。

今天有几位同学同我吃饭,问了些问题,说身上有毛病,试了很多的方子。我就说这句话本来就有毛病。为什么呢？作为医生一定不是去试方子，如果你试方子，那一定是你这个医生做错了，应该是你看清楚了然后再决定怎么操作。如果试方子就会有很多问题，你试多长时间谓之有效呢。柴胡汤你试多久，桂枝汤你试多久呢？如果试了 3 天没有作用你就换成四逆汤了，然后又换成四磨饮子……最后折腾出来一个什么结果呢，即便这个病治好了，也不是你治好的，是运气。如果作医生仅仅凭运气，那医患纠纷就更严重了。所以作医生绝对不是试方，而是你清楚患者病情之后，即使桂枝汤用了 1 个月没有效果你仍然会用，为什么呢？我刚才说了，经方一定要理解它的"经"和"权"。其中"经"就是不变，什么时候不该变，什么时候该变，要心中有数。

如果我们没有"眼目"，没有看清楚，那就要试试，而一旦没有作用你就变了，该"经"的你"权"了，该"权"的你"经"了。这是我们学中医的一个很严重的问题。很多人都在试，为什么？"眼目"没有开。为什么"眼目"没有开？从伤寒学问来讲，就是没有好好琢磨提纲，没有在提纲的病情方法上作探求，我们总是到他处去作探求，今天看张三的注，明天看李四的批，每个人的方子各不相同。我们要有点自信，要说"我是怎么用这个方的"，大家应该有这样的骨气，而不是说人家怎么用，我就怎么用。这就亟须大家打开"眼目"，要打开"眼目"就要从提纲入手。历代很多医家都在强调提纲。我读的注家很少，但是我记得柯韵伯老先生就很强调提纲，郑钦安又把提纲的重要性提到了无以复加的高度，我非常赞同。我大学本科的时候在《伤寒论》上用功，能够背，现在年纪大了也都忘记了。但是六经的提纲我仍是朗朗上口，很多医家琢磨来琢磨去，就是在提纲上下工夫，为什么呢？时时保持眼睛的明亮嘛，什么都能看得清清楚楚。所以这一点我认为是用好经方非常重要的条件。

今天我就利用这宝贵的时间，向大家汇报一下我是怎么去看这个提纲，怎么去体会这个提纲的。由于我们时间很有限，还要留些时间提问，我本来准备今天讲两个提纲，一个太阳，一个少阳，但是也许讲不完，那我们讲到什么时候就算什么时候，最后留点时间看大家有什么问题，我们再一起交流。

我们先来看太阳病的提纲。这我们都很熟悉，很简单："太阳之为病，脉浮，头项强痛而恶寒。"14 个字，很简单。我们刚刚说"眼目"，也就是说我们太阳的"眼目"就在这 14 个字上面，我们把这 14 个字真正琢磨透了，那太阳的"眼目"就具足了。那我们用太阳的"眼目"一看，就知道有没有太阳的问题，再决定我们该不该用太阳的方法，所以我们不是试，我们是看到了有太阳的问题，然后我们就用太阳的方法解决。最后解决了没有，它是有指标的，什么指标呢？我们每一篇都讲辨某某病脉证并治，那也就是我们有脉证的指标，所以我们用了这样一个相应的方法，用相应指标去检验我们这个方法起效了没有，我们是该继续用下去，"经"下去，还是该"权"、该"变"，这样就很清楚、很明白了。所以作医生要作清楚、明白的医生，不能作糊涂的医生，这就要你打开"眼目"。"太阳之为病"，这 5 个字没有什么问题，它就是讲太阳病的范畴，我们略过去。这 5 个字之后谈到了"脉浮"，"头项强痛"，"恶寒"，我们要去悟这几个问题。一个就是"脉浮"，六经的提纲只有两处讲到脉，一个是太阳，一个是少阴，为什么阳明不讲脉、少阳不讲脉？《伤寒论》不是所有的条文都在讨论脉，虽然都强调脉证并治，但不是所有的条文都强调脉，这个是有原因的，大家一定要去探求。我认为张仲景就是告诉我们太阳重脉，辨识太阳病的时候很重要的就是脉，就凭一个脉，我们就可以判断它有没有在太阳，它的重要性就达到这样的程度。所以我们看太阳篇里面有些条文："太阳病，脉浮者，可发汗，宜麻黄汤。"没有证，它不讲证，略掉了证，说明太阳最关心脉，所以我们看太阳上有没有问题，首先要从脉上去发现。脉上怎么发现呢？脉浮，说明有太阳病。所以太阳病是以脉为先决条件的。大家说这是不是"眼目"啊。我们去细细品一品。也就是说我们切到这个脉就可以断定有太阳的嫌疑或者有太阳的问题。对六经这样一个"眼目"也就渐渐打开了。所以我们讲"眼目"是这个层次上的"眼目"。太阳为什么那么重脉呢？这个就要细说，我在《思考中医》里面比较详细地谈了这个问题。太阳和少阴特别重脉，为什么？大家可以去思考，今天我就不占用太多的时间了。

为什么中医那么强调脉呢，就一个脉搏的跳动，能够品出什么东西呢？脉最珍贵的地方就是能品出阴阳的变化。脉是阴阳的一个表达，脉候阴阳。阴阳的变化，完全可以通过脉来发现。所以说脉之所在，也就是阴阳之所在。张仲景的《伤寒论》真正地体现了阴阳——中医这个核心。所以他的辨证实际上是阴阳的辨证，你看他讲太阳、阳明、少阳，他不讲脏腑。有没有经络呢？也有，但是他用阴阳来统帅。阴阳很重要的一个表达就是脉。所以脉的起伏、大小、各种变化，实际上就是阴阳的各种变化，脉是一个表象。所以我们说脉之所在就是阴阳之所在，也就是阳的变化、阳气的变化。

我在《思考中医》里面讲的，脉里面实际上流动的是什么东西呢？是血液。血液本来是属阴的，怎么会动起来呢，怎么会有起伏呢，这个动力从哪里来？这个动力就叫做阳。所以起伏的变化就是阳气的变化。脉浮了说明阳气浮起来了。阳气为什么会浮起来呢？因为表有寒，表有邪。所以人要抗邪，机体要应付解决这个表上的问题，所以阳气就到表上来了，所以脉就到表上来了。实际上我们号脉就是要辨析这样的问题，如果我们号中了，号到浮脉，就说明这个病有太阳的问题。我们就要从太阳这个角度去考虑。也许大家会有疑问，我们在太阳篇里看到，一日太阳，二日阳明，三日少阳，四日就到了三阴了，那是不是这样？不是的，平常我们看的病人，有的十年八年，病仍在太阳。我这里有一个病案要讲给大家。

为什么我一开始说"经"，"权"呢？"经"就是不变，要开"眼目"，我们才知道什么时候该变，什么时候不该变。我讲的这个病案是我的师父"卢火神"——卢崇汉的医案。这个案例是一个肾衰的病人，做过肾移植。做了肾移植后，有一段时间还相安无事。后来出了大问题，患者整个肾功能急趋至下，肌酐、尿素氮都很高，这下就慌了。怎么办？透析吗？已经移植了再怎么办？家人都慌了神。他的亲戚跟我师父是一个单位的，这个病人在美国。关于该不该回国来看中医，她家里也进行了激烈的讨论，最后斗争的结果是，西医已经治疗了，已经肾移植了，到现在这个结果，总不能再移植吧！所以就回到中国来找我师父。我师父用什么方子呢？几乎半年的时间都在用桂枝法加减。大家如果看过扶阳论坛的就知道，师父他老人家在前人的基础上，把郑钦安的扶阳学派、钦安的学问，提炼、归纳、总结，最后形成两个大法：一个是桂枝法，一个是四逆法。桂枝法主表，四逆法主里。所以有半年的时间是在桂枝法里出入，为什么呢？因为这个病人一直是脉浮紧。我举这个例子是想说明作一个中医师不能试方，如果是采取试的心态，这个方子试试没有用就换那个方，就没可能在半年之内都用同一个方。师父用方几乎不变，或者说略有变化。患者半年之后才开始用附子等等。这个病人经过一年多的治疗，肾功能全面地恢复正常了。从西医学的角度来看，这是不可思议的，移植后又反复发作的病人再恢复到这个程度，难度是相当大的，我 2008 年、2010 年到美国都看到这个病人，现在情况很好。为什么那么长的时间都在用这样一个类似的方法？因为桂枝法就是在守太阳。就因为这个"眼目"，大家好好去品一品，因为看到病还在太阳，所以就要用解太阳的方法。当病已经离开太阳了，这个时候就需要变了，当病还没有离开太阳的时候，不可以变。这就是"经"和"权"。所以我们要理解经方的"经"与"权"，而不是说张仲景的方就叫经方。我们再往下看。脉浮我们就讲了这些，当然还不仅是这些。大家可以以此类推。但是不是所有的脉浮都是太阳表呢？那又未必，所以我们看张仲景的太阳病篇分上、中、下篇。太阳篇是最复杂的，在上篇结尾的 29 条："伤寒脉浮，自汗出，小便数，心烦，微恶寒，脚挛急，反与桂枝汤，欲攻其表，此误也。得之便厥，咽中干，烦躁，吐逆者，作甘草干姜汤与之，以复其阳。若厥愈、足温者，更作芍药甘草汤与之，其脚即伸。若胃气不和，谵语者，少与调胃承气汤。若重发汗，复加烧针者，四逆汤主之。" 30 条："问曰：证象阳旦，按法治之而增剧，厥逆，咽中干，两胫拘急而谵语。师曰：言夜半手足当温，两脚当伸，后如师言。何以知此？答曰：寸口脉浮而大，浮则为风，大则为虚，风则生微热，虚则两胫挛。病形象桂枝，因加附子参其间，增桂令汗出，附子温经，亡阳故也。厥逆咽中干，烦躁，阳明内结，谵语，烦乱，更饮甘草干姜汤。夜半阳气还，两足当热，胫尚微拘急，重与芍药甘草汤，尔乃胫伸，以承气汤微溏，则止其谵语，故知病可愈。"大家可以细细去品。它里面有脉浮，这个脉浮讲到了"经"里面有"权"，所谓"经"里面有"权"是说脉浮讲的是太阳的问题，但是也有变化，也允许有变化，也可以不是太阳证。所以这两条明确告诉大家，不可一刀切。因为虚劳的病人也有脉浮。你要注意去区分，不是抓到所有的脉浮就是太阳病。所以仲景的东西大家要细细推敲，每一条有每一条的味道，前后左右。再往下走，我们就看到"头项强痛"，这个讲到太阳病的范畴，我们一定要"举一例而三反之"。这是

《论语》里面的一句话。孔子诲人不倦，他是循循善诱、温良恭谨的，对不对？夫子有三千弟子，但是夫子也有不教的时候。什么不教呢？他说："举一而不能以三反，不可教也。"孔子说，如果你不能举一反三，这样的人我也没办法教。孔子没办法教，那我想我们这些凡夫俗子更加没办法。因此，所有的学问很关键的是我们一定要举一反三。尤其我们看古人的东西。那个时候写文字很艰难，不像现在一个小时能打几千字。圣人的话很简洁，言简意赅。所以如果我们讲这个你就只能明白这一点而不能举一反三，这个学问就很难通达。那六经的"眼目"，你也很难真正的打开。所以这里张仲景告诉我们"太阳之为病，脉浮"之外，还有"头项强痛"，就是头连颈项，这是太阳的专利专位，就是说这个地方的毛病，肯定是太阳的病，没错！所以现在的颈椎病、颈椎供血不足，僵啊，痛啊，不舒服啊，太多太多了，很多都是头连颈项，都是属于太阳的毛病。这个是太阳的专位，这个地方有毛病，一定是太阳跑不掉了。你说六经辨证很复杂吗，我说不复杂。只要你"眼目"打开了，就清清楚楚、明明白白。这个地方有问题，那跑不掉太阳的范畴。那是不是光这个地方有问题就行了呢？不行，我们说举一反三，我们知道太阳主表，是六经的藩篱，除了专位之外，它还有泛位。泛位可以说每一个地方都可以有太阳病，归结到每一个"细胞"都有表、有里，对不对？所以浑身上下都可能有太阳的病，这就叫举一反三。我们不能光把目光盯在头项，其他地方就不管了，所以一定要知道太阳的位，有专位，有泛位。

这样一个问题解决以后，我们就看太阳病的证型。证型里讲到几个问题，一个是"强"，"头项强"；一个是"痛"。"强"是什么呢，"强"就是不柔和，不柔软，僵硬。为什么太阳会出现"强"？我们在讲伤寒的时候经常是讲物理。大家不要觉得它多么深奥，我们其实就在讲物理。我们看一个物质，它什么时候可以是松软的，什么时候就变僵、变硬了呢？我们看一个橡皮筋，看一个塑料就是这样，在热的时候，它是柔软的、松软的；当冷了，温度降低，它就僵了，温度一高它就柔软。太阳主寒水，这个"强"告诉我们"寒"，太阳的证性是属寒的，因为寒以后必然会"强"，这是一个物理的表现。所以凡是属于僵的，我们都要考虑太阳病，那么"强"表现在脉上是什么？就是紧脉，形如转索。这就是一种"强"，我们要细细去品味这个"强"字，"强"的反面就是一种柔和，一种舒缓。那么，"强"可以表现在任何地方，可以表现在头项，可以表现在全身。这是太阳病的一个特征。

除了这个特征还有什么呢？还有疼痛。这里讲的"头项强痛"，太阳病的一个证是"强"，是不舒缓，不柔和，发硬；还有一个就是痛。为什么在太阳的提纲里提出这个"痛"字？我在《思考中医》里曾谈到过对疼痛的看法。《素问·举痛论》举出了14个痛，那么有13个痛的成因都是寒。说明寒和疼痛的关系非常密切。我们说文以载道，从痛的造字知道，"疒"是部首，里面是一个"甬"字，是通道的意思。"交通"的"通"，在"甬"的基础上加一个走字旁，就是"通"了，就是这个甬道可以通行。讲"通"的走字旁换成病字旁，就是痛。意思是这个"甬"不通了，它就痛了，所以老百姓讲"痛则不通，不通则痛"。也证明了痛确确实实是因为不通，那么什么事最容易造成不通？我们看看疼痛这个复词，"疼"的病字部首里是个"冬天"的"冬"，冬天的气是寒气，这两个字认清楚了，我们就知道痛的因是寒，痛的果是不通，"不通则痛"。《内经》里讲得很清楚，寒主收引，寒了就要拘束，就要凝滞。所以为什么要在太阳病的提纲里讨论痛？这个是有深意的，这实际上是把痛内在很深的东西给我们和盘托出，让我们考虑到不但是"头项强痛"我们考虑太阳，一切的痛都要考虑太阳。

所以这个"眼目"就是我们去看一切的，不是去看眼前，六经辨证一定要有"眼目"，这样一个"眼目"打开了，病在你眼里是清楚明白的。我师父讲，作医生的一定不要被病人牵着走，让病人牵着走的医生就很惨。一定是要作一个很潇洒的医生，看得清楚明白，我们要给病人"设局"，要使病人沿着我们设的局去走。所以我一直在讲，中医是一个系统的工程。这个系统工程的路径就是六经。仲景太了不起了，他为我们把研究中医的路径标得清清楚楚。有了这个路径，我们"施工"的方向就有了，怎么样去"施工"、"施工"的原则是什么？张仲景给出来，就是十二字方针。《伤寒论》第16条里面讲的："观其脉证，知犯何逆，随证治之。"我把这十二字方针叫做仲景十二字心传。那么这十二字心传就是我们"施工"的原则，有了这个原则，在中医的系统工程里我们就可以很好的"施工"了，我们就可以逢山开路，遇河搭桥，可以说有了这个原则，我们在中医的道路上就可以获得自在。就这样，我们把太阳这个"眼目"打开之后，就可以看出哪些问题是属于太阳的。

我举两个病案，一个病案是嗜酸性肌膜炎，一个是硬皮病。嗜酸性肌膜炎和硬皮病实际上都是免疫性疾病，原因不明，很难治的疾病。第一个病案是好多年前治疗的一个病案，这个病人的嗜酸性肌膜炎主要发在右上肢，右上肢变硬，后来影响到活动，慢慢硬化。这个病人来了我这里之后，中医不从他免疫的问题入手，现在西医也没有最后确定它的病理机制和病因，只能认为属于免疫系统的异常。所以治疗可以用免疫抑制剂，但是效果都打折扣。这个患者是经过西医治疗的，没有效果，又经朋友的介绍才到我这里的。随着疾病的进展，皮肤越来越硬。大家想我们现在讲太阳，太阳的"眼目"一开了，大家很自然想到它属于什么病啊，是不是一个太阳病？因为他有僵。他没有痛，张仲景在这里讲得很清楚，郑钦安也说得很明白："学者欲入精微，就在伤寒六经提纲病情方法上去探求。"我们从提纲病情方法上探求的结果，他的僵，没有在颈项，而是放射到右上肢了，经络的僵，整个右上肢的僵，皮肤的僵。那么这个僵，我们讲了，太阳有专位，有泛位，这个僵属不属于太阳？同样属于太阳，那么怎么治疗呢？那就要开解太阳，就用桂枝，就用辛温的方法。这个病人就是用辛温的方法。太阳的里面是谁？是少阴。这样的病人，年深日久，又经过免疫抑制剂的治疗耗散，太阳的问题解决不了，这时候我们要去找少阴。因为少阴底气不足，太阳的寒就很难去开解。所以遇到这样的病人我们要想到这点。桂枝去开解、去温散它的时候，加了附片，加了川乌，而且做了一个很长时间的治疗。最后这个病人是痊愈了。这个病人最后给我的反馈：不但是症状全完全没有了，整个右肢灵活了，而且免疫指标等西医的检查指标也正常了。

所以大家看看，中医不能治大病吗？非也。而这个病怎么来的呢？为什么我一开始就要讲"经"、"权"呢？这里面就要谈到方药的问题。我们讲经方，就要明白方药。方是方，药是药。方由什么构成？大家可以说是由药物构成的。对，是由药物构成的。但是药物是什么构成的呢。我昨天在大学做了个讲座，叫做《中医是尚礼的医学》，崇尚礼的医学。那么，每味中药最重要的元素是什么呢？是它的气味，对不对？比如，桂枝是辛温的，附子是辛热的，这就是它的气味。桂枝可以干什么呢？桂枝可以治疗咳逆上气，可以温中，可以利关节等等，这个是它的功用主治。我们组成一个方是用什么组成的呢？大家说一说。什么元素才能构成一个方？它治疗咳嗽、它治疗腹痛，它治疗这个、那个……这些元素并不能组成方，方里面没有这些元素。方里面有什么元素呢？我们读《金匮真言论》也好，读《素问·阴阳大论》也好，读《运气七篇》也好，我们知道东方是什么？是生雨、生风的，对不对？风又是什么？生木的。木又是生什么的？生酸的。酸又是生什么的？生甘的。然后它的气是什么？温。它的颜色是什么……等等。方里面只有这些元素，对不对？没有止泻、止咳、止痛这些元素。所以我们一定要清楚一个方是气味构成的。这是它的共性。

我在很多年前提出来，对方药的解释，是方以对病，药以对证。为什么说方以对病呢？方就是方向，它是针对疾病的。像太阳，因为太阳的证性是寒，所以治疗太阳的方，就是温，就是热，就是辛温，就是开解，所以这个是太阳的方。那么这个方里面有药，因为在太阳病里，它会出现很多不同的证，个体的"寒"不同，种种因素的不同，在太阳"寒"的因素诱发下，作用在身体上，就会出现各种千奇百怪的证。那么这时候就需要个性。所以太阳的方，麻桂辛温、辛热、开解，它确定了。太阳的药是可以选择的，因为它的证型不同，所以我们就选择不同的药，但是方的原则是不能够改变的。另外一个，方含有方向的意思。为什么很多时候我们治疗不得法呢？就是我一开始讲的，为什么同学讲试了很多方都不得效呢？因为你是在试方。我们所谓的方是有方向的意思。比如我们要到洗手间，方向就要确定，方向确定之后，是不能改变的。也就是说当我们"眼目"打开了以后，我们可以看到的时候，你就不会慌乱，世界就在眼前，所以"眼目"一定要打开，所以我就很感叹师父的定力。有些时候，一个方守很长的时间，为什么？因为看清楚了。药可以变，方不能变。大家一定要记住，药可以变，方不能变。这就是说为什么师父要生气要发火呢？看你变了他的方，对不对？明明你已经走了30步，还有10步就到了，你一变了，前功尽弃，你看师父他也在变，可是他没有变方，他变了药。因为走的过程中，一位女士在这里挡住你，你总不能撞过去吧，对不对？你要绕过去，绕过去以后，你还是朝这个方向，这叫挪动，这叫方的损益，叫增损，变一两味药、三味药甚至四味药，都没有关系，可是方没有变，辛温开解的路没有变，我们作医生要清楚，不清楚就变成是我们在试方了。所以这个病人治疗很成功就得益于我的守，也得益于这个病人，为什么呢？他在温岭，来一次很不容易，开始我没有在意，后来有效果了，我才有兴趣，很好的给他调，但是都没有换方只是换了药，就是经常讲"换汤不换药"，我们是"换药不换方"。病人从温岭赶到我这里，坐飞机来，想想看很折腾。如果我还是原方，一味药不增，一味药不减，病人回去就会说来这一趟不值得，所以有些时候是因为证的需要换药，有些时候是攻心为上，是为了让病人觉得来这一趟值：医生又给我换了一味药，对我的病又有进展！可是我心里很清楚，这个方没有变，要坚定不移用这个方，这个病人可能前后治疗了 3 年的时间，方基本上一直没变，药在变，所以这个病人获得了痊愈的效果。大家可以去查一查，这个病不好治。

第二个，我举一个硬皮病的病人，但这个病人还没有完全恢复，她也就来过几次，对我影响很深。她是在珠海念书的一个女孩，得硬皮病，我们知道硬皮病一般都是女生得病率高，硬皮病跟嗜酸性肌膜炎大体是属于一类的疾病，都是属于原因不明的免疫性疾病。免疫系统疾病很可怕，它会死人，因为它是多系统疾病。有的甚至整个消化道都硬化，这个病人已经出现了消化道的黏膜硬化，也已经出现了吞咽困难，除了表皮硬之外，胃腔也硬。珠海有一个北京理工大学的分校，她就在那个学校读书，父母带着她来，到现在也才看了 3 次。对这个硬皮病，我们怎样去考虑呢？大家想想看，我们刚才讲了，把"眼目"打开了之后，我们看它是不是太阳病呢？大家说是不是？它就是一个太阳病！所以我们仍然是用治太阳病的方法——温开温解，用桂枝。同时我们知道这样一些疑难的病症，一定是牵涉到少阴，一定是因为少阴底气不足了，元气、元阳不足了以后，没有动力给太阳，太阳主开，没有动力给它，所以寒就慢慢地凝固，就慢慢下降，变硬。冰冻三尺，非一日之寒。所以这个病仍然是温解太阳，然后加用附子、苍术。这个病人见效很快，我记得第一次治疗之后，也就是一个多月，她吞咽困难的问题就解决了。这是不好解决的问题，多年当临床医生的都知道，影响到吞咽的硬皮病不那么轻松容易治，经过这样强烈的温化，慢慢寒散，凝固的慢慢开，像春天来到之后，大地冰雪开始融化，很僵硬的东西开始变得柔软一样。两三次，一次比一次有进步，一次比一次好，不单整个消化系统症状好转，外面的硬皮也在不断地松动，但这个病人很久没有来了，现在的情况不太清楚，我只是把阶段性成果告诉大家。

通过这三个病例，大家要清楚诊病首先要把"眼目"打开，那么怎么开"眼目"呢？就是要在六经的提纲、病情、方法上去探求。当然临床上的问题还有很多，我们应该用这样一个案例去举一反三，去推而广之，我想太阳就报告到这里。

我们下面讲讲少阳，少阳的提纲很简单：少阳之为病，口苦，咽干，目眩。初看到这样一个问题，会认为不就是口苦，咽干，目眩嘛，是常有的事情，不痛不痒。我们很容易就这样去理解了。但实际上，少阳这条经是非常值得大家去品味、去参悟、去理解的。整个少阳篇条文很少，多少条，大家能说吗？我们要有一个数，太阳病170多条，少阳病只有10条，仅有10条，内容很少。如果我们从篇幅看它的重要性，那少阳一点都不重要，可以忽略不计，对不对？但实际不然，我认为少阳这一篇值得大家好好去参透，它的意义非常大。大家首先要明白一个问题，就是阴阳的离合。我们要把张仲景的思想、他的阴阳辨证搞清楚，就要搞清阴阳的离合，阴阳的工作机制是什么。阴阳的工作机制在素问的第六篇《阴阳离合论》里面可以说是和盘托出，就是讲三阴三阳的开合枢。三阳的开合枢，是讲太阳为开，阳明为合，少阳为枢，那么开合枢是什么样的意思呢？开合枢是我们生活中都能够看到的。现在门打开了，又关上了。开的一刹是太阳，关上门的那一刹是阳明。为什么它能开能合呢？因为枢！门户推不开，因为没有枢在里面。所以少阳的枢，作用就在于转动开合。为什么少阳的内容很少，只有10条呢？我们透过开合，怎么知道有一个枢在哪里呢？枢的问题主要是体现在开合，大家参透这一点就知道为什么少阳的内容很少，篇幅很少，只有10条了。我们说柴胡剂是少阳病的主方，但我们发现更多的柴胡剂应用是在太阳篇里面、在阳明篇里面，而非少阳篇。如果这个问题我们不参清楚、不搞明白，我们最终就不能理解少阳。这个问题要是很清楚，对少阳病就很清楚。为什么张仲景提出了口苦、咽干、目眩，三个不一样的证呢？在我们人身上面最能体现开合的几个窍是什么？——口，我在讲话，大家就看到我的口不停地在开、不停地在合，没有开、没有合，我没有办法讲话，我没有办法吃饭；还有眼睛，你可以看到人们的眼睛在不停地开合，眨动；还有咽，当然咽是深一层，实际上咽也是在不停开合。我们看到鼻子在开合吗，看到耳朵在开合吗？其他人身的九窍里面最能够体现开合灵动的就是口、咽、目这三窍。为什么口、咽、目这三窍能够很灵动地开合，因为它们像门户的开合一样，起到了枢的作用。为什么有时候我读仲景的书会感动，会流泪？因为他刻画少阳证精辟到了极致，很难再多一点，也很难再少一点，只能叹服，这种大智慧令我折服。所以我们举口、咽、目，是醉翁之意不在酒啊，主要是把少阳主枢告诉大家。当然它这里谈到了苦，谈到了干，谈到了眩，少阳是主相火的，少阳既有木性，又有火性。它主枢，枢就要转动，动力靠什么提供，我们现在一切的动力都靠什么提供？不都是靠火吗，不都是靠太阳吗？我们汽车开动不是靠火吗？这个动力必须靠火推动。火的特征体现就在苦，火味是苦的，谁碰到火都会干，我们看火苗是在动，所以它用苦、用干、用眩去表征。可以说这六个字，口苦、咽干、目眩，已经把少阳的特性描绘得惟妙惟肖。这样我们就知道少阳的作用点在哪里，它主要是转动开合。所以少阳主要是透过开合去行使功能。所以我很少去用柴胡，为什么呢？实际上我是在太阳里面调少阳，在阳明里面调少阳，从太阳、阳明里面看少阳，去考察少阳。

除了这个问题之外，在少阳这一篇我还想重点跟大家讲一讲少阳的特殊性。我在《思考中医》里面，用比较多的篇幅去谈少阳，谈柴胡剂，过去我师父也很善用这一方面。而且在历史上，有所谓的柴胡派，著名老中医陈慎吾就是用柴胡剂的大家。刘渡舟就是他的学生。我很荣幸我的硕士论文、博士论文都是由刘渡舟老先生审的，他给予我很多指点，使我受益匪浅。本来我的博士是想去读他老人家的，但是机缘没有成熟。不过他作为校外专家，也给了我很多鼓励。历史上还有很多善用柴胡的大家，利用柴胡剂加加减减、增增损损，可以治疗各种各样的疾病。为什么利用柴胡剂加加减减，可以治疗各种各样的疾病呢？就是因为"枢"与"开合"的关系。天下的疾病千千万万，但归纳起来，不外乎两类病，一个是"开"出了毛病，一个是"合"出了毛病。那"开"出了问题，"合"出了问题，归根结底后面是什么，"枢"出了问题。所以调动、转动枢机，就可以恰当地去调理开合，就可以治疗开合的问题，治疗太阳、阳明、太阴、厥阴病。所以这正是柴胡剂疗效好的秘密所在、少阳的秘密所在。这就是我稍后要讲到的胆的秘密所在。

少阳胆，它在五脏六腑里面是很特殊的。首先，我们讲到《六节脏象论》里面有一句话叫"凡十一脏皆取决于胆"。为什么？"心为君主之官"啊，"主明则下安"，可是你为什么来一个"凡十一脏皆取决于胆"？

胆有那么重要吗？胆有这样的决断性吗，胆为什么那么重要？这个问题我会解释的，你还没有思考透，因为"胆为中正之官"，胆为什么是"中正之官"呢？心为什么不能叫"中正之官"，这个"中正"是什么意思？我自己有个看法。就是我们有五脏有六腑，五脏属阴，六腑属阳。中医讲左阳右阴，所以心虽然是"君主之官"，但是它属于阴，按照阴阳来分，属阳在左属阴在右，都不在"中正"。那唯有胆，因为胆还有另外一个称号，奇恒之腑。它叫"腑"，腑就属阳，但是，奇恒之腑是实质，那是阴还是阳啊？五脏的功用是"藏精气而不泻"，六腑呢，是"传化物而不藏"。我们再看奇恒之腑的功用，它也是"藏精气而不泻"。虽然它是腑，但是它的功用跟五脏是一样的。所以，奇恒之腑严格来说，它是属阴的。所以在五脏六腑里面，唯独有一个胆是既阳既阴的，它就在"中正"，其他都有所偏。我理解这是它"中正之官"的来源，所以它能够主决断。只有居中、居正了才能够正大光明，才能够有一个正确的决断。所以，其他的腑不能主决断。道理就是这样。

我们清楚了这些之后，就可以在少阳上面大做文章。我们经常讲辨证。我们有种种辨证的方法，最先有六经辨证，六经辨证是最简洁、最简单、最明了的，而且是包含了一切辨证的，当然后来又衍生出脏腑辨证、八纲辨证。八纲辨证实际就在六经辨证里面，只不过是六经辨证另外一个说法，没有必要再去分八纲。还有卫气营血辨证、气血津液辨证……很多很多辨证方法。这个脏腑辨证主要指的是五脏六腑的辨证，没有牵涉到奇恒之腑的辨证。读《伤寒论》之后，我就觉得奇恒之腑在《伤寒论》里面很重要，只是没有被人发现。奇恒之腑里面，有脑、髓、骨、脉、胆、女子胞。我们的脑，西医把它作为中枢神经系统指挥部，主生命的决断。但是中医显然没有把它放在那么重要的位置。中医的重要位置在心，"君主之官"。而脑仅仅是一个奇恒之腑，这是中西医之间的一个差别。值得大家去细细品味。

我在读太阳、阳明两篇的时候，发现张仲景提出了一个"热入血室"的概念，就是月经前后，如果出现中风、出现伤寒，那么通过什么去解决呢？柴胡剂，当然也可以刺期门。这一笔如果大家没有重视就很可惜。就在这一笔里面，引出了奇恒之腑纳入六经体系的说明。我们可以很明显地看到张仲景对于奇恒之腑的描述。血室就是女子胞，是奇恒之腑。在女子胞出了问题的时候，张仲景是从少阳思考的，是用柴胡剂来解决的。那么为什么不从其他方面呢？这个我们就要考虑到它们之间的联系。因为胆是奇恒之腑里的一腑，我们说六腑相通，那奇恒之腑相不相通呢？大家要思考这个问题。这要从少阳去考虑，有没有考虑到胆和女子胞的关系，少阳跟女子胞，跟奇恒之腑的关系。关于这个问题，我一直在思考，我就自然联想到少阳跟骨、脉、髓、脑之间有没有关系呢？终于有一次机会来了。我记得是 2004 年，我有幸成为邓老（邓铁涛）的学生，邓老就派我去参加香山会议。大家知道这香山会议是科学界里面顶级的一个会议。这个会议一期、二期、三期都在讨论科学界最高端的问题，但很少有中医的议题。因为邓老的影响，那一次会议就专门有一期是讨论中医的问题，我很幸运地参加了。正好在去这个会议之前，有一个山东的病人打听到我。这是一位女性病人，她得了什么病呢？股骨头的巨细胞瘤。大家知道，这是一个大病，在开会的时候，我接手机，她说她已经到了香山。我们会议是在香山饭店开，她的哥哥带她来的，我就在香山饭店的大厅里面给她看病。说老实话股骨头的巨细胞瘤我也没治过，要怎么入手？西医是手术，但手术以后告诉她很可能复发。手术的意义有多大呢？所以，她们就毅然决然地要用中医来治疗。我当时体悟仲景少阳的时候也有所延伸，我想骨也是奇恒之腑，我能不能通过少阳去解决呢？我想尝试，确确实实，只能尝试，这是一个大症，对西医来说也是一个大症，也是世界性的一个难题。她疼痛在少阳的位置，股骨头以上这个区域，这个地方正是少阳循行的地方，更何况，《内经》还说除了肾主骨以外，胆也主骨。这就加深了少阳跟奇恒之腑的联系，我就选了柴胡桂枝干姜汤。昨天访谈的时候我说很惭愧，我很少用经方。我们在学习仲景学问的时候，某一个阶段一定要守住这个经方，但是如果永远在经方里面，那么我们又有违了圣意。张仲景说："虽未能尽愈诸病，庶可以见病知源，若能寻余所集，思过半矣。"他的《伤寒论》主要是要让我们见到病以后，知道根源，主要是教我们一个方法。所以，我们学习经方目的是为了超越经方。我们开始要知方，后来就要破方。这样才有可能获得自在。所以我实际上非常少用经方，但是一步都不离经方的法，一步都没有离开张仲景的六经，一步都没有离开十二经传。如果说用呢，我偶尔会用的就是柴胡桂枝干姜汤。我觉得这个方很妙。我读刘渡舟老的伤寒，他有一本书叫做《伤寒论临证指要》，那里面就讲到柴胡桂枝干姜汤。这个方子不好解的，又黄芩，又花粉，又牡蛎，好像乱七八糟，刘老当年也不明白这个方子，但发现他师父陈慎吾老先生很喜欢用这个方子，就问陈老这个方子怎么用。陈老就回答他，柴胡桂枝干姜汤就是少阳转到太阴，入阴转机的时候就用它了。我记住了，后来经常运用这个方，确实获得良效。所以我当时毅然选用了柴胡桂枝干姜汤。但这还不行，有些时候我们一定要法无定法，不拘一格，中医在治病的时候没有什么现成的东西，完全是灵机闪现。这位病人股骨头的巨细胞瘤已经很大了，西医要手术。中医有没有手术啊？中医也有手术，中医也有外科。所以我建议大家很好地去读一读《外科全生集》。这本书里面有个很好的方子，阳和汤。阳和汤是一张非常好的方子，是治疗阴疽的，治疗一切的阴证，实际上我认为阳和汤就是中医不用手术的"手术刀"。一切的阴证问题，要想剔除它，你就可以用阳和，慢慢就把阴证化掉了。所以说我要开方，真正用古人的成方，这里面有深意啊！我就用了柴胡桂枝干姜汤跟阳和汤合方，一味不增一味不减，这里我很规矩。方子开出去了，病人就开始吃。实际上这个病人我只见过她一次，从此以后再也没有见，都是她哥哥用短信跟我联系，隔一段时间跟我汇报一次，然后我再回一个短信，要不要加减、要不要增损。这个病人很有意思。就在这样的反馈过程中，她的疼痛逐步减轻，行动逐渐灵活，不过偶尔疼痛会有增加。我最多加过一点制乳香、制没药用来活血化瘀止痛，就这样来来回回，一直守前方。这个病人也就一年多的时间就痊愈了。不但是症状痊愈，最后拍片、做检查也完全正常。后来她的哥哥给我发了短信，说非常感谢，他说这是世界性的一个大难题，而你解决了，说了很多感谢的话。这是个不容易的事情，可是中医做到了。这个治疗指导思想从哪里来？就从《伤寒论》里来，从少阳来，从六经的"眼目"里面来。这是一个很成功的病例。

我再举一个例子，这个例子现在还在治疗中。深圳的一位病人，女性，60 岁，这是个宫颈癌病人，宫颈的肿瘤。小腹疼痛，阴道流血，流黄水，做西医检查确定是肿瘤。对这一类病人，我没有说一定不要她手术，或者不放、化疗。因为很多病人这样问的时候，是很难抉择的。肿瘤的病人确确实实很难治，哪怕刚才那样一个股骨头肿瘤的病人治好了，都不能够说是很轻松地治好的，有些时候，我们不能够排斥西医的方法。所以昨天我讲到刑礼的问题，中医尚礼，西医尚刑，刑礼互用。正好今天张主任到，张主任是政法委的，政法委的这条线是主刑，一个国家一个社会离开刑法它没办法长治久安，它需要刑，需要公检法。但一个社会更需要礼啊，没有道德、没有文明，那就彻底地完蛋了。如果我们做好了道德文明，那么公检法就可以摆在那里看，可以不用。但现实中我们很难达到这样的道德水准，所以要刑礼互用，对于社会的安定，对于人生的健康，是需要刑礼互用的。在肿瘤这个问题上，我也同意我师父的观点，不排斥西医，有手术指征的，需要放化疗的，未必完全拒绝，但中医是第一选择，中医自始至终是要选择的。如果肿瘤病人不选择中医，那就是一个天大的错误。所以对这个病人，我并没有说你一定留在我这里治疗。但是她本人拒绝做西医的任何治疗，包括手术，包括放、化疗。这无形中也给了我一种压力，都押在我身上了，如果我有闪失，生命的责任，我很难负担起，因为生命只有一次，没有办法复制。所以我只能说不选择中医是错误，是你自己放弃生命的保障，选不选择西医是另外一回事情，但中医是必须要选择的。这个病人我仍然从少阳去考虑，我照葫芦画瓢，用了柴胡桂枝干姜汤原方和阳和汤，两个方子，当然在这个过程中，有增损、有加减，那么最重要的是加了 2 味药，其一是浙贝，另一味药是卷柏，这是我自己的经验。浙贝和卷柏，在叶天士的医案里面有记载，叶天士治肿瘤，尤其是乳腺癌的患者是擅用大贝母、土贝母的。我一般喜欢用浙贝，浙贝就是大贝母。还用卷柏，卷柏这味药也是我过去的师父李阳波很喜欢用的，卷柏这味药又叫还魂草，还魂草的意思就是起死回生。它也可散结、活血化瘀等等，有很多作用。另外卷柏这味药辛平，它不伤正。曾经在若干年前，我用阳和汤加上这2味药治疗一个肺肿瘤的病人，他脖子上有个肿块，先是在桂林做了很长时间西医的治疗，但疗效不显著。最开始医生怀疑结核，但患者抗结核治疗不行，最后确定是肿瘤，就到广西医科大去排队手术。因为那个时候床位很紧张，要排队手术。排到一个多月之后，他找到我，我说从今天开始你一天都不能停中医，我就给他开这个方。结果吃了一个多月，手术前说再拍一个片子，看炎症消除了没有，然后手术。结果一看片子肿瘤没了，这一刀免了。所以卷柏跟浙贝是我比较喜欢用的，这2味药我用量比较大，浙贝90g、卷柏90g。这个病人是用柴胡桂枝干姜汤和阳和汤，再加卷柏和浙贝各90g，柴胡桂枝干姜汤都是常规的用量，10g、20g，阳和汤也是常规的用量，就这2味药剂量特别大。经过治疗到现在，应该不到半年的时间，疗效上看首先是阻断了病情的进一步发展，然后是机体整个情况大大改善了。血已经没有了，黄水也越来越少，疼痛、下坠、腹痛的感觉基本上消除，自觉症状有些是大大地缓解，有些是基本消除。1个月前，她在我那里住院，她做了一次B超检查，肿瘤不但没有增大，反而缩小。所以从阶段性治疗来说，在没有任何一种西医治疗方法、全部是中医治疗的情况下，取得了很好的疗效，这个病人的病情得到了全面的控制。

我凭什么对中医有信心？因为我看到中医不但能够解决西医能够解决的问题，而且还能够解决它不能解决的问题。西医认为不可以逆转的，我们可以。比如说肾衰，比如说肝纤维化，比如说双肾萎缩后中医双肾复原。这些都是我亲身经历的病案，难我会我不相信中医？不拍胸膛？这是不可能的！所以中医确确实实是一门神奇的学问，仲景的东西是宝贵的。我们拿到了它，千万不要丢掉。我们进了这座宝山，千万不要空手而归！

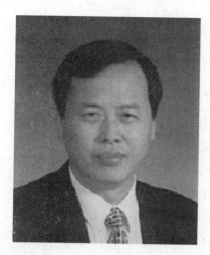

【名师介绍】

仝小林，中国中医科学院广安门医院副院长；国家中医药管理局内分泌重点学科学科带头人；中国中医科学院教授，博士生导师；国家"973"计划首席科学家。

论经方中的用量策略

中国中医科学院广安门医院　仝小林

非常感谢大会主席李赛美教授，也非常感谢各位来宾和同道！今天我和大家一起讨论经方用量策略的问题。我们这几年做"973"课题，主要就是研究经典名方的量效关系，这自然就涉及经方，也涉及量效。我们在这方面做了些研究，接下来就从以下几个方面来介绍：一个是经方剂量的考证；一个是量效关系；另外是经方用量的策略和临床用量的法则。

一、经方剂量考证

我们知道，中医这些年的发展是非常快的，我看到一个消息说现在中医年就诊人次是7亿人次，这个数字和十几年前比起来，增长了不少。从国家层面上看，国家对中医药发展高度重视，投入了大量的科技经费。像广安门医院，科研经费就差不多有 1.6 亿，今年我们又拿到了 26 项国家自然科学基金，所以国家的投入是非常大的。但是说来说去，中医药真正要想发展还是疗效问题。尽管我们做了"八五"、"九五"、"十五"、"十一五"，还有马上要开始的"十二五"，但是有多少疗效能够真正叫得响、过得硬？确实还是个问号。所以疗效仍然是个突出的问题，那么如何提高临床疗效，如何找到方药的合理用量，我们提的是合理用量，不是一味地大剂量，也不是一味地小剂量，而是找到合理的用量，构建方药的剂量理论。我们认为现在中医方药剂量理论基本上是个空白，仅散在的、零星的出现在古代文献里面。当然，现代方药少不了剂量，但是还缺乏一个系统的方药剂量理论。方药剂量理论中很重要的一点就是如何用量，这是医药卫生领域的重大需求，应该说也是摆在我们面前的一个迫切任务。中医方药的剂量，或者讲中医的不传之秘，就在用量，这里面也说出了方药的重要性。当辨证确定了，选方确定了，选的药也确定了，那么决定疗效的核心问题就是用量。而且，应该说中医已经到了走向量化的时代了，在这样的时代下，我们应该科学准确地掌握用量，这样才能更好地与现代科学、现代医学接轨。

"973"理论研究课题组组长傅延龄教授经过两年多详尽的考证，对《伤寒论》的经方剂量给出了最终的结论。这个结论很快就会在诸多专家鉴定下，付诸于世。历史上，从东汉以后，对于《伤寒论》一两的剂量从 1g、1.2g 到 3g 争论不休。现在教科书上讲一两等于 3g，还有个比较集中的意见是 15.625g。经过傅延龄教授团队方方面面的研究，将考古学家、度量衡专家、史学家、伤寒专家以及各个学科的文献专家的意见综合在一块，最后确定《伤寒论》的一两约为 13.8g。这是因为汉代的时候，一斤是 220g，按十六两计算，平均一两是 13.8g。这是经过文物的实地考察、若干经方药物的实测、文献资料的再研究、度量衡专家的权威论证后，得出的对一两具体剂量的合理分析。一两约为 13.8g 这样一个剂量标准即将发布。但是，为什么说约为 13.8g 呢？那是因为当时汉代的秤也不统一，有的是 220g 一斤，有的是 250g 一斤。而 15.625g 这种说法就是根据 250g 一斤的标准计算出来的。

那我们再来简单看一下《伤寒论》中非衡器具药物的实测。像半夏如果按一升是 200mL 来看，小柴胡汤里面的半夏是 67g。木防己汤里面石膏十二枚，按照鸽子蛋大小来算，而不是鸡蛋般大小来计算的话是 800g。这是我们药学部称得的。抵挡汤里面的水蛭三十枚，我们用的是河北的水蛭，称起来是 108g。《中国药典》（以下简称《药典》）规定水蛭用量是多少呢？13g。还有很多药，其在伤寒中剂量与《药典》规定剂量相差甚远。像教科书上的半夏 9g，要比张仲景时代的剂量小很多。

上次我在会上已经将考据的情况讲过了，就是说经过我们进一步的研究，尤其是傅延龄教授团队的工作，我们找到了一个基本的规律：在唐以前，方子的剂量特点是大小剂量并存，以汤剂为主，以大剂量为主；宋以后大小剂量也是并存的，但是以小剂量为主。林亿在《千金方》的序上曾经写过一段话："久用散剂，遂忘汤法。"经过宋代以后，散剂大规模地运用，导致了对汤法运用的陌生，这就不可避免的导致药用剂量的缩小，以至于中医在急危重症和疑难病前显得有些力不从心，阵地也逐渐缩小。傅延龄教授把从东汉以后，历代的度量衡做了详尽的考证，找到了源和流，以宋代作为一个截点。为什么以宋代为截点呢？因为宋代从官方，也就是从政府开始，推行散剂。大家看看《和剂局方》的方子，大部分都是散剂，散剂是汤剂一个非常大的变化，同时从另一个角度来说也是一件很有意义的事。因为散剂的量要比汤剂少 1/2 甚至 2/3，所以同样的方子，饮片和散剂的剂量会相差非常大。宋以后，经过 400 年的传承，再想恢复到宋以前的汤剂剂量，就非常困难了，所以整个剂量的范围就变得比较狭窄。这也不难理解，当一个固有的观念持续了很长时间的时候，想改变起来是非常不容易的。我们就是要通过《伤寒论》方剂剂量的研究，给大家一个观念上的提示，来重新审视剂量问题。从方药的疗效和用药剂量范围来判定，到底是很窄的剂量范围治病好，还是比较宽的剂量范围治病好。原则上是该小则小，该大则大。这是个非常值得探讨的问题。

举个例子来说，清代康有为给皇帝提建议要剪掉辫子，很多人不同意，因为这个大辫子已经几百年了，大家梳起来很舒服，所以剪辫子整整花了 50 年的时间。现在再看，我们谁的头上还梳辫子呢？谁还希望能够梳上辫子呢？当时剪辫子的时候，有很多老先生是怎么讲呢？说，"你要把我的辫子剪掉，你就把我的头砍掉。"后来呢，真正把辫子剪掉以后，那些人也没把头砍掉，但是说："我死的时候，一定要把我的辫子和我的尸体同葬，否则我的尸体是不完整的。"这个例子告诉我们，当一个观念持续了几百年以后，它就会形成这样的效果。我想通过我的讲座，使大家在剂量问题上形成一个清晰的观念：在宋以前，它是以大剂量为主，而且是以汤剂为主；宋以后是以小剂量为主，而且以散剂为主。这样持续了几百年，现在我们再想回到宋以前汤剂的剂量是非常困难的。就像我们跟老师学习，老师附子用9g，我们敢超过9g吗？我们老师黄连就用3g、6g，我们敢超过老师吗？长此以往就固定下来了，认为它是合理的，很难打破了。所以我觉得观念的打破是最关键的，我们需要在比较宽的剂量域内考虑中医的疗效问题。

二、量效关系的定义

提到量效关系，从化学药来说，量效关系非常清楚。是指在一定的剂量范围内，药物的量和效应成正比，这就是量效关系。但是中药的量效关系比起化学药物要复杂得多。复杂在什么地方呢？从药学角度来说，药物和对人体的作用是比较容易阐述清楚的，但中药的用量策略，要比现代药学复杂。中医看病，同样一个病，不同人开不同方，这反映了医生对疾病认识的程度。对辨证、选方、用药的把握反应医师的水平，这是医生针对病人疾病和病情的精确判断而给出用量的对策，是方药剂量理论的重要组成部分，也是考量医生临床水平的重要标准。什么样的病情下选择什么样的剂量，在疾病不同阶段如何转换它的剂量，这就是在考量医生的水平。所以说当辨证、选方、用药确定以后，合理用量就是确保疗效的关键所在。

在医生的头脑里，一定要考虑这样几个问题，都是和量密切相关的：一个是你用"精方"还是用"围方"。这是我提出的一个概念，这个"精"不是"经典"的"经"，是"精准"、"精巧"、"精确"的"精"；"围"是"大包围"的意思。我们不是说大方不好，大方是可以治很多疾病，而且在很多情况下是需要用"围方"的。为什么呢？当疾病需要长期治疗的时候，特别专一的药可能造成毒副作用，而分散的几个药，方方面面则照顾得比较周全。比如说解表的时候，如果一两按照13.8g计算的话，三两桂枝也就四十几克。两三剂药就能解决问题了，这时候你完全可以用单一一味桂枝来治疗；但是当你用桂枝汤治疗慢性病的时候，那可能就要使用"围方"了，原本桂枝45g，可能就要将桂枝改为9g，再加上羌活9g、荆芥9g、防风9g，这样就起到了减少毒性的作用。这种情况下，"精方"里面的五六味药就可能扩展成十几味，所以我们把它叫"围方"。"围方"有着很重要的用途。

选用"精方"还是选用"围方"？这取决于你对疾病的判断，是要短期运用还是要长期调理，是简单的疾病还是复杂的疾病，另外，是用汤方还是用丸散方。很多病人一看就是一两年的病程，对于这种慢性病，我从一开始就配成水丸，药效持久，而且也没有那么难喝。昨天我在门诊看一个1型糖尿病的小孩，4岁，身体瘦瘦的，靠胰岛素控制血糖，控制得很好，这么小的孩子喝汤药吗？时间短还行，时间长了小孩子接受不了的，煮散也不方便，我就把中药熬成膏，早晚各一小勺，这样可以吃上1年。对一些慢性病的治疗，我通常用丸、散、膏剂来治疗。但是对于一些急危重症的患者，或者病情不够稳定，需要着重稳定病情的患者，就用汤方。在汤方里面也有一个问题：是煮散好？还是煎汤好？虽然熬出来都是药汁，但是散剂和饮片到底有没有区别，这个情况我们正在研究。可能明年这个时候，我就会把研究结果汇报给大家。

煎煮汤剂里面，高、中、低剂量怎样选择？在临床上对于仲景方，不是千篇一律都用大剂量，有些病很轻，用小剂量就能解决问题，我们就采用如3g这样的小剂量，如果觉得力度稍显不足，可以采用9g这样的剂量。采用大剂量治疗毕竟是少数情况。

在临床中，要根据实际情况来决定用量，现在方药剂量研究之中，最主要的问题是方药用量偏小，用量范围偏窄。比如说我们很多药食同源的药，还有必要剂量规定的那么严格吗？其实很多药物尽可放手去开，大剂量是完全没有问题的，比如说山药有必要规定30g吗？山药拿它当饭吃不行吗？葛根粉，韩国人拿它来当早茶吃，有问题吗？鱼腥草、蒲公英，很多人不是拿它当凉拌菜吗？记得有一次我去上海会诊，我开桔梗24g，把那里的医生吓得够呛，桔梗24g！我说你到韩国，看看韩国的咸菜，用桔梗腌制的，一吃就是一盆，绝对不会低于我的24g，吃了有问题吗？没有任何问题！所以从整体来说，药典规定的剂量范围是偏窄的，是采取了宋以后比较小的剂量作尺度，这样在救治急危重症的时候，就会显得力不从心。所以我们需要探索中药的量效关系，实现合理的用量。关于这方面的研究不少，比如说麻杏石甘汤，这是天津一附院马融教授和李新民教授做的研究。与低剂量相比，麻杏石甘汤中剂量的疗效会好得多。比如3～6岁的小孩，麻黄用到9g，剂量不小吧？结果疗效非常好，不但没有副作用，而且肺炎恢复的时间要比小剂量快得多。我们课题组的吴咸中院士，牵头研究大承气汤的药物剂量问题。实验结果显示，与大黄一次性给药60g的大剂量方剂相比，小剂量疗效要快得多，通便时间也更短。大黄附子汤中所用大黄，按照低、中、高剂量一两为3g，9g，15g来计算，对慢性肾功能不全患者肌酐下降的速度是随着剂量的增加而增快的。所以，在急危重症的治疗上，剂量的研究还有较大的空间。我们习惯于用一两等于3g这个剂量，但能不能取得最佳的疗效，能不能将病程缩到最短，可能我们还没有很好地思考。因此，我们还要做很多的研究，一是要把病拿下来，这是有效性；二是要有把握，这是安全性。在有效性和安全性之间，我们要找到最佳的用药剂量，这是我们探索的目的和目标。

三、经方中的用量策略

张仲景的伟大不仅体现在伤寒方的有效和辨证、选方、用药的准确，还体现在用量上的精准，直到现在仍然很值得我们去研究和探索，经方的用量策略是我们学习经方的一个重要内容，可以说是必修课。如果只讲怎么辨证、怎么选方，那还不到位，一定要讲用量，这才是一个高明医生的作法。我把经方用量的问题概括为：随病施量，随证施量，因势施量，因人施量，因药施量，因剂型施量，因药物反应施量，因服用方法施量，因方药配伍施量。

（一）随病施量

应用半夏止呕的时候，一两左右就够了，但是在安眠的时候可能需要二两；柴胡小剂量可以升提，大剂量可以退热。针对不同的证型，用量不同。像桂枝汤，用于太阳中风时桂枝用三两；而在桂枝加桂汤里，桂枝用五两。两方在其他组成一样的情况下，只是动了桂枝的剂量，主要的依据就是病情。解表和营就用三两；而汗后伤阳所致的奔豚，就用五两以平冲降逆。桂枝是君药，理论上来说，君药剂量的增加，跟它主治方向是一致的。而臣药剂量的增加或者减少就有两方面的目的：一是增加君药的治疗力度，跟它主治方向是一致的；另外一个，治疗君药未顾及的症状，比如说麻杏石甘汤，除了发热以外，还有喘，还有咳，这时候就要在麻黄和杏仁的剂量上进行调整，但都是朝着一个方向走的。像厚朴三物汤，痛而闭者，厚朴三物汤主之；支饮胸满，厚朴大黄汤；而且跟它同样组成的还有小承气汤，这是针对于燥屎相对轻的。同样 3 味药，只是剂量有所变化，功能就不相同，根据具体情况，调整方药的剂量，就可起到不同的治疗作用。所以药物发挥何种功效，取决于它所治疗的疾病，我们对剂量进行调整就可以达到最大功效。

一个女孩，23 岁，面部痤疮 5 年余，是很严重的痤疮，并且便秘严重，四五天一行。辨证是半夏泻心汤证。我用了大剂量的黄连、黄芩，因其便秘很重，酒大黄用了 15g，吃了四五剂以后，大便每天 1 次，而且痤疮明显减轻。这个时候黄连、黄芩的量就减了下来，黄连 6g、黄芩 9g。仍维持原方：清半夏 15g，黄连 6g，黄芩 9g，党参 15g，厚朴 30g，枳实 30g，酒大黄 15g，炙甘草 15g，生姜 5 大片，共服药 14 剂，面部痤疮减轻 80%，便秘明显好转，大便每日 1 次，精神转佳，睡眠改善。

还有治糖尿病，这个病人 57 岁，6 年前因为呕吐在医院查出了糖尿病，一直服用格列喹酮治疗，我查了她的糖化血红蛋白是 8.9%，餐后 2 小时血糖 16mmol/L，主要症状就是胃胀，无食欲，多梦，眠差，大便干，1~2 天一行。这个病人辨证为脾胃不和，我用半夏泻心汤加减治疗：清半夏 15g，黄连 45g，黄芩 30g，干姜 12g，党参 30g，知母 30g，枳实 15g，炒白术 30g，酒军 6g，炒枣仁 30g，炙甘草 15g。病人连续服了 45 剂药，胃胀基本消失，睡眠正常，大便正常，糖化血红蛋白 7.2%，餐后 2 小时血糖 9.8mmol/L，后来又继续服用了 2 个月，血糖控制达标。

所以中药和化学药物也有相似的地方，只有达到一定的剂量才能发挥作用。我们用黄连调胃时，通常用 1.5~9g；而降糖的时候通常用到 15~45g，最大剂量可以用到 120g，不过一般只用非常短的时间，这种情况下，降糖的效果是绝对可以和西药媲美的，而且降糖速度非常快。对于初发糖尿病患者，不管血糖多高，哪怕有酮症酸中毒，只要不出现昏迷，我们全部上中药。二十几年来我们就没有上过西药。当然中药治疗 3 个月后血糖还是降不下来的，也要考虑配合西药治疗。

这是个急性化脓性扁桃体炎的患者，女性，38 岁，高热 5 天，最高体温 39.8℃，症状是头痛，汗出，面红，口渴，恶心，舌红，苔薄黄，脉沉数。在急诊室用了几天抗生素，高热还是降不下来，各方面都表现为热毒内壅，因此，我用了大柴胡汤加减：柴胡 50g，黄芩 15g，川军 6g，枳实 15g，白芍 15g，清半夏 9g，生石膏 30g（包煎），生地 30g，金银花 30g，马勃 15g，山豆根 9g，竹叶 6g。考虑为扁桃体炎，所以用了马勃、金银花、山豆根之类的药物。她下午 1 点钟开始服药，到 3 点钟热就退了，体温降至正常；服药 4 剂后，病就好了。这是关于大剂量柴胡退热的案例，在治疗肿瘤发热时补中益气汤也时常用到。

我记得在上次经方班的时候举了一个例子，一个 16 岁的女孩子患了重感冒，全身寒战，卧床不起。我们可以用 7 天的时间治疗，但是她要上学，我们的目标就是 1 天治好，1 剂药就让她站起来，那么麻黄汤中麻黄就用 30g。有人说感冒 3 天痊愈就是快的了，但是我们的目标是 1 天，所以我们的评判标准不仅仅是疗效，还要有时效。

这是个胃癌术后的患者，女性，52 岁，持续发热半年，她在 2000 年行胃癌切除术，2007 年发现肿瘤转移至腹股沟、腹膜后、肝门等处，半年前出现发热，体温最高 40℃，一直服用小柴胡汤加减治疗没有效果。她的症状主要表现在发热前恶寒，身体疲惫，精神萎靡，不能保持坐姿，需要在家人的搀扶下才能走路，周身疼痛，舌淡，苔白，脉虚细无力。我用补中益气汤加减：黄芪 45g，炒白术 15g，红参 6g，柴胡 9g，升麻 6g，陈皮 9g，附子 30g，炙甘草 15g。这里柴胡用了 9g，目的不在于退热，而是用来升阳。这个病人服了 3 剂药后，体温降至 37℃；继续服药 4 剂，精神好转；又服药近 2 月，期间没有发热，体温波动在 36℃～37℃，体力及精神状态明显改善，生活能够自理，还可以做轻体力劳动。

糖尿病的病位主要在胃肠，对于肥胖体型的人来说，多数都是吃出来的疾病，所以大黄黄连泻心汤是重点应用的方剂。

这是一个医药公司的老总，诊断糖尿病 1 个月，他餐后 2 小时血糖是34.99mmol/L，症状是口渴，口苦，乏力，小便频数，大便干，舌红，苔黄，脉滑数。我们当时的目标是不上胰岛素，不用西药，方剂如下：黄连90g，酒军 3g，黄芩 30g，知母 60g，山萸肉 30g，葛根 30g，西洋参 9g，桑叶 30g，生姜 30g。黄连用了 90g，生姜用到 30g，以避免苦寒伤胃。14 剂以后，空腹血糖变为 6～7mmol/L，餐后血糖为 9～12mmol/L，降糖速度是我们没有想到的，非常快，关键是能不能掌握药物的最佳剂量。关于药物剂量的副作用，我们曾经做了二甲双胍与黄连胃肠道副作用的对比，服用二甲双胍 120 粒，胃肠道发生副作用的占为 8%；服用黄连 30g 配伍生姜，胃肠道发生副作用的占 2%，远远低于服用二甲双胍。由此说明，黄连配伍生姜，副作用就没有那么显著了。

这个女性患者，57 岁，胃寒、反酸 10 年，伴手足易凉，恶冷食，舌淡，脉沉细。西医诊断为慢性浅表性胃炎。用黄芪建中汤加减：黄芪 30g，桂枝 30g，白芍 30g，炙甘草 15g，黄连 1.5g，吴茱萸 6g，附子 30g（先煎8 小时），煅瓦楞子 30g（先煎），白及 15g，生姜 30g，大枣 10 枚。因为有反酸，我合用了左金丸，其中黄连只用了 1.5g，另外桂枝、附子、生姜的剂量都很大，1 个月以后，反酸症状消失，手足凉症状明显好转。

连续几个患者我都用了黄连，但是剂量不同，从黄连的用量上可以看出，从 1.5g 到 90g，这样大的跨度是针对不同疾病和疾病的不同阶段来选择使用的。

（二）随证施量

根据主症的轻重来考虑用量。《伤寒论》中四逆汤和通脉四逆汤，药物组成完全相同，只是剂量不同，通脉四逆汤里用干姜三两，四逆汤里用一两半。当阴阳格拒、脉微欲绝的时候，就要相应加大干姜、附子的用量。姜是个好东西，对于虚寒性胃痛疗效很好，我告诉很多患者，对于症状比较轻的如能长期嚼带有甜味的姜片胃痛就能治好。但若是虚寒性胃痛很严重的患者，那姜就要用到量，一片、两片肯定解决不了问题。就像喝普洱茶一样，有人问普洱茶能不能降糖、降脂、降压，我说肯定能，但是一定要达到那个浓度，否则清清淡淡的普洱茶是不可能有效果的。还有

《伤寒论》中的桂麻各半汤、桂枝二麻黄一汤，这都能体现仲景在用量上的斟酌考虑，而且用的非常精准。现在我们临床，经常看到很多方子从头到尾几乎都是一个剂量，几个月或者半年还是那个剂量，显然没有根据病情变化做出调整，一出手就是 9g、9g、15g、15g……所有药都是同一个剂量，这体现了对疾病的把握不够精准。再来看看大、小青龙汤，它们都有解表的作用，大青龙汤表寒症状更重一些，麻黄用到了六两，而小青龙汤只用三两。

我们在作"973"课题时，用不同剂量的葛根芩连汤加减来治疗胃肠湿热型糖尿病。我们一共做了 220 例患者，分为大中小 3 个剂量，经方上的 1 克分别相当于现在的 3g、9g、15g，如果按中剂量（9g）计算的话，剂量分别是葛根 72g，黄连 27g，黄芩 27g，炙甘草 18g。小剂量、大剂量也是按着这个方法推算，我们还配伍了干姜，主要是防止苦寒伤胃。

有一个患者，男，48 岁，血糖升高 1 年，服用瑞格列奈 1mg tid 治疗，空腹血糖波动在 6.8～7.2mmol/L，餐后血糖波动在 10～13mmol/L，糖化血红蛋白 7.5%，口干，口黏，大便偏稀，小便色黄，舌红，苔黄微腻，脉数。辨证为胃肠湿热，拟中剂量葛根芩连汤：葛根 72g，黄连 27g，黄芩 27g，炙甘草 18g，干姜 4.5g。服上方 2 个月，口黏、大便稀症状明显改善，血糖下降，空腹血糖波动在 6～7mmol/L，餐后 2 小时波动在 7～9mmol/L，糖化血红蛋白 6.2%。湿热型糖尿病很常见，特点就是舌苔黄厚腻，而传统上的气阴两虚证的确很少见了。原因在哪里呢？第一，"三多一少"症状越来越少了，或者说只有"三多"，"一少"的症状没有了，西药一下去，就不再走"一少"的过程；第二，早期发现，现在患者往往还没有出现明显的糖尿病症状就已经发现了血糖异常，早期发现、早期干预，所以很少出现真正意义上的气阴两虚症状。

董某，男，54 岁，4 年前诊断为糖尿病，未接受药物治疗，口干，口苦，欲饮水，大便黏，纳、眠可，舌红，苔黄厚腐腻，脉弦滑数。糖化血红蛋白 12.1%，辨证为胃肠湿热证，针对 12.1% 的糖化血红蛋白，我们采用葛根芩连汤大剂量的方案：葛根 120g，黄连 45g，佩兰 9g，干姜 7.5g，红曲 9g。经过 3 个月的治疗，糖化血红蛋白降到 6.3%。糖尿病的降糖治疗，不夸张地说，中药完全可以独当一面。

这是一个梅尼埃综合征的朝鲜患者，50 岁，由于精神刺激，过度劳累而引发眩晕，在西医医院检查为梅尼埃综合征，眩晕发作时，天旋地转，上吐下泻，两年多来严重影响工作。诊查舌脉：舌淡胖大，边有齿痕，苔白厚腻，脉弦滑，这是痰饮的表现。我看到前医用的也是经方加减，是苓桂术甘汤：云苓 15g，桂枝 9g，白术 15g，炙甘草 9g，法半夏 9g，生姜 15g，丹参 15g，炒扁豆 15g，但是患者服用很久也没有疗效。据我看这个方子用得很好，辨证、选方、用药都没错，我就给她调整了剂量，方药稍作改动：云苓 120g，肉桂 30g，生白术 120g，泽泻 60g，人参 30g，制附子 30g，炙甘草 15g。开了 7 剂，看看疗效怎样。7 剂过后，她头晕明显改善，继续吃 7 剂，然后剂量减半，又服了 14 剂，眩晕消失了。后来制成蜜丸，每天服蜜丸 27g，巩固疗效，到现在已经完全好了。所以在辨证、选方、用药准确的情况下，疗效就取决于药量。现在很多临床医生辨证处方是没有问题的，但可能就是剂量运用不合理，影响了疗效。

这是一个运用乌头汤加减治疗糖尿病周围神经病变的案例。张某，女，58 岁，10 年前诊断为糖尿病，1 年前出现下肢疼痛，发凉，间断发作，双下肢浮肿，偶有双手麻木。大便不成形，3～4 次／日，糖化血红蛋白 6.2%。这个病人最大的特点就是疼痛，用乌头汤合黄芪桂枝五物汤加减治疗：制川乌 15g，制草乌 15g（先煎 8 小时），桂枝 30g，白芍 30g，生芪 30g，鸡血藤 30g，炙甘草 15g。治疗 3 个月，症状基本消失。

郑某，男，50 岁，双下肢疼痛、发凉 3 年，加重 1 年。患者糖尿病 15 年，3 年前出现双下肢疼痛，疼痛难忍，酸困乏力，麻木发凉，如冒冷风，夏日三伏季节包裹两条厚裤仍无法缓解，天气稍凉则冷痛加重，常因冷痛难耐而彻夜不眠。这个属于寒入骨髓、经络瘀阻证，仍以乌头汤合黄芪桂枝五物汤加减治疗：制川乌 30g，制草乌 30g（先煎 8 小时），黄芪 90g，川桂枝 30g，白芍 30g，鸡血藤 30g，葛根 30g，生姜 3 片。用药以后，患者症状有所改善，但仍疼得厉害，双下肢发凉改善不明显，变天后仍感加重，于是，我把每味药的剂量调整到 60g，1 个月以后疼痛明显缓解，疼痛时间缩短，仅 3～5 日发作 1 次，双腿酸困程度减轻、范围缩小，自觉下肢较前有力。

关于乌头的用量，我们曾经用到过 120g。这是一个山东的患者，是个大学校长，双腿疼痛、麻木，来诊的时候连自杀的想法都有。应用此药连续服8个月症状缓解。有些病只要辨证准确，就可以逐渐加量，当你觉得这个量可以，就坚持用下去，一直到症状缓解，然后再逐渐减量。从安全性角度来考虑，用药应先递增，然后递减。

（三）因势施量

这是针对病势的，病势急、病情重，就要加量；病势缓、病情轻，用量就可以小。我们来看看仲景是怎么用的，大承气汤，大黄用量是四两，但在栀子大黄汤里，大黄用量一两。大承气汤是痞、满、燥、实、坚具备，甚至病人会出现谵语、狂躁的表现，这时候就要用大承气汤急下存阴；而栀子大黄汤用来治疗"心中懊侬"，相对没有那么急迫，所以用一两大黄。

我在中日友好医院18年了，各个科室无数次请我会诊，其中外科的会诊条累计起来就有五百多个。比如说普外科就会经常遇到手术后肠粘连、粘连之后肠梗阻等等疑难的情况，怎么办？第二次、第三次手术？这些病人已经到了痛、胀、闭的程度，要急下存阴，我会诊经常用：生大黄30～60g，厚朴30～60g，芒硝30～60g，枳实30g左右。为了安全起见，要病人每天分4～6次喝完，以大便通为度，中病即止。所以虽然给了60g大黄、芒硝，但是一次的服用量也就是15g左右，每3小时给1次，看看情况，如果大便通了，连续五六次，甚至七八次都是水泻便也没关系，但是不要再给药。我们已经用了很多病人，非常安全。我和吴咸中院士合作"973"项目的时候，大黄用到60g也没问题。吴咸中院士是中西医结合急腹症的奠基人，搞急腹症的，他说一次性大剂量给药最好，大黄用过120g也没有任何安全性问题。所以对于急症，重症——大承气汤、稍微轻一点的——小承气汤或调胃承气汤，往往一两剂药就能见功夫。

还有大黄牡丹汤，大黄用到四两；而在下瘀血汤里，大黄只用二两。大黄牡丹汤主治肠痈，瘀血将成脓或已成脓，其病势紧急，如果救治不及时就会危及生命；下瘀血汤主治产后瘀血结于脐下，病势相对较缓，所以用量相对较小。

这是个糖尿病胃轻瘫的患者，1型糖尿病4年余，间断性呕吐，餐后即吐，呃逆频频，不能进食任何食物。平时患者就吃少量的流食，喜热食，腹痛，腹泻，近半年内体重从 65kg 降到 48kg，舌淡，苔白，舌底瘀滞，脉细弦涩。我辨证为脾肾阳虚，胃虚气逆，用附子理中汤合小半夏汤、旋覆代赭汤加减：淡附片 30g（先煎 8 小时），干姜 30g，红参 15g（单煎兑入），白芍 30g，炙甘草 15g，清夏 15g，云苓 60g，旋覆花 15g（包），代赭石 30g（先煎）。这个病人吃了 2 剂药，呕吐就止了；连服 14 剂，期间只有 1 次呕吐，后来调整了方子，体力逐渐恢复；2 个月以后开始长肉了，而且长得很快。患者是外地的病人，我不放心外地的药，所以嘱咐附子先煎 8 小时。一般情况下，附子先煎 2 小时就可以了。实际上我们研究得出的结论是附子先煎 40 分钟就够了。但是有些地方会把制附片抓成生附子、制川乌抓成生乌头。我就碰到过这种情形，很危险的。为了防止毒副作用的发生，我就直接让患者小火煎 8 小时，这样即使是生附子也变成制附子了。

接下来这是个腹胀的病人，王某，女，30 岁，腹胀 2 年，呃逆或矢气时减轻，大便干，2～3 日一行。辨证为胃肠气滞、腑气不通，以厚朴三物汤加减：厚朴 15g，生大黄 6g（后下），枳实 15g，炙甘草 15g，桃仁 9g，莱菔子 15g。大黄只用了 6g，量并不是很大。患者服药 1 月，腹胀消失，大便正常，后未复发。

第一个病人为重症胃轻瘫，治疗应该迅速止呕，减轻患者痛苦，所以用大剂量；第二个病人病势不急，病情较轻，所以用平和剂量调整。

（四）因人施量

同样的方药，老年人、儿童和成年人的剂量是不一样的，体质强弱用量也是不同的。所以《伤寒论》中三物白散下面的注释"强人半钱匕，羸者减之"，四逆汤方后注释也是"强人可大附子一枚，干姜三两"，还有十枣汤中"强人服一钱匕，羸人服半钱"，桂枝附子汤去桂加白术汤也强调"附子三枚恐多也，虚弱家及产妇宜减服之"。这就告诉我们要注意病人体质的变化。

孙某，男，10 岁，2 年前因多食查血糖升高，诊断为 1 型糖尿病，用胰岛素治疗，空腹血糖波动在 6～8mmol/L 之间，症见体力不支，口渴。

辨证为气阴两虚，处方以干姜黄连黄芩人参汤加减：干姜 1g，黄连 1.5g，黄芩 2g，知母 2g，西洋参 1.5g，三七 1.5g，山萸肉 2g，肉桂 1g，酒军 0.5g。3 剂，制水丸，每日分 2 次服，长期服用，配合胰岛素控制血糖，预防并发症。我只用了 3 剂，而且剂量非常小，对于一个 10 岁的小孩子这就足够了。

王某，女，8 岁，哮喘间断发作 4 年，每次受凉后哮喘易发作，怕冷。辨证为寒痰郁肺，用射干麻黄汤加减：北射干 9g，炙麻黄 6g，生姜 5 片，清半夏 9g，炙紫菀 15g，五味子 9g，炙冬花 15g，云苓 15g，苏子 9g，葶苈子 9g，大枣 3 枚。因为病情不是很重，我同样取的是小剂量。患者夏季连续服了 2 个月，接下来整个冬天没发作。相比以前，每个冬天发作 5~6 次，效果是很明显的。

这是一个免疫性肺间质纤维化的病人。女，46 岁，气喘、咳嗽 2 月余。来诊时感冒未愈，气喘、咳嗽加重，不分昼夜，怕冷，背寒。我同样用射干麻黄汤加减：北射干 15g，炙麻黄 9g，生姜 5 片，清夏 15g，炙紫菀 15g，五味子 15g，炙冬花 15g，北细辛 3g，水蛭粉 3g（分冲），三七 15g（分冲），川贝 9g，黄芪 30g，化橘红 30g。我用的剂量相对大一点，服药 1 个月，气喘、咳嗽症状基本消失，自觉呼吸顺畅，背寒、怕冷较前改善。同一个处方，不同情况要调整剂量。

（五）因药施量

《神农本草经》将药物分为上、中、下三品，上品药物有一些是养生的，但也有一些有毒的药品被划为上品，上品药药食同源，像怀山药、枣仁这些，我们可以适当放开，剂量可以放宽；而中品药剂量则应严格把关，比如砒霜、雄黄、硫黄、蟾酥等等；下品药用量需精细掌握，像麝香、牛黄等等。但毕竟我们大多数时候开的药都是无毒或是小毒的药，所以《神农本草经》这种分类思想是非常可取的。但是现在《药典》就没有这种思想，对药物没有区分对待，比如山药《药典》规定最大剂量 30g；百合最大剂量 12g，我们平时炒菜的时候可能都已经超过 12g 了；山楂最大剂量 12g，这些规定都有必要吗？还有赤小豆 30g，我们吃小豆饭的时候不知超了多少呢！还有薏苡仁 30g、马齿苋 15g、莱菔子 9g、葛根 9g、生姜9g、苏叶9g……我们平时做饭不知放了多少生姜，还经常用苏叶包饭吃，从没发生过中毒的情况，你说这样规定用量有必要吗？而作为药物使用时，如果不达到剂量就不会起效。我也看过一些文献报道，药物用量超过药典规定很多，也都非常安全。《伤寒论》里关于药物的用量很有讲究，比如巴豆一分，这类作用峻猛的药物确实要引起注意。而一般药食同源的药物就没有必要限制得这样严格了。举个例子，酸枣仁二升实际称量后约188g，也就是说《金匮要略》中的酸枣仁用量为188g，所以用酸枣仁汤治疗焦虑、失眠时，酸枣仁的剂量就应该大些。

鞠某，男，47岁，失眠3年，加重1年。因工作压力大，经常熬夜致睡眠不佳，近1年来失眠加重。症状表现为入睡难，易醒，每晚仅睡2～3小时，双目干涩，大便偏干，易心悸。辨证为心肝血虚，以酸枣仁汤养血安神：炒枣仁90g，川芎30g，知母30g，茯神30g，五味子30g，炙甘草15g。我让他晚饭后和睡前各服1次，患者晚饭后喝完就开始迷迷糊糊的，然后睡前再加强一次，就睡得很好了。治疗失眠，不要整天去服，早上服药叫病人怎么睡呀？应该傍晚服药，睡前再服一次，这样就会事半功倍。这个病人服药7剂睡眠质量明显改善，每晚可睡4～5小时；继续服药14剂，睡眠问题基本解决。

再来看看这个胸腔积液的患者，姜某，男，17岁，因"右侧胸痛伴低热、干咳半月，加重4天"入院。症见干咳，咳则右侧胸痛加重，伴胸闷，憋气，低热，纳呆，小便黄，大便正常，舌红，苔薄黄，脉滑数。查胸透示：右侧胸腔第4肋以下斜行阴影，右胸腔积液。拟方十枣汤：大戟、甘遂、芫花各1g，共研细末，大枣10枚，将枣肉煎煮如泥后，以枣汤送服药末。芫花、大戟、甘遂都是非常峻烈的药物，故本方剂量非常小。当天服了3g以后，过了40分钟就开始泄泻；第二天早上用了6g，2小时后就吐出黄水一大碗，此后又泄泻2次；再过2天又做胸透，胸腔积液基本消失；10天以后出院，随访身体状况良好。

（六）随剂型施量

中药方剂剂型很多，有散剂、有膏药、有丸丹，这些和汤剂的剂量是不同的。所谓："汤者，荡也，去大病用之；丸者，缓也，舒缓而治之。"

一般临床如果用散剂，用量相当于汤剂的 1/3～1/2；丸剂相当于汤剂用量的 1/10。《伤寒论》抵挡汤用水蛭、虻虫各 30 个，桃仁 20 个；而抵挡丸水蛭、虻虫各 20 个，桃仁 25 个。我们量了河北的水蛭，30 个正好是108g。我认为虻虫、水蛭这种药物最好是打成散剂冲服，而不是煎煮，我们用过 30g 水蛭给病人，没有任何不良反应，我们正在研究 108g 水蛭是否会引发副作用的问题，估计明年就会拿出一个结论。另外，根据宋代应用散剂的经验，煮散确实可以节约药源，我们这么大的国家，中药资源非常紧缺，好在宋代的医家给我们提供了一个非常好的方法，就是煮散。如果煮散能够盛行，那起码可以节省一半的药材资源。因为煮散的用量大约是汤剂的一半，煎煮的时间也相应缩短，我们初步研究，只要水量加足，一般一次性煎煮 15 分钟就足够了。

不知道现在大家怎么煎汤，我们煎汤就是一次。先浸泡 1 个小时以上，然后大火烧开，换成小火再煎 1 个小时，为什么煎煮一次？因为仲景的煎服法里没有煎煮 2 次的，都是 1 次，我也一直在考虑，为什么煎煮 1 次是最好的呢？后来我遇到了福州大学饶平凡教授，他是搞蛋白质、食品研究的。他举了一个非常生动的例子，他说："你煮鸡汤的时候，难道还要煮两三次再兑在一起喝吗？"显然不用，我们汤药也是一样，起码节省了一半的能源和时间。我的很多博士后、博士都在做这方面的研究，比如说葛根芩连汤的煮散研究，探讨经方煮散与现代常规煎煮方法之间主要成分溶出量的关系，探索节省药源的途径。最后得出结论：对于葛根芩连汤来说，饮片粉碎后用于汤剂煎煮相比直接饮片煎煮至少可以节省 1/2 的药源，而且更便于临床应用；煮散所用时间短比家庭常用煎煮方法节省一半以上；煮散操作过程简便、易于推广。

傅某，女，49 岁，血糖升高 3 年。平时空腹血糖在 8mmol/L 左右，糖化血红蛋白 7.7%，一直未服药，仅饮食、运动控制。患者形体偏胖，大便黏腻，舌红，苔黄腻，脉弦滑数。拟方葛根芩连汤加减：葛根120g，黄连 45g，黄芩 45g，炙甘草 18g，干姜 7.5g，红曲 15g，苍术15g。3 个月后，大便已经正常，腻苔也化了，体重下降 3kg，糖化血红蛋白 6.7%。血糖控制后，改成水丸：干姜 9g，黄连 30g，黄芩 45g，知母 45g，花粉 45g，三七 9g（分冲），西洋参 9g，葛根 45g。每次服用

9g。服用半年，患者糖化血红蛋白 6.0%。这个患者起初血糖高，所以用大剂量汤剂，黄连用到 45g 以荡涤病邪；待病情平稳了，减轻用量，改成水丸，黄连平均每日用量下降为 3g。

（七）根据服药反应施量

在辨证准确的前提下，当服药效果不明显的时候，就要加量，当然不是无限制的加量，中病即止或中病即减，以知为度，尤其是一些毒药，更要密切关注病者服药后的反应。昨天我就碰到个病人，是糖尿病神经末梢的病变，真是寒入骨髓，我给他附子 120g 用了 1 个月，他一点反应都没有，这种情况就要谨慎加量，如果取得疗效，也要逐渐减量。这与我刚才提到的大承气汤，大便一通就马上停止，是不一样的。仲景有很多根据服药反应而逐渐加量的论述，如瓜蒂散中的"不吐者，少少加"，苦酒汤里的"不差，更作三剂"，栀子豉汤类方中的"得吐者，止后服"，麻子仁丸中的"渐加，以知为度"，白头翁汤中的"不愈，更服一升"，乌头桂枝汤中的"不知，即服三合，又不知，复加至五合，其知者，如醉状"……这些都是根据疾病的反应情况来增减的。

举几个临床上的例子，许某，女，34 岁，周身疼痛，怕冷 2 年。她是产后受了风，非常怕冷，连门都不敢出，到夏天还穿着厚衣服，稍一活动就出汗，我用了乌头汤合黄芪桂枝汤加减：制川乌 30g，黄芪 45g，桂枝 30g，白芍 45g，鸡血藤 30g，当归 20g，羌活 30g，防风 12g，炙甘草 15g，生姜 3 片。服了 1 个月的药，她症状没有明显改善，还是特别怕冷，我就把制川乌量增至 45g，还加了独活 30g，但还是效果不明显；我又把制川乌的量增到 60g，再吃 1 个月，这下病人觉得疼痛减轻了；又吃了 1 个月，已经可以止住疼痛了，这时就不再加量，守住这个剂量巩固疗效。

我们在不确定病人服药反应的情况下，可能需要试药，但对于一些急重症，可以一剂处方给足剂量，一次全部煎煮，根据病人的反应情况，决定增量或者是减量，这样也可以节省病人再次买药、煎药的麻烦。这个"一剂"的量可能是两三剂的量，我称之为"预服量"。"预服量"病人未必要全部喝掉的，仲景在《伤寒论》中大、小承气汤证提到："得下，余勿服……初服汤当更衣，不尔者，尽饮之，若更衣者，勿服之"，在甘草麻黄汤里也提到："煮取三升，温服一升，重覆汗出，不汗，再服"；桂枝汤中"若一服汗出病差，停后服，不必尽剂。若不汗，更服依前法。又不汗，后服小促其间，半日许，令三服尽"……所以你看仲景的用量，确实已经到了出神入化的境界，他1剂药可能用到一半就不用了，也可能用到1/3就不用了，也可能叫病人全部喝光。

这是个急性不全肠梗阻病人。张某，男，47岁，腹胀，便秘伴呕吐9个月，加重4日。他9个月前吃羊肉串后淋雨，继而出现呕吐，胃肠绞痛，诊断为不全肠梗阻，后来反复发作，4天前因饮食不慎，再次出现腹胀，胃肠绞痛，症见腹胀如鼓，时时绞痛，呃逆频繁，呕吐食物残渣，腹部肠型明显，大便4日未行，舌暗，半剥苔，脉疾。患者痛、胀、闭都有了，我用了大承气汤合大黄附子汤加减：生大黄45g，厚朴30g，枳实30g，芒硝15g（包），附子15g，桃仁15g，生姜5片。交代患者1剂分4次服用，大便通下则止后服。如果服至第二剂有了大便，就去掉芒硝，余药均减为原量的1/3。这病人服用1/4量以后，2小时大便就通下来了，泻出水样便8次，腹中肠鸣，剩下的3/4量就没有再吃，后来以丸药来巩固剂量，这就是我说的"预服量"。

（八）服药方法影响用量

方剂的服药方法并非一成不变，有的是1剂药分几次服用，还有的是相同的剂量采用不同的服用方法，形成不同的血药浓度，最终疗效也有差别。我曾经治疗小儿高热，1剂药让患者分8次服用，每3小时服1次，这样就可以很好的把握剂量。

高热的患者1天给1次显然是少了，2次可能它的血药浓度也不够，甚至3次都不够，最好是分多次给，这样才能形成一个比较高的血药浓度。再看看仲景在乌头煎方注写的："不差，明日更服，不可一日再服。"对于这种毒性药物，即使没有疗效，当天也不要再服了，到第二天、第三天再说，生姜半夏汤中"分温四服，日三夜一服"。我们现在告诉患者服药，往往就是早晚各1次，或饭前、或饭后，这种方式服药对于很多危急症是不合适的，应该根据病情的严重程度来决定怎样服药。像上述这例急性肠梗阻病人，吴咸中院士的经验就是顿服，这样效果最好。所以，病情不同，拟出的服药方案就应不同。

这是一个皮肤紫癜的病人。吴某，男，77 岁，四肢、臀部散发紫斑半年，按之不退色，范围逐渐扩大，无脱屑，无瘙痒，手臂较重。既往类风湿性关节炎、银屑病病史。我用麻黄附子细辛汤加减：生麻黄 15g，黑附片 30g（先煎 8 小时），细辛 3g，桂枝 30g，白芍 30g，炙草 15g，三七 6g（分冲），生姜 3 片，大枣 3 枚。1 剂药分早、中、下午、晚上 4 次服用。1个月后，他皮肤紫癜减轻了约 50%，期间没有任何不适反应。因为患者年纪偏大，所以单次用量不宜过大，但是病情又很复杂，常规剂量又达不到疗效，所以开了一个剂量比较大的方子，分 4 次服用，这样每次的用量就不至于过大，还可以在一天内保持一定的血药浓度，所以疗效明显。

对于重症糖尿病周围神经痛的患者，糖尿病科医生都觉得很棘手。这个患者 47 岁，男性，10 年前发现血糖升高，1 年前出现双下肢疼痛，逐渐加重，主要是双下肢疼痛麻木，不堪忍受，常因下肢持续剧烈疼痛而无法入睡。曾用布洛芬、卡马西平等止痛药以及蜈蚣、全蝎等中药治疗，效果不佳。手足及双下肢冰冷，夜间明显，覆盖 2～3 层棉被仍无法缓解，如浸寒冷冰水之中，周身乏力，大便干，舌暗红，苔薄，脉沉细略弦。我用了乌头汤合九分散加减：制川乌 60g，制草乌 60g（先煎 8 小时），生麻黄30g，制乳香 9g，制没药 9g，制马钱子 1.5g（分冲），黄芪 60g，川桂枝60g，白芍 30g，鸡血藤 30g。嘱咐患者分 5 次服用，观察服药后反应，一旦出现口麻、胃部不适、恶心等反应时，应停药并及时与医生联系。在古代，医生是住在病人家里随时观察病情变化的，我们现在不行，只能留下电话和患者保持联络。他服药 7 剂后，不适症状消失，而且没有任何不良反应，且查生化、肝肾功能都正常。

（九）方药配伍影响用量

方药配伍可以纠正药物的偏性，尤其是一些有毒性的药物，经过配伍，毒性会大大降低。比如乌头汤、乌头煎、乌头桂枝汤，都是用蜜煎乌头，以减轻乌头毒性；四逆汤，用附子 1 枚，配伍甘草来减轻附子毒性。还有大黄附子汤治疗寒实积聚。大黄三两，用附子、细辛反佐，防止药物太过苦寒伤胃。我的老师周春祥教授善于用大黄附子汤治疗肾衰竭，我们也经常用这个方子，尤其是针对已经到了尿毒症阶段但没有经济条件做透析的患者，用大黄附子汤的效果还是不错的。

还有我们治疗最多的糖尿病，一般情况当糖化血红蛋白超过9%的时候，通常黄连的剂量不可低于30g，但一般也不超过45g；如果是糖尿病酮症酸中毒，那黄连就得用非常大的剂量，最大剂量可用至120g，这时候血糖降得很快，降下来之后再改为中小剂量。我们用生姜或干姜来佐制黄连的苦寒，一般是15g黄连配6g干姜，30g黄连配9g干姜。

（十）制方原则影响用量

经方的制方原则讲究药少而精，药专力宏；围方讲求药多而繁，药广而缓。我们用围方治疗复杂性疾病，比如慢性病、调理性疾病，它的靶点多，药多而缓，用量平和，主要是长期调理，缓慢见功。这种围方看起来虽然很大，其实君臣佐使也是很清楚的，它不是简单的君一臣二，君药就四五味药，臣药也是七八味；但是经方药味非常少，药专力宏，目标非常明确，就是针对急危重症，力求在短时内迅速收效。所以并不是说大方不好。施今墨老先生一辈子都用大方，效果也很好。围方的药味偏多，十至三十几味不等，甚至可能四五十味，尤其是在配成水丸长期服用的时候更是如此。经方的靶点很明确，用的时间相对比较短，像仲景的很多方子，栀子豉汤、百合地黄汤还有后世的参附汤，药味都非常少。但仲景有时也用大方，像薯蓣丸、大黄䗪虫丸之类，这些都是适合调理慢性病的方剂。

四、临证用量基本法则

关于临证用量，我觉得有这样几点是必须注意的。一个是中病即止，主要是针对外感病用药以及一些毒剧药的应用。病邪去个七八分就可以减药或者停药，防止过剂伤正，保证安全。第二是"首剂加倍"法则，"首剂加倍"是西医临床中的概念，在中医临床同样适用。对于一些急危重症，治疗重在把病势控制住，然后再逐渐减量。第三是"蚕食法则"，对于一些慢性病，不是1天、1个星期或者1个月能够解决的，这个时候你就固定某个小剂量长期缓慢的调治，不求速效，慢慢的调理。第四就是预服量给足原则，当遇到急危重症的时候，医生不要怕浪费药，该用的时候就要及时用到位，用 1 剂药缓解症状，也可以预先开 2 剂药，一次性煎煮好，分多次服用，中病即止。这样，可以省去患者再次买药、煎药的麻烦。

五、总结

经方用药的策略应该是非常重要的一个方面，是非常值得我们学习和借鉴的。我把它总结为因病施量，随证施量，因势施量，因人施量，因药施量，因剂型施量，因药物反应施量，因服药方法施量，因方药配伍施量。新安名医"张一帖"无论对于什么病，一帖药就能见效，这就是辨证准确，用经方效如桴鼓。下面我用一首打油诗做个总结：

大道至简，道法自然。

参透病机，把握机关。

一贴病动，四两拨千。

一症一药，一病一量。

一证一方，药必精专。

共性为基，个性体现。

急病大治，退并不难。

慢病小治，层层剥茧。

未病早调，发于机先。

毒剧烈药，撼动即减。

君臣佐使，章法井然。

小方单刀，大方军团。

单兵单方，合病合嵌。

行而下精，行而上瞻。

形神一体，时空全观。

在中药剂量运用问题上，一是从医切入，主要是用量策略和用药策略；还有就是从药切入，主要是探索有效的剂量运用，同时要掌握它的有效性和安全性。我们要做到人文和科学的结合，人文体现在医生的诊疗策略上，科学主要体现在药理和机体的反应上。所以现在中医已经到了量化的时代了，要科学、准确地掌握什么样的剂量可以达到最佳的治疗效果，包括汤剂、散剂、丸剂、注射剂……我们要打破旧有的用量思维模式，该大剂量就大剂量，该小剂量就小剂量。真正的剂量有效范围是很难找到的，这也是我们反复考证仲景剂量的原因所在。我们团队做了大量细致的考据工作，包括历代度量衡衍变的研究等等，不久就会有一系列的文章发表，我们的目的只有一个，就是真正为了提高临床疗效而服务。

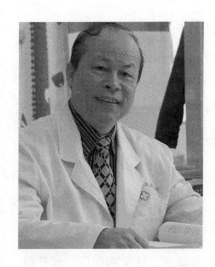

【名师介绍】

黄仕沛，副主任医师，五代中医世家，广州市名中医，广州市越秀区中医院（南院）名誉院长，广东省中医药学会脑病专业委员会委员，广州市越秀区政协专职副主席。

《金匮要略·中风历节病脉证并治》
续命汤小议及篇中各方在临床上的运用

广州市越秀区中医院 黄仕沛

谢谢李赛美教授！刚才说了我是广州人，讲普通话有点别扭，如听不懂就看我的讲义。有时候语言是一个非常大的障碍，也给我非常大的压力。怎么讲好这个课又不辜负李教授的期望呢？我觉得首先就要写好稿子，普通话说得不标准，就用稿子补充吧。

今天我们探讨续命汤，续命汤是《金匮要略》中的一首方子。从中医临床与中医经方的历史来看，这个方可以说是一个千古的奇方，也可以说这个方是中医经方里面的千古奇案。以前这个方很好用、很实用，后来却变成被人骂的一个方子。今天我们就要好好地为这个方翻案。

说它是千古奇方，是因为这个方用得好的话，可立竿见影，所谓"效如桴鼓"。如果用得不好又确确实实会带来一些副作用。但是这个方在《金匮》中并是唯一治疗中风的方子，所以我今天除了讲续命汤之外，还将简单介绍其他几个中风的方子。通过介绍我们可以了解中医治疗不是套方，中医治疗是讲究辨证论治的。

一、临床病案举隅

我们先介绍几个病例。

病案一　急性胸颈段神经根炎

第一个病例是急性胸颈段神经根炎。大家知道，这个病很急，而且很重。这是一个死亡病例，但是从这个病例中可以看出续命汤的作用。这病人，男性，65岁，2008年4月18日会诊。患者在广州某医院的ICU病房住院，当时他已经患病2个月了，起初以为是中风，后来以为是重症肌无力，已经上了45天的呼吸机，经人介绍，请我去会诊。当时患者所在医院的ICU病房主任表示此病人西医已经没办法了，他同意中医介入这个病。这个病人症状为呼吸无力，用呼吸机维持，全身无力，特别是头部不能抬起。《内经》说"头倾视深"是预后不好的表现。当时我判断此病是中医的痿证，也就是《金匮》说的痱证，所以我用续命汤：黄芪120g，麻黄15g（先煎），北杏仁15g，川芎9g，当归24g，干姜6g，高丽参15g（炖、另兑），肉桂6g，生石膏90g（布包煎），甘草15g。此后，麻黄由15g加到20g，1个星期之后病情好转了很多，服药10天就可以不用呼吸机了。5月6日患者转到神经内科病房，医生和家属认为既然呼吸机都脱了，ICU的主任也说没事啦，就不怕了，中药也就未续服。但我还是经常想着这个病人。5月11日，我去医院看他。发现他情况已经变了，两目无神，有些倦意，我问他有没有胸闷，有没有气喘？他说没有。但是，当天晚上他家属就打电话给我，诉病人病情急转直下，气喘，主管医生要求气管切开。病人问如果气管切开，以后怎么办，医生说永远都要挂呼吸机了。病人觉得都治2个多月了，没了信心，结果就放弃了，于是病人5月17日离世了。这说明一个什么问题呢？说明续命汤在治疗中起到非常重要的作用。

从上呼吸机到脱机，患者用药后恢复都很好，病人的心情很愉快，但是药还没巩固的时候就停了，病情也就随之转化了。

病案二　多发性硬化案

这病人是个 39 岁的女性，也是 2008 年就诊的病人。2008 年 5 月，她因为痛失爱女而悲伤过度，6 月的时候就出现视物模糊，眼科医院诊断是视神经炎。8 月病人旅行的时候突然间四肢不能支配，呼吸肌麻痹，立即在当地医院上了呼吸机，后转回广州，行西医常规治疗。到 11 月 1 日，已经花了 19 万，病人的钱用完了，医保也用完了，结果就转到我们基层医院等死了。当时转过来的时候体温 38℃，四肢瘫痪，呼吸机脱了，但是不敢拔除气管套管，并且随时准备上呼吸机。11 月 4 日我查房，开了续命汤：麻黄 15g（先煎）、北杏仁 15g、白芍 60g、川芎 9g、当归 15g、干姜 6g、炙甘草 20g、桂枝 10g、石膏 60g、党参 30g、黄芪 120g。吃了 10 剂以后情况就变了，患者上肢可以活动，痉挛性的疼痛明显改善；后来麻黄加到 35g，12 月 10 日，续命汤用到快 40 天的时候，气管套管拔除了，伤口自然愈合，且双上肢活动已经完全灵活，也可以在床边走动；随后，病情很快好转，患者 12 月 22 日已经可以短距离地行走；到 2009 年 1 月 15 日，刚好是春节前，病人就出院了，自己步行离院。后来，患者在街上遇到主管她的神经科主任，主任问："你能走了？"她说"没事了，吃了中药了。"那个主任大吃一惊。由此可见，"续命汤"的名字没错，真的能够"续命"。不过，2010 年 1 月 3 日这个病人前症再次发作，仍是四肢瘫痪。住院将近二十多天，直到 1 月 22 日病情也没有好转，因此，她要求转到我们医院。病人转到我院的时候，刚好发生频发性的室性期前收缩，大家都在犹豫不敢用麻黄。我观察后，仍主张用续命汤：黄芪 120g、麻黄 15g（先煎）、桂枝 30g、干姜 15g、川芎 9g、当归 24g、党参 30g、炙甘草 30g、生石膏 90g（布包煎）。这个病人麻黄从 15g 开始，每天加 3g，加到 33g 的时候，我的学生打电话给我，说他两腿开始能动了，心脏也没事了；加到 35g 的时候，腿就完全能动了。这样的方子我们给他每天吃 2 剂，就是 70g 的麻黄，结果这个病人完全好了，2 月 15 日出院。

病案三　急性脑梗死

第三个病例是急性脑梗死，就是我们说的中风。中风到底能不能用续命汤是历代医家争论的一个焦点。痹证用好像没问题，但是中风，血压又高，血管硬化，能不能用续命汤呢？续命汤在《金匮》中不是治中风的，是治风痹的，而风痹是中风的一种，因此，我特意把这个中风的病例放进来说明续命汤可以治疗中风。其实续命汤治中风比刚才那两个疾病应用的更多，因为中风的发病率是很高的。

这个病人是我们越秀区的一个领导干部，63 岁，跟我一起退休的，我在政协，他在人大。一退休就得病了，中风。在医院住了 1 个星期，没什么好转，我去看他时，他左上肢瘫痪，左下肢不能举步，特别是舌苔厚白如积粉，这说明中风不是肝阳上亢，因此，大胆地用续命汤就不怕了。黄芪 120g，麻黄 15g（先煎），桂枝 15g，干姜 10g，白芍 15g，川芎 10g，当归 24g，党参 30g，炙甘草 12g，附子 15g。结果用了续命汤 3 剂以后，他左上肢就能抬起来了，也可以走路了；1 个星期行动就恢复了，多快啊。后来他还拿着我的方 3 天吃 1 剂，吃了 1 年多。在这 1 年多时间里，方中的麻黄是 15g，都没减。后来我碰到他的时候，他看上去比退休之前还年轻。原来他比我老的，现在我比他老；原来他有很多老人斑，现在我的老人斑比他多，他老人斑都退了。我觉得奇怪，可能吃续命汤真有保健作用，不知道有没有普遍的意义，但是这个病人很典型。他现在碰到我就说："你那剂药真是救命的药。"

这几个病例说明续命汤是一个很有潜力的方子，也是奇方，然而，对这个方怎么解释呢？恐怕很难。我曾经写过一篇文章说这是"不可理喻"的经方。经方有时候真的"不可理喻"，所谓"理"，就是"常理"，经方背后有很深奥的道理，我们应更多地应用它。

二、中风证治小议

续命汤是不是一个千古的冤案，或者是不是一个千古的奇方呢？让我们一起先来看看中风的沿革。

唐宋以前的中风，多是以"内虚邪中"来立论。《内经》和《金匮》都是这么说。所以唐宋以前《金匮》、《千金方》、《外台秘要》都以续命汤为主治疗中风，包括风痹。

但是到金元以后，特别是"金元四大家"出现以后，医家中风的认识改变了。至近代，治疗中风用凉药不用温药几乎已成了定理。所以"金元四大家"觉得古方不能今用。续命汤就成为我们治疗中风的大忌。因此，《伤寒论》、《金匮》的经方受到冷落是跟他们有关的。古方不能治今病，其实这是不成立的。古代的头痛现在也是头痛，古代的瘫痪现在也是瘫痪，从来没有变。病可以变，证是不变的。比如非典型肺炎，古代没有这个病，但是它表现的发热、咳嗽的症状是有的，我们依证而辨，这个证不仅现在不会变，我看再过几千年还是不会变。陈修园说："火气痰，三子备，……合而言，小家伎。""金元四大家"认为火、气、痰是中风的主因，所以清热、祛痰、补气就可以了。但是这就把中风从外因转到内因去了，大家都转向了内因的治疗。

中医有一个奇怪的现象，就是从来没有人反对《伤寒论》，包括反对中医的人也不反对《伤寒论》。反对中医的余云岫，民国时候就提出要"废除旧医，以扫除医事卫生之障碍"，提出要消灭中医。他写的那本书是《灵素商兑》，他批评《灵枢》、《素问》，但是从来没有批评《伤寒论》，也不敢批评《伤寒论》。"金元四大家"也是，王履也是。王履提出了"真中"跟"类中"的说法，说"类中"是我们现在看到的中风，跟"真中"不一样，"真中"是外风，我们现在"类中"不是外风。明代张景岳说中风、类风都有"风"字，不应该叫"类"，应该叫"非"，这个病名应该改作"非风"和"中风"，"非风"就不是风了。我觉得病名改来改去不如从治疗方面去探讨，从临床上面探讨才是我们研究中医的方向。到了清代的叶天士就更加明确了"内风"的概念，内风就是肝肾不足，肝风内动。到清末的时候有西医进来，西医的观点本病与血压高、脑出血有关。民国的"三张"，张锡纯、张伯龙、张山雷，其中张山雷，他写了一本叫《中风斠诠》，这本书把中风都归纳得很好。但他是根据《内经》的"三厥"归纳的，因此，治疗的重点都在肝阳上亢上面，所以提出不能用续命汤治。所谓"三厥"是指煎厥、大厥、薄厥。"阳气者，烦劳则张，精绝，辟积于夏，使人煎厥。目盲不可以视，耳闭不可以听，溃溃乎若坏都，汩汩乎不可止。"这个"厥"跟我们现在中风、脑血管意外相吻合，烦劳则张，阳气暴张。薄厥的"薄"也是逼的意思，这些都跟阳气暴张、跟情绪有关，与我们现在看到的脑血管意外几乎一致。所以肝阳暴张就已然成为中风的主要病因或者病理因素了，则治疗当以平肝潜阳法。张锡纯提出治中风所有的温药都不能用了，治偏枯也不能用王清任的补阳还五汤，只能用镇肝息风汤、建瓴汤。所以续命汤几乎就没有翻身的机会了，以至建国初期中医研究院的四大名医之一冉雪峰先生说："数千年来治疗中风，数千年来暗如长夜，不知枉杀多人。"

我们学经方的时候应该保留续命汤的一席之地。但是我们现在的教材，《方剂学》也好，《中医内科学》也好，都没有续命汤了。有些书就把续命汤放到中经络那一段里面，大概的观点是中经络有些轻的或者不是脑血管病的，可以用续命汤，比如颜面神经麻痹，也是中风，就用续命汤吧，但是脑血管病就绝对不能用了。所以中风用凉药已经成了中医界的"定论"。

三、续命汤方证小议

下面我们讲一讲续命汤方证小议，到底这个方证我们怎么看，首先要看续命汤的源流。大家知道续命汤是《金匮》的一个方子，《金匮》是北宋林亿在整理《金匮玉函要略方》的时候整理出来的，但是整理的时候，《金匮玉函要略方》里面没有中风的方。所以林亿等从唐朝的一本书——《古今录验》中把续命汤移植过来。现在这本《古今录验》已经没有了，只在《金匮》里面保留了这个方，这个方是不是仲景的方，后世多有争议。张景岳就说续命汤不是仲景的方。因为张景岳认为中风不是风，哪有道理又用麻黄、又用桂枝？所以肯定不是仲景的方。但是《千金翼方》孙思邈说："此仲景方，神秘不传。"孙思邈写《千金方》的时候，开始只保留了仲景的49个条文，当时孙思邈也看不到仲景《伤寒论》的全貌，后来他100岁的时候著《千金翼方》才把仲景的方收集差不多，但是也不全。所以我们现在看到的唐本《伤寒杂病论》就是《千金翼方》的本子。《千金翼方》应该是没错的，因为唐朝距离汉朝近一点，所以孙思邈说"此仲景方，神秘不传"我是信的。但是不管这个方是不是仲景的方，这个方在唐朝是非常流行的，为什么呢？我们在《千金方》、《外台秘要》里面可以看到，几乎皆是续命汤，尽管它不叫"续命"，但药差不多。《千金方》里面，风门有60首方子，只有20首没有续命汤的痕迹，其他40首都有续命汤的痕迹，几乎都是麻黄、桂枝之类，但是名称不同，有大续命、小续命、稀粥续命等。方里有配凉药的、补药的、除痰的、清热的，但是基本的方义没变。所以我觉得唐以前，续命汤或者续命法是治疗中风非常普遍的一个方子。

这个续命汤的方证很简单，《金匮》里面6句话，42个字。6句话中第一句话是"治中风痱"，中风是广义的，中风痱也好，风痱也好，是中风的一种。《金匮》讨论中风是以半身不遂为主的，现在提出中风痱，说明风痱是这个方的第一证，只是我们拿过来治半身不遂、中风。仲景《金匮》第一个条文："夫风之为病，当半身不遂"讨论的是我们现在的脑血管意外，但是中风痱是风痱，是中风的另外一种。第二句话："身体不能自收持"这是风痱一个主要的症状，是四肢肌力的下降、肌张力降低、软瘫，但它不是半身不遂，是四肢或者双下肢或者双上肢不利。这刚好跟我们刚才说的前两个病例相似，方证对上了。脑血管意外大部分都是偏枯，都是偏瘫、半身不遂。但是风痱不是，是四肢瘫痪，身体不能自收持。"冒昧不知痛处"就是感觉障碍，除了特殊情况，一般的脑血管意外是不会有感觉障碍的。但是大多的脊神经根病变就有感觉障碍，所以就是针对脊神经根部位的风痱瘫痪。"口不能言"，这是方证的第三句话，是指语言謇涩，吞咽功能障碍。还有"拘急不得转侧"，就是说肌张力增高，特别是后期的时候，或者是伴发神经性疼痛，这些症状大概就是我们说的"拘急不得转侧"。续命汤的方后还有一句话特别重要，说："并治但伏不得卧，咳逆上气，面目浮肿。"这句话很重要。"但伏不得卧，咳逆上气"就是气喘，呼吸肌麻痹，刚才我们第一个病例、第二个病例都有。"面目浮肿"，心衰、肺心病或者肺部感染都会出现，所以仲景观察病情非常细，也非常全面，我们学习的时候，看仲景的书，看《伤寒论》、看《金匮》，越看越有味道。

中风痱不同于我们刚才说的脑血管意外，跟《内经》说的厥证也不一样，和痿证也不一样。为什么这么说？《内经》说的"三厥"都是以烦劳、精绝、情致不调、气血郁热为主的，但是用续命汤来看风痱的病机，则与"三厥"不符。"三张"把《内经》分析得很到位，但是他们没有把续命汤归进去，因此，也说明这跟《内经》的"三厥"不一样。后世都说风痱是痿证，其实也是。但是我们的内科书没有在痿证里面收进续命汤，因为《内经》没说。《内经》只从三方面说，第一就是"肺热叶焦，发为痿躄"，肺热叶焦后世用养阴的方、养阴的药，像清燥救肺汤；第二就是"湿热不攘，大筋緛短，小筋弛长，緛短为拘，弛长为痿"，此为湿热引起的；第三就是"脾病，四肢不用"，瘫痪了，所以四肢不得用了。到明朝张景岳，他就加上了补肾的治则，所以痿证的病机基本上都没提到续命汤证，续命汤的中风痱也不同于这几类痿证，就是这个意思。

续命汤出《金匮要略·中风历节病脉证并治》，以中风痱为第一证，从刚才的分析我们可以看到病变部位在皮层下中枢，特别是脊髓的部位。所以多发性硬化、多发性神经炎、吉兰-巴雷综合征都用得上这个方。近代我们的经方家，比如姜尔逊、余国俊，他们的病例也是这类的病比较多，中风风痱是第一证，但除了风痱之外，偏瘫能不能用呢？我说肯定能。但是我们要排除阴亏，风阳内动这个病机，简单来说，排除了阳就是阴了。所以我们第三个病例就很清楚了，舌苔厚白，不是热证，不是阳亢，不是阴虚，所以效果就理想，因此一定要辨证。

病案四　脑干梗死

这不是我的病例，是刘洋博士的，因为刘洋博士看到我的文章之后，就试着用续命汤，结果这个病例很成功，脑干梗死很快就好了。刘某，女，62岁，2010年12月7日发病，住山西医科大学附属医院，诊断为"脑干梗死"，吞咽困难，语言不清，四肢功能障碍，搀扶下可勉强活动。初曾服河间地黄饮子，一周不见效果，便停中药。由于脑干梗死容易发生危险，所以医院要求度过危险期方可出院。住院期间神经缺损症状没有任何改善，患者前胸、后背及腹部常年自觉寒冷，拟方续命汤合瓜蒌薤白汤：炙麻黄10g，桂枝10g，北杏仁10g，川芎15g，当归12g，干姜15g，生石膏30g（布包煎），党参15g，天麻12g，石菖蒲5g，郁金15g，远志15g，薤白12g，全瓜蒌20g，法夏20g，炙甘草10g。服药2周后，吞咽呛咳、语言不清、四肢不利等症均好转。

病案五　恶性肿瘤腰骶椎转移，小便潴留，大便不通

钟某，男，65岁，2010年3月前后开始感到神疲，体倦，不思饮食，

全身疼痛，腰骶为甚。4 月开始，出现上腹部疼痛，双下肢乏力，感觉障碍，小便潴留，大便不通。当时住进了一所三甲医院，查体：肝大，剑突下四横指，左下肢肌力 3 级，右下肢肌力 4 级，胸 10 平面以下感觉减退，以痛触觉减退更为明显。腰椎 CT：腰 2、3 和腰 4、5 椎间盘突出。ECT：骶髂关节骨代谢活跃，腹部 B 超及腹部 CT 提示：肝多发絮状占位性病变，考虑为恶性肿瘤转移，原发灶未明。予肝组织穿刺活检，示肝 B 细胞型非霍奇金淋巴瘤。患者疼痛难忍，大便不通，该院治疗不显，于 5 月 15 日转我院。主管医生给了大承气汤，解出黄色烂便约 100mL，但腹胀未减。第二天我查房，看患者虽然腹胀、便秘，但有别于大承气汤证的痞、满、燥、实、坚，他双下肢乏力，麻木，二便不通，是腰骶脊髓病变引起，不是燥屎内结，用续命汤温通：麻黄 15g（先煎），桂枝 15g，干姜 10g，川芎 9g，炙甘草 15g，当归 24g，大枣 15g，芒硝 10g（冲），大黄 15g（后下），厚朴 20g（后下），枳实 20g，石膏 60g，槟榔 15g。服了 7 剂以后，大便通了，解出黄色烂便，家人很高兴。因为 2 个月以来第一次自行解便，后来麻黄加量到 20g，服了 4 剂，腹胀完全没有了。然后去了大黄、槟榔，又吃了 10 天，患者的症状都好了，6 月 1 日带药 7 剂，出院了。

中风辨证怎么排除肝阳上亢呢？我们越秀区中医院 20 世纪 90 年代的时候观察了 83 例中风病人，我就想看着到底有多少是肝阳上亢。所谓肝阳上亢很难说，只能从舌诊来鉴别，其他因素很难说，比如说脉象，你说这个他说那个，都很难鉴别。我就专门看舌象的变化，其中舌红绛的就是阴虚，83 例中只有 14 例，其他的都是舌暗淡、舌淡红，苔白或者厚白。这14 例的舌红绛有 11 例是属于中风中脏腑，都是重病，其中 9 例死亡，这 9 例可以说是肝风内动，肝阳上亢，不属于续命汤方证。

这个方有 9 味药：麻黄、杏仁、桂枝、当归、人参、干姜、川芎、甘草、石膏 9 味。看起来乱七八糟的，所以我说是不可理喻的，怎么解释啊？又寒又热，又补又发汗。但是我们可以把它分解一下，看出一些东西来。综合唐以前多首续命汤或者类似续命汤，大致上有几类药：一类就是辛温的药，比如麻黄、桂枝、桂心、细辛、独活、干姜、生姜、附子、防风等等，这些方剂中没有一首不用麻黄的，就是说麻黄必须用，续命汤关键就是这个了；第二类是寒凉药，包括石膏、升麻、生地、天冬、麦冬、石斛等等，这些药《千金方》里面都有，但我们后世保留的就是生地那些了；第三类是养血活血类的药，后世的补阳还五汤是活血的方子，续命汤也有活血养血的药；第四类是补气药，人参、茯苓、白术。无非是这四类药组成多首续命汤，尽管它们略有不同，但大同小异，特别是方里寒、温、补、散合用，所以后人觉得这个方奇特难明。

麻黄这味药是《神农本草经》里的，我们这一期经方班很多老师讲麻黄，5月份的时候在北京班里面，黄煌教授就讲麻黄，我就讲续命汤，他先讲我后讲。他第一句话就是"不会用麻黄的医生不是好医生！"所以麻黄这个药是非常有潜力的，也是我们中药被西医利用的第一味药。麻黄素（麻黄碱）一百多年了，西医对麻黄素的了解比我们中医还多，我们中医也了解，但有些时候没派上用场。我归纳一下麻黄的作用大概有六方面：一是解表发汗，二是止痛，三是平喘，四是利尿消肿，五是破癥瘕积聚，这是《神农本草经》说的，六是振奋沉阳。这第六点是我们用续命汤的关键。平喘大家都用了，不管是经方医生还是时方医生都用麻黄来平喘，没得说了，好像麻黄就光平喘一样；利尿消肿我看不是经方医生不用，其实经方消肿用麻黄很多，比如越婢汤、越婢加术汤，非常好的方；解表呢，时方医生没有用麻黄来解表，暑病该用麻黄的时候都用香薷——夏月麻黄了，所以麻黄就被冷落了；止痛就更不知道了，其实"麻黄八症"中有四个是痛的，所以麻黄是一个非常好的止痛药。我上周才看了一个背痛患者，他到香港的时候，因为香港房子比较窄，他儿子睡床上，他自己睡在地板上，又开空调，第二天就背痛，痛得不得了，痛了二十多天，中医、西医都不行，独活寄生汤之类方也用了，祛风散寒方也用了，西医神经科专家帮他会诊，用了一些神经科的药，也不行。后来有一个医生说你是抑郁症，开一些抗抑郁的药，吃了几天都没效，他就来找我，我说不要吃了，你根本不是抑郁症。他电话找我的时候，我心中已经有方了，后来我开了7味药——葛根汤。他回去吃了，2个小时就没事了，痛了二十多天，1剂葛根汤，2个小时，就没事了。葛根汤主药是什么呢，有人说是葛根，但是从某些角度来看是麻黄。葛根汤在《伤寒论》中有2条，其中一条是"太阳病，项背强几几，无汗，恶风，葛根汤主之"，另一条是"太阳病，项背强几几，反汗出恶风者，桂枝加葛根汤主之"。桂枝加葛根汤就没有麻黄，但是我就从这条原文里面推敲，为什么仲景用一个"反"字？说明正常的"项背强几几"是用葛根汤，"反"的时候就不用葛根汤，就用桂枝加葛根汤，不要麻黄了，因为这时候汗出不能用麻黄了。所以有些学生问我，麻黄汤跟桂枝汤哪一首方常用，我说是麻黄汤。我看多数人是没有汗出的，正常的感冒发热是不出汗的，少数才出汗的，所以"反汗出恶风"才不用麻黄，勉勉强强用桂枝加葛根汤，所以葛根汤是以麻黄为主的。我有一个同学他女儿颈椎病，电脑打得多，项背强几几，他打电话说在其他医院看了很多天都不行，你开什么方？我说葛根汤。他感觉不行吧，一下子就用葛根汤！先用桂枝加葛根汤吧。我说"反"才用的嘛，你不是"反"嘛！他没话说，结果1剂葛根汤就好了。所以麻黄是止痛的药。

续命汤用来振奋沉阳，并不在于解表发汗。有些方书解释这个方是大青龙汤的变方，有麻黄、桂枝、石膏，真的是大青龙，但大青龙是发汗的药，我们这个不用发汗，方后说"汗出则愈"，我的理解它不是以发汗为目的，而大青龙汤以发汗为目的，所以出不了汗再吃，吃到出汗就好，就说明我们麻黄用到位了。《伤寒论》经常提到"以知为度"，"知"说明差不多了、有汗出了，但是绝对不是以发汗为目的，所以我把它放在振奋沉阳这个理论上。《伤寒论》后面有一首还魂汤，是救命的方。还魂汤是麻黄，杏仁，甘草。《千金方》的还魂汤中有桂枝，其实就是麻黄汤，麻黄汤也叫还魂汤，顾名思义，用来"还魂"。所以不能用大青龙汤的病机来看续命汤或者麻黄汤，中风的病因也不能用外风来理解，因为续命汤不在乎发汗，所以方后的"汗出则愈"不同于表证的邪从汗出，我是以"知"的程度来说。

有一个网友看了我那本《经方亦步亦趋录》，他说这本书很好，但是续命汤用黄芪是这本书的一大败笔。我问他怎么理解呢？他说张仲景从来没有麻黄跟黄芪一起用的，所以我这样用不对，他说我是受到王清任补阳还五汤的启发，所以用黄芪。后来我的学生就跟他的帖子，说黄芪是固表药，麻黄是解表药，当然不会一起用啦；防己黄芪汤证是汗出而肿，所以用黄芪固表；越婢汤是无汗、腰以上肿用的，所以就用麻黄解表消肿，从水肿来说也可以。一个是固表、一个是解表，没有同用之理。但是续命汤不能从发汗机理来看啊，徐灵胎有一句话说："药之功用，不止一端。在此方，则取其此长，在彼方，则取其彼长。"就是说一味药有几个功能，在这个方里面发挥这个作用，在那个方里面发挥那个作用。我说仲景有7首方是用黄芪的，有3首方是黄芪跟麻黄一起用的，那就差不多一半了，所以不是没有的！就是防己黄芪汤，方后加减法里面也有喘者加麻黄的加减，不过那个不是发汗，用麻黄是平喘。有汗到底能不能用麻黄？这是值得探讨的，表证有汗就不用，杂病有没有汗不用管，都用的。防己黄芪汤就是有汗的，为什么仲景还要加麻黄呢，用来平喘嘛！那位网友很有意思啊，读很多书，他说王清任的补阳还五汤是跟续命汤相对的，续命汤是中风而无汗，补阳还五汤是中风有汗。我说这是他想出来的，中风很少有汗的。三首麻黄跟黄芪一起用的方：防己黄芪汤、乌头汤、千金三黄汤。千金三黄汤也是中风篇里面的，我用续命汤加黄芪是受千金三黄汤的启发，不管有没有汗，千金三黄汤也是中风用黄芪的一个先例，所以我不用外风来理解续命汤证。

麻黄与桂枝相配是这个方的一个特点，也是仲景用麻黄的一个特点。仲景麻黄剂里面，有14首是与桂枝同用的，其实它不是像我们方剂学里面说的，桂枝助麻黄发汗，其实是监制的作用，不是单纯协同的作用。那监制的作用我从哪里领会来的呢？从《伤寒论》的第64条："发汗过多，其人叉手自冒心，心下悸，欲得按者，桂枝甘草汤主之。"为什么发汗会心悸啊，肯定是麻黄用得过多，其他的发汗方法不会心悸。那时发汗方法是温针，以火熏之，火迫发汗的那些方法是没有办法的办法。中医是从仲景开始重视汤药的。仲景反对那些强行发汗方法，因为病人会心悸，这其实是"心因性"的发汗，不是发汗造成的心悸。为什么会出现奔豚？都是"心因性"的，不是发汗引起的。但发汗过多也是会心悸的，用桂枝甘草汤治，说明桂枝能治心悸，另外一方面能够减少麻黄发汗过多的副作用。我问过一些西医的老师，我说西药里面发汗最厉害的药吃了会不会心悸。"不会，没有一种药会！"也就是说只有麻黄会。所以《伤寒论》里面大多的麻黄剂都有桂枝相配就是这个道理。所以桂枝配麻黄应该是起到监制的作用。

麻黄配补益药。从麻黄可以配补益药，我们得到启发。很多方都可以看成是续命汤，比如后世的阳和汤，就是一首很好的方，麻黄配补益药。我也曾经用阳和汤治过一例脊髓瘤手术之后脊神经受损的瘫痪病人。这人下肢不能行走，2年都不好，结果我们治了2个月就好了，到现在几年了都不用吃药。

麻黄配清热药。其实麻黄配清热药就解释了这个方子为什么有石膏。很简单的道理，也不用升降浮沉去解释它，我认为一是要忌燥，防止那些温燥的药；第二，清里面的郁热。我们看看《千金方》里面的竹沥饮子也是治中风的，孙思邈就是这样治的，徐灵胎学来了，但是叶天士批评他了。叶天士对人说，有一个姓徐的医生，用药很杂，爱用一些石头的药。过了不久，叶天士找到一本《外台秘要》看，叶天士又对人说，这个徐医生原来是学了《外台秘要》的，他原是学有所本的。叶天士还看了里面的风引汤等等，他以后说介类潜阳就从这里来的。《临证指南医案》里面有这个故事记载，大家可以看。这说明经方给后世的启发是无穷无尽的，但是用后世的方，不能抛弃经方，因为经方总有它的道理，尽管我们的理解可能只是一方面。

我想到了已故名医姚荷生老先生。抗战期间，姚老遇一患者，男，近酒色，炎夏外出，中途步行，双足灼热难忍，就在小河边洗脚，突然间双脚不能着地，抬回家请姚老诊治。姚老看到他床前有很多毛巾，频频擦汗，尤其是双下肢汗多，但是双脚不冷，无恶风，口微渴，姚老根据季节、病史判断其属《内经》所谓"湿热不攘"所致。但据患者的生活史，有肾虚，就用苓桂术甘汤合二妙散，结果连服6剂，毫无起色。患者又请了一个草医，这个草医用药很猛，患者就请姚老主持判定。姚老因自己没有治好一半虚心，一半好奇地去了。草医对患者说，"你这是冒暑赶路，又着了凉水得的病啊！"姚老觉得这个草医很有经验，就接着看他开方，二十多味药，也就是麻杏苡甘汤加减。患者也略懂医学，见到其中麻黄用了二两，就有疑虑，草医说："照本意该用四两，你们害怕，才用了二两，决不可再少！"患者要姚老做主，姚老考虑再三，觉得草医能够想到其病因，想必用药也无大碍，就叫患者买些人参备着，以免过汗亡阳，草医还开了一些外敷的草药。结果病人服药后，大汗顿减，还能下床行走了。姚老惊叹，就把功效全归于外敷的草药上。后来姚老又碰见一个患者，也是冒暑营生，突遇暴雨，两脚痿废，汗出淋漓。姚老就开了麻杏苡甘汤合三妙散（麻黄连根节用24g），患者吃了1剂，就能步行了，姚老这才明白原来草医用药准确啊，并非是外敷药的功劳！

防己地黄汤是这几个中风方里面最有代表性的一个方，原文说："治病如狂状，妄行，独语不休，无寒热，其脉浮。"就是养阴，其主症有肢体的摇动或者是抖动，这才叫风，没有摇动就不是这个方证。妄行，"妄"就是不由自主乱走乱动。《伤寒论》里身体摇动的有真武汤、苓桂术甘汤，但是这是水气、是阳衰，防己地黄汤是阴虚不是阳虚，关键在这里。第二是地黄的问题，仲景用地黄有10首方，其中有3首是用鲜地黄，包括炙甘草汤、百合地黄汤、防己地黄汤，仲景从来没有用熟地，所以生地黄就是鲜地黄，干地黄就是我们现在的生地黄，我们现在没有鲜地黄，所以就用生地黄。这三个用生地黄的方，都有与"神"有关的症状，就说明生地与"神"有关，这是一个启发；第二，防己地黄汤用生地非重用不足以为功，一定要重用，我就用90g以上，甚至150g，如果用几克，那是没用的，也息不了风，我们介绍的病例都是90g。当然了，用生地黄太重的时候，病人会拉肚子，这是一个问题。还有仲景凡是用地黄剂，都是与酒同用的，这是个定律。但不是说酒能行气、酒能散行，酒对地黄起到一个溶媒的作用，要充分发挥地黄作用的话，不妨跟酒一起煎。当然为了方便，有时候就不用了，但是有些典型的我们还是应该用酒一起煮。但是用酒的话成本就高了。我们用黄酒，用肇庆的黄酒。如果是炙甘草汤，那起码要两瓶到三瓶，因为炙甘草汤量大，八升水七升酒。我开炙甘草汤，典型的病例生地要用到90g，煎煮方法是用七碗水，煎到剩三碗的时候就放酒，那就节约一点了，放半瓶肇庆的黄酒，不放酒跟放酒疗效明显不一样。但是一般时候门诊人多，吩咐这么长时间是不容许的，所以非典型的我们都不用。

病案六　嘴巴不自主抖动

卢某，女，75岁，2010年9月3日因眩晕入院。入院时嘴巴不自主抖动，就像嚼东西一样，因为抖得厉害，说话也不能成句，双手托腮也不能缓解。她曾患脑梗死，此后就出现了嘴巴抖动。9月3日我查房，看她舌红少苔，口干欲饮，皮肤干燥，阴虚液枯，我就用防己地黄汤合芍药甘草汤，防己24g，生地90g，防风24g，桂枝12g，甘草30g。吃了4剂药，嘴巴抖动较前减轻。此后，就一直吃这个方子，到9月28日，抖动基本缓解，10月26日，就完全不抖了，但是心烦，睡不着觉，口干咽干，我又合进去阿胶鸡子黄法，龙骨、牡蛎各30g（先煎），生地90g，麦冬30g，防风15g，防己15g，桂枝12g，百合30g，阿胶15g（烊化），炙甘草15g，鸡子黄1个（兑）。11月22日电话随访，患者已痊愈，完全停药。

病案七　左侧肢体不自主舞动

梁某，男，76岁，有高血压，主动脉夹层瘤，糖尿病病史。2010年11月27日晨练时摔倒，未重视，28日早上晨练时出现左侧肢体乏力，上、下肢不自主舞动，并再一次摔倒。当时送到了我们医院，头颅MR示：双侧半卵圆区及双侧放射冠、左小脑半球陈旧性脑梗死，右侧丘脑、内囊后支急性脑梗死。11月29日我查房，他口眼轻微歪斜，语言謇涩，语音低沉，语速慢，左侧肢体大幅度、快频率舞动不停，左上肢自内而外，呈“8”字弧形来回舞动，坐下来时，膝盖左右摆动，行走时左右摇晃。舌干苔少，脉弦大。我开了防己地黄汤加减，防己24g，生地90g，防风15g，桂枝15g，百合30g，石膏60g，麻黄15g（先煎）。到12月3日，其症状改善不显，我用防己地黄汤合风引汤加减，龙骨、牡蛎各30g，生石膏60g，滑石30g（上四味布包先煎），防己30g，生地120g，桂枝30g，防风15g，甘草15g，嘱家属用水七碗煎至三碗，加花雕酒半瓶，再煎至一碗，渣再煎。服药第二天，肢体不自主舞动开始减少，下肢摆动减少，大便溏泄。到2月9日时，患者肢体舞动轻微，仅在情绪激动时左上肢摆动，自觉心悸。查心电图示：频发室早。我开了4剂炙甘草汤改善了症状。

《金匮》中还有一条：“心下坚，大如盘，边如旋盘，水饮所作，枳术汤主之。”还有一条：“气分，心下坚大如盘，边如悬杯，水饮所作，桂枝去芍药加麻黄附子细辛汤主之。”这个方子类似续命汤，麻、桂、姜、辛、附能够振奋沉阳，麻黄能够兴奋脊髓神经，正所谓“大气一转，其气乃散。”

病案八　吉兰-巴雷综合征

男性少年，15岁，因“双腿软不会走路1天”入院。患者10天前夜间露宿淋雨，而后恶寒发热，头痛身重，咳嗽，服西药后，发热退净3天。患者于入院前一天突发走路不稳，易跌倒，进而双腿软，不能行走，翌日发现双上肢无力，手足发冷，四肢麻木，腰腿冷汗频出，气短心悸，舌质偏淡，舌苔白腻，脉沉迟。中医辨证为寒湿深邃脉络，心肾阳虚致痿。处方：麻黄9g，附子10g，细辛6g，桂枝10g，炙甘草6g，生姜3g，大枣10枚，仙灵脾10g。服药2剂后气短、心悸消除，肢冷汗出明显好转，再服6剂四肢瘫痪开始恢复，前后服药共24剂，四肢肌力基本恢复，治疗1个月可以自行走路。

最后小结。续命汤是治中风风痱为主的一首千古名方，以身体不能自收持为第一症，所谓身体不能自收持就是迟发性的瘫痪。续命汤的主药是麻黄，对这个方的诠解不用过多，就是麻黄。麻黄是一个很有亲和力的药，跟什么类的药都可以同用，补气、补血、清热、补肾、利尿都可以，所以是一个潜力很大的药。麻黄配桂枝可以减少麻黄的副作用，一般我们都加桂枝，麻黄治疗杂病的时候不是为了发汗，出汗是说明我们用量差不多了，是一个"知"，而不一定是以发汗为目的。《金匮要略·中风历节病脉证并治》里面除了续命汤以外，其他各个方也给我们后世很多的指引、很多的启发，各有所用，不可偏废。我今天就讲到这里，谢谢大家！

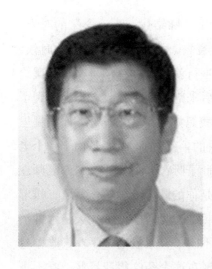

【名师介绍】

郝万山，北京中医药大学教授、主任医师、博士生导师。国家中医药管理局全国优秀中医临床人才培养专家委员会秘书组成员、中华中医药学会仲景学说专业委员会委员、中国音乐治疗学会常务理事。马来西亚槟城中医学院终身客座教授、捷克中医学院永久客座教授。

学好伤寒 救治疑难

北京中医药大学 郝万山

尊敬的李主任，在座的各位前辈，各位同道，大家上午好。

去年 8 月的一天，当我门诊将要结束的时候，进来的最后一个病人是一个彪形大汉，他一进门就磕了三个头。因为我周围都是学生，我来不及扶他。我说："你有话先说，为什么要这样呢？"他说："我代表父母来感谢您。"我说："你的父母是谁呀？我见过他们吗？"他说："您没有见过他们。我母亲有严重的肺源性心脏病、心力衰竭、心律失常。在我们当地的医院一直接受中西医治疗。我的一个中医朋友告诉我，我母亲心肺功能很差，也就是两三个月的时间了。作为一个儿子，不能挽救母亲的生命，我愧对祖宗。于是我就开始学中医，看一本书看不懂，再看一本也不懂，我最后在网上找到您讲《伤寒论》的视频，我听懂了，一天能看十几个小

169

时。当我看到了太阳病篇的炙甘草汤，治疗'脉结代，心动悸'的时候，里面您说过一段话：当心功能不全、心力衰竭，尤其是心律失常的时候，可以用苓桂术甘汤，不行就用真武汤，再不行就用炙甘草汤。于是我就给母亲用炙甘草汤，开始剂量小没有作用，后来剂量逐渐加大，生地用到了250g，居然看到了效果：妈妈拉肚子了。我妈妈说：'儿子呀，你从哪里给我用的药方啊？'他不敢说是从视频上看的，就说：'我是从南宁一个老大夫那请教的方子。''那怎么妈妈吃完拉肚子呀？''妈妈，有一个老师在视频上说了，以脾家实腐秽当去故也，那是你的脾阳、脾气恢复了，排邪外出的表现。你不要担心，继续吃。'结果妈妈就这样拉了几天，水肿消退了，心律失常缓解了，可以下地了，胸不闷了，尿量增多了。又吃了些日子，妈妈说：'儿子，我觉得不错了。现在这个药吃得我胃胀，吃不下饭。'我说：'好了妈妈，可以不吃药了。'可实际上妈妈还没全好啊。视频上说了，'大毒治病，十去其六；常毒治病，十去其七；小毒治病，十去其八；无毒治病，十去其九'，这都是《内经》的话，那剩下的怎么办呢？'谷肉果菜，食养尽之'，用药不能过头，'无使过之，伤其正也。'我说：'妈妈可以不用吃药了。'妈妈休息了2周，居然可以下地干活了。所以我要感谢您啊，郝教授！"

当时他那个中医朋友也非常吃惊："你从哪弄的方子，把你妈妈这么重的病都治得可以下地干活了？"他反过来问他朋友："你学过《伤寒论》吗？"这位中医大夫说："我听说过这本书，我没学过。"所以这位老兄说："你没学过《伤寒论》，你就治不了我妈妈的病。"他爸爸说："儿子呀，你妈妈那么重的病你都能给她治好，你老爸腿疼这么长时间了，你也给你老爸开个方？"他就想起了我讲炙甘草汤的时候，那个加减起来治疗下肢肌肉痉挛疼痛的方子，他给他爸爸用，2周以后他爸爸可以不用拐杖了，也可以走路了。他爸爸说："儿子，咱们是壮族人啊，壮族人受了人家的恩惠一定要去感谢。如果不表达感谢的话，眼会瞎的。"

于是他从广西的中越边界，不远千里跑到了北京，给我磕三个头，表示对我的感谢。他说："老师，我可以跟着您学医吗？"我说："你有执业医师资格吗？"他摇摇头。我说："你有学医的学历吗？"他摇摇头，说："我是国家公务员，后来开办个工厂。现在我觉得作公务员也不好，开工厂也不好，只有学医好。我给爸爸妈妈治好了病之后，当地的医生，当地的百姓都知道我会治病，纷纷找我来看病。我一看，很多病我都不懂，所以我就继续看您的视频，可是还是有很多病我不懂。因此我过来向您学习。"我说："你要找我学习有两个条件。第一个，必须有执业医师资格，这样的话你将来行医才不会是非法行医。第二个，你把我讲《伤寒论》的视频都记住了，我要考你。任何细节你都对答如流的时候，我就让你跟我出门诊。"我想他这一走，三年五载不会回来了，光那个执业医师考试他能拿得到吗？

没有想到半年之后，他突然出现在我的门诊。我说："你怎么回来了？"他说："老师，您的两条要求我都达到了。"我说："这怎么可能啊？"他说："老师，我是壮族。我用了3个月的时间，看了壮医执业医师资格考试的内容，我就考了个壮医执业医师资格。所以我再给人看病，就不是非法行医了。"我说："那我的视频你看了几遍？""老师，我看了3遍。我都做了详细的记录，您问我吧。"我犄角旮旯地问了他几个问题，他对答如流，没有难住他，我不能失言啊！我说："你就在我身边吧。"他说："老师，我想跟您3年。"我说："用不着，3个月就可以了。"不是跟老师学这个经验方，那个经验方，重要的是学思路。那些经验、思想你都可以去看书。此后，我临床带了他3个月，每次看完病他都高兴得手舞足蹈。快50岁的人啦！我在北京大学讲课的时候，他去听了2天。我在昆明讲课的时候，他去听了1天，他听得非常高兴。我说："3个月后，你可以不用去北京了，你自己去看临床吧。"他说："老师，从去年您把我轰回来到今年这半年之中，我看了600多病人，有记录的是500多个，有100多个是随时路上看到，没有做记录。但是这500多个病例，真的疗效犹如神助！"当地的医生知道这个人很奇特，医生得病了、医生的亲戚得病了，也都找他看病。所以《伤寒论》是一部神书。

第一，常读诵，记心中。我讲这个事情就想告诉大家，读经典，做临床，这才能够解决疑难病症，才能够当名医。因此，我今天和大家交流的就是"学好伤寒，救治疑难。"我们学《伤寒论》什么呢？学习理法方药的基本知识，学习《伤寒论》字里行间鉴别诊断的思维方法，学习它灵活用方的思路，还学习它组方用药的技巧。怎么学呢？我想分这么几个方面。首先，原文要记得住。这叫常背诵，记胸中。如果打开书本字都认识，合上书本全忘掉了，那你怎么用啊？

第二，训词句，明本意。你得懂它的意思。这是说不能把它的意思理解歪了。有一次，一个法院判一个案子。这个病人是冠状动脉粥样硬化性心脏病。医生开的瓜蒌桂枝白酒汤，告诉患者，煮完药后兑上二两白酒。病人喝下去之后，很快死掉了，病人家属就告状。法院判这个案子的时候，这个医生就拿了《金匮要略》出来，说："这是中医的法律，你看瓜蒌桂枝白酒汤用多少白酒啊，用这么多，白酒七升，我才用二两。所以他死不是我的问题。"那个法官也不知道啊，明明写着白酒嘛，所以判医生无罪。实际上他不知道，汉代的白酒是什么呢？是米酒，就是我们今天的醪糟，随酿随吃的，在汉代叫侍酒。冬天酿上，春天拿出来吃的，那叫白酒。冬天酿上，夏天拿出来吃的，那叫清酒。所以这位医生经典没学好，病人吃完了之后心率加快，导致心跳骤停，他还不知道自己的白酒用得根本就不对。更何况人家是用酒和药一起来煮，把药溶于乙醇的成分提取出来，令酒精全部挥发了。不是让病人直接喝酒。所以一定要弄通它本来的意思。

第三，访明师，多思考。只要这个人在某方面上特别明白，他就是我们的老师。

第四，勤临床，深体会。"纸上得来终觉浅，绝知此事要躬行。"如果书本上学习的知识，你没有临床实践的话，那是落实不到实处的。只有你用经方，用《伤寒论》的理论治好了病，你才会将知识融入自己的血液中，记一辈子，用起来得心应手。《伤寒论》问世以后，有许多医家为它做了注。这些注本都是我们学习的教材。那么，我以"怎么学"作为纲，以"学什么"作为目来和大家交流。关于背诵的问题，它的意义和价值我就不再多说了。"书读百遍，其义自见。"我们读熟了，到时候信手拈来，就能左右逢源。我们大学第一任伤寒教研室主任陈慎吾老师，每天背一遍《伤寒论》。第二任伤寒教研室主任刘渡舟老师，他学医的时候学的是《医宗金鉴》，背是他的基本功。所以他看病的时候，常常就把《医宗金鉴》的原文，歌诀，引用一句，方就开出来了。中医科学院西苑医院的方药中老师对《内经》倒背如流。我特别尊敬的台湾张步桃老师，他比我大30

岁,他胸中自有名著百卷。他讲课的时候,从来不拿一张纸片。坐在那里讲7个小时还说:"我讲得还没过瘾呢!"

文以载道,我们中医的理论和传统文化是交融在一起的。由于时代的变迁,文字的含义发生了变化。如果我们用现代汉语中的某些字词来解释经典中的字词,我们就会对经典的原始意思发生误解。比方说,煎。我们今天说,早晨吃饭,我煎个鸡蛋吧。那就是在锅里放少量的油,把食物做熟的过程。熬,我们今天说熬粥、熬药。是食物或者药物加上水之后小火慢慢煮的过程。《伤寒论》可不是这个意思。《伤寒论》的小柴胡汤、大柴胡汤、柴胡桂枝干姜汤、半夏泻心汤、生姜泻心汤、甘草泻心汤和旋覆代赭汤,这7个方子都是和解剂。它们煮药的过程都要求煮了之后把药渣子去掉再煎。"煎"是什么意思呢?我们看西汉杨雄的《方言》,所说的是:"有汁而干,谓之煎。"就是把液汁般的东西浓缩的过程就叫做"煎"。我们就明白了:和解剂的7个方子,把药煮完之后把药渣子去掉,把药液再加热浓缩,这个过程叫"煎"。这样有什么好处呢?有人就试验了,发现把药液再加热浓缩,口感变了,测试它的有效成分也变了。就拿柴胡来说,柴胡皂苷有a、b、c、d 4种,其中有2种解热清肝作用差,把药液再加热浓缩以后,那2种解热清肝差的柴胡皂苷都变成了解热清肝作用好的柴胡皂苷了。如果你不理解这样做的含义,那就不能这么做,否则势必就会影响疗效。在阳明病篇有个蜜煎方。为什么叫蜜煎方,不叫蜜煮方呢?因为它是把液汁状的蜂蜜放在铜锅里,用小火慢慢加热,使它的水分蒸发。当蒸发到像饴糖一样拿筷子一搅就能够挑起来的时候,这时候马上把火移开,拿一块蜂蜜放到手心里,快搓,搓成条,像手指粗细,4~5cm这么长,一头尖一些,这就是蜂蜜栓,在《伤寒论》中叫蜜煎方。治疗什么呢?治疗粪便阻结在肛门解不出来。我们今天用的是甘油栓剂,可是甘油栓剂每次都要用,药效不持久。这个蜂蜜栓,放凉了很硬,再加上一些热水,头就软化了,塞到肛门里,等患者想解大便了就一块儿解出来。用上两三次之后,就调整了他的结肠功能,以后就不用每次都用了,屡试不爽。所以把它叫做蜜煎方,不叫蜜煮方。在《伤寒论》中,杏仁要熬黑,巴豆要熬去油,虻虫要熬去翅足。如果拿我们今天的理解看,食物和药物加水以后放在小火上慢慢煮,那杏仁怎么煮黑啊,那巴豆怎么煮去油啊?

我们一查《方言》："凡以火而干五谷之类，自山而东，齐楚以往谓之熬。"就是只用火而不加水，就是把五谷杂粮做熟做干燥的过程。齐国、楚国，也就是山东那个地方，就把它叫做"熬"。"关西陇冀谓之焙"，陕西、甘肃及河北有些地方把这个办法叫做"焙"。"秦晋之间或谓之炒"，山西、陕西的一些地方，就把这种办法叫做"炒"。现在"炒"字成了普通话，成了国语。张仲景是什么地方人啊，他是楚国北部的人，所以他书里讲的是楚国方言。因此他用"熬"字是什么意思？就是炒。所以原句应理解为巴豆炒去油，杏仁炒黑，虻虫炒去翅足。翅和足一炒就烧焦了，当然就容易去掉啦。"白粉熬香"，《十三经注疏》里头说："稻曰白。"有一次我们本科班考试，出名词解释，居然有学生说："大烟！"河南人说，我们这个地方把小麦面叫做白面，所以白粉就是小麦粉。你查《十三经注疏》，汉代郑玄注《周礼》的时候说："稻曰白。"其实《伤寒论》中的白粉就是白米粉，就是稻米粉，稻米粉一炒就把它炒香了，这些话都来自西汉杨雄的《方言》。

我刚才说，中医的很多术语是和传统文化交融渗透在一起的。我们人类来到这个星球上最开始的时候，甚至没有语言，没有文字。我们靠什么来认识自然，认识自身的健康状况呢？靠大自然赋予我们人类的眼、耳、鼻、舌、身，各种感官，再靠我们聪明的大脑，去观察，去认识这个世界，去观察认识人体的生理功能以及人体和自然的关系。有一个原始人饿了好几天，没找着合适吃的东西，突然看到那有头鹿，他拿起一块石头一扔。他饿得没劲，石头虽然砸在鹿的身上，但没有把鹿砸倒，鹿起来就跑。他要追，那是他的食物啊。他哪追得上鹿啊！突然看到那边过来三个原始人，他喊："哎，哎！"什么意思啊？让那三个人把鹿围住。那三个人也饿了好几天了，看到一个人追着一头鹿，于是也拿石头一砸，把鹿砸倒了。四个人围上去，拿指甲撕开鹿皮吃肉，和动物是一样的。吃到鹿的肚子，发现一个囊状的东西，撕开一看，哎，这里包着鹿刚才吃的草。我们肚子里也有这个东西呀，这个东西叫什么？包围食物的，围——胃，胃就有了。"胃"，围也，围受食物也。我们中国话就这么来的。以后又有了文字了，把"包围"的"围"和"胃"就分开了。接着往下吃，胃下面弯弯曲曲的管道，撕开一看，靠胃的地方，还有绿绿的草沫子，靠近肛门的地方，剥开一看，里面有臭臭的屎球。我们的肚子里也该有这个东西呀，如果没有这个东西吃的东西下不去，肚子疼、肚子胀，受不了。这个东西一定要通畅。畅——肠。所以"肠"，畅也，通畅胃气，去滓秽也。中医和我们的传统文化、和我们的语言就是这样交融渗透的。四个原始人刚刚吃完这只鹿，高兴了。他们那个时候，不像我们现在，又要升学，又要就业，又要提职称，又要涨工资，那么多压力。他们吃饱了就高兴了，高兴了就跳起来唱起来了，当然唱什么我也根本听不懂了。这些人一想，怎么刚刚吃完这个东西，身上就有劲了，就不出汗了？肯定有个器官把我吃的能量、营养吸收了。于是吸收之物就叫精华了。鹿肉的精华之气吸收以后向全身输送了。这个器官叫什么呀？帮助胃肠，把饮食物的营养向全身输送的器官，就叫脾吧。脾是什么意思呀，脾是帮助的意思。他们想，先吃了东西，后有劲，脾肯定在胃的下面。所以脾助胃气，主化谷也。从这个角度来看，中医所说的脾是什么呀，是我们消化系统的吸收机能。如果从解剖学角度来说，是我们的胃黏膜，小肠黏膜，大肠黏膜，这些组织吸收饮食物的营养物质，吸收水液，然后通过淋巴循环系统、血液循环系统向全身输送。这就是中医说的脾的解剖学实质。

所以有人拉肚子了，中医说脾虚了，西医大夫说这是肠炎。中医大夫用健脾的方法就可改善消化道的吸收机能，病人就不拉了。在人的左胁下有个扁的椭圆形的器官，这个器官在胎儿时期可以制造血细胞，成年以后它就不再制造血细胞了，但是它能制造淋巴细胞。所以在解剖学里把它归属于淋巴系统的一个器官。它还有个功能，吞噬衰老的红细胞。要用中文来表达这个器官的意思，翻译的时候，找来找去发现有个"脾"字不知道是干什么的，那我们就译成脾吧。所以西医所说的脾，是淋巴系统的一个解剖学器官。有的西医大夫就说了："你们中医大夫就胡说八道。"我说："怎么了？""你们说脾是后天之本。你看这个小伙子了吗？他脾机能亢进，严重贫血，吞噬功能太强了，把好的红细胞都吃了。我把他的脾切除了，到现在2年了，活得好好的。他后天之本都没了，他活得那么好。你们中医的很多理论都应该改了。"我说："老兄啊，你们借用了我们中医的'脾'这个字来命名左胁下淋巴系统的这个器官，那根本就不是我们中医所说的脾。"所以说字是同一个字，但意思却大相径庭。

　　我们把脾字换成女字边，读婢。婢女是干什么的呀？女性佣人，帮助主人料理生活的。换成衣补旁念裨，裨将，就是副将。协助主将作战的。诸葛亮在成都管理国家行政，管理了很多年，所以成都人对诸葛亮特别地尊敬。但是人们发现，集体智慧可以超过一个人的智慧。所以有句话叫做"三个裨将，赛过一个诸葛亮。"是说三个副将，赛过一个诸葛亮。可是传到中原以后就传走声了，说"三个皮匠，赛过一个诸葛亮。"你说修皮鞋的，做皮带的，他和作战有什么关系呀？四川人要去抓狼的话，一定要跑路，狼都在深山里，你不跑路怎么去深山呀。那个时候没有我们今天做的这种皮鞋，都是人工做的布鞋，所以那鞋底一爬山就磨透了。因此，四川人就说"舍不得鞋子套不住狼"。四川话呢，把"鞋子"叫"孩子"，传到中原以后，更可笑，变成说"舍不得孩子套不住狼"。谁家那么狠心，拿孩子去做狼的诱饵呀？所以语言这个东西，从古代到现在，就是在当代也都能够因为地方话的原因传走声。

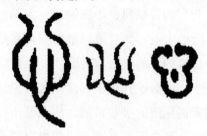

　　大家看看上面三个图是什么字。第一个是《说文解字》的"心"；第二个是明朝人所写的《六书通》的"心"；第三个是《金文编》的"心"。显然我们祖先创这个字是个象形字，是看到了解剖学的心脏，所以心主血脉。可是为什么把它读心呢？为什么不读"天"，不读"地"？"心"这个读音是什么意思？《释名》说了：心，纤也。心和纤在古代音是相同的。为什么把它叫纤呢？"所识纤微，无物不贯也。"它能够认识周围的事物，没有什么事物是它不清楚的。所以就把它读"心"。因此这个"心"在造字的时候，字形是依据解剖学主管血液循环的心脏，它的读音是主管情感、意识、思维、理解、记忆的。今天我们说是大脑的功能。

　　有一次，我在法国巴黎上课，当我讲到这里的时候，一个小伙子站起来了："老师，您说得不对。"我说："怎么了？""表达情感、情绪，那是大脑，不是心。"我说："旁边坐的是谁呀？"他愣了一下："那是我的女朋友。"因为法国人很浪漫，课间他们之间的亲热我都看见了。我说："你女朋友脖子上那个项链是她自己买的，还是谁送她的？"他说："老师，那是我送她的。"我说："那你送她项链干什么？"他说："表示我对他的爱。"我说："你把项链摘下来让大家看看，你是用什么模型表示对她的爱的。"他把项链摘下来，他没有意识到我在干什么。他就举起来，大家全笑了。因为在白金的项链下挂着一个镶着金边的红宝石的心形项链坠。我说："你为什么不送她个大脑模型的项链坠？"他说："老师，我买项链的时候没有想到这个问题，今天听你讲课了我才想到这个问题。大脑是表达爱情的。"我说："丘比特的箭射中的是大脑还是什么？你们这里情人节的时候在玫瑰花的包装纸上、送巧克力的包装纸上，画的是一个一个的大脑吗？"他说："老师，这是怎么回事？"中国的传统医学不是靠现代的解剖学来发现的。它是靠人体的眼、耳、鼻、舌、身、意来感觉和体会的。当你心情激动的时候、当你思维激动的时候、特别高兴的时候、见到你久别重逢的亲人的时候，你会心情激动，你没有感到大脑跳。所以诗人所写的诗"我的心哪，激动得就要跳出了胸膛。"哪个诗人写过"我激动得大脑就要胀开了脑壳！"有人说了，"中医错了几千年，心怎么能主神志呢！"他不知道我们老祖宗造这个字的时候，在读音上就赋予了它大脑的功能。孟子说，"心之官则思"，儒家讲正心，想正事，走正道；医学家讲养心；道家讲静心；易学家讲洗心，就是换个角度看问题；佛家讲明心见性；气功家讲调心。如果我们都把他改成脑子，正脑、养脑、洗脑、静脑、明脑、调脑，那还是中国文化吗？所以我们读经典，绝不能用《新华字典》、《辞源》、《辞海》，甚至连《康熙字典》都不能用。我们要选择和经典著作时代相接近的工具书。我所推荐的 7 部著作在材料上都印了，大家看看就可以了。这些书都有现代的影印本，随便都可以买得到的。

西汉·杨雄《方言》——清·钱绎撰集《方言笺疏》；

东汉·许慎《说文解字》——清·段玉裁《说文解字注》；

东汉·刘熙《释名》——清·王先谦撰集《释名疏证注》；

清·郝懿行《尔雅义疏》；

魏·张揖《广雅》——清·王念孙撰《广雅疏证》；

清·阮元编《经籍籑诂》；

《十三经疏注》（十三部儒家经典注疏本的合刊本）。

中医的经典是医学著作。当你在文字上把握了它的本意以后，我们还要在医理上真正了解它的本意，一定要前后联系，融会贯通，联系实际。我举个例子。146条："伤寒六七日，发热，微恶寒，支节烦疼，微呕，心下支结，外证未去者，柴胡桂枝汤主之。""发热，微恶寒"显然是太阳表证。重不重呢？他说"微恶寒"，太阳表证不重。"支"是四肢的"肢"的通假字。"支节"，四肢，关节。"烦疼"，我们教材一般就一带而过，说这是太阳表证，有四肢关节肌肉的疼痛。"微呕"，轻度的呕吐。呕吐是少阳病的特点，少阳胆热内郁的时候最容易犯胃，胃气上逆，容易出现呕吐。所以《伤寒论》中有不少条文，以呕吐的存在与否来提示少阳病的存在。"心下支结"，心下是足少阳胆经的分支所经的部位；支是支撑；结是凝结。那么心下这个部位有一种支撑、胀满、凝结不畅的感觉，这是少阳经脉受邪、经气不利的表现。这是少阳病，重不重呢？不重，因为它是"微呕"。所以我们本科教材就说这是太阳病和少阳病同时发生的表现，而且太阳、少阳病都不重。所以仲景才以小柴胡汤和桂枝汤两个方子合起来用，剂量都用一半，你看这样解释，可以说是丝丝入扣，不应该有什么疑惑。

可是当我们再联系101条呢？"伤寒中风，有柴胡证，但见一证便是，不必悉具。"太阳伤寒应当用麻黄汤，太阳中风应当用桂枝汤。但是在他们的病程中如果出现小柴胡汤的适应证——口苦、咽干、目眩、往来寒热、胸胁苦闷、默默不欲饮食、心烦喜呕、脉弦、脉沉细和舌苔白，是不是这些症状都出现才可以用小柴胡汤来治疗呢？用不着。只要出现一两个症状，能代表邪入少阳，这个时候，治疗这种少阳病兼有太阳表证，不用桂枝汤，不用麻黄汤，就用小柴胡汤，通过和枢机，解郁结，畅三焦，达气机的方式，就可以达到"上焦得通，津液得下，胃气因和，身濈然汗出而解。"那么既然101条讲到了这个，那146条为什么还要把桂枝汤拉进来？就用小柴胡汤不就可以了吗？仲景为什么自相矛盾呢？是我们解释错了呢，还是仲景用错了呢？我就在想，刚才解释146条的时候，哪个问题忽略了？是支节烦疼。"烦"是什么意思？《十三经注疏》里有一部《周礼》。汉代的郑玄注《周礼》的时候，注这个"烦"字，有一句话叫做："烦，犹剧也。"那么支节烦疼，就是四肢肌肉关节的剧烈疼痛，是太阳病吗？可以是。比方说太阳伤寒表实证，有头疼、身疼、腰疼、骨节疼痛、恶风、无汗而喘者，麻黄汤主之。如果是太阳伤寒表实证的话，他应当恶寒重啊，可是刚才说了，发热，微恶寒，所以这不应当是太阳伤寒表实证。那四肢、关节、肌肉剧烈地疼痛是什么病呢？《伤寒论》有没有这样的条文呢？当我们看到了太阴病篇274条的时候发现："太阴中风，四肢烦疼，阳微阴涩而长者，为欲愈。"这个病的主症是什么呢？就是四肢肌肉关节剧烈地疼痛。它没有头项强痛和发热恶寒，仲景不诊它为太阳病；它没有额头疼痛、满脸通红、目痛鼻干，仲景不诊它为阳明病；它没有目赤耳聋、胸胁烦闷、往来寒热，仲景不诊它为少阳病。因为脾主四肢，所以把四肢被风寒邪气所伤而出现的四肢、肌肉、关节剧烈地疼痛叫做太阴病的中风证。我们教材说这是太阴脾虚寒兼有太阳表证，不对！仲景把四肢、肌肉、关节被风寒邪气所伤出现的疼痛叫太阴中风。四肢是我们的末梢器官，末梢受邪，正气抗邪于末梢，脉会浮。现在动态地观察脉象，轻取由浮而转微了。这是《内经》所说的"大则病进，小则平"，脉由浮而转的不浮了，这是邪气退。"阴"是沉取，由原来气血不足，脉搏不能充盈的涩脉转为端直以长；"而"是表转折的，这是在里的气血恢复的特征。这样的脉象是正复邪退的表现，所以不用治了，病将要好了。

　　什么时候好呢？他接着说："太阴病欲解时，从亥至丑上。"从晚上9点到早上3点，这段时间是阴尽阳升的时候。这段时间的四肢关节肌肉不疼了，这个病就好了，不用治了。所以这不是指太阴脾虚寒的"腹满而吐，食不下，自利益甚，时腹自痛"的欲解时，也不是指"自利不渴者，属太阴。以其脏有寒故也，当温之，宜服四逆辈"的欲解时，而指的太阴中风的欲解时。如果不能好怎么办？"太阴病，脉浮者，可发汗，宜桂枝汤。"因此，我们的教材又解释错了，太阴，里虚寒证兼有太阳表证，所以它脉才能浮，那就用桂枝汤。如果这么解释的话，违背了张仲景所说的"虚人伤寒建其中"的原则。对于虚人外感，张仲景从来不用解表药，要先用温中补虚的办法。先用理中汤，等里气恢复以后，表邪如果还没有解除的话再用桂枝汤。可是现在这条原文，仲景直接用桂枝汤，那就说明我们的理解有问题。所以这里的太阴病脉浮是指的什么呢？是指的"太阴中风，四肢烦痛"。它没有自己好，就是脉浮，我们就用桂枝汤来治疗这种四肢末梢被风寒邪气所伤的肌肉、关节剧烈的疼痛。

理论上这么分析，临床上有没有证据呢？我用桂枝汤治疗痹证是这么用的。基础方：炒白芍或者炙白芍 30g，赤芍 15g，桂枝 10g，炙甘草 10g。如果病程很长，那肯定久病入络，再加活血化瘀药，丹参，莪术，生牡蛎等。有人用上 7 剂药之后觉得比较疲劳，那是莪术破气的表现。我们可以在方子里加上 10g 炒白术，这个副作用就没有了。引经药，除了四肢关节肌肉疼痛之外，如果是腰以上疼的，加鸡血藤；脖子疼的加葛根；下肢疼的加桑枝和牛膝。凡是舌象看上去是淡的，或者是暗的，都可以用这个方子。因为这个方子活血药比较多，舌上有瘀斑的更加合适。如果发现舌质红，有人会说桂枝太热了吧？也可以用，在方子里加胡黄连或者马尾连。那热痹可不可以用呢？关节红肿热痛、急性风湿热或伴有小臂的环形红斑，下肢的结节性红斑，可不可以用呢？也可以用，需配上大剂量的白虎汤。这就说明桂枝汤不仅仅是治疗太阳中风的，它还可以治疗痹症，治疗四肢、肌肉、关节被风寒邪气所伤的剧烈疼痛。当我们理解桂枝汤作用的时候，我们再回来看 146 条，"伤寒六七日，发热微恶寒"，这时太阳表证并不重，要命的是它有个"支节烦疼"，四肢、肌肉、关节剧烈地疼痛。这用小柴胡汤是不能解决问题的，必须把桂枝汤拉进来。而且柴胡桂枝汤在临床的应用极其广泛，有很多疑难病症我们都可以用它来治。大体说来，柴胡桂枝汤在临床上可以应用于下列病几种情况：①外感、太阳、少阳、太阴同病；②肝病伴有关节痛；③痹症伴有肝气郁结；④神经症、无器质性病变的身痛症；⑤精神抑郁症、焦虑症、惊恐发作；⑥脂膜炎；⑦不安腿综合征。

所以这就要前后联系，融会贯通，深入思考，才能在医理上理解它的真正意思。我再举个例子，大柴胡汤，由小柴胡汤去掉人参和甘草，加了芍药、枳实和大黄化裁而来，这是半个承气汤，按照它的组方来推测，治疗少阳不和兼有阳明里实，顺理成章。《伤寒论》中 104 条，136 条所讲的证候就是少阳不和兼有阳明里实，用大柴胡汤。可是在《伤寒论》当中呢，还有这样两条原文：103 条"呕不止，心下急，郁郁微烦者，为未解也，与大柴胡汤下之则愈"；165 条"伤寒发热，汗出不解，心下痞硬，呕吐而下利者，大柴胡汤主之"。《金匮要略》有一条："按之心下满痛者，此为实也，当下之，宜大柴胡汤。"因为按照我们刚才的惯性思维，大柴胡汤是由小柴胡汤去掉 2 个补的药加上半个大承气汤所组成的，所以就把这三条也解释成少阳不和兼有阳明里实。为什么呕吐呢？是阳明气机壅滞，气机上逆的表现。为什么"心下拘急，心下痞硬，按之心下满痛"呢？是阳明燥热阻结气机不畅的表现。这个解释对吗？我们联系一下阳明病。大家想一下，阳明病腹部实证的表现是什么呢？"绕脐痛，腹满痛，腹大满不通。""腹满不减，减不足言，腹胀满。"什么时候提到过心下？没有。那么阳明病的病程中有呕吐吗？204 条："伤寒呕多，虽有阳明证，不可攻之。"如果在阳明病的病程中，出现呕吐频繁，不可以用承气汤泻下。那"呕不止"是阳明病吗？"阳明病心下硬满者，不可攻之，攻之利遂不止者死，利止者愈。"这说明"心下硬满"绝不是阳明病本身的临床表现，而是另外一种病。"呕不止，心下拘急疼痛，心下硬满，按之心下满痛"，是什么症呢？"呕不止"，少阳病本来就多呕，"呕不止"是少阳胆腑郁热证加重的表现。"心下拘急疼痛"是什么呢？是我们刚才讲的柴胡桂枝汤的适应证，是"心下支结"症状的加重。"呕不止"是胆腑郁热，胆腑中的津液受损，胆热和胆汁相结所导致胆腑的热实证。由"心下支结"转成"心下拘急疼痛"，这是经脉中的气滞血瘀加重了疼痛，而病位没有离开少阳。而出少阳的胆腑郁热证、经脉的气血不畅证转成了少阳胆腑的热实证。这就是我们今天的急性胆囊炎、胆管结石的急性发作和急性胰腺炎等病症。如果我们按照刚才的惯性思维则会将这三条解释成少阳不和兼有阳明里实。大柴胡汤治疗以上诸病那么好的疗效，我们会说《伤寒论》没有显示。实际上是我们没有能够理解它。

我想在座的对《伤寒论》熟悉的人肯定就要问了："老师，你说得不对。在《伤寒论》中，阳明病真的有心下痛这个症状。"321 条，"少阴病，自利清水，色纯青，心下必痛，口干燥者，急下之，宜大承气汤。"用大承气汤这不是阳明病吗？为什么又把它叫少阴病呢？病人一来，是个亡阴失水的证候：皮肤弹性消失，两眼深陷，脉搏细数，意识淡漠。仲景一看，是个少阴病。甚至血压开始下降，可是病人家属说："下利清水色纯青。""清"是什么意思呢?《说文解字》说:"厕,清也。"大家奇怪啊,厕所是排泄污物的地方,它怎么能用这个"清"字呢?你看《释名》怎么说的:"言至秽之处,宜常修治使洁清也。"最脏的地方,经常打扫它,使它更加干净。所以就用"清"来命名为厕所。根据这个意思,这个字后来写作"圊",大家一看这个字就知道了。所以《伤寒论》中的"清便欲自可"就是说这个"清"是名词活用为动词,当上厕所讲。所谓"清便欲自可",大便是正常的。《伤寒论》有一个词叫"清血",就是便血;"清脓血"就是便脓血;"下利清谷"就是拉稀,拉不消化的食物;"下利清水",就是泻水样便。我们接着回到这条原文,水样便颜色是清的。后世注家有人说这叫"黑水泻"。如果是黑水泻的话,那就是消化道出血,出血到水样便的程度,这个出血太厉害了,很快就会进入失血性休克的状态。所以这个"清"不是黑色,是黄绿色。那么什么样的病人才能够拉出这样的粪便呢?急性胆囊炎的病人胆汁排泄不畅,或胆管结石、梗阻性胆管炎的病人大量的胆汁淤积,当压力高过阻塞部位的时候,大量胆汁一下子排出肠道,拉出来就是这个颜色。早年我在内科病房的时候,就多次遇到过这样的病人。病人家属提着病人的内裤来找我看,说:"大夫,你看拉的是什么东西啊?把这白色的内裤都染成这个样子,黄绿色的,这人还能活吗?"我说:"这是大量胆汁排出来了,没有什么。"这就是仲景所说的"自利清水,色纯青"。我们后世的医家没有见到过这种情况,就想当然地注释说这叫"热结旁流",有一个屎球阻在肠管了,旁边有个小缝往下流水便,那可能吗?仲景看到这样的粪便,就肯定地说"心下必痛",就是胆绞痛啊。因为出现这个证候是胆管结石或者急性胆囊炎的病人,必然是有心绞痛的。

现在为什么出现了亡阴失水的少阴病啊?你想想患者胆管梗阻以后高热不退,亡阴失水,所以仲景来了一看这个病人,脉搏细数,意识淡漠,皮肤弹性消失,是个脱水的病人,所以就把它叫做少阴病了。为什么口干燥啊?亡阴失水他能不干燥吗?大家接着就要问了:"老师,你说得不对啊。那张仲景应当用大柴胡汤,为什么用大承气汤啊?"我告诉大家,张仲景首选的是大柴胡汤。证据呢?"辨可下病脉证并治"篇,同样引到这条原文,"少阴病,自利清水,色纯青,心下必痛,口干燥者,可下之,宜大柴胡大承气汤。"首选的是大柴胡汤。大家说什么叫"可下病篇"啊？张仲景的《伤寒论》十卷二十二篇，第一篇是辨脉篇，第二篇是平脉篇，第三篇是伤寒例，第四篇是痉湿暍，这叫前四篇，第五篇叫辨太阳病脉证并治上第五，辨太阳病脉证并治中第六，一直到辨阴阳易差后劳复病脉证并治第十四。我们通常说398条、112方，并不是《伤寒论》的全部，而是从辨太阳病脉证并治上第五开始，到辨阴阳易差后劳复病脉证并治第十四结束，是这十篇内容。中间十篇加上前四篇合起来才十四篇。一共二十二篇，后面还有八篇呢？这八篇是什么呢？辨不可发汗病脉证并治第十五、辨可发汗病脉证并治第十六、辨发汗后病脉证并治第十七、辨不可吐脉证并治第十八、辨可吐脉证并治第十九、辨不可下病脉证并治第二十、辨可下病脉证并治第二十一、辨发汗吐下后病脉证并治第二十二。后面这八篇内容绝大多数的原文来自于六经病证篇，所以我们今天教材里面就没有提它，但是也有少量条文不见于六经病篇。像可下病篇这一条，首选的就是大柴胡汤，当我明白了"呕不止，心下急，郁郁微烦"不是少阳不和兼有阳明里实的时候、当我明白了《金匮要略》中"按之心下满痛者"的时候，大家想一想，我们今天看到的是什么病啊？那不就是一个胆囊炎的病人墨菲征阳性吗？医生按在上腹部让病人吸气，他突然吸到半截不敢吸了，胆囊疼啊，这些仲景都描述到了。所以我们今天用大柴胡汤治疗胆囊炎、胆管结石的急性发作，我的习惯是加海金沙、鸡内金、郁金、金钱草和玄明粉。我想很多在座的医生都有过这样应用的经验。用它也可治疗急性胰腺炎心拘急疼痛，呕吐不止。大家可以上网查南开医院的经验，柴胡、黄芩、芍药、大黄，这是大柴胡汤核心的药，当然他们还有加减，对急性胰腺炎有很好的疗效。

我们在学习经典的前提下，还要特别注意向老师学习，还要多思考。学习什么呢？学习辨证思维方法，向经典学习。

63条、162条讲的是麻杏石甘汤证。读原文的时候，一个是汗后，一个是下后，说不可更行桂枝汤。张仲景说这句话干什么？汗出而喘，无大热者，可用麻杏石甘汤。"无大热者"什么意思，麻杏石甘汤证我们在临床上看到的都是高热啊，他为什么说无大热？其实张仲景在写这条原文的时候把所有的喘证都进行了鉴别分析。首先我们说这个病人是汗出而喘，这肯定就不是寒邪闭表，肺失宣降，无汗而喘的麻黄汤证。所以汗出而喘排除了麻黄汤证。《伤寒论》中第二个治喘的方子是小青龙汤，它治疗外有表寒，内有水饮。水和寒邪相合以后水寒犯肺引起咳喘，现在汗出而喘也不是小青龙汤证。是不是中风兼喘的桂枝加厚朴杏子汤证啊？仲景通过综合分析，说这个不能再用桂枝汤了。言外之意告诉大家了，这不是中风兼喘，这不是桂枝加厚朴杏子汤证。于是仲景想到阳明里热、里实，由于肺和大肠相表里，当阳明里热、里实向上迫肺的时候，有汗出，有微喘，有喘而不得卧，那现在是不是阳明里热、里实向上迫肺所导致的喘呢？无大热，是无阳明里证的大热、大实，所以把阳明病的那个喘也排除了。这就是经典，把作者的思维过程都写进去了。我们今天写书不是这样，说喘是病位在肺。什么性质呢？他有汗出，是热邪逼迫津液外越。什么临床表现呢？发热，咳吐黄痰，有热嘛，甚至咳嗽铁锈色痰。喘促胸闷，鼻翼煽动，呼气困难，有热就要心烦口渴，有热就要尿赤便干、舌红苔黄、脉滑数。教材是这么写的，经典是刚才那两条，经典和我们今天的教材不一样，经典是把作者的思维过程在字里行间写进去了，我们今天是把临床症状写进去了。

这样鉴别诊断的例子还有很多，我这里举了阳虚烦躁证。这个病人误治以后出现了肢体躁动不宁，这是肾阳突然虚衰，衰弱的阳气奋力和阴寒邪气相争，争而不胜所出现的一种症状。就像我们休克前期、肝昏迷早期、肺性脑病昏迷前、糖尿病酮症酸中毒昏迷前的病人的躁动，这是个危重症，仲景就要鉴别了。这是不是胆热上扰心神的烦躁，因烦而躁动啊？不呕，除外了少阳病。这是不是阳明里热、里实上扰心神出现的烦躁啊？不渴，除外了阳明。这是不是寒邪闭表，阳郁化热，郁热扰心所出现的"不汗出而烦躁"的大青龙汤证啊？无表证，除外了大青龙汤证。所以不呕，不渴，无表证，仲景把鉴别诊断的思考过程都放到了字面上。

我大学刚毕业留在学校的附属医院工作。我管的病房有一个小伙子和我是同龄人，他得的是再生障碍性贫血。我到病房的时候他的病已经到晚期了。全血减少，每高倍视野的白细胞只有几百个，合并肺部的感染，高热不退。治疗用了大量的抗生素，轮着给他用，退不了热。我们用银花、连翘、公英、地丁、丹皮、赤芍、石膏、知母，也退不了热。我们病区主任跟我说："小郝呀，你看这个小伙子病已经到晚期了，发热都退不了，你和老大夫们都很熟，你去请一个老师帮咱们看看。"我就找了宋孝志老师，那是 6 月份，病人盖着一床棉被，棉被上还有一条毛毯，毛毯上还有一件棉大衣，宋老对小伙子说："伸出手来我摸摸脉"。小伙子慢慢地把手伸出来了。宋老摸完了，看看舌头，舌干嫩。宋老问："你口渴吗？"小伙子说："口渴。""那你想喝热的还是想喝凉的？"宋老接着问。这个小伙子迟疑了半天没说话。宋老就跟我说："你去给他倒半杯热水，半杯凉水。"我倒好后，小伙子慢慢地去够那个凉水杯，一碰到手就迅速地缩回来了。然后再去够那个热水杯，而且把热水杯攥得很紧，慢慢地喝了一口，含在嘴里良久才咽下去。宋老说："我看完了。"回到办公室，随便拿了一张纸，写了前 2 味药：红参 15g，炮附子 15g（先煎）。我沉不住气了，我说："老师啊，这是个再障晚期的病人，他合并有肺部的感染，高热不退，每天体温都在 40℃左右。"老师回头说："你是中医大夫还是西医大夫？"我当时心想："老师，前些日子我还给你抄方呢，你怎么不认识我啦？"后来我意识到，我刚才说的什么话啊？这像请中医大夫会诊的病例汇报吗？老师接着开第三个药，干姜 15g，第四个药，炙甘草 10g，把纸往这一放："回来你跟谁谁说说（指我们病区主任），你们要敢用，你们就用，你们要是不敢用，就当我没来。"说完了，扬长而去。我们用的银花、连翘、公英、地丁、丹皮、赤芍、石膏、知母，老师却开了个人参四逆汤。主任回来，我说："主任，你让我找老大夫，我请宋老了，宋老开了这么个方子。"老师也是一愣："哎呀，既然请了宋老了，方子我们还会用，不过你别下长期医嘱。你就 1 天下 1 个医嘱，观察他有没有加重出血倾向。因为他血小板也极低，牙都不能刷，都冒着血。"我就 1 天下 1 次医嘱。第一天什么动静都没有；第二天体温没超过 39.5℃；第三天没超过 39℃；第四天没超过 38.5℃……就这样每天降半度，7 天以后，体温正常了。我把所有的抗生素全停掉了。我给病区主任报告，我说："那个小伙子吃宋老的四逆加人参汤，体温正常了。"他说："现在咱们抗生素都不用了，这个方子你也别再用了，怕用过头了导致出血。你去问问老师，为什么这个方子把烧退了？"我去门诊找宋老。我说："老师啊，一个多星期以前找你看的那个再障晚期的病人合并有肺部感染，你用了人参四逆汤，他发热退了，能给我讲讲这是什么道理吗?"他说:"你学过《伤寒论》吗?"我说:"老师我学过。""还记得吗?"我说:"老师我上大学二年级的时候学过。"他说:"当时你的成绩怎么样?"我说:"不错是满分。""现在还能记多少?"我说:"考完了全还给老师了。"那个时候没有让我讲《伤寒论》,我就在临床作医生,真的《伤寒论》全忘掉了。他说:"你记不记得《伤寒论》有一条原文:'身大热,反欲得衣者,热在皮肤,寒在骨髓也'?""老师,似乎有。""你看这个小伙子这么热的天,别人就盖一层毛毯,他盖这么厚,发着高烧。这是不是'身大热,反欲得衣者'啊?"我说:"老师,这就是'身大热,反欲得衣者'?"他说:"这还不是'身大热,反欲得衣者',这是什么?"他说:"还记得我让你倒半杯凉水、半杯热水什么意思吗?"我说:"老师我不知道。""你看他碰到那个凉水杯他把手缩回来了,他碰到热水杯攥起来暖了一会才喝了一口,你说他是寒还是热?"我说:"老师,这都是观察指标吗?"他说:"当然啦,你们给他用的什么药?"我说:"老师我不敢说。"他让我说,我就说:"银花、连翘、公英、地丁、丹皮、赤芍、石膏、知母。"老师说:"你们是想让他活,还是想让他死啊?他连凉水都不敢碰,你们还用这么凉的药?"我说:"老师啊,他合并有肺部感染呀!""你是中医大夫是西医大夫?"……所以,我们看病,真的要用中药,用中医的思维来看病。

又一个病人病毒性感染,收治入院,也是高热不退。按理来说病毒感染1周发热就能退了,结果这个病人1周没退,我们就请外边会诊,我们请来了第六医院搞传染病的院长。他说,你们再做什么什么检查,再换什么什么抗生素。又1周发热还是不退。我们主任说:"要不你请第一传染病院的副院长。"我就把他请来了。结果他还是说你们再做什么什么检查,再换什么什么抗生素。我们照做,还是烧不退。我们病区主任说:"哎呀,这个病咱们诊断不清楚。这么大量用抗生素发热都不退,要不请请张孝骞老师吧?"张孝骞老师是协和医院当时的内科主任,是新中国西医内科学的奠基人,是我们大学的第一届西学中班的学员。所以我一打电话,张老师骑着自行车就来了。当然这是40年前的事了。他看完病人,听完我的汇报以后,说:"你把所有的药全停掉,输液也不做了。"我说:"老师他体温这么高,40℃,我们什么都不用行吗?"他说:"你就试试。你每天晚上给我打一次电话，告诉我他的体温。"所有的药全停了，病人有意见，病人的家属也有意见，说："体温这么高你们不给治疗？"我说："我们请了协和的张老，他说让我们停了药试试。"第一天还是40℃，第二天没超过40℃，第三天没超过39.5℃，第四天没超过39℃，以后每天降半度，7天以后体温正常了。我给张老师打电话，我说，"这怎么回事啊？"张老说："这个病人开始是因为病毒性感染住的院，病毒性感染1个星期就会好，可是后来为什么高热持续不退呢？你们应当做的检查都做了，应当用的抗生素都用了，就有一条没除外——药源性发热。他后来的发热是你们输液造成的，但是我不敢说啊，只能把药停了看他还发不发，结果停了药以后体温真的正常了。"如果这个医生没有丰富的临床经验的话，怎么能够做出这样的诊断？这两位老前辈的鉴别诊断思路真的给我留下了深刻的印象。

我们今天在病房带学生的时候，都要求学生把四诊材料都搜集全后，在大病例上写出中医的病名，中医的辨证。其实这种规范的辨证论治程式在《伤寒论》就有了。第12条太阳中风，太阳是辨病，中风是辨证；第135条结胸热实，结胸是辨病，热实是辨证。这种先辨病、辨证后选方的方法，我们医生每天都在使用。但张仲景及当代中医界的一些老前辈，并不局限于这种选方方法，他们有的只抓几个症状就下方。

第13条："太阳病，头痛发热，汗出恶风者，桂枝汤主之。"我们的本科教材说，这是补充了第12条太阳中风的临床症状和治疗方法。我常常在想，张仲景那时候写书，不是用的纸，用的是竹子的板，木头的板，他的书写工具很困难，因此他常常惜墨如金，字字珠玑，不说一句废话。刚刚写完第12条"太阳中风，阳浮而阴弱，阳浮者，热自发，阴弱者，汗自出"，就再重复一个13条？不是张仲景的写作风格，所以第13条一定有另外的意思。有一天上午，我在门诊带着一帮学生看诊，正好看到一个小伙子感冒，头天晚上下雨，他骑自行车回家，全身淋了个"落汤鸡"，回家他还冲了个凉水澡，自以为身体不错，然后吃了点东西就睡觉了，睡到半夜他冻醒了。他说："醒了之后我全身冷得直打寒颤，床板都跟着颤，哟，这是不是得疟疾了？"然后全身疼，过了半个小时就开始发热，到黎明的时候，一试表，40℃了。一般家里都有个小药箱，他吃了解热镇痛药，过了半个小时，一点汗都没出，又吃了一片，天亮的时候出了点汗。早晨醒来就觉得头晕，身上疼，还怕冷，体温还有38℃。给单位打了个电话，说病了，上午要去看病。骑自行车发现骑不动，然后就挤公共汽车。大家可能没见到过北京的公共汽车，在上下班的时候特别拥挤，我认为那是世界上人口最稠密的地方，没有一把子力气是挤不上车的。小伙子这么一挤，就出了一身汗。到我门诊讲了一下情况之后，我们一帮同学说："哟，他是个典型的太阳伤寒表实证，开始恶寒，后又发热，全身疼痛，一点汗都没有。"另一帮同学说："他吃了解热镇痛药，他不是有汗吗？今天早晨挤车不是挤出一身汗么？这是太阳中风！"所以这两帮同学一个说用麻黄汤，一个说用桂枝汤。我想到这不就是第13条吗！我说："小伙子你头疼吗？""我刚才说了，我头疼，还有身上疼呢。""体温高吗？""今天早上38℃啊。""出汗吗？""出啊，刚才挤车就挤出一身汗来。""怕冷吗？""怕。"不管你是中风还是伤寒，不管用过什么药治疗，有这四个症状，咱就用桂枝汤。同样的例子还有："呕而发热者，小柴胡汤主之。"管他是胆囊炎发作呕吐发热，还是急性肝炎呕吐发热，还是急性胃炎呕吐发热……有这两个症状，小柴胡汤就用上，没问题！还辨什么病？辨什么证？但我告诉大家，你要带学生，你别让学生这么做。学生这么写出来的病历是不合格的。但我们老大夫看病可以，你看我们张步桃老师一天看过700个病人，他来得及去辨病辨证吗？有几个症状对上几个方子就用上，一样有疗效。

上个世纪70年代，我们几个老师，包括刘渡舟老师，在北京东部的一个城区给当地的西学中班上课，那有个工厂发生了火灾，一种化学物品燃烧以后，毒物弥散在空气中，人们吸了这个毒物之后，会导致肺水肿、食道黏膜和胃黏膜的水肿。重的病人出现昏迷、呼吸困难。肺水肿嘛，胸痛、发热、呕吐。北京的解毒专家、搞毒理的专家，天津搞毒理的专家都去了，发现这个毒没有特效解毒药。抢救了三天三夜，昏迷的病人气管切开、呼吸困难的给氧、恶心呕吐的用镇吐药、发热的就给退热药……三天三夜症状没有缓解。当地的医生说，北京中医学院（现北京中医药大学）的老师在这里上西学中班的课，看看他们中药中有什么可以解这种毒的。接我们的时候，有个当地的医生坐在司机旁边，我坐在司机后面，刘渡舟老师坐在这个医生的后边。那个医生回过头来拿着一张纸,写着那个毒物长长的化学分子式和长长的名字,跟我说:"你们中药中哪个可以解这种毒?"我心中忐忑不安,哪个中药解这种毒啊?我不知道。我当时给人出什么主意啊?绿豆汤解毒,让他们喝绿豆汤?甘草水解毒,我让他们喝甘草水?我能说出来吗?说出来不让人家解毒的专家笑掉大牙吗?我忐忑不安,回头一看,刘老师泰然自若,成竹在胸。我想,有老师在呢,我也不怕。到那之后,我们看完几个病人,老师就跟我说:"呕而发热者,小柴胡汤主之。""小结胸病,正在心下,按之则痛……小陷胸汤主之。"我立即明白啦,不管是什么毒,有呕吐,有发热,有胸痛,那我们就用小陷胸汤和小柴胡汤合方:柴胡2000g、黄芩1000g、瓜蒌4000g……不要认为多啊,他五十多个人啊,平均起来每个人也没多少。药就拿大锅煮。清醒的病人,家属帮着舀上一碗直接喝;昏迷的病人从胃管灌。轻的病人当天发热退了,呕吐止了。那个昏迷最重的病人用上中药以后,第四天也清醒了。给我留下了印象的是那位昏迷最重的病人。当时都说,他即使抢救过来,也可能是植物人。但是,他后来活过来了,而且没有成植物人,只是记忆力有所减退。以后每到春节的前后,他都到北京去感谢刘渡舟老师。当他们的医疗队将要撤回去的时候,那个队长到我们驻地去了。刘渡舟老师没在,他就问我:"你们中医大夫看病有什么口诀呢?还是有什么咒语?"我说:"你是什么意思啊?"他说:"我没别的意思,就是那天你开方之前,刘老师在你耳边念念有词。他说完了你就开了方了,他说的什么?"我说:"呕而发热者,小柴胡汤主之。""小结胸病,正在心下,按之则痛者,小陷胸汤主之。"他说:"我没听明白,你再说一遍。"我说了三遍他也没听明白。他说:"你能不能给我写出来?"我就给他写出来。他念了两遍,他说:"这也没辨什么证,也没辨什么病,也没说什么东西可以解这个毒。你们不也是对症治疗吗?不也是仅凭对上几个症状——呕吐、发热、胸痛吗?"我说:"我们对症治疗这些病人好了,你们对症状治疗怎么这些病人没好呢?"他问:"这是怎么回事啊?"我说:"我也不知道。"据说这个大夫从此就开始学习《伤寒论》,学懂没学懂我就不清楚了。

  抓病机,根据病机用药。这是《伤寒论》给我们的启示。你看小建中汤,在100条里治疗肚子疼,在102条里治疗"心中悸而烦"。你说抓主症吗？这两条的主症完全不一样，为什么都可以用小建中汤来治疗啊？因为他们病机相同，都是气血两虚，腹部经脉失养，所以出现了腹直肌、肠道的拘急痉挛，所以可以用小建中汤来温中补虚，和里缓急。气血两虚，心脏失养，心中血脉功能失调就出现了心慌心跳；心阻神志就出现心烦。这个"烦"不是平常我们遇到了复杂的事情表现出的心中烦扰不安，而是注意力不能够集中，心神恍惚，思维迟钝，心中不安的感觉。这是怎么回事？这是心血不足，气血不足，心神失养。

的大脑要消耗我们人体总能量的 20%，所以围棋大师聂卫平在国际比赛的时候，下到中盘，脑子跟不上了，要吸氧。这是因为消耗能量太厉害了。他一吸氧脑子就快了。所以对手一看，哎哟，聂帅在吸氧，就心虚，一心虚就出昏招，所以他就输了。统计一下聂卫平下棋，只要这一盘他吸了氧，他就肯定赢，只要他没吸氧就肯定输。有一次一个很瘦的女孩来找我看病，妈妈带她来，说："我这孩子读大一的第二学期了，我发现这个孩子怎么像变了一个人，逐渐消瘦，不爱理人，回到家就关在屋里，经常自己偷偷地哭，您看这是怎么回事？"我说："你上课注意力集中吗？"她说："我只看见老师嘴动，我听不懂老师说什么。"我说："你高兴得起来吗？"她说："我天天不高兴。"我说："你兴趣还像以前那么多吗？"她说："我什么兴趣都没有了。"我说："你吃减肥药了？"她点点头。我问："那你月经还有吗？"她妈妈说："月经正常。"这个孩子看了她妈妈一眼说："妈，你出去，我自己和大夫谈行不行？"她妈妈一出去，她就跟我说："我 6 个月没来月经了。"我说："你节食了？"她说："是。"我问："为什么？你原来体重多少？"她说："原来体重 124 斤。现在就 70 斤多一点点了。"我说："你为什么要减肥呢？"她说："大夫，我喜欢我们班一个男生，当我提出和他交朋友的时候，他说我'囔囔踹'。""囔囔踹"是北京话，意思是"你这家伙胖得像猪，囔囔踹"。她继续说道："所以我的自尊心受到了极大的伤害，我就决心减肥了。没想到体重掉到快 80 斤的时候，我没有月经啦。"我说："你知道月经是怎么回事吗？五脏六腑通过代谢以后，富余的气血下注胞宫，月事才能以时下。你闭经是你摄入的能量不足，没有富余的气血来充养你的胞宫。这样的闭经如果 3 年内不能纠正的话，你卵巢的损伤和破坏是终身的，可能终身不能受孕。你现在还出现了情绪低落，精神抑郁，思维迟钝对不对？"她说："对。"我告诉她："我们大脑的学习、记忆以及我们的情感、情绪要消耗人体能量的20%，你摄入能量连保证机体的基本代谢都不够，你还有富余的能量来充盈你的大脑吗？这叫减肥后精神忧郁症。你减到这个体重又找那个男生了吗？"她说："找了。""他喜欢你了吗？"他说："你瘦得三围都没有了，还有谁喜欢你？"所以在座的各位，年轻的女士们，不要减肥。胖有胖的美，瘦有瘦的美，那是大自然的造化。我给这个孩子用建中汤，再加上心理疏导，慢慢地就好起来了。这个例子告诉我们要抓牢病机。

我当年跟宋孝志老师学习的时候，有一天，来了一个小伙子，是北京郊区的农民，过敏性哮喘。他的哮喘有一个特点，夏天发作。在我们医院治了3年了，过敏原查了一遍，也打了脱敏针，但是还是没有痊愈。宋孝志老师说："你过去没有哮喘，3年前怎么就发了哮喘呢？"他说："3年前'五一'节，我们有个庆祝活动，那天走了很长的路。到了中午了，又热、又累、又渴，我喝了大量的冰水，又吃了大量凉的东西。这个活动没有结束，我就开始胸闷、气喘。从那以后，每到'五一'节就开始喘。天一凉，自然就停止了。在夏天从来没有不喘的时候。"老师沉思良久，开了2个药，焦山栀15g，淡豆豉15g。小伙子拿到处方以后，说："老大夫啊，我找您看病不容易，别的大夫都把处方纸写满了都不管用，我的病可重啊，您能不能给我多写点药？"我们老师是南方人，说话很多北方人听不懂，所以他很少说话。宋老只跟小伙子说："试试吧，试试吧。"你想想那时候药不是装塑料袋，而是拿纸绳拴着，拿纸包着，每味药15g，2味药就这么一小包。过了一会小伙子又回来了，他两个手指头提着这一串药说："老大夫，别的大夫开药都拿提包提。您就开这7包'茶叶'，我的病可重了，找您看病不容易啊！"老师还是那句话："试试吧，试试吧。"小伙子无可奈何地走了。1周以后回来了，他先跟我说："你给老大夫说说，我吃这药没感觉。喘还是喘。"结果，我们老师还是给这2味药，3周以后回来了他直接求老师，他说："老大夫我找您看病不容易，我吃您这个药，该喘还是喘，您能不能给我换个方？"老师还是这2个药，从此这小伙子不来了。我心想老大夫就是老大夫，顽固不化呀，三次来看病没有效果他都不换方。这个小伙子一直在我的心中惦记着，我是想看看这么小包的药，怎么治过敏性哮喘。1年以后，当时夏天快过了，我在医院的楼道里看见前边有个人特别像这个小伙子，我一看，就是他。我说："小伙子你又来看喘来了？""嗯？我喘早就好了。"我说："什么时候好的？"他说："去年。"我说："谁治好的？""你怎么不知道，不是宋老师？你还在旁边抄方吗？"我说："你不是看了3周没有效果，你就不来了么？""我开始吃时没有效果，后来我吃了3周，觉得原来胸闷、心烦怎么减轻了？喘的发作频率少了，程度轻了，可以不喷药了（指激素）。"我说："那你怎么不来了呢？""我也会了啊！不就是焦山栀15g，淡豆豉15g吗？我随便找张纸写上这2味药，我们村就有药店，我就到那买药，不用找老大夫了，我也会了。"我说："那你那个方子吃了多长时间？""吃了2个月，夏天没过我就好了，而且今年也没犯。"呦！我这高兴啊，我回去就去找宋老，我说："老师，去年咱们初夏的时候看一个过敏性哮喘的病人，您就用焦山栀、淡豆豉2味药，连着看了3次，您还记得吗？"他说："我记得，这个人你碰上了？"我说："碰上了。"他说："他怎么样？"我说："他好了。"我又说："老师，您能不能给我解释下为什么用这2味药就能治好他的过敏性哮喘？"他说："这个小伙子在那个事件之前没有哮喘，他的生活环境并没有变化，灰尘啊，花粉啊不会成为过敏原，但是为什么那个事情之前他能适应环境不哮喘，那个事情之后他就哮喘了呢？是说明他体内内环境发生了变化。如果我们用药把他的内环境调到原来的状态，他对外环境不就适应了吗？他还喘吗？"我说："老师说的有道理，可您为什么用栀子豉汤啊？栀子豉汤是治心烦的，不治喘呀？"他说："我想啊，《伤寒论》的栀子豉汤，它治疗的是邪热留扰胸膈，郁于心胸，郁热扰心，轻的心烦不得眠，重的反复颠倒，心中懊侬。胸中有两个器官，一个是心，一个是肺。如果郁热扰心，会不会出现肺失宣降的喘呢？所以我就想试一试。如果辨的这个病机是对的话，一定要守方，一两剂是不会止喘的，所以他来了3次，我都给他用这个方子。"我说："老师他真的守方2个月，从此哮喘就好了。"所以我得出深刻的结论，中医治的是得病的人，它用各种方法把人的机能调节到最佳状态，让其内环境稳定，对外环境适应。后来有过敏性哮喘的病人，在网上看到了我讲宋孝志老师用栀子豉汤治哮喘的病例，他想想他的喘也是夏天时候犯，也用栀子豉汤，也是吃几个月就好了。后来，他特别高兴地找到我，告诉我这个喜讯。还有人在网上发文章，说治一个病人，舌头疼，用过导赤散没有效，后来想到了"舌为心之苗"，用栀子豉汤也都有效。

如果我们把抓主证和抓病机结合起来，那临床用起来心里更踏实。你看刚才我们把真武汤2条原文的主症提取出来，第一个主症，四肢沉重疼痛，这是水浸四肢所导致的。如果病机是肾阳虚衰，不能治水化水，水邪泛滥的话，我们就用真武汤治疗这样的水肿。如果水气凌心，出现了心慌，心跳，心功能不全，我们就用真武汤治疗这样的心脏病。如果水邪浸渍胃肠，出现了呕吐下利，这是慢性胃肠炎，我们用真武汤可以治。梅尼埃综合征，头晕目眩，内耳迷路水肿，如果他是阳虚水邪上犯清阳的话，我们用真武汤同样可以治疗。肢体的颤动，还有小便的异常，或者尿少，或者尿比重低，尿量太多，这是肾功能不全、肾小管吸收功能低下的表现，这是肾病啊，我们也可以用真武汤。按照这样的道理推测，当阳虚水泛，水邪浸渍胞宫而出现大量清稀的白带并伴有腰膝冷痛的时候，我们用真武汤也会有很好的疗效。这就是病机结合抓主症。

那么副症是不是不重要呢？不是的，有病人说："大夫，我胃脘部胀满堵塞不通。"这在《伤寒论》中讲的心下痞，于是医生毫不犹豫的用了泻心汤，结果复诊的时候没效。医生就进一步问她："还有什么不舒服呢?"有口渴，口燥，心烦，尿少。尿少在这里表现为小便不利。原来他这是下焦蓄水，小便不畅，水邪没有出路，水邪上逆，上逆到中焦，阻滞气机。所以病人就觉得胃胀，喝水吐水，吃不下饭。所以这个时候就不要管中焦了，要从病机的角度，通过五苓散来利小便，水邪走了，胃就不胀了。

我曾用五苓散治疗脑积水。有一个病人头疼，尤其是睡到后半夜，头疼把他疼醒了，整个上午头疼欲裂，伴有呕吐。到了下午慢慢缓解，第二天早晨又是如此，所以他住医院治疗，照CT提示脑积水，还有些脑细胞水肿。医生说："你一定要做手术。"他怕开脑壳，有点害怕。他就从外地到北京来找我看病。我用了五苓散和桃核承气汤，若干天以后他回来，说："吃了3剂头不疼了，吃了7剂什么感觉都没有了，我就要出院了。"医生做CT一看，脑积液、脑积水消失了，脑水肿消退了，问："这是怎么回事啊？"他说："我用中药了。"后来那个医院的西医大夫都跑到北京找我看病了。

猪苓汤，它的主证是什么呢？它是水热互结于下焦，小便不利，尿道涩痛。上有口渴，渴欲饮水，阴虚火旺，心烦不得眠。当下窍不利，水邪上逆的时候，可以出现呕吐、下利，水邪犯肺可以出现咳嗽，所以咳嗽、呕吐、下利是猪苓汤适应证的副症，主症是什么呢？小便不利、尿道涩痛，渴欲饮水，心烦不得眠，三个主症。

有一次我接到一个西医医院大夫的电话，说："老师，我是你那个西学中班的学员。我们的一个病人入院的时候体重130斤，现在3个月过去了，只剩下不到70斤了。看这个样子我可能很快就要把她送到太平间了。"我说："她是什么病啊？""我们现在找不出她是什么器质性病变，我们诊断她是'神经性呕吐'。她吃饭吐饭，喝水吐水，喝药吐药，什么都进不了，只有靠输液了。我们每天输2000mL液体，非常奇怪，即使输液她也要吐出来。"这就说明她的气化功能很差，连输的液都不能直接转化为被人体利用的体液，你说她能不瘦吗？他说："老师，你帮帮我救救这个人。"我当天去了之后就说："你这个病怎么得的？"这个女子躺在床上，很瘦弱，说："你问他！"旁边坐着她的丈夫，她丈夫低下头脸立刻就红了。她接着说："我先生开了个公司，有段时间他老不回家，说公司事务太多，我真心疼他呀。有一天做了他最爱吃的东西去公司找他，因为我有公司的钥匙，我开门进去发现，那个大厅里没有他。找到一个房间，那个房没插门。我推开一看，是他和他的女会计在床上寻欢作乐。这一下把我气得怒从心头起，我立即把下午的饭都吐出来了，然后就昏倒在旁边了，从此以后就喝水吐水，吃饭吐饭，喝药吐药。"我一看，她舌红无苔，是阴虚的表现。我问："过去有什么病？""慢性泌尿系统感染，经常小便不利，尿道酸疼。"我说："还有什么？""神经衰弱，经常睡不着觉，我彻夜难眠，必要的时候就是靠安眠药，尿很少。"其实这就是猪苓汤证，肝气加水邪上逆，导致了整个人体气化功能低下，连输注液体都不能吸收，这样的病人我真的没有见过。我想，如果给她用疏肝的药，柴胡、香附，都偏于温燥，容易伤阴；我想给她用猪苓汤，又怕她喝完吐，到底怎么疏肝，才让她不吐呢？她症结不就是她的丈夫和别人好吗？于是我就开了猪苓汤原方，但是，如果一次给她喝 150mL，她胃气不降，肯定会吐出来，所以我就对她说："我这个药啊，喝药的方法比较特殊，从早 8 点到晚 8 点每正点喝一勺，不能多喝。喝多了就要吐出来。而且还要找一个男性，或者你的儿子，或者你的先生，或者你的其他男性亲人喂你。因为你是个女人，阴气太盛，所以要找个阳气盛的人来喂你。"其实我这是故弄玄虚。她先生有点悔改之意，说："我来喂她，我来喂她！" 3 天以后，医生给我打电话："郝老师，神啦！她喝你的药不吐了。"不是喝我的药不吐，是她先生喂她不吐。你想想她就怕失去她的先生，现在她先生从早 8 点到晚 8 点就守在她床边，所以她认为她先生又回到了她的身边，她又得到了爱，她又找回了自己，她当然高兴了。先生喂她，还能吐吗？所以有的时候我们疏肝不一定用药，但是你要是事先告诉她"我让你先生喂是疏肝的"，那就没效了。医生跟我说："郝老师，病人问能不能 2 个小时喝 1 次，能不能她自己喝？"一听这话，我已经知道她原谅她先生了。她怕她先生每天在那守她 12 个小时累啊。我说："可以 2 个小时喝 1 勺。" 2 个星期以后病人出院了。这件事情就算过去了。不知道过了多少年，有一天我门诊突然来了个胖大女士，见了我就拍着我的肩膀说："郝大夫，总算找到您了。"我说："你是谁呀？"她说："您怎么不认识我啊？"我说："我的记忆力不好，我怎么没见过你呢？""哎呀，我就是在某某医院住院的那个'神经性呕吐'的病人，当时我躺在床上才 70 斤。"我说："你又犯啦？又来找我看神经性呕吐？"她说："郝大夫，您可把我害苦了。从吃了您那个猪苓汤以后，泌尿系感染也好了，神经衰弱也好了，但我的身材就像气球吹的一样。我本来 130 斤的体重现在变成了 160 斤，我上楼都上不动了，您帮我减肥吧！"她现在所有的问题都解决了，丈夫回到她身边了，心宽体胖了。这例子就是在抓副症。

上个世纪 70 年代末，我们的老前辈任应秋老师招研究生。有一个题叫"十枣汤中哪个是君药"？有个学生迟疑了几分钟没回答。我也不知道十枣汤哪个是君药。后来我就问任老师，我说："老师，十枣汤哪个是君药？您这个题的标准答案是什么啊？"任老是四川人，他说："你去看书嘛！"我说："老师我看哪本书啊？""看《史记》。"让我看《史记》，《史记》那么多文章我看哪篇文章啊？他让我看《淮阴侯列传》，就是韩信传。我说：

"老师啊,《史记》不是医学书啊。"他说:"你去看就是了嘛。"我中午回到家,就翻《淮阴侯列传》,淮阴侯就是韩信,为刘邦打天下立下了汗马功劳,功高盖主,刘邦对他不放心,怕他造反啊,所以后来就把他给抓起来了。但刘邦开始没杀他,经常非常从容地找他聊天,聊这个将军本事多大,那个将军本事多大,谁能带多少兵。有一天刘邦就问:"将军你看我能带多少兵?"韩信说:"陛下不过能将十万。"刘邦说:"汝今如何?"那你能带多少呢?韩信说了句著名的话:"臣多多而益善耳。"我带的兵越多越好。刘邦一听就笑了:"你小子这么大的本事,为什么被我给抓起来了?"韩信说:"陛下不能将兵,而善将将。"我读到这心中一动,十枣汤治什么的?治悬饮啊。悬饮就是胸腔积液,芫花,甘遂,大戟泻下逐水,使水从肠道、小便走。胸腔积液要从肠道、要从小便排出体外,通过胸膜吸收,通过血液循环,渗入肠道吸收入泌尿道。路漫漫其修远兮!可芫花,甘遂,大戟这3味药,攻城陷阵,泻下逐水,有时候1个小时就能拉出去,或者尿出去。胸腔的积液来得及走这么漫长的路,渗到肠道和泌尿道吗?所以这个时候用十枚大枣煮汤来驾驭它们,使它们药性和缓,疗效时间延长,使胸膈间的水饮邪气缓缓的通过血液循环渗入肠道,再渗入泌尿道,排出体外。想明白了这个道理,我去找任老说:"老师我明白了,十枣汤,枣是君药。"

如果这个思路是正确的话,我就想到了《伤寒论》61条,"下之后,复发汗,昼日烦躁不得眠,夜而安静",用干姜附子汤。只有2味药,煮完之后就喝1次,下文仲景没说。这是一个肾阳突然虚衰、心肾功能不足、心跳无力的症状,可能属于休克前期,仲景用干姜附子汤。我们做离体青蛙心脏的实验,离体蛙心在搏动,用一个管道灌上林格液,灌注干姜附子汤的水浆过滤液以后,我们发现离体蛙心很快地出现了心搏幅度、频率增加,但持续时间不长,随后就出现了离体蛙心的心力衰竭和心搏骤停,所以这个方子只是急救用,用第一次后要是心不跳了,我再用第二次,它再蹦两下,又不跳了,最终仍会心跳骤停的。用上四逆汤,就是加上甘草以后,发现产生效应的时间后延,使离体蛙心搏动有力,频率增加,幅度增加,持续时间很长,随后不伴有离体蛙心的心力衰竭和心律失常的现象。所以仲景干姜附子汤只用1次,我们今天应当怎么办?用四逆汤善后，这就是甘缓药在峻烈药里配伍的意义，它不仅仅是保护正气，制约药物的毒性，而且确实是有治疗作用的，所以我们想提高大承气汤泻热解毒作用的时候，不需要把芒硝的量加大，不需要把大黄的量加大，在大承气汤中，加上一味甘草，就能使药效温和，持续时间延长，就能够达到泻体内毒热的效果。金代刘完素的《宣明论方》中有个"三一承气汤"，作用不是直接通便的，是泻火解毒，组方就是用大承气汤加甘草，还要加个生姜做引子。这个方子还能对于各种皮肤的感染，痈啊、疮啊、疖肿啊等等，起到治疗效果。

时间到了，没有更多的时间和大家交流了，我在最后列举了一些书目，大家有时间可以做参考，谢谢各位！

金·成无己《注解伤寒论》；

明·方有执《伤寒论条辨》；

清·柯韵伯《伤寒来苏集》；

清·尤在泾《伤寒贯珠集》；

清·吴谦等《医宗金鉴》；

《郝万山伤寒论讲稿》；

《伤寒论理论与实践》。

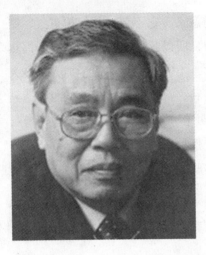

【名师介绍】

彭胜权，广州中医药大学首席教授，博士生导师。广东省名中医，国家及广东省重点学科学术带头人，全国第二、三批名老中医药专家学术经验继承人导师。

运用温病理论治疗顽固性发热的经验

广州中医药大学　彭胜权

各位专家，各位同道，我今天能够参加首届国际经方班的讲座感到非常的荣幸。这个经方班的"经方"，可能大家理解就是张仲景所创立的方剂，其实我的理解，"经方"应该就是经典方，就是说经过了漫长的历史岁月，经过不断的临床实践证明，疗效显著的方剂，这是更为广义的"经方"。当然张仲景的《伤寒论》、《金匮要略》里面有很多的经方，但是作为"四大经典"之一，温病的一些方子也是经典方，这些经典方对我们的临床具有很高的实用价值，甚至于可以说都是超世界水平的。不知道今天早上大家听广播没有，中央人民广播电台谈到中药专家屠呦呦因发明青蒿素得到国际医学上的大奖，这个大奖的获得者有可能成为中国将来第一个诺贝尔奖的获得者，中国人不是梦寐以求拿诺贝尔奖嘛！这是我们中医界的人士，如果我们认真的挖掘，说不定我们中间也可能有重大的突破，有可能这个突破就是世界水平的，大家要有这个志气。这次经方班在国际上有这么大的影响，希望大家借此良机共同努力！

前面不少教授都在讲张仲景的经方，到底伤寒跟温病是什么关系？为什么突然冒出个温病，应该说伤寒学说是温病学说创立的基础，没有伤寒学说可能也就没有温病学说。伤寒主要研究的是寒邪侵犯人体后引起疾病的发展变化过程。那么温病呢，它吸收了伤寒学说的精华，在伤寒学说的基础上，重点研究了温热邪气侵害人体以后形成的不同变证：出现在表，所谓卫分证；出现在里，气分证；由于热邪伤阴，所以出现了营分证甚至于血分证。温病主要研究的是温邪侵袭人体以后的发展变化过程，这就补充了伤寒的不足，所以温病是伤寒学说的继承和补充，这两个学说都是不能偏废的，不能说凡是热病全是伤寒。古人就有这样的争论，寒温之争嘛。其实寒邪和温邪是可以转化的，人的体质可以寒化也可以热化，在一个人身上可能表现是伤寒，也可能表现是温病，虽然二者研究的立足点有所不同，但是殊途同归，都是研究疾病发展变化的过程，所以说伤寒、温病的关系是非常密切的，我们虽然说有伤寒派，有温病派，但是这两派不是水火不相容的，而是相互补充的，只有持有这样的认识，我们对病人才是负责任的。这次伤寒经方班我讲一点温病，我看是很有必要的，这也是我乐意上台的一个原因，因为二者是不可分割的。

现在人家一谈到温病可能就兴趣不大，为什么？因为温病是讲"发热"的病。在民间流传，或者是老百姓一般相信："急病找西医，慢病找中医"的说法。好像急性病中医没有办法，为什么会有这样认识？自20世纪40年代开始，磺胺发明了，青霉素发明了，并且得到广泛地应用。这些药确实效果不错，有很多发热的病人，吃一点磺胺，或者打一支青霉素，发热很快就退了，而且那个时候青霉素用量不大，打个20万单位、40万单位已经很了不起了，不像现在，几百万下去也没效。在当时确实能控制。中药又苦，还要煮，还不一定能很快退热，何苦要吃中药呢？所以近几十年来，温病确实有一些危机感，但是温病是不是可以抛掉呢？我认为还是不能，主要有以下几点原因。

一个就是现在抗生素滥用，使得细菌迅速生长、变异，很多抗生素已经杀不了细菌了。比如最近电视报道的超级细菌（NDM－1 耐药基因细菌），在美国、日本都出现了，听说现在东南亚甚至中国也发现了，不管什么抗生素都杀不掉，那怎么办？回过头来不是还得找中医？好在现在各个医院都重视了抗生素使用的问题，凡是用抗生素的医生要经过考试，否则没有资格用抗生素。

第二，现在上呼吸道感染者80%～90%都是病毒感染，西医虽然也有抗病毒的药，但是效果不好，再加上病毒的种类非常多，来不及制作相应的疫苗，即使疫苗做好了，病毒又变异了，始终是跟不上。流感来袭，你知道是哪一种病毒啊？它总是在变，还是没有办法治疗。但是中医在这方面的治疗可以说效果是不错的。我参加过非典型肺炎（以下简称"非典"）的抢救，虽然不能说中医做了件很大的事情，但是至少做了一份工作。期间，我到过很多医院去会诊，凡是吃过中药的，一般都很平稳；不用中药的，死亡率就高很多。这就看出来中医的效果。至于现在的禽流感，还有其他的流感，我们在治疗过程中也经常碰到类似的情况。所以说吃中药效果很好。中药治疗病毒性疾病是有很大优势的。

第三，为什么说温病不会过时，就是因为温病也在发展。新中国成立以后，国家对中医事业是很关心的，全国办了三十多所中医院校，两千多所中医医院，有一大批中医人才，他们学习温病以后把这个学科扩大了，并将温病应用在治疗外感热病、血液病、脑血管疾病、变态反应性疾病、自身免疫性疾病等病症中，取得了很好的效果。中医有两个搞脑血管疾病的院士，一位是北京的王永炎，一位是天津的张伯礼，都是搞中风的，都是用温病的方法治疗脑血管病的。

正因如此，温病学才在抗生素的包围下、激素的压力下，仍然生生不息。这是我在讲课之前，首先要讲的。现在讲到正题，我们怎么应用温病的理论来治疗一些顽固性的发热。针对顽固性发热，教科书上是这样定义的：顽固性发热是指发热持续2周以上，经过多种方法治疗仍不能控制的发热。这种发热西药是没有办法的。中医有没有办法呢？我们按照温病的卫气营血辨证，如果辨证准确，治疗这类疾病是完全可以取得效果的。

我举几个很实际的例子，这几个例子都是我自己的病人，都是真实的，来不得半点虚假。

病案一 类疟（少阳疟）

第一个病例，中医叫做"类疟"。患者男性，69 岁，退休职工，他住在桂花岗，就在我们医院的旁边。那是 2009 年的 2 月 9 日，他因反复发热 8 个月入住我们医院。这个老同志说，2008 年的 8 月开始发热，起初以为是感冒，他就吃些感冒药，但发热没有退。9 月 29 日外院住院，当时诊断是左上中肺的轻度肺炎，住院二十多天，热退了，出院。出院一个多星期，10 月 7 日又开始高热，体温 39.2℃，住到我们医院。诊断肺炎合并胸腔积液，高血压病 2 级 高危组。患者曾有结肠癌切除手术史。入院后经过多种抗生素治疗并配合中药治疗后，胸积腔液是吸收了，但他的体温始终是在 38℃以上。2009 年的 2 月 9 日，转到我们科，我们是脑病科，也是热病科。患者排除了多种感染、肿瘤、自身免疫性疾病等所致的发热。由于患者曾患结肠癌，所以为了排除肿瘤的癌性发热，我们也是做了一番工作的。患者在我们病区治疗了 2 个多月，也不退热。4 月 3 日我去会诊，当时他仍然发热，他的症状比较奇怪，晚上 7 点至 9 点开始出现发热，到了夜晚 11 点或者 12 点体温升到 39℃左右，由于发热原因不明，所以只用些解热镇痛药，出了汗热就退了，这 2 个月大概都是这样。医生曾为观察，不给他吃解热镇痛药，他自己也退热了。白天基本上没有症状。有些医生把中医四诊丢掉了，就按照西医的思维去考虑这个发热的原因，是细菌？是病毒？是免疫性的？还是肿瘤？我们按照中医的思维，要辨证，要四诊合参。我问这个病人"怕不怕冷"，病人说："怕冷，发热时也怕冷，一发热他就要盖被子，肢体困倦，白天虽然不发热，但很懒得动，大便干结。"看他舌头呢，舌质是暗红的，前半部没什么苔，但是后半部有白腻苔，脉弦滑。中医认为这种病属于"类疟"，也就是少阳热病，吴鞠通在《温热条辨》里面谈到过，本病邪留在阴分，所以才晚上发热。他很困倦，是因为他的脾胃运化不正常，所以他的舌后半部是白腻苔。我采取滋阴清热、搜邪通络的方法，然后再益气扶正，我用了青蒿鳖甲汤和小柴胡汤合方：青蒿 10g（后下），鳖甲 30g（先煎），知母 10g，丹皮 10g，柴胡 10g，黄芩 15g，党参 15g，法夏 10g，大枣 15g，甘草 6g，赤芍 15g，大黄 5g，7剂。这里我没有用生地，原因就是因为他舌后半部苔比较白腻，所以过于滋腻的药没有用，又因为他舌质是暗红的，所以加上小柴胡、赤芍、大黄，这是为了祛瘀活血。到了第二诊，晚上体温稍微降了一点，37℃左右，口渴，不恶寒，大便通畅，精神好转，舌暗红，苔少了。这时候我认为他是正气在回复，同时湿邪也没有了，但是他的邪热还在，阻滞血络，所以继续用滋阴清热、活血通脉的治法，还是用青蒿鳖甲汤加味。这时候我才用生地，又加了一些活血、凉血药和益气扶正的药，青蒿10g（后下），鳖甲30g（先煎），知母10g，丹皮10g，花粉15g，生地20g，川红花10g，赤芍15g，葛根30g，麦冬10g，淡竹叶10g，党参20g，7剂。到了三诊的时候，体温基本上就是37℃多一点，精神好转，继续滋阴，清余热，因为他睡觉不好，用泻火安神的方法。以增液汤加味，生地，麦冬，玄参，还有知母；晚上睡觉不好，用了连翘，川连，也继续用了龟板，鳖甲，养阴，清虚热。生地20g，玄参20g，麦冬10g，知母10g，连翘15g，淡竹叶10g，川连10g，龟板30g（先煎），泽兰10g，红花10g，赤芍10g，银花10g，鳖甲30g（先煎），炙甘草6g，丹皮10g。患者4月22日出院，出院的时候体温37℃左右，继续门诊治疗1个月，最后完全治好。2009年8月，他又来了一趟，他说一切都好了。

这个病例我们有什么样的体会呢？患者发热8个月，特点是暮热早凉，定时而发，这就是吴鞠通在《温病条辨》中所说的，"脉左弦，暮热早凉，汗解渴饮，少阳疟偏于热重者，青蒿鳖甲汤主之。"患者非常符合本病，古人是叫少阳疟，现在为了区别古人叫疟疾，实际上它不是疟疾，所以叫"类疟"。当时会诊的时候，他除了发热，还有恶寒，还有肢体困倦，还有白腻厚苔，这是因为久热之后，脾气受了损伤，湿浊内盛，所以用了健脾祛湿、扶正祛邪的小柴胡汤和青蒿鳖甲汤，这实际上是寒温合用，气阴双补，又益气又养阴，又清又补，清补兼施。这是取得疗效的关键。

医生当得时间比较久了就能体会，不要一方守到底，有时要变通一下。因为病人当时受了寒，可能表现出少阳证，但他久病伤了阴，又表现为阴分证，所以要动态的分析疾病的变化。有人说行医越久，对中医体会就越深，我也有这个感觉，因为过去我是搞教学的，很注意从理论上抠条文，背原文，但是不知道灵活运用。岭南地区，尤其广东，比较潮湿，很多病人出现暑湿或者湿热的证候，上呼吸道感染也好，肠道的感染也好，都会表现出脾胃湿热的情况，病人到处看医生，用了很多抗生素，吊了很多针，结果不行，热也退不下来。所以一定要看他有没有阴虚，要加强养阴；注意有没有气虚，要加强补气。有人说感冒不能用党参，我不这样认为，该用党参就用，该用生姜、大枣就用，无所谓！很多老太婆发热，找到我看，如果湿热为主，我就用蒿芩清胆汤；如果阴虚发热，我就用青蒿鳖甲汤；如果有气虚我就合上扶正的方子，有人说你的方子怎么搞的，又有凉药、又有温药，又有补、又有泻？因为气候复杂，病人的体质就这样复杂。

最近有个老太婆，68岁，心脏病，二尖瓣狭窄、闭锁不全，在外院做了手术，手术之后就发热，发热原因可能是感染，用了很多抗生素都不行。这个老太婆身体很瘦弱，讲话都没力气，她体温一直在38℃以上，脸色苍白，舌苔厚腻。我看她湿热太重，就用蒿芩清胆汤加小柴胡，用了3剂药，她就没事了，退热了。这种病人绝不是一两个，还有很多。当然这个病人体温不算太高，病情也不是太重，所以3剂药就解决了问题。你们可以留意一下广东人的体质，广东的老太婆气阴两虚的很多，又兼有湿热，到我们医院看发热的病人，很多都是用了大量的抗生素、激素搞不下来的，可见广东的湿热之证是很普遍的。广东从4月到10月都有湿热。

病案二　暑温

这个病案是不好治的，患者是广州某医院的牙科主任。邓某，男，59岁。2009年9月16日中山一院请我去会诊这位病人，应主管医生要求，转入我科。他的主诉是持续发热3月，伴有神志不清，二便失禁3天。2009年6月19日他在如厕下蹲后出现意识和肢体活动障碍，无法起身，由妻子搀扶出厕所，同时有高热（40℃），双下肢无法行走，对答欠佳，即入广州某医院。当时诊断为免疫介导坏死性肌病，多系统萎缩（脑质萎缩严重），多发腔隙性脑梗死，低钠血症。因为该医院也是大医院，患者也是本院的主任医师，所以医院治疗非常重视，用了很多抗生素，阿奇霉素、氯霉素、环丙沙星、福纳新、万古霉素、大扶康。同时用了很多激素，以甲强龙为主，其他支持疗法用药就更多了。但是各项指标仍然偏高。后来求治于其他医院，但是发热仍然没有退。补充诊断发热待查——

脓毒血症？药物热？支气管扩张并感染。请我去会诊，并于 9 月 16 日转入我科。转院当晚，身热夜甚（39.2℃），神志模糊，时有谵语，最严重的是口渴引饮，不断地要喝水，一天几千毫升。因为饮水多，每天有近5000mL 尿液且排尿失禁，导致电解质紊乱，低钠血症，低钾血症。同时大便失禁，一日二三十次。下肢活动障碍，双脚僵直性瘫痪。舌绛，无苔干裂，脉细数。本病属于暑温重症，暑入心营之证。本病暑温严重，热入心营，营阴亏损，用清营汤加味。水牛角 30g（先煎），生地 30g，玄参20g，麦冬 10g，淡竹叶 15g，丹参 15g，银花 10g，连翘 15g，丹皮 15g，赤芍 15g，玉竹 30g，花粉 15g。另予安宫牛黄丸 2 粒，分两次服。到 10 月，身热已退，偶尔体温 38.5℃，意识逐渐恢复，对答切题，说话基本清楚，但下肢活动仍旧很困难，肌肉僵硬。小便减少，大便调，每天 1～2 次。舌依旧没有苔，舌红有裂纹。仍用清营汤，佐以搜络养血活血之品。水牛角30g（先煎），生地 20g，玄参 20g，麦冬 10g，丹参 15g，丹皮 15g，赤芍15g，桃仁 10g，阿胶 15g（烊化），鳖甲 30g（先煎），龟板 30g（先煎），炮山甲 10g（先煎），僵蚕 10g。服了药之后，患者可以下床活动，步行十余米，仍有口渴，小便多，夜尿 2700～3000mL。继续养阴清热，并用三甲散加减搜脉络血瘀。生地 30g，麦冬 10g，玄参 15g，黄柏 10g，知母 10g，龟板 30g（先煎），鳖甲 30g（先煎），炮山甲 10g（先煎），桃仁 10g，泽兰 10g，丹参 15g，赤芍 15g。渐渐地，患者走路恢复比较好了。后来患者可以步行 200 米到门诊就诊。当时主要问题是小便失禁，次数虽然没有那么多，但还是控制不住。患者发病前有前列腺增生，做过前列腺手术，但手术不成功，所以小便一直没有正常。后来运用膏方调治。出院后，外院诊断为突发性直立性体位性低血压，这个病我也是第一次听说。至于发热如何解释，只有一种可能：中枢性发热。就这样，患者在广州的大医院转了一圈，最后还是回到我院，说"还是中医好！"患者现在还是在我们病房，有时也发热，但吃我这个方，热就退了。很奇怪，这个病是暑热之际。6 月 19 日突然起病高热，意识模糊，谵语，舌謇，瘀癍。本病属于暑温，暑入心营之证。4 个月来辗转 4 家大医院 6 个专科病区，遍用抗生素、激素而高热持续不退，加上药物副作用，使胃津肾精耗损，口渴引饮，身热夜甚；营分之热邪上扰心包，所以神迷，引起谵语，舌謇；由于筋脉失养则瘛瘲，神无所主所以二便失禁。吴鞠通在《温病条辨》中提到："脉虚，夜寐不安，烦渴舌赤，时有谵语，目常开不闭，或喜闭不开，暑入手厥阴也。"这个病人的临床症状就与吴鞠通所描述的情形非常合拍。

病案三　湿热

为什么我要讲这个病例呢？因为这个病例诊断是清楚的，而且这个病例也比较有意思。病人姓郭，23 岁，男性，当时还是大学生，现在在电力局工作。他 2010 年 5 月 21 日找我看，主诉是间断性发热 2 年多。2007 年 11 月开始低热，并且还有腹痛、腹泻，西药治疗效果不太好。2008 年 1 月，他在外院住院时发现大便有结核分枝杆菌，属于肠结核，转到专科医院抗痨治疗。抗痨治疗半年以后，体温仍旧是 38.5℃。2008 年的 9 月他做结肠镜，发现回肠巨大溃疡、乙状结肠小溃疡。用抗生素退热，可以控制 1 周不发热，但是之后又开始发热。2009 年 8 月做了小肠镜，发现他小肠多发溃疡、十二指肠球部溃疡，通过抑酸、止血、保护胃肠黏膜的药物治疗，腹痛、腹泻好转。最后西医诊断：肠结核？克罗恩病？这个克罗恩病原因不明，有的人说是由病毒引起的，有的说是一种免疫性疾病。这种病主要的病理变化是在胃肠道引起溃疡，一节一节的溃疡，是很麻烦的。因为原因不清楚，再加上它很容易和肠结核混淆，所以克罗恩病和肠结核鉴别诊断十分困难。当时我看他的时候，他脸色苍白，语声低微。这是个年轻人啊，23 岁，体型很瘦弱，不知道他这二年服了多少抗生素啊！不堪重负。他来看中医也是半信半疑：中医能治好？他也是不大相信。因为他毕竟有巨大的溃疡。他以晚上发热为主，体温在 37.8℃ ~ 38.8℃ 之间。不发热的时候就怕冷，四肢冰凉，穿的衣服很多，他到我这看病就穿了好几件衣服。还有盗汗，胃口也不好，大便烂，每天 1 ~ 3 次，舌淡，苔白腻，脉弦滑。这个人还有个特点，喜欢吃海鲜，特别是贝壳类的海鲜，这不就生湿生热的吗？他有湿热，又是晚上发热，这是邪伏阴分的表现。但是他又兼有少阳之证，邪在少阳，所以我用了青蒿鳖甲汤合小柴胡汤。青蒿 10g（后下），鳖甲 30g（先煎），花粉 15g，黄芩 15g，知母 10g，党参 15g，柴胡 10g，甘草 6g，法夏 10g，大枣 15g，生姜 3 片，7 剂。第二诊，也就是 1 周以后，发热基本上没有了，也已经不怕冷了，胃口欠佳，大便还是 1 ~ 3

次。这个时候他对我讲，医生在做肠镜时看到了好几个溃疡。所以我当时就改用了连理汤加白头翁汤，温阳健脾，清热利湿。连理汤，就是理中汤加黄连。黄连10g，干姜10g，黄芩10g，火炭母15g，党参15g，甘草6g，黄柏10g，布渣叶13g，白术10g，白头翁15g，秦皮15g。第三诊呢，他发热次数多了，又有腹胀，大便次数也多了。当时我一看，哎呀！可能这个辨证不对，因为我只考虑了局部，只考虑了肠的问题，没有考虑到整体。所以我赶快改方，湿热郁在少阳，我用了蒿芩清胆汤合小柴胡汤。青蒿10g（后下），黄芩15g，法夏10g，茯苓20g，甘草6g，陈皮5g，枳实10g，竹茹10g，党参15g，柴胡10g，大枣15g，生姜3片，青黛6g（布包煎），滑石15g，7剂。第四诊呢，他就发热1次，大便次数减少了，肚子也不痛不胀了。既然效果好，效不更方，我又开了14剂，到了7月14日，他说已经没有什么症状了，停了2周药，也没有发热。8月28日，他还是没有发热，又去做肠镜检查，结果检查说他回肠的溃疡已经愈合了，乙状结肠的溃疡也没见到。他妈妈说："这个中药还是很有效果，治好了儿子的病！"

虽然这个病诊断明确，但是西医没有什么好办法。我们中医用青蒿鳖甲汤，或者用蒿芩清胆汤，加上小柴胡汤，效果非常好。

体会

我简单谈三个体会。第一个是要有信心。因为中医确实是一个伟大宝库，这个不可否认，尤其这次屠呦呦获奖更加证明了这一点。假如他获得诺贝尔奖，那对中国来说就是爆炸性新闻。所以说我们千万不要轻视中医，不要认为几千年的东西太古老了。其实，它能治疗很多病，不单是慢性病，而且能治疗急性病，治疗很多西医解决不了的病。关键在于我们有没有这个胆量，有没有这个信心。急性病人来了，中医往往缩在后边，当旁观者，不敢动手去治；或者去治了，但是信心不够，即使治好了也认为这是西医治好的，中医只是调理一下，没起多大作用。不要有这种想法。我谈到的这几个病，可以说是实打实的中医治疗，这就说明只要有信心，中医是能够把这些病治好的。

第二个体会就是我们用中医，用中药，就要按照中医的办法。首先四诊不要忘了。望、闻、问、切看起来简单,但是真正想掌握好,却不是那么容易,要细心,要慢慢跟病人聊才能聊出来。我们现在很多实习医生,只问发热,不问恶寒,不问出汗,不问口渴,不问喝水的情况,不问大小便……这都是不对的。不问这些,又怎么去辨别病证的寒热虚实呢?用药更是这样,不要被西医的诊断束缚了。西医诊断说有炎症,你就用中医的方法消炎嘛!我平时也会翻一翻病历,现在的病历都是电脑打印出来的,我看到学生们开的方没有根,这说明他们中医理论不扎实。所以我希望通过这个班的学习,使大家掌握好中医的理论知识,把四大经典读好,用好。坚持用中药,这样中医才能够有前途。

第三个,现代医学确实发展很快,它的手段也很多,我们要跟得上时代,不能说我只是个中医,西医的东西就一概不理,也不行。因为现在这个社会,是个法制社会,病人水平也很高了,就是农村里来的、打工的,他也知道有的治疗处理不对,他也可以上法庭告你,所以治疗要有依据,要与时俱进,要学习现代医学,这样你才能够立于不败之地。毕竟,中医有中医的优势、西医有西医的优势,我们要承认。

【名师答疑】

主持人: 彭老是全国温病学的老专家,不仅在温病学方面有很深的造诣,在《伤寒论》、《金匮要略》和其他经典方面也有很深的理论基础。2003 年,彭老在 SARS(非典型肺炎)治疗期间充分发挥其所长参与了救治,取得了很好的疗效。说到 SARS,其实有很多东西可讲。SARS 流行期间,人心惶惶,即便是医生,一说到要进治疗一线,也不是那么乐意。而彭老虽然年势很高,但是毅然工作在 SARS 一线,他是广东省 SARS 治疗指导小组里面的"五大将"之一,而且实实在在地治好了很多病人,做出了极大的贡献。以彭老为首的一批老教授所参与治疗的五百余病人基本上没有死亡的,且很少有病人遗留严重的后遗症,好了就活蹦乱跳。可以说,在 SARS 战役中,中医打出了名堂。后来世界卫生组织的专家提出:今后在治疗这些疑难症,特别是重大的流行性疾病时,一定要发挥传统医学的作用。当然"传统医学"的概念是广泛的,除了中国有中医之外,其他国家也有各自的传统医学。下面就请彭教授讲讲他在 SARS 治疗期间的心得和体会。

彭教授：SARS 这个病已经过去好多年了。当时我们也是第一次碰到。我们最早是在广东河源发现了这样的病。钟嘉熙教授和沈强教授去了，他们回来跟我谈起，说这种病发热很高，很像是风温夹湿。当时不知道这个病有这么大的传染性，连医护人员都传染得那么厉害。我去中山大学第二附属医院的时候，他们的医生、护士、甚至于拖地的工友一共五六十人发病，住了两层楼，都是他们医院的医护人员，两层楼啊！他们院长已经焦头烂额了，这些人不能工作，病人也不敢来看病。直到那时我们才认识到这个病不是一般的风温夹湿，而是一种瘟疫，从我们的接触来看属于湿热疫。因为 2002 年底至 2003 年初，天气很冷，广州下雨多。而且过年期间嘛，上酒楼吃饭，膏粱厚味引起肠胃的积滞也很多，所以这种湿热发热确实不好退。

但是从我个人的经验来看，在发病的早期，这个病还是很像风温的，为什么？他有恶寒，畏风，发热，咳嗽，咽喉肿痛，这都是风温发病早期的症状。那个时候肺部的炎症有没有？有，但还不是很重。我们还是照风温来治疗，银翘散、桑菊饮为主，加上清热利湿的方法。但是在卫分证消除以后，到气分证的时候，往往只有高热和咳嗽气喘，也就是呼吸困难了，这时候肺部已经变实了，影像上变成白的了，整个呼吸功能都在下降，这个时候肺热壅盛，主要以麻杏石甘汤和升降散治疗为主。升降散是我最早使用的，后来其他地方也用。麻杏石甘汤，大家都知道，治疗肺热喘咳，而升降散很少有人用。我很喜欢用升清降浊的方法治疗肺气不降之证，升降散恰恰运用了这一治法。升降散组成有蝉蜕、白僵蚕、姜黄、大黄。而我为什么喜欢用？是因为我看了《蒲辅周临床经验集》。蒲辅周大家清楚吗？他是一个很有名的老中医，原来在四川，后来周恩来总理把他请到北京，他在北京的中医研究院工作，就是现在的中国中医科学院。他主要的工作就是指导乙脑的治疗。他很喜欢用升降散，并且在他的经验集里面，也有详细的介绍。如果患者到了呼吸衰竭、神志不清的地步，中医讲已经是邪热进入心包之时，可以用安宫牛黄丸、清营汤。后期湿邪已经祛了，在卫分、在气分，都可以兼有湿邪；到了营分，湿邪已祛，营阴受损，营热已盛，热陷心包，所以就用安宫牛黄丸加清营汤治疗。

我会诊的病人很多，有记录的38例，其中37例都治好了，只有1例死亡我记得很清楚，他是中山二院一个司机，现在广州雕塑公园还有他的塑像，他是开救护车的，当时接送了一个被认为是"SARS王"的病人。病人送走以后，他在洗救护车时也感染上了，而且很重，在ICU病房治疗，当时谁也不敢进去，大家都隔着ICU的玻璃墙观察。我硬着头皮进去了，那时病人已经神志昏迷、头大如斗了。中医讲大头瘟。这是因为他做了多种治疗，引起了皮下气肿，空气把头胀起来了。病人头很大，想看舌头都非常困难。后来我开了方，但那个病人到底吃没吃我也不知道。第二天钟南山把病人转到他那去了，第三天就死了。病人在那么危重的情况下，也是很难治的。所治好的大多数病人，病多是在卫分、在气分，用些什么方？"在卫汗之可也，到气才可清气，入营尤可透热转气，入血直须凉血散血……"这是叶天士在《温热论》里面谈到的。大家都没有见过SARS，我的治疗根据又在哪里？就是根据叶天士的思路。在卫分出现了发热，不恶风寒，咳嗽，或者喉咙痛，一般用银翘散合桑菊饮。不一定是SARS，包括后来治疗禽流感等病毒性感冒也是如此。有3味药，你们要记住。一个是青蒿，用在夏天，青蒿的透热力很好，我用青蒿是非常多的，透热解表；一个是柴胡，柴胡可以清少阳之热；还有一个是黄芩。如果发热高一点，除了用辛凉解表的银翘散、桑菊饮之外，这3味药不要忽视，它的清热透表力度非常好。还有就是苍耳子，苍耳子本来治鼻塞、流涕，但是刘世昌教授在治疗的时候也经常用苍耳子治疗头痛。这就是老中医的经验，就看你怎么吸取。还有，如果周身骨头疼痛，就用秦艽。尽管病毒是多种多样的，但万变不离中医的"中"字。看到有表证，就按卫分论治，"在卫分汗之可也"，当然不一定都要发汗。夏天受空调的影响，确实怕冷比较厉害的，可以加上香薷。香薷配青蒿，在夏天也是很常用的。香薷是夏日之麻黄，有发汗作用，对于空调引起的夏天感冒可以用。经过发汗解表，邪气一般都可以透解，从外而解，不会向里发展，纵使有肺炎，也不会太重。之所以出现重症，是因为耽误了治疗，或者治疗不恰当。

我们医院做了将近六十例"非典"病人的统计，大多数都是按这个思路治好的。很多医院不服气，质疑病人是否真的得了"非典"，因为西医认为这是治不好的。我是广东省"非典"领导防治五人小组成员之一，所以后来卫生厅王厅长同意了我的意见：组织了广州几家大医院的放射科主任和有名的呼吸科专家，到广州4家医院抽查，其中包括我们医院和广东省中医院。在我们医院抽取了8张胸片，其中7张都认为是"非典"。这有力还击了那些戴着有色眼镜看我们中医的人。我会诊时说，"这是风温夹湿"，邪热到了气分，邪热壅肺，往往需要中西医结合治疗。因为病人高热，呼吸急促，原来是要气管插管的，现在主要是用呼吸机治疗。而涉及呼吸衰竭的问题，我们一般用麻杏甘石汤治疗。

最体现中医治疗优势的是在中山二院的一个病例。一位患"非典"的护士已经5天不大便了，高热。这个病例，中医很好解释，是肺热下移大肠。我用宣白承气汤，大便通了，体温也下来了。还有一位患"非典"的护士，一天跑厕所十几趟，病人很辛苦。又要吸氧，又要跑厕所。这个病中医来讲，也是肺热下移大肠，通过清肺热，最后这个病人大便也正常了。我记得给她吃过一种药，就是日本的正露丸。它也是中成药。她吃后腹泻就止了，体温也下来了，肺部的炎症也慢慢吸收了，好了。另外一个病人是个三四十岁的包工头，高热，我看他的胸片是片状影，我考虑像"非典"，不过那时是2005年，怎么又出"非典"了？那不得搞得人心惶惶？病人用抗生素时高热，不用抗生素时体温还不高。其实现在来理解，那就是耐药性细菌所致。但是从中医角度看，这就是气阴两燔证。患者当时体温39℃，我用清瘟败毒饮，他吃药以后，晚上体温一下子低到35℃，病人给我打电话，问体温怎么掉得这么快，我说你不要怕，你快点去药店找点人参，搞点附子，参附汤煮着吃。吃到第二天，他体温又回到36℃多，之后再也没发热。

另外，也有用纯中医治好的病人。这就有说服力了。当时三元里村有个农民，患大叶性肺炎，我就坚持没有用西药，他大便秘结，我用承气汤，他吃了就通大便，大便通了之后炎症也消退了，最后胸片提示肺部炎症没有了。这是我亲身经历，我真正照中医的理论去治疗，他肺热就有了出路，要么通过发汗、要么通过大便，邪有出路就可以退热。

中医是伟大的宝库，中医的经典著作一定要熟读，一定要用好，一

定要用！不能夸夸其谈。单讲理论不行。所以为什么我们学院伤寒、金
匮、温病教研室都对应临床科室，有自己的病房，就是因为只有这样我
们才能够有发言权，我们才能知道中医经典到底有没有用。毕竟中医经
典是中医的命脉！

　　谢谢！

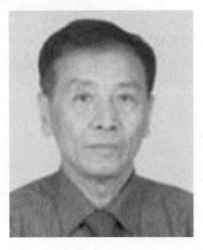

【名师介绍】

陈纪藩，广州中医药大学首席教授，博士生导师。中医临床基础学（金匮专业）学术带头人，广东省名中医，全国名老中医药专家，广东省中医风湿病重点专科专病学术带头人。

运用《金匮要略》理法
治疗类风湿性关节炎的思考

广州中医药大学　陈纪藩

　　非常感谢李教授及这次大会的组织者给我提供这么好的学习机会。作为从事经方的临床工作者，我有义务向大家汇报一下我的学习情况。

　　我虽然已经从事经方研究四十几年，但是回顾自己的学习历程，尤其是对《金匮要略》的学习和应用，其实我才刚刚入门。今天很高兴和大家一同探讨，共同提高。我今天要向大家汇报的题目是"运用《金匮要略》的理法方药治疗类风湿性关节炎的思考"，实际上就是把我在这方面的学习情况向大家汇报一下。

一、病因病机

我们先了解一下类风湿性关节炎这个病。这个病名是西医名词，中医是没有这个病名的。本病是以关节的慢性炎症为主的自身免疫性疾病。到目前为止，对它的病因病机还搞不清楚，只知道它跟环境、遗传有密切的关系。也有人说它是由某种抗原所激发的自身免疫性疾病。我们知道自身免疫本来不是一个坏东西，我们每个人都有少量的自身抗体会对我们正常的组织进行自身免疫反应，但这种反应的效价是很低的，不会引起病理损害的，所以我们认为它是生理性的，因此，这种抗体也叫生理性抗体。这个过程不但不引起组织损伤，而且可以清除一些衰老的、退行改变的组织，起到"清道夫"的作用。如果这个免疫反应超过了这个度，造成了组织结构的损伤，并引起相应的临床症状，那我们就称它为自身免疫性疾病。类风湿病就是这样的一种疾病。它的病理经过怎么样？不太清楚。只知道它的病理变化有三个方面：开始是免疫炎症，跟着是细胞类肿瘤样转换，最后造成软骨和骨的破坏。一旦造成软骨、骨的破坏，这个病就不可逆了。所以早期诊断、早期治疗是非常重要的。这个病在全世界的发病率大概是 0.5% ~ 1%，是相当高的，在我们国家大概是 0.3% ~ 0.6%，不过我们还没有做大规模、大样本的统计，就文献报道基本是这么一个情况。到目前为止，对本病的治疗，应该说没有一个真正意义上的特效药。这病从早期非甾体炎性药物的应用，到后来的缓解病情药，到最近的生物制剂，也就是肿瘤坏死因子拮抗剂，基本上西医的治疗常规就是非甾体抗炎药，加缓解病情药，再加激素或免疫制剂，比如细胞因子拮抗剂等。从目前报道来看，这种治法只能缓解部分病情，不能根治。所以我说没有一个真正意义上的特效药。没有！中医是没有"类风湿病"这个病名的，我们以往叫它"痹症"，比较笼统，范围很广，到后来统一叫"尪痹"。尪，指的是骨骼变形。实际上这是类风湿性关节炎的晚期改变，描写得很形象，我觉得这样形容此病是比较恰当的。

对于这个病，中医的认识是比较清楚的。在《金匮要略》（以下简称《金匮》）第一篇中就指出"若五脏元真通畅，人即安和"，就是说，这个"元真"物质，是保证人体健康很重要的东西，它包括了我们所说的元气、真气，那这个"元真"哪儿来的呢？先天禀赋加上后天的水谷之气，营养全身，抵御外邪。《金匮》第一篇就告诉我们，杂病的发生都与五脏"元真不畅"有关。在《金匮》的中风历节病篇，关于类风湿性病的病因、病机就讲得更清楚了，人体感受外来的湿邪、风邪，这个邪气就堵在关节里。关节是由筋、骨组成的，中医讲的"筋"包括了现代医学所说的肌腱、韧带和滑膜组织。肝主筋，肾主骨，筋骨失去了濡养，再加上外邪的侵入，就造成了气血的阻痹，可见《金匮》从第一篇到中风历节篇，将本病从症状到发病机理，都讲得非常清楚了。现代医学认为，此病的病位在关节、滑膜，正与一千多年前中医学的论述不谋而合。如果这个病医治不及时，或者治疗不当，病情发展下去，就会形成两种情况：一个是气血阻痹以后经脉失养；另外一个，湿邪久留化痰，痰瘀阻滞经络，阻在关节，造成进一步的气血阻痹。这样的话，病就比较难搞，经久不愈，筋伤骨损，关节破坏了，那就要致残了。到目前为止，没有人真正统计这个病的致残率，仅到我们中医院来的病人，大部分是中晚期的病人，我们见到致残的病人还是不少的，所以，这个病的致残率应该是比较高的。

二、辨证论治

现在随着免疫学、分子生物学的进展，对这个病的研究不断深入，但是，到目前为止，类风湿性关节炎的病机还是搞不清楚，这也是我们最头痛的一点，而且治疗上西医的方法也不多。既然中医对这个病的病因、病机认识得很清楚，那我们能不能考虑从《金匮》中想办法，对这个病进行治疗。《金匮》里对杂病的治疗是比较丰富的，它最突出的一个特点是以整体观作指导，以脏腑经络辨证作为基本理论。中医认为，疾病跟脏腑经络的功能失调有关，所产生的症状是脏腑经络功能失调的反应，所以在治病的时候，要注意整体观念。整体概念的另一层意思是说，在四诊上要做到四诊合参，不能只顾一方。整体观念强调人是一个统一的整体、人和自然是一个统一的整体，而诊疗过程也是如此。

中医治疗这个病的方法很多，有分型、分期治疗的，有单味药治疗的，也有蜂毒治疗的，还有中成药治疗，比如说雷公藤制剂，白芍总苷，正清风痛宁等等。特别是正清风痛宁，它是目前唯一一个治疗类风湿性关节炎的单剂。不过这些药副作用很大，比如说雷公藤制剂对于育龄期男女的生殖功能就很有损伤，男性表现在精子的损伤，女性则引起内分泌的损伤，造成月经不调，甚至闭经、卵巢早衰等，这种副作用有些是可逆的，有些是不可逆的。有些服用此药的男性，精子全部被杀死了，没有一个活的；另外有些女性患者，才三十几岁，子宫就萎缩了，这要恢复就很困难了。所以这类药物在应用上受到很大的限制。白芍总苷和正清风痛宁有一定的效果，但作用却比较弱，单独用效果也不理想。所以我们试图把中医的各种疗法整合在一起，再用《金匮》的理论去指导这个病的治疗。前几位教授对《伤寒论》讲得较多，对《金匮》谈及得相对较少，《金匮》确实比较难学，四十几个病很分散，治疗方法多，很难记。但是如果临床用得好的话，其实效果是非常理想的。

（一）攻补兼施

现在我讲其中的一个治疗方法就是攻补兼施。我刚才说了，类风湿性关节炎的病理基础是虚实夹杂，所以采取的方法必须是攻补兼施。补是指扶正气，中医认为疾病的发生发展是与正邪相争密切相关的，如果说这个病是处在正气虚的状态，那就应该以扶正为主，祛邪为辅；如果这个病是以邪实为主，那就应该以祛邪为主，扶正为辅。《金匮》里面有两个方，大家可能印象很深刻。一个是薯蓣丸，出现在虚劳病篇"虚劳诸不足，风气百疾，薯蓣丸主之"，它的主要矛盾是"虚劳诸不足"，是虚，薯蓣丸里有四物汤，也有四君子汤，另外还有祛风药，这都是以扶正为主、祛邪为辅的治法。这个方是做成丸剂的，意思就是正气虚弱，不是很快就能补回来的，所以做成丸剂，疗效持久。另外一个方是大黄䗪虫丸。大黄䗪虫丸治虚劳有干血的情况，病机是以邪实为主的，所以本方是以祛邪为主，佐以扶正来治的。仲景并不是在告诉我们单纯一个方子，而是一种方法、一种思想。治疗类风湿性关节炎同样会面临这个问题，先扶正？先祛邪？这就需要我们在治疗时分清矛盾主次。

有个类风湿性关节炎患者，合并低色素性贫血、低蛋白血症，西医治疗后，症状并没有改善，我说："这样吧，你原来的药照吃，我开点中药帮助一下。"我就开了补中益气汤加减，他一个多月后来看病，说吃饭好

很多，体力也好很多，我问他其他药还吃吗？他说还在吃。我看他上肢关
节肿得很厉害，就开了一个黄芪桂枝五物汤，并叫他逐渐停掉止痛药和激
素。他服药后，效果不错，后来他把非甾体消炎药也停掉了，只剩下一个
甲氨蝶呤。再来看病时，他饮食好了，也不容易感冒了，关节肿胀也已经
明显消退了。查风湿指标，C－反应蛋白和血沉都恢复了正常。他很高兴。
后来他连甲氨蝶呤也停掉了，而且症状也没有反复。这个病人开始时是以
正虚为主的，气血不足，我就给他扶正，经过慢慢地调理，效果还是很理
想的，这种情况光是用祛邪的方法恐怕是行不通的。

　　还有一个病人，女性，27 岁，右腕关节肿痛一年多，其他关节正常，
类风湿因子高、C－反应蛋白和血沉也高，她一直在吃甲氨蝶呤，没有用
激素，效果不理想。后来到我这里，我发现她月经不调，有时候不来月
经，即使来了量也是非常少，我问她有没有吃过雷公藤，她说没有，我说
"你西药还是照常吃吧，我再开点中药给你。"我开了当归芍药散合小柴胡
汤，她吃了以后月经就规律了，关节肿胀也消了，后来再查风湿六项，除
了类风湿因子高以外，其他都正常了。这个病人是个内分泌失调性疾病，
调好了内分泌，月经规律了，她所服的西药就开始发挥作用了，疗效也就
比较理想了。后来，她告诉我，这病她已经看 3 年了，从哈尔滨看到广州，
吃了很多的药，她还说外地的中药没效，就我们医院的中药有效。其实不
是中药没效果，而是要辨证，辨证准确自然会有疗效。中医从整体角度治
疗类风湿性关节炎，屡见奇效，因此，整体观在类风湿性关节炎的治疗上
是值得深入研究的。

　　这两个病例都是省外的病人，来了以后就是吃中药，疗效还算可以。
我觉得在治疗类风湿性关节炎时，正邪关系一定要分清楚，看清是正虚为
主还是邪实为要。另外，还要注意久病与新病的问题，《金匮》第一篇讲
的"痼疾加卒病"，顽固的老毛病加上新感受的病邪，这种情况下，我们
在祛除新病的同时还要兼顾扶正，因为病久都会损耗人体正气。类风湿性
关节炎的病人抵抗力往往比较差，容易感受外邪，特别是用了免疫制剂、
激素或者生物制剂之后，病人受感染的概率就会增高。有些病人说："我
不知道是开空调好还是不开好，开了以后，关节就很痛，不开的话心里又
很热。"还有气候的变化对他们影响也很大，比方说从夏季转到秋季，从

秋季转到冬季，对正常人来说，季节的交替对身体不会有太大影响，但对于类风湿性关节炎的病人来说，就受不了了，他们的关节疼痛就会加剧。所以这些病人阴阳平衡的稳态是非常脆弱的。用药也要特别注意，一般的病人服了温药或者凉药可能没有太大的反应，而这些病人就不行，他们会出现吐、泻、口腔溃疡等等症状。还有些病人体质虚，又感受外邪，我们要以处理外邪为主，而不能只把目光锁定在类风湿性关节炎上，要从整体的角度看问题。

（二）寒温并用

第二个治法就是寒温并用。寒温并用法在《伤寒论》里面用得很多，像泻心汤，乌梅丸等等，随便列举都是寒温并用的思想。在《金匮》里面也不少，《金匮》的四十几个病中，大概有一半方子的治法是寒温并用的，这种寒温并用的方法并不是把寒药和温药混杂在一起，而是根据病机有的放矢。

类风湿性关节炎的病人除了虚实夹杂以外，还有寒热错杂的问题。产生寒热错杂的原因很多，有体质的原因，有饮食、起居、调养等原因，还有治疗的原因。我碰到过好多病人，他们说要忌口，凡是肉类都不吃，蛋也不吃，就吃斋。这样下去，营养从哪里来？我刚才说了，类风湿性关节炎病人有低色素性贫血的，有低蛋白血症的，这些因素都会加重关节肿胀，蛋白低了就会眼肿、脚肿，所以病人有时候脚肿未必是类风湿性关节炎引起的，而是由低蛋白血症引起的。如果一味这样忌口，蛋白质得不到补充，抵抗力就会进一步下降。还有的病人跟我讲，说妇女生孩子要吃姜醋，一般人吃点姜醋是没有问题的，但类风湿性关节炎病人吃了不行，吃了以后会喉咙痛，加重关节痛。最近我看了一个病人，不知道从哪里拿的处方："四两雷公藤加猪骨头，煮 4 个小时治疗类风湿性关节炎。"这个病人吃了以后就烦躁得不得了。雷公藤是有名的"断肠草"，它的毒性很大，尽管煮四个小时，还是存在毒性的，病人吃了以后就觉得胃痛、心烦、全身燥热。这些都是由于调理、治疗的不当而引起的疾病加重。类风湿性关节炎的病人对外界刺激的适应能力很差，即使是食物性味的改变都会加重病情，造成寒热错杂，因此，用药当慎之又慎！

当然，这个寒热错杂证有内部的因素，也有外部的因素。比如感受湿邪或热邪，另外本体虚弱也不能忽视。我们在用药上，要注意达到阴阳的平衡，我经常用的一个方叫白虎加桂枝汤，白虎汤是凉的，桂枝是温的，目的是用温的药来调整一下寒药的偏性。一个60岁的男性患者，住院以后差不多所有治疗类风湿性关节炎的西药都用上了，最后益赛普也用了，还是不行。关节痛得很厉害。这个病人比较壮实，舌质暗红，苔很厚、很腻，关节肿得很厉害，一点办法都没有，后来就把甲氨蝶呤从10mg增加到15mg，从皮下注射，结果还是不行。后来我想，试一下白虎加桂枝汤吧，若不行，就加用川乌。后来他吃了以后，疼痛明显缓解了，这是什么原因呢？原因就是关节本是热的，但患者关节里面却有风寒，不用温通的方法不行，光用寒凉药也不行，要用寒温并用的方法来治疗这类寒热错杂的病人。寒温并用可绝不是说把寒药和热药兑在一起就可以了。《伤寒论》和《金匮》里面还有一种很特殊的用药方法——反佐。比如阴盛格阳，阳气欲脱，病人反而表现出一派"热象"，这个时候就要用大剂的温药回阳救逆；但是病人阴寒过盛，最后一点残阳已经逼迫于外了，这个时候就要用到咸寒反佐的凉药，来引热药到达体内，病人才不会出现服药后呕吐的情况。同样，任何疾病都不是以单纯寒或热的形式存在的，就像我刚才举的这个阴阳即将离绝的特殊例子一样。对于类风湿性关节炎的病人，我们很少能够看到单纯虚、单纯实、单纯寒或单纯热的情况，这主要与病程长、变化快、用药复杂、调养失宜等因素有关。另外，大家注意在治疗这个病的过程中，一定要守得住方。因为这是慢性病，不可能1剂药、2剂药或者7剂药就把它治好，可能有时候药用下去一点效果都没有，这就一定要守得住方。但是，这在临床上是比较难做到的。病人来看病，第一次看是老样子，第二次看是老样子，病人就着急了，这时候医生就会换方，换来换去，朝令夕改，一个处方3天就换，那这个病就难治得很了。即使拿现在公认治疗类风湿性关节炎最厉害的药——生物制剂，也就是肿瘤坏死拮抗剂来说，疗程也要半年之久呢！再看古代有些医案也是30剂、40剂甚至百剂而愈。如果我们治疗这种慢性病急于求成，不去思考，病人是很难治好的。总之，寒温并用的思想需要在临床的实战中逐步建立。

（三）燥润互济

还有一个治法就是燥润互济。对于类风湿性关节炎的治疗，很多医生喜欢用辛温走窜的药物，祛风、除湿、化痰、止痛效果都很理想，但是这些药多偏于温燥，会伤津、燥津，病人吃了药疼痛确实好转了，但是会出现关节拘急、口干、皮肤干燥，这就是伤及了津液的表现，这就说明需要加入滋阴润燥的药物。但是，存在一个问题，滋润的药虽可以养阴，但容易留邪，特别是湿邪和痰邪。所以治疗上必须用燥润互济的办法。类风湿病有个很突出的特点就是合并干燥症。这在临床上是很常见的。病人经常出现鼻干、口干、眼干等症，有时口干得连吃饭都要用水来送。这时如果用了辛温走窜的药物，这个症状就会加重，所以在遣方的时候，必须要燥润互济。《金匮》里的麦门冬汤就是应用的燥润互济法，后世很多治疗这种燥证的药，都是从这个方衍变来的。我们在临床上治疗类风湿性关节炎的病人时，如果症见口干、鼻干、眼干等情况，我们就要注意用药不能太辛燥，以防症状加重。

（四）顾护脾胃

第四个就是顾护脾胃。张仲景重视脾胃。不知道大家有没有注意到，《伤寒论》《金匮》的方里经常用 3 个药：甘草、生姜、大枣。譬如桂枝汤、小柴胡汤、黄芪建中汤、生姜泻心汤等等。表面看上去平淡无奇，但这正是仲景顾护脾胃的真实写照。《金匮》里的十枣汤，仲景用了很多逐水药峻下逐水，而 10 个大枣煮汤目的就是保护脾胃，脾胃为后天之本，水谷生化之源，如果没有这个本源，再好的药恐怕也不起作用。脾胃受损，水谷精微的吸收、输布都会受到影响，像我刚才提到的四两雷公藤加猪骨头煮汤，这对胃黏膜的刺激是非常厉害的。还有现在患者长期应用非甾体抗炎药、激素，这些都会对脾胃造成损伤。非甾体抗炎药对胃肠道的损伤，轻则炎症，重则出血、穿孔。那么中药就绝对安全吗？如果使用不当，中药也同样有副作用，尤其是过度使用苦寒药，在治疗类风湿性关节炎的时候，一定要注意这个问题。临床上脾胃不和的症状很多见，比如病人说上腹部饱胀、嗳气、吞酸、食欲不好、经常有饥饿感等等，这实际上是胃气出了问题，甚至有些病人我先不治他的类风湿性关节炎，而是调养他的脾胃，等到他的脾胃功能恢复了以后，再考虑其他的治疗。调理脾胃的方子，我最常用的就是半夏泻心汤，这个方子在《金匮》里有，在《伤寒论》里也有，也是寒温并用的方法，临床还是比较好用的。一旦病人出现胃热脾虚、寒热错杂的时候，这个方往往能起到很好的效果。但一般的脾胃损伤，像脾气虚的病人，我很喜欢用陈夏六君汤，或者补中益气汤。实际上补中益气汤是从我刚才说的薯蓣丸里转化来的。

有一个女孩子找我看病，她前额的一条皮肤凹下去了，她留着刘海，挡住了，但是她掀起头发时，就很明显，而且凹下去的皮肤颜色也和别处不同，呈现淡黄色，她做了相关的检查，没有异常。我说："你这是皮肤科的病，你去看皮肤科吧！"她说："皮肤科已经看过了，没有效果，连活检都做了，诊断为局限性硬皮病。"这种病大家有没有听说过，就是局部的皮肤肿胀，变硬，最后凹陷。部位不固定，有的在前臂，有的在大腿，这个女孩子部位就在前额。这种疾病治疗时怎么思考呢？脾主肌肉，她的皮肤凹下去了，这证明肌肉失养了，所以我就断定她应该从补脾的角度入手。患者面色㿠白，大便偏溏，我就用补中益气汤治疗，很奇怪，她凹陷的皮肤居然慢慢地长回来了，颜色也褪了，想不到用补脾的方法对这个"怪病"果真起到了作用。另外，单纯系统性硬化的患者也可以用这个方。脾胃非常重要，没有脾胃就没有水谷之身。毕竟，吃不下东西，再好的仙丹妙药也是没有用武之地的。

因此，治疗类风湿性关节炎大体上要注意三个问题，一是要辨清虚实，二是要区分寒热，三是用药不能过偏。

三、对药的使用

对药在《金匮》里面用的是比较多的。比如麻黄配附子，在风寒湿痹证里这个配伍是很常用的，它的温经散寒、通络止痛效果比较好。关于这个附子呢，我建议大家写明是炮附子，或者是熟附子。用量也应该谨慎对待的，因为附子的毒性很大，我就见过多起附子中毒的案例，其中的原因很多，有的是因为附子炮制的技术不过关，有的是因为医生辨证不准确，还有的受体质因素影响即使只用几克也中毒。所以我们用附子应特别小心，先从小剂量开始，根据患者的反应情况，逐渐加量。

还有麻黄配桂枝，其主要功用是散寒温经，也多用于类风湿性关节炎的病人，但是还是要强调那句话，注意用量。麻黄的量要少于桂枝。如果倒过来，麻黄量多于桂枝，那就变成发汗剂了，比如麻黄汤里面的麻黄与桂枝的比就是3∶2的，另外还是要注意伤津的问题，所以以用量上要掌握一个度。

再有就是桂枝配芍药，这个配伍很常见，它止痛的效果是比较好的。桂枝、芍药的量是相等的，张仲景的用量是4∶4，它止痛的作用主要体现在解除平滑肌的痉挛上。

白术配茯苓，健脾祛湿。很多类风湿性关节炎的病人以下肢肿为主，踝关节肿，因为这2味药的药性比较温和，所以不管是寒证、热证都可以使用，特别是针对那些关节有积液的病人，消肿效果非常好。

桂枝配茯苓，这是祛瘀的组合。《金匮》里桂枝茯苓丸就采用这种搭配。这个方本来是治疗癥瘕病的，但实际上我们也用来治疗有瘀血阻滞的颈椎病，效果还是不错的。还有类风湿性关节炎引起的颈、肩部的不适，桂枝茯苓丸都是很好用的。

还有我刚才也提到的芍药配甘草，在《伤寒论》《金匮》里都有，它对筋脉拘急有缓解作用。芍药、甘草的量要大，如果量不够大，就没有效果，并且要等量，治疗腓肠肌痉挛、咀嚼肌紊乱都有效。曾经有个女性患者找我看腓肠肌痉挛，俗称"抽筋"。她每晚都发，西医大夫往往会补钙，但是我们中医不用，直接给她芍药甘草汤，芍药用了20g，甘草用了15g，这个病人很快就好了。她过了2个星期后再来看，她说有个学生把方改了，把芍药改成15g，甘草改成6g，再吃这个药就没有用了。其实就是比例和量都不够了。所以用芍药甘草汤关键就在用量上，量要够。用30g的医生也有，我印象里四川江尔逊老中医，他用芍药甘草汤，甘草、芍药都用30g，有时候还用到45g。

桂枝配附子这个搭配温阳止痛效果比较好，但只针对于寒性的病人。我有时候也会加两味清热的药进去，就是前面说到的寒温并用的问题。往往你看一个病人很热，你用了很多苦寒的药，实际上效果并不理想，把这个搭配加进去以后，疗效就显现了，这就体现了寒温并用的思想。有的时候对于那种湿邪困阻下焦，化热而下肢肿、舌质红的情况，我用四妙汤、四妙散都不行，还必须要加一些温药进去。但我们要注意用药的搭配是和病人的体质密不可分的。

桂枝配黄芪，这个搭配比较多的用于以上肢疼痛为主的患者，多用于气虚血瘀之证。在类风湿性关节炎病人中，上肢的肿胀、疼痛、功能障碍是比较常见的，用桂枝配黄芪可以消胀，祛肿，通经活络，疗效很好的。

水牛角配芍药，这里的芍药用赤芍，尤其是对于一些血热的病人。有些类风湿性关节炎病人有很明显的血管炎，这就是血热造成的，这种情况下我往往会用水牛角和赤芍。另外，对于银屑病和红斑狼疮等疾病，血热就相当于西医的皮损害、皮下出血等等，这种情况我也经常用这个组合。

石膏配川乌，用来散外寒，清里热。这是很典型的寒温并用配伍方法。石膏是性寒的，川乌是温燥的，一定要看准，如果单纯的实热证是不好用这个方子的，只有出现寒热错杂证的时候，才好用这组对药。

萆薢配晚蚕砂，这个我也是经常用的。它可以达到祛湿、利关节的目的，对于下肢的疼痛，尤其是脚跟的疼痛，会收到意想不到的效果。

木瓜配桑枝，舒筋脉，缓拘急。上肢也好、下肢也罢，只要筋脉拘急，这个配伍都能缓解，但这只是缓解症状，如果根治还得进一步辨证。

桂枝配桑枝，寒温并用。在临床里经常碰到这种情况，病人舌头不是很红，苔微黄的，用桂枝怕太温，所以干脆就把桂枝和桑枝配起来用，桂枝和桑枝的比例是1：2，就是说桂枝用15g，那桑枝就用30g。对于上肢的拘急和疼痛，还是能够取到比较好的效果的。

泽兰配泽泻，泽兰、泽泻都有利水的作用，但是泽兰还有祛瘀的作用，所以这两个药配起来对于顽固性的下肢肿胀或者有瘀血表现的，都起效。

川萆薢配益母草也是治疗类风湿性关节炎常用的对药。张仲景用到木通、还有防己等，因为这些药容易损伤肾脏，所以我们现在很少用。我为了安全起见，就用川萆薢和益母草来代替，益母草可以祛瘀利湿，川萆薢跟泽兰、泽泻一样，可以利水，两药相配，利水作用更强。临床上，下肢肿、膝关节肿、或者踝关节肿的病人，都可以在辨证论治的基础上加上这二药，疗效不错。

土茯苓配川萆薢以分清浊。治类风湿性关节炎除了利关节、除湿邪外，还要分清浊。泽兰配泽泻、土茯苓配川萆薢都是用来利水，而土茯苓配川萆薢除了利水祛瘀以外，还可以分清浊。主要用于对痛风性关节炎、高脂血症等疾病的治疗，尤其是对于类风湿性关节炎下肢关节肿的病人，还是有好处的。

南星配防风，这两个药，一个祛痰，一个祛风，对于颈部的疼痛，包括类风湿性关节炎、强直性脊柱炎、颈椎病引起的颈椎损害还是有一定的效果，或者再加上葛根这一类，效果是比较好的。还是那句话，燥药适可而止，病人情况好转就要减量。南星也一样，不能用太大量，它毒性很大，不可生用。

最后一个是鹿角胶配杜仲，这两个药补肾比较好。比方说类风湿性关节炎后期病人出现的虚象，如下肢浮肿疼痛，腰膝酸软，用上这2味药往往能起到很好的补肝肾、益精血的作用。

我讲的所有的对药，都可在原方的基础上应用，可改善临床疗效。

这就是我今天和诸位交流的内容，谢谢！

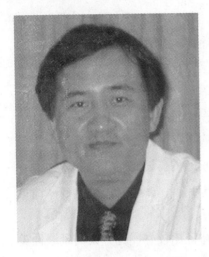

【名师介绍】

赖荣年，台湾著名中医学家，现任国立阳明大学传统医药学研究所助理教授，台北市立联合医院中医妇科主任，台北市立联合医院阳明院区中医科主任。

浅谈利用真武汤治疗妇科病心得

台北联合医院中医妇科　赖荣年

谢谢主持人的介绍。郝教授、李教授，各位中医的前辈们，很高兴今天有这个机会来向大家做报告。大会在安排议程的时候，张步桃老师想多找一两位台湾的中医师来参与，没想到当时选择的其中一位就是我，我非常惶恐，不过也很感谢张老师的推荐，让我有机会来这边跟大家分享一下我的心得。我们前面几天的讲座学习下来，可以充分看出中医的博大精深。因此，诚如郝万山教授所讲的，经方都已经记录在书上，我们必须要熟读，然后临证，把古代的文字应用到现代社会的病症里，会有新的发现。由于目前很多病症受多种因素的影响，也许是环境，也许是人，所以现代疾病需要我们对书上的记载进行相应的发挥和整合之后再拿来应用。

我在台湾也常常带学生，我告诉他们其实很多病都是可以用中医来治的。随着我从事临床时间的增长，越来越感觉到经方那不可取代的效力，有时候患者也会说，"没想到会有这么好的效果！"

因为我是一个妇科医生，所以今天所讲的主题和妇科有关。妇科方面有很多的验方，但是我今天要谈一谈《伤寒论》中的真武汤。人们谈到真武汤，都自然想到这是一张治疗内科病症的方子，其实它在妇科病中，也能大显身手。我找了很多资料，前辈们用真武汤确确实实在妇科病症方面取得了良好的效果，我今天除了研读前人的一些经验外，还作了一些整理，将真武汤治疗妇科疾病的一些想法、经验带来和大家交流。我的病人不算少，其中有很多成功的案例，当然也有失败的教训。在一个中医师的成长经历中，总结经验是非常重要的。每一个妇科大夫在临床上都会用到经方，但每个人对经方的理解、运用却未必相同，所以我今天更想给大家提供一个思路。我的硕士、博士研究方向之一就是研究方法学问题，就是研究通过怎样的方法把中医的理念告诉科学界，使其认可我们中医的东西，认为中医是可学的。其中最简单的方法就是实证医学，大陆这边叫"循证医学"，实证医学并不能完全解释中医，但至少对中医的发展是有利的，通过这种方式方法可以和科学界形成良性的互动。从实证医学的角度去展现中医的疗效非常重要，但也有困难，因为这既需要有科学研究，又需要有临床研究，现在很少有人能够把二者整合在一起，多数都是"桥归桥，路归路"，但更重要的还是来自于临床，一切都是为临床服务，毕竟治好病才是硬道理。我是一个性子非常急躁的人，如果病人两三天或一个星期都没有疗效，我就很着急，就会试图从另一种思路去思考，后来我成为妇产科主治医师才发现很多妇科病的预后确实不是很乐观。我既有西医执照，又有中医执照，治疗过程中，发现西医治疗的效果虽然很理想，但是会留下很多后遗症，或者说有不尽如人意的地方，所以一定要把中医加进来，使得中医的优势发挥出来。我从毕业到现在已经25年了，我现在1个月大概要看三千左右的病人，这与台湾的中医诊疗纳入医保有关。我这次有机会看了这里的病房，觉得很羡慕，因为台湾中医住院部并不是很多，只有几个特定的医院才有。目前在台湾是没有中医妇科住院部的。如果病人住在医院，医生就能全程、系统地观察中医的疗效，所以我觉得很羡慕。

在台湾，一个妇科医生一定要熟悉几本书——《医宗金鉴·妇科心法要诀》（以下简称《医宗金鉴》）、《景岳全书·妇人规》（以下简称《景岳全书》）、《妇人良方大全》。这些都是在台湾必考的教科书，如果想在妇科上有所成就，那么《傅青主女科》也一定要读。但是在这本书里，同一种病用方、用药有很大的不同。我举一个例子，《医宗金鉴》中很多方子的剂量都是三钱左右，而《景岳全书》中的剂量则是前者的几倍，二者在用药精神上有着很大的不同。关于两本书的异同，我也请教了一些老教授，大概有五十几位，他们有些人认为《医宗金鉴》的方子好用，有些觉得《景岳全书》的方子好用。就我个人来说，我认为傅青主的方子在疗效上会好一些，他对于妇科病症的病机、用药说得更透彻。仅凭傅青主的方子，我还不能满足，后来我把经方也加进来。在经方里面，并没有哪一个方子讲治妇科病，这就需要我们对条文进行深入思考，看看合不合拍，用下去会发生什么事情。所以我开的方子基本是傅青主的方子和经方的组合，久而久之也形成了一些经验。今年年初，"发现频道"的主持人邀我去做关于不孕症方面的讲座，如果按照经方条文，不孕症的方子很少，这就需要我们去体会、运用和开发。按照《证治准绳》的说法，不孕症就是从调月经做起，月经的相关病症都会直接或间接涉及不孕症方面的问题。

我在阳明大学教书，学生都很优秀，学生毕业的条件就是要求在国际期刊上发表文章。我们不仅能够医得好病人，更重要的是让民众或科学界相信中医是有价值的，使相信科学的人也来相信中医。比如我们发现睡眠问题一直困扰着更年期妇女，所以我们在改善更年期妇女睡眠问题上着力研究。根据相关文献，我们发现台湾中医师治疗更年期妇女失眠用加味逍遥散和酸枣仁汤的概率比较高，我们又参考台湾中医大师的经验，整合出了一个治疗更年期的复方，做成科学中药，还获得了专利。在台湾，科学中药很方便，而且纳入全民医保，病人花费少，一包一包的，每天三包。我门诊大概97%的病人都是开科学中药。还有一小部分病人开饮片，饮片非常浪费时间，有时候一个门诊要看三四百人，开科学中药就非常快。获得了专利，我们仍不满足，因为我们想看看对于更年期妇女的失眠，酸枣仁汤和加味逍遥散到底哪个疗效更为确切，因为《金匮要略》并没有告诉我们太多信息，只是说不寐用酸枣仁汤。我们要了解其增加了多少睡眠时间、帮助患者提早多长时间入睡及第二天精神状态的情况，所以我们接下来的一个研究更为有趣——加味逍遥散和酸枣仁汤哪个治疗失眠效果更好！台湾中医师大都开这两个方子治疗更年期妇女失眠，那这两个方子到底哪一个更为有效？经过研究，两个方子都有效，可是有效的地方不一样，加味逍遥散能够缩短入睡时间，酸枣仁汤能够延长睡眠时间。我们的研究被很高级别的杂志接受，而且排名靠前。我们不仅要用传统的方法学习应用经方，还要在科研上有所突破，经方有效，我们努力把它推广向世界，或是以这种形式让外国人知道这是有用的。

作为一名妇科医师，在结合前辈医师的一些经验方剂的基础上，怎样更好地将经方融入到治疗妇科疾病上来，这是我今天要跟大家汇报的内容。真武汤在《伤寒论》中有两个条文，组成大家都非常熟悉：茯苓，芍药，生姜，附子，白术。其中白术的剂量应比其他药物剂量小；附子一片，剂量大概和茯苓、芍药、生姜相当，或者稍微多一些。如果换成现代剂量的话，附子相当于 9～12g，其他药物 9g 左右，白术稍微少一点，这是我们传统方子的剂量比例。方子里附子是制的，姜用生姜。《伤寒论》里面并不是所有的附子都用生附子，也不是所有的姜都用生姜。真武汤里制附子配生姜是有道理的，我们来看真武汤的两条原文。316 条："少阴病，二三日不已，至四五日，腹痛，小便不利，四肢沉重疼痛，自下利者，此为有水气，其人或咳，或小便利，或下利，或呕者，真武汤主之。"82 条："太阳病发汗，汗出不解，其人仍发热，心下悸，头眩，身瞤动，振振欲擗地者，真武汤主之。"这两个条文里面列举了特定的症状，这些症状上焦、中焦都有。内科方面很多前辈讲了很多，我就不再多提，问题是这两条在妇科方面有什么用呢？怎样针对妇科病症来用呢？这些都是很有意思的问题。

我专程查了关于真武汤的文献，用的是大陆的期刊数据库——万方数据库，因为我怕资料太多，就对最近这 5 年，从 2006 年到 2011 年发表的文章进行了研究。我找到了 262 篇，删掉部分不合适的还剩下 205 篇，包括博士论文和像我们这样的学术会议的论述。选择关于临床的观察研究，这样范围就缩小到了 132 篇。这 132 篇论文里，大部分都是针对心血管疾病和泌尿系统疾病进行的研究，关于妇科的研究只有 4 篇，我们可以具体来看看这4篇是治疗妇科什么疾病的：

第一篇是用真武汤的加减来治疗子满，是妊娠病。实际上，这个真武汤的组成跟刚才我们所讲的是不一样的，除了有加味以外，其组成的比例也是不一样的。可能是由于子满的特性加重了利水的部分。第二篇，治疗闭经，真武汤治疗闭经也许有一些前辈也提过，在原方里又加了淫羊藿、肉苁蓉、当归，这个真武汤的剂量也跟《伤寒论》真武汤的剂量是不一样的；第三篇，治疗不孕症，不孕症他这里面有限定，是肾阳虚的，用真武汤加淫羊藿、肉苁蓉、当归、山茱萸、枸杞子、巴戟天、菟丝子。第四篇，这是个化疗的，卵巢癌症、腹水。这里面真武汤的组成比例，实际上也跟《伤寒论》的比例不一样。我们前辈研究真武汤，是事先已经知道这个方子有效，所以才研究，研究结果也是蛮不错的。可是这四个报道所用方剂的组成各不相同，其剂量配比也不相同。到目前为止，真武汤加减所用的病症效果都不错，疗效也有八成甚至九成。这四篇报道没有相同的方子，都要加减，从这四个研究我们可以看出作者都抓了一个原则，什么原则？就是肾阳虚，不管是子满、闭经还是不孕，只要病人有肾阳虚证，就把他纳入真武汤证的研究中来。可是肾阳虚有很多病症，应选出针对妇科疾病的一些主症来研究。阳气衰微，水气不化是真武汤的病机，用真武汤的目的就在于化气行水，温补肾阳。在妇科看来，本证就是属于肾阳不足，命门火衰。妇科跟内科不同，妇科有月经期和排卵期，现代医学可以很清楚地区分开三个时间期，我们不管荷尔蒙检测出的结果怎样，也不必考虑哪一期，只要辨证就好了，只是不同的阶段，辨证会不同。有的妇科前辈认为排卵期前属阴证的情况多；排卵期后属阳的情况多。这是妇科和内科不同的地方。如果是真武汤证的话，那基本病机就是阳虚无以化水，没有办法使水邪退去，水不动了就要泛滥，水淹到什么地方就产生相应的病症。如果水气在四肢，表现出来就是四肢的沉重，有些人也会表现出痛或者胀。如果你伸手按下去一个坑，那肯定就是水肿，不管是在手还是在脚。心下悸，这是指水邪侵犯到了上焦；如果犯肺就会咳嗽；如果在胃肠就会吐或逆。这在前辈们的著作中多有论述，已经阐释得非常清楚了。在中医妇科领域水湿泛滥还会影响到小便。小便不利有多种原因，它可以是感受外寒膀胱气化不行，也可以是里寒使肾与膀胱气不通，导致小便不利等等。"心悸""眩晕"一直都是真武汤重要的主症，但是在临床上，真武汤证有时候还是不容易辨，为什么？因为水的特性，它淹到哪里出现什么症状有时候并不是很明确。我记得在张步桃老师的书里面提到真武汤是一个镇水之剂，他说如果水肿病人医不好的时候，就可以考虑用真武汤。苓桂术甘汤、五苓散是治疗水肿的主方，如果辨证上没有错而水肿治疗效果不好时，在排除血热或是耗阴之后，这个镇水之剂就可以纳入你的考虑范畴。由此可见真武汤证的特性。

《内经》里面已经告诉了我们女子的生理规律，从"二七"到"七七"，生长壮老已。大概从"五七"以后，女性的身体状况就很明显地下降了，在"五七"以前，她的肾气应该是足的，如果"五七"之前肾气不足，那就一定要积极治疗。中医古籍里也同样为我们确立了不同年龄、不同阶段治疗的指导思想，强调了肾气在女子生理病理中的作用。如果女子肾气不足，她就会齿不更、发不长，就会月事晚来、月经稀少、月经紊乱，还可能看起来形体瘦弱、面色无华，年纪不大就白发、脱发，甚至天癸早竭。一般我们讲"七七天癸竭"，从一千多年前到现在，女子更年期的年龄始终与这个描述相差不大。目前台湾停经年龄大概也是 49.56 岁。但是初潮时候会提早得多，很多女孩子不要说到"二七"了，9 岁、10 岁都已经来月经了，不但比一千多年前早得多，就是跟 10 年、20 年前相比都要早很多。月经停经的年岁与古人差不多，而初潮的时间却提前了很多，这是个很好玩的现象。也就是说月经早来并不代表会早停，这是没有什么因果关系的。如果月经来得晚，有可能是先天的肾气不足，也可能是成长慢，发育不良。如果正值壮年，出现月经量少，或是想怀孕却一直没怀上，或是有小腹下坠感、性欲下降、行经时间短，我们都要考虑肾气不足。一个女婴的卵母细胞大概有三百万个，到她初经的时候只剩下三十万个，女性的卵子从生下来到停经一直存在，只会越来越老，而男性的精子不会，精子都是在最近 2 个月到 3 个月内制造出来的，所以男性老一点还可以生子，并且产生畸胎的机会比较小，可是女性的年龄越大，卵子老化得就越厉害，所以自然就会增加畸胎的机会，不孕的发生率就会增高。由于女性卵巢卵子存储量的变化，35 岁的女性比在 25 岁时怀孕的概率减少一半，衰老 10 年就差一半；等到 40 岁的时候，比 35 岁时又差一半，差 5

年又差一半，所以年龄对于一个想要怀孕的妇女来说，是有杀伤力的。我在抽血化验单上会尤其关注 FSH（滤泡刺激素）或是 AMH（抗穆勒管激素），这是考虑肾气是否充足的关键指标：病人如果 FSH 超过了 8（ng/mL），就表示她卵巢机能中等程度的减弱；如果超过 9（ng/mL）就严重一些了；10（ng/mL）以上的话就算行试管婴儿成功的概率也是很低的。所以借助西医抽血检查来判定患者肾气是否充足也是一个非常重要的手段，至少可以从侧面有一个整体的了解和预判。因此，某种程度上，仅凭抽血的结果就可以判断是否要尝试试管婴儿了。AMH 是不稳定的，如果小于 2（pmol/L）的话，卵巢的功能就不会很好。西医在这种情况下经常会用普鲁米克，这是个排卵药，它的副作用就是使子宫的内膜变薄，月经的量变少，在这里，西药的作用可以粗略等同于助阳药，因为阳药耗伤了阴津，子宫内膜就变薄了，月经自然就稀少。所以，我们就需要在中药方面，加强滋阴的力度，来弥补西药所消耗的那部分。

真武汤是扶阳的方子，但是它里面也有白芍用来敛阴、引水气入阴。如果没有相应的阴药抑制它，真武汤可能会使子宫内膜变薄、经量变少。不光是白芍，妇科用药还常常用到芡实、莲子这些收涩药。我主要用真武汤来治疗妇科疾病的几个主症：心悸，水肿，眩晕。心悸和水肿在妇科很容易见到，眩晕也有，但是相对少一些，比例没那么高。所以我认为用真武汤来抓主症治疗妇科疾病是合拍的。针对于肾阳虚的病人，往往会出现一些五脏推衍，比如肾阳虚衰，火不生土，所以就会脾虚，脾阳不振，出现纳差，水湿不运，则出现肠鸣腹泻。如果是脾虚不运，水湿内停，在体内就会走两条路，可能湿邪化热，也有可能湿邪化寒。寒化之证，就是往真武汤的方向走了。热化以后我们这里不做探讨。在肾阳虚寒化的基础上，脾阳不振，水谷精微无以吸收、运化，无以濡润肝脏，随之而来就会肝血不足，肝血不足又会形成两种状态：一是持续血虚的状态；另一是肝郁化热的状态。所以我们在临床上还要评价病人是否有肝气不足、肝郁、气逆等问题。

大家如果仔细读过傅青主的方子，就会发现他一大半的方子都跟气郁有关，所以他很重视调肝，现在妇科的中医师们也是分外重视这一点。一旦有肝郁的情况，木郁克土，可加重原本的脾阳不振，病情就更复杂了。

临床诊病，除了排除真武汤证肾阳不足症状外，还要考虑到五脏所及，水饮之邪到底停留在什么地方？处于什么阶段？所以我们在用药的思路上就会从多层面考虑。比如脾统血，如果脾气不升，也会出现头目眩晕，那么这种情况是温阳祛饮为主呢？还是健脾益气为要呢？根据张步桃老对于真武汤在内科疾病中的解读，他认为此方贵在加减。比如水饮凌心证，那真武汤本身救心的力度还不够，就应相应的加强养心气、温心阳、化瘀行血的药物。实际上我看妇科病是根据月经的情况判断病人处于哪个阶段，从而更为有针对性的处方用药。如果双下肢水肿，小便清长，畏寒，神疲，我就用真武汤；如果子宫下陷，出血不止，色淡，唇甲无华，我就用补中益气之类的方子；如果病人出现胸闷，善太息，两胁痛，情志抑郁，就要调肝，方药就侧重于逍遥散、柴胡疏肝散之类的方子。正如《医宗金鉴》认为妇人经前下腹胀痛倾向于气滞，应该调肝理气。

对于乳房胀大家都有比较统一的理解，那就是气滞。但在气滞的基础上，我们还要辨别是否存在肝血不足或肝郁化热的情况。这个时候如果要用真武汤，就应该拿捏准确，并适当进行加减。如果患者说平时总是很累，没有力气，躺着会比较舒服，不想动，这就是水邪沉在身体里，使得她身体重重的，不想起来；如果水邪侵袭到胃的话，就会有恶心的症状，胃口不好；还有咳嗽的病人，考虑水邪犯肺。总体来说，妇科疾病的辨证和内科系统差别不大。对于那些头晕、心悸的病人，可能就体现出时间阶段性，有的人只在月经前后出现这种情况，有的人在排卵期出现，到月经来了就能改善；持续时间从半个月到一个月不等，也有的人只持续3天到1周。这些情况有可能是水邪作怪，或者明知是水，但是没有办法排出，它就胀在身体里，有时病人不见得会脚肿、身肿，只是觉得乳房很胀，有些病人甚至表现为每到月经来临体重就会增加几斤，等月经后又恢复原来的体重，这就是应用真武汤的明确指征。这种情形跟《医宗金鉴》里面讲的经后水肿是有着明显不同的，辨证要特别小心。有的肾阳虚病人也是行经后才肿，这种病人的形态我们从望诊中就可以看出，一般她们长得都是比较"水水"的，一看就是身上的水比较多，而且面色㿠白，有一点微胖但又不是真的很胖，是充了水的胖，虽不至于按下去有坑，但又不是很结实，这种水往往退得很慢。这种病人往往责之于血虚，我们在治疗上多采用补血行气的方法，辅佐扶阳，因为我们用大量的附子、肉桂，水退掉后就会伤阴，反而会形成肝血不足，所以还是应以补气补血为要。妇科病方面，根据肿的不同情况，医师只要主症抓对了，排除了肝郁或是消耗阴津的情况，是可以放心大胆用药的。如若患者在月经期使用阳药，就要注意中病即止，这是一个不成文的规定。比如刚才讲的病人月经过后3天水肿就消散了。不用药她也一样会消，关键是看用药以后如何能使水肿消散得更快。所以，这种情况下真武汤用上，中病即止，以防伤耗阴津。比如病人是在月经前3天开始肿，月经后第3天就开始消肿，1周后肿就全消了，那我的建议就是从月经前3天开始服药，到月经后3天就可以停止服药了，我讲的是台湾的科学中药，疗效还不错，如果是饮片的话，作用就会更强一些，那用药疗程就会更短，但是要仔细的观察，如果改善很明显的话，就可以不再用了。至于下一个周期用药或者不用药，用几天，剂量怎样调整，都是我们另外应该考虑到的问题。有些病人抓了药以后，吃完就自己再去抓，往往吃得超了量。我个人认为药没有必要吃那么久。

真武汤的脉象是偏沉、偏细的，这是基本的脉象，如果你摸到有一点浮也不用担心，月经来了脉自然容易偏浮、偏滑，只要平素的脉是偏沉的，水证的辨证就是准确的。主症抓住了，再有头痛、恶风等等症状，就说明表寒、里寒都有，就更符合真武汤证了。如果她胀的部位不是全身，也不是下半身，而只是局限在乳房，那就不一定是真武汤证，那有可能是气滞，所以一定要搞清楚胀的部位。如果是有饮邪又有内热，那就要考虑是越婢加术汤证。因此，我们要在问诊上下功夫，比如病人说站了一整天，结果脚肿、脚胀，那这就是真武汤证，但没有也不能排除就不是，可能就要在用药的剂量上稍作调整。有些病人来了，既有水肿又有痛经，你先治哪一个？痛经有专用的方子，水肿有水肿的辨证。痛经要分清是气滞还是血虚还是什么证。痛经气滞证就是经前痛，经后不痛吗？未必，至少张景岳和傅青主不同意这种观点。《医宗金鉴》分经前痛是气滞，经后痛是血虚，这是粗略的分法。总之痛经的病因病机很复杂，相比之下，水肿的主症和病机相对简单，所以一般我是先调水肿。

妇科病有它的特性，行经时血向下行，血要从体内排出去，用药方面就要用到引气下行的药物，如果主症符合真武汤证，那就用真武汤，加上枳实、白术、元胡，科学中药成人剂量一般是 12g，如果病情比较重，我就会用到 15g，台湾大部分中医师都会按照这个剂量来开。有时候，在我以这种方法调水肿的时候，患者痛经的症状也好转了，所以中医讲人体是个有机的整体，往往一个病症解除，其他症状也随之迎刃而解，连病人自己都非常惊讶。这也说明经方如果用得好，效力就会超出想象。为什么用枳实而不用枳壳？因为枳壳不够力度，枳壳偏重治上焦；如果是下焦的病症，我倾向于用枳实，枳实破气，如果病人气不弱，可以用枳实。但是有一点要注意，经后痛我们不加枳实，只是经前痛时才会加。至于白芍，因为我怕伤阴，所以常常把白芍的量加大。元胡是治疗痛经的常用药，起到活血化瘀的作用。我用真武汤加减之后，病人的疗效非常明显，以往她们来月经都会有一些身体不适之类的先兆症状，但是经治疗后，她们往往在完全没有察觉的情况下月经就来了，可见疗效是非常确切的。

妇科疾病还有一个很典型的症状——小腹冷。病人会说丹田底下总是冷的，在月经期会加重，小腹有下坠感，就好像整个子宫都要掉下去，或者行房时冷得更为严重。这些都是寒湿浸淫胞宫的表现，属于肾阳虚证，也就是很典型的真武汤证。抓住了主症就可以大胆的用药。与真武汤里附子为君药不同，傅青主的温胞饮是以白术为君药，白术用到一两，而附子量只有三分。君药还有巴戟，妇科的医生一般比较熟悉。只要辨证肾阳虚，大抵跑不掉巴戟、肉苁蓉、淫羊藿或是菟丝子，这是常规搭配。不过我认为对于寒湿之邪比较重的患者，附子的剂量应用大一点疗效才更明显。傅青主是非常擅长用白术的，白术利腰脊，往往搭配元胡使用；还有莲子、芡实，这些都是妇科常用的收涩药，我们制阳不可能不制阴，所以这些药用得频率都很高。对于一些阳虚证，像腰酸，膝软，头晕耳鸣，小腹喜温喜按，我们通常加巴戟天、肉桂、杜仲。肉桂和附子不同，它更偏重于引火归元，而附子偏向于回阳。

我们再来看一下不孕症。傅青主阐述不孕时这样描述：胸满，少食，不孕。主要都是肠胃症状，他认为是脾为生化乏源，用的方子是温土毓麟汤。虽然是补脾，但他重用的是巴戟天和覆盆子，而不是白术。所以实际上他是补肾精多于补脾胃，这跟他温胞饮里重用白术有点不太一样，温土毓麟汤的君药是覆盆子，覆盆子的主要作用是固精缩尿，所以傅青主的治疗原则仍然在固肾精上。如果病人胃口不太好，或是纳呆，我们还要考虑是不是脾阳不足的问题，按照傅青主的说法，根结应在心肾阳虚。如果患者是心肾阳虚的话，真武汤是适合的。傅青主治疗不孕的另一个方子叫并提汤，方里重用大熟地和巴戟天，刚才的方子巴戟天和覆盆子是君药，这个方子的君药是熟地和巴戟天，剂量各用到一两，这个方子仍是以补益肾经、肾气为主，甚至补脾药都不是君药。这跟真武汤的论述不一样，用真武汤我们要注意，如果病人瘦瘦的，那用起来就要小心，因为瘦人多火，容易血虚，血不足，甚至于潜在有血热的问题。所以我们看到瘦瘦的又胃口不好的病人，未必适合用真武汤，我们还要追问她有没有里寒的情况，譬如喜热饮还是冷饮、排便是否成形等。

寒湿在体内不化，导致水邪浸淫胞宫的不孕，这是湿盛寒饮证。这种人看上去很壮实，可实际上是寒湿的胞宫，她无法受孕。这种人往往不会太瘦，她们多月经不调，有些人患多囊卵巢综合症——多毛，或是雄激素分泌过多。这些人很难瘦下来，即使做运动还是不行。我们可以通过温肾的方式去处理，这个也是真武汤证。傅青主用加味补中益气汤来治疗，补中益气汤大家都不陌生，尤其是对一些脾虚气陷的病人，里面用到人参、黄芪、白术来除湿健脾，使得人瘦下来。但是如果辨证寒湿证准确无误的话，真武汤会比人参、黄芪来得快。另外胞宫长时间浸在水里，膀胱没有肾气，气化不行，所以水就出不去。傅青主用的方法是化水种子，他重用巴戟天跟白术，那么既然膀胱气化不利不是外寒所致，而是内饮所致，这本来不就是真武汤证吗？所以应该把真武汤列入这种证型的治疗中来。

医师看妇科病开方用药要看准时期。我有一个病人肚子胀、脚肿、她是来看不孕病的。她肿得很厉害，从足踝肿到小腿，我当时开方的时候没到经期，但是她服药时就正好赶上经期。她虽然肿消了很多，但是出现了痛经。她以前是从没有痛经的，但是这次痛到无法忍受。我想这是因为用真武汤，她肾阳回复，致使子宫收缩排出经血，而气不下行，所以胀在那里，痛得难受。所以我就加入了行气的药，我加入枳实，元胡，大黄。大家不要以为月经期血虚就不可以用泻下药，实际上月经期更要导血下行，只是应用的剂量要掌握好，有些人用了之后会拉肚子，那就应该减少用量，相反有的人用了之后会出现便秘，这就是水分分布不均所造成的，所以应酌情加量，但只要不是很严重的腹泻，稍加大黄都会有很好的效果。这再一次提示我们，妇科病很重视五脏之间的关系，我们诊病要分清是在行经期还是排卵期，每一阶段用药不同，剂量不同，甚至药物间比例也不相同。我开药很少超过 2 个星期，中病即止，如果患者好转，就不用吃那么久。因为身体自身的调节机制已经很完善，只是嘱咐患者饮食起居要科学、合理。各位如果碰到妇科疾病，不妨也把经方列为考虑范围之内，说不定会有另一番确切的疗效。

下面再说一下白带的问题。病人说她经常会有水样的分泌物，清清的白带，这就是真武汤的适应证。有些病人的带下是黄的，黏的，这就提示已经热化了。不过有些时候患者用了真武汤，带下也会变得黄黏，所以这个"度"一定要把握好。我在使用真武汤的时候，往往加入少许苍术来达到利湿健脾的效果。虽然完带汤是治疗白带的一个主方，但如果纯是水样白带的话，真武汤也是一个非常适合的方子。刚才跟大家提过，真武汤里用的是制附子和生姜，取的是温中祛饮的效果，生姜来帮助附子祛饮，这跟干姜配生附子是不一样的。另外，很多病人还会出现经期身痛，《医宗金鉴》里是用麻黄汤加四物汤来止痛的。我针对这种身体疼痛的病人也常常加用麻黄。然后再整体分析，如果阳药耗阴，就加用白芍敛阴；如果肾虚就加重熟地用量；如果体质偏寒，就加用当归来补血。主方是真武汤合麻黄，但配伍中暗含着四物汤的机理，经期补血的作用还是非常大的。

看妇科病还要考虑患者气不顺的情况，气滞、气郁、气逆等等。如果病人胸满不适、气逆、返酸，提示病人不完全是里寒，至少她还有胃热的情况，可以考虑用附子泻心汤，这里的附子和真武汤里的制附子是不一样的；如果病人吃了中药以后月经提早，提示体内存在血热，那就应酌情加入丹皮、白芍或是阿胶之类滋阴的药物；如果服后脸上长痘痘，或嘴巴破，这是心火上炎的表现，就要注意降心火，补血养血；如果病人服用真武汤后很精神，兴奋得要命，这表示阳太旺了，已经过了头，我们可以适当收手，病人是可以自己调整过来的。

这就是我在治疗妇科疾病上的一些用药体会和心得，还请各位多多指教。谢谢！

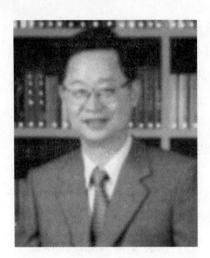

【名师介绍】

陈旺全，台湾著名中医学家，美国卫生科技大学博士班毕业，台北市政府医事审议委员会委员，台北市中医师公会理事长，台北市政府市政顾问。

伤寒经方在临床上的应用

台北市立联合医院　陈旺全

各位同仁、同学们，大家好！这次非常荣幸，承蒙大会的邀请，也因为奉了李赛美教授以及台湾中医大家张步桃老师的吩咐，要我到广州来跟大家结缘。我经常在台湾相关的医疗单位以及政府机构做中医方面的宣教演讲，这次有机会到广州来，真的非常荣幸！也希望我们共同为中医努力。病人把生命交给我们，那我们医生一定要把健康交给病人，大家同不同意我的看法？

我个人从医将近三十年，大部分都是在临床工作，基础方面也做了一些研究，也在国际相关期刊发表的 SCI 的文章统统以中医中药为主轴。昨天，博士班的一位同学跟我说："中医要发表 SCI 的文章，有很多的困难，因为中医本来就在我们大中华地区，把我们的文章拿给其他地区的人来做审核，好像有点本末倒置"。这个说得也对，不过我们还是应该尽努力让国际人士了解到，我们中医的存在是必要的。所以，我们需要一步一个脚印来突破。这就是我个人一些看法。

我今天来讲的就是伤寒经方在临床上的应用。因为《伤寒论》涉及的范围很广，而且我们中华民族地域也非常广，世界其他地方的人也希望应用我们的中药来治病，因此，我们就要从更深的层次来了解《伤寒论》经方的临床应用。我们大家知道，《伤寒论》是以六经来辨证的《金匮要略》就是用杂病的脏腑理论来论述的。从仲景大师创了八法以后，就将这个理法方药化为一体，但这个理法方药我们大家都知道是一个基本的架构，我们怎么理解这个"理"呢？这个"理"，中医就叫病机。那西医叫什么，病理机转，mechanism。病理机转一定要清楚，如果"理"都理不出来，怎么样治疗疾病？这是第一个。"法"呢，我们一定要找出治疗的方法，中医叫治则。病理机制清楚了，方向对了，你才有相应的解决方法。再提到这个"方"，我们可以发现，中医的方子洋洋大观，而《伤寒论》只有一百多个方而已。可是从仲景到现在，千金方、傅青主方、妇人良方等等，方子真的是多得数不清。虽然不见得所有的方都能掌握，但是我们每掌握一个方都要搞清它的理法方药。方就是西医讲的 order（程序），要非常的清楚。

我们从事临床工作，一定要注重实用，什么叫实用？病人吃了我的药即使不能痊愈，但至少要有效果，我要心中了然：病人服了我的药，会有哪些改善，能解决什么问题，病人下次再来，我接下来再给他解决什么问题……，要心中有数。这就是实用。除了实用，我们还要灵活运用，经方用药非常精简、明确，如果我们能灵活运用，那效果是非常显著的。比如说我要到白云机场，那我就要选一条最便捷、不塞车的路段，用方用药也是一样。有同学经常问我，他们看了很多书，但是临床上的疾病好像没有像书上写的那样，这就是我反复强调要 practise（实践）的原因，即使是同一种病，同一种病因，可能用的方药也不相同，这是因为病人体质的差异、年龄的迥异、生活起居和环境的不同所造成的。正如台湾和广州的疾病证候不同，台湾南、北地区的证候也存在差异。真正掌握一个病人与疾病相关的情况也是不容易的。我开方的时候，经常有同学会疑惑，方子怎么都不是书本上的原方呢？我说这是病情需要，要师其法，但又不能拘泥其方。有时候是有是证、用是方；有的时候是异病同治；有的时候是同病异治。

我有一次在台湾大学演讲，他们都是从事西医的，他们听后说，"讲正、讲反都是你的道理！"我不怪他们，他们要的是看得见、摸得着的结果，而不是我们思辨的过程，他们既然要走循证医学的路线，我们就用科学的方法证明中医的疗效。用 X 线、MR、CT 的检查证明，用成果来说话！我们要做到国际的轨道上，当然不能关起门自己讲话。

西医讲的 free radical，就是自由基，当紫外线照射过度，自由基就增加了，人体就会衰老。懂保健的同行都明白，如果体内胶原蛋白不足，也很容易衰老。还有现在人们的生活习惯不好，经常晚上出去应酬，喝酒，熬夜，还有吸烟，吸烟也会增加体内的自由基，还有环境污染，汽车尾气的排放等，也对健康不利。现在很多人会猝死，因为压力大，每个人在社会上工作、奔波，没有压力不大的。就拿我来说吧，每天要面对不同的病人，压力非常大，不要认为病人得了绝症，没有办法救，医生无动于衷，其实医生心里更难过。我从事临床近三十年来，有很多的无怨无悔，但是我也有很多的无奈，面对患者的病痛无法解决，这个时候是很无奈的。我来自台湾的乡下，孤身到台北都市闯荡，是非常艰难的，因为现在都要看背景，没有背景是很有压力的。所以每个人在不同的人生阶段，都会有着方方面面的压力。我到现在还是胖不起来，这也是压力造成的，不过从另一个角度来说可以减肥了。

ROS，活性氧，Reactive Oxygen Species，它会对人体的细胞产生一些机转，会产生断链，断链以后，就会增加自由基，自由基会不断毒杀我们的细胞，我们哪个地方弱，就会毒杀哪个地方。像脑部，就会造成老年痴呆；还有心脏，自由基增加造成动脉硬化……我最近又找到了 p53，很有意思。p53 是一种蛋白，尤其是得癌症的人，他们 p53 特别敏感，而 p53 是受我们脑部控制的，比如说我想法很美妙，比如说我和心上人去珠江边甜言蜜语，脑部就会分泌出很好的物质，物质会引导细胞走向好的方面，细胞就不容易被破坏；如果心情很差，脑部就会分泌去甲肾上腺素。这个 p53 就会引导细胞往坏的方向走，就会跟癌细胞成群结党，开始杀伤身体里的正常细胞。所以，每天愁眉苦脸什么事都不开心的人，就容易得病；心情好了，放下了，最后疾病也没有了。我建议癌症病人每天都对着镜子，诙谐地对着镜子说，"病魔啊，我们和平共处，为什么要相互折磨，大家都不好受哩！"把心态放松，日子每天都要过，与其愁眉不展不如快快乐乐。有一个病人病情很重，找我医治，他说，如果你能把我的病医好，我就把财产都给你。可见每个人都有着强烈的求生欲望，面对生命，他们什么都可以舍弃，因为财富、名利、社会地位等一切都是"0"，只有我们的健康才是诸多"0"前的"1"。

西医靠什么？病人来了要抽血，照X光，看CT，MRI，甚至于用上光子刀，γ刀等等，种类繁多。中医的法宝也很多，辨证方法诸多，不会输给西医。我的很多学生都是西学中的，他们的中医基础不是很扎实，有一次我看一个扁桃体化脓的病人，学生对我说："老师，我觉得这个病人应该用桂枝汤！"我问他："为什么用桂枝汤呢？"他说："因为有桂枝汤证。"桂枝汤证应见的症状是发热、恶寒、有汗、恶心等症状，而这个病人发热，但不恶寒、无汗，应该用后世温病学派的方子，可见同学对《伤寒论》还不够熟悉。当然六经辨证不熟悉没关系，也可以用脏腑辨证嘛，或者用三焦辨证，再不行卫气营血辨证，总之都要辨证。治扁桃体化脓，我有一个方法，就是有一点痛，所以得让病人闭上眼睛。就是用一根很长的针，用纱布包好患者的舌头，以免乱动，然后用针把化脓的地方刺破，脓出来了，2天就好了。如果服抗生素，还得1个星期才能好。这个方法很好用，只不过患者不配合，总是要睁开眼睛看，所以我现在用得少了。我去美国出差，他们治疗扁桃体炎，经常给病人戴上眼罩，病人看不见了，他们就可以随意治疗了。如果刚才讲得那个病人用桂枝汤，可能化脓会更厉害，说不定还会发热。不过桂枝汤的临床应用还是非常广泛的，张仲景的第一方就是桂枝汤。现在很多落枕的病人，都是用桂枝汤加葛根治疗的，葛根中含有异黄酮素，就是松弛剂。如果要求疗效快，那你就要配针灸，我到日本、美国去，他们常常问我，"要用多少针？"如果针得很多，人家就不觉得稀奇。但是我经常讲：一针定乾坤！两针是多余的，三针就是在练习了。

每本书最先出场的药方我们应该非常熟悉。《本草备要》的第一味药是什么？黄芪！黄芪可以说是一种万能药，生用补表，炙用补中。很多心血管系统的疾病，都是因为心气不足造成的，可以加黄芪；泌尿系统的疾病，患者会出现蛋白尿，也可以用黄芪消尿蛋白。有一位高官的太太，心律不齐，经常心脏偷停，西医的观点装心脏起搏器，但是这个手术有很大的风险。后来虽然手术还算成功，但是术后就一直发热，抗生素都没有停过，刚开始用上抗生素时可以退热，但是后来就不起作用了，没办法，就把抗生素升级，但还是不能完全把热退下去，于是患者就打算找中医治疗。我说找我治疗可以，不过得先把西药停掉！她很惊讶，发热怎么可以停掉抗生素呢？我坚持叫她停掉，因为随着抗生素的升级，体内的细菌也在不断地变异，最后会出现一种细菌，所有的抗生素都杀不掉，那时候就无力回天了。现在的关键是调动患者自己的正气来抗邪。对于这个发热中医很好解释：气虚发热。我就用了黄芪一味药，结果渐渐的，她的体温就退下来了；2个星期的时间，她就不发热了！另外，男性性功能下降，也可以服用黄芪来调理。

颜面神经麻痹的治疗，有人问我，"你怎么那么厉害，面神经麻痹的病人，你一针就解决问题？"其实我治小孩子是一针解决问题，对于那些六七十岁的老人家，是没那么好的疗效的，因为毕竟先天条件不行了嘛。一般面神经麻痹的病人到了急诊，医生都会给他吃类固醇，但是类固醇是解决不了问题的，所以患者一般都会第一时间做针灸。对于这种急性发病的患者，第一针翳风穴一定要扎，这对于小孩子的疗效是非常好的，之后再辨证取穴。

还有过敏性皮炎的治疗，我们学生有一个误区，一见到西医诊断了什么炎症，就用黄连解毒汤、荆防败毒散，这就是思维不清晰，开方子受了太多西医思维的影响，见到一个"炎"字，就认为是"两把火"，然后就用到降火解毒的中药，用西医的思维来治病，这是治不好的。还有就是对于这些过敏的患者，要慎用虫类药，比如蝉衣，在煎煮过程中蛋白质变性，很容易造成过敏。有些人跟我说，我不能吃海鲜，因为一吃就过敏。我说不是不能吃，而是你不会吃。怎么吃？虾头不要吃，因为毒蛋白就在虾头里；螃蟹的蟹膏不能吃，因为那里也含有毒蛋白。只要我们教给患者正确的食用方法，就可以避免过敏。

有人问我门诊怎么总是这么多病人？其实这些都是我的老师啊！我有

这么多老师指导我用方，如果这个病人说这个方子不行啊，没有效果啊，那我就赶紧思考，换方，后来就有疗效了，这些病人不就都是我的老师了嘛？逐渐地我不就成名了？我们再来看看湿疹的治疗，我们要祛湿嘛！苍术，羌活，茯苓皮，生薏仁，车前子，白薏仁。台湾很多人说白薏仁力度不够强，要换成红薏仁，难道红色就进补了？其实不必拘泥于这个问题。但是女性朋友要注意，薏苡仁会促进子宫收缩，尤其是有习惯性流产的女性要特别注意。风痒，我们就用消风散；干燥发痒用什么？当归饮子，当归滋阴养血啊，还有鸡血藤、赤芍。中医是很厉害的，我小时候就有荨麻疹，这个痒起来很难受的，我那时也是遍访名医，或者是找偏方，当时在报纸上看到了治荨麻疹的广告，说是寄钱 50 块钱，就可以把秘方邮过来，我马上就寄了 50 块钱过去，天天盼，天天等，终于有一天，秘方来了，我都等不及拿剪刀，直接用手撕开了，结果发现里面写了一个字：抓！从此我就再也不相信报纸上的小广告了！我当时去看西医，以为西医不会禁止人吃东西，结果他们还是告诉我只能吃木瓜和瘦肉，别的都不能吃，我说要多久？他说 1 个月。中医是不会这样禁食的。防风、地龙、川芎、苍耳子这些药对寒性的荨麻疹都很有效，寒性荨麻疹的特点就是天热的时候没事，只要天冷就会痒。偏热证的荨麻疹加银花、连翘；偏湿邪的加土茯苓，土茯苓有抗组胺的作用。

桂枝加厚朴杏仁汤，治疗哮喘效果非常好，厚朴中含有厚朴酚，厚朴酚可以扩张气管，缓解痉挛，现在西医就是用 β_2 受体激动剂雾化喷入，疗效没有桂枝加厚朴杏仁汤持久。我还指导一个清华大学的学生做桂枝加厚朴杏仁汤的研究，这个研究很难的，我都不敢做，他居然敢挑战这个。研究是针对桂枝加厚朴杏仁汤来治疗气喘病的，那要抽血检查，查过敏原，这个临床的试验太复杂了，他现在还没有毕业。我的妈妈七十几岁的时候有点轻微的中风，照 CT 时有很多钙化点，西医就没有太多办法了，只是用一些改善脑循环的药。我是中医嘛，我就用了红景天、厚朴、红花、川芎、丹参 5 味药，结果症状改善非常明显。妈妈现在已经 92 岁了，身体非常好，每个月都要管我要零用金。92 岁了还要零用金，有一次打电话问我今天几号？我说我忙忘了，不知道几号。她说你是医生，怎么连几号都不知道！我突然明白了，那个月还没有给她邮零用金，她是想要钱而已啊！

桂枝加厚朴杏仁汤治疗慢性支气管炎，桂枝、芍药、杏仁、厚朴、甘草、生姜、大枣各15g。

桂枝加葛根汤，治疗高血压病也可以，有的病人血压持续居高不降，可以加龙骨、牡蛎。还有肩膀酸痛，葛根和芍药都有解除痉挛的作用，还可以配合针灸，条口透承山，治疗肩背酸痛。有些女孩子患崩漏病，整个月月经不停，面色苍白，西医就认为黄体素不够，就打黄体素，患者经常这样描述：下面总是湿湿的，非常不方便。可以用桂枝加附子汤，加阿胶、车前子、山药、艾叶，事实上是胶艾四物汤加减。刚才说得了皮炎，痒得难受，又不能抓，因为一抓就变成蜂窝性组织炎了，可以用桂枝二麻黄一汤加防风，防风有调节免疫的作用，它可以抑制IgE，过敏性鼻炎也是IgE过高，也可以使用防风。对于皮炎的患者，出了汗我是不主张用毛巾擦的，因为汗中有很多细菌，用毛巾擦，细菌的尸体会留在皮肤上，最好的方法就是用清水冲一下，这样还可以使周边的温度下降，就不会痒得那么厉害了。

对于上呼吸道感染热证的病人，可以加黄芩、银花、桔梗、杏仁。像扁桃体发炎，咽喉疼痛，可以用牛蒡子、山豆根，山豆根可以给大人开，但是不能给小孩开，因为这个药太苦了，我们可以开甘草，但是甘草不能用太多，因为甘草里面含有植物性类固醇；如果病人发热，就要用连翘；咳得厉害加杏仁；炙百部，因为百部太寒，所以要炙一下；血热就加丹皮，赤芍。

《金匮要略》肺痿肺痈篇有一条："火逆上气，咽喉不利，上逆下气，麦门冬汤主之。"小孩子阴虚有热的咳嗽，我喜欢用麦门冬汤。痰多了加紫苏子、白芥子、莱菔子，也就是三子养亲汤；胸闷的时候加前胡、枳壳，枳壳这味药可以用在肝硬化的患者身上，肝硬化患者会引起食管—胃底静脉曲张破裂，引发吐血，枳壳就有降低肝门脉压的作用。还有痔疮，血液从下腔静脉回流入肝，不是只能用消痔丸，可用夏枯草、鱼腥草、槐花、仙鹤草，也可以加枳壳。如果病人有便秘，那就不用枳壳，而是用枳实。有瘀血的，包括舌青紫，就加丹参、桃仁。学生经常问我："老师，您治咳嗽时而开麦门冬汤，时而开止嗽散，时而开清金化痰汤，时而开银翘散……我们辨证不准确，把您的这些方子都合进去病人会不会好？"我很负责任地说："不会好！"看什么病都得辨证。我一般会问病人有没有服过西药，因为服了西药以后证就会变的，如果发热，痰黄，我就用银翘散加化痰药；如果是刚刚感冒完的咳嗽，我就用止嗽散；如果是晚上咳，白天不咳，又有白痰，我就用二陈汤加当归，当归入血分。就这样啊，简单而且清楚明了。

现在台湾冠心病的病人很多，急性心肌梗死的病人也不少，西医最好的方法就是做 PTCA（冠脉成形术），但也需要中药后期的调养。PTCA 可不是百分之百解决问题的，有时做 PTCA 后 4 小时还会发生再梗死，"屋漏偏逢连夜雨"，那就十分危险了。还有如果球囊在里面破裂了，也是很麻烦的。对于术后的病人，我们可以用桂枝加龙骨牡蛎汤，加用黄芪、丹参、川七、益母草，益母草还有延缓肾功能恶化的作用。桂枝加龙骨牡蛎汤加怀牛膝还能够治疗男性功能性不射精；如果偏阳虚就要加淫羊藿、肉苁蓉。对于那些精子成活率低、精子数目不足的男性，淫羊藿是非常好的一味药。有一位海外侨胞有冠心病，心律失常，我就给他开桂枝加龙骨牡蛎汤加党参、黄芪，他服了以后感觉非常好。3 年后他再一次见到我，对我说："这个方子就是我的秘方！"你看，我们经方成了他的秘方了！对于一些急性起病的中风病人，也可以用桂枝加龙骨牡蛎汤，还要合上钩藤、天麻、地龙、半夏。有些老年人头晕中风了自己还不知道，西医可以靠仪器检查啊，CT、MR 等等。但是中医怎么看，不是看病人每天早上皱纹有没有增多，而是伸出舌头，看看舌尖和鼻尖是不是在同一条直线上，如果平时都可以，但是某一天突然舌头歪了，那就要高度怀疑中风了。当然还有其他的预兆，比如患者拿报纸，拿了三次都掉在地上，或者走路不是直线，歪歪扭扭，这些都是中风的表现。时间久了，就不用扫什么 CT、MR 也可以判断得八九不离十了。有的患者来找我看，我说你这是颅脑出血，马上去神经科，神经科的医生很奇怪，问病人："陈教授没给你查 CT 怎么知道你是颅脑出血？"病人说："他就是看看我的眼睛，叫我伸手，又走一走，没什么啦！"神经科医生一照 MR，结果还真是个颅脑出血，他觉得我很神奇，马上做手术。手术要在头上钻一个洞，就像秘鲁人一样，不过秘鲁人在头上钻洞是因为有信仰。他们说生病是因为魔鬼在头里，钻一个洞要魔鬼跑出去。中风的恢复期要用黄芪、地龙、田七，这个对他肢体功能方面的恢复有好处。

再看麻黄汤，它有镇咳祛痰的作用。现在很多西药退热药都是从麻黄当中提取出来的，麻黄的消炎效果还是很好的。还有女孩子用麻黄来减肥。不过要注意，有些人服了3g麻黄以后，就会palpitation（心悸）。发热伴有咳嗽者还要加桑白皮、紫苏、陈皮。"冰冻肩"就加川乌、薏苡仁，川乌有麻醉的作用，它还可以通经活络。针灸也是，如果用针灸止痛，一般人认为通过神经传导到脑部，发出感觉信号，再止痛，这样太慢了，其实不管扎哪里，都要捻针，捻针以后就动气了，通过脊髓传导，到达脊髓后角，把感觉神经阻断掉，所以就不痛了。这就是为什么我对某些痛症的病人一针见效的原因。同理，川乌镇痛也是阻断了感觉神经的传导。冻疮，可以用麻黄汤，其实如果是冬天，用当归芍药散就已经很有效了。急性鼻炎，可以用麻黄汤加白芷、苍耳子。而这个病西医没什么好办法，只能靠激素维持。小青龙汤，治疗寒证支气管扩张症，加紫苏、白芥子，如果痰热壅肺就加鱼腥草、浙贝母；有些病人黄昏咳，当然不是肺结核的那种咳，就加黄柏；早上咳，加桑叶和菊花。有些人喜欢喝菊花茶，但是菊花现在也有农药残留，经过高温之后，农药就会挥发出来，导致体内重金属含量增高。病人咳嗽，我们就要观察病人的痰，有些人讲咳出的痰是黑色的，按道理讲黑色属肾，那这个人应该垮掉了，实际上不是，这是环境污染造成的。台北的环境污染很厉害，我的白衬衫到了晚上，领口、袖口都是黑的，我的家乡宜兰，盛产葱蒜，在国际上也是很有名的，那里的空气就非常好。所以你在广州也要注意哦，广州的汽车也是蛮多的。消化性溃疡，也就是胃和十二指肠溃疡，胃酸过多，西医就是用一些抑制胃酸分泌的药。我们中医不用管那么多，只要胃酸分泌过多，我们就加浙贝母、乌贼骨；如果有胃黏膜的糜烂，就加白及。我可以肯定地说，这个病中药的效果比西药好。过敏性气喘的患者，如果喉咙干紧的话，就要加一点银花。对于慢性支气管炎、支气管哮喘、肺气肿的病人，我们用炙麻黄，因为生麻黄发汗太厉害，病人会心悸。大叶性肺炎的治疗，可以用麻杏甘石汤，里面的石膏用量很重，小孩子的肺炎，就加上黄芩、银花、连翘、淡竹叶、茯苓。百日咳加百部、葶苈子、大枣，尤其是痰很黄、很稠的时候，我们就要加葶苈子。过敏性咳嗽，我们用苦参、蝉蜕、薄荷，薄荷要后下。

流行性腮腺炎，有人喜欢用普济消毒饮，《温病条辨》里面的方子。如果病人有糖尿病，那么用苦瓜熬水，当茶喝，疗效也是非常好。小细胞肺癌，很多人认为男性抽烟，会得这种病，但是女性得的也不少，可以用麻杏甘石汤合上桂枝汤。如果病人有气喘，就加上杏仁、厚朴。如果是玫瑰糠疹，就加上地肤子、大青叶。如果是早期水痘，由于轮状病毒感染，病人一张开口，咽喉满是病毒点，就要用麻黄连翘赤小豆汤。

对于慢性肾功能不全或急性肾炎的病人，出现蛋白尿，可以加上紫苏叶、防风，可以降尿蛋白。肾脏病人都会有高血压，西医用利尿药，结果患者一个晚上要去好几次厕所，有的中医就用桑螵蛸这类药止尿，结果尿不频了，但是血压又高上来了。所以我们不能只看患者的一个症状，要全方位思考问题，时刻不要忘记整体观念，辨证论治。有很多肾衰病人找我看病，问我能不能不用洗肾，还问我3剂中药能不能好转。我说你还是做好洗肾的准备吧！3剂药就想搞定也不太可能。西医认为肾衰了，不能服药了，或服药效果不佳，只能洗肾。但是，我们中医可以啊！病人吃我的中药，后来又去化验，虽然指标下降不是很明显，但是没有上升，要知道肾衰的病人各项化验指标上升是很快的。照这样继续治疗下去，是可以不洗肾的。当然肾衰竭的病人往往肾阳不足，我就让他们每天用红外线照射背部，每天早上15分钟，晚上15分钟，因为督脉统一身之阳，温暖背部也是帮他回阳的一种方法。

现在我们中医中药经常被人家诟病，说什么会引起电解质紊乱，会使机体低钾，其实只要辨证准确是不会有这些问题的。曾经有一个病人对我说："你开的中药真是太好了！"我问他："好在哪里？"他说："我拿着你开的药去化验，没有重金属离子超标，没有农药，没有机体有害物质。"他还把长长的化验报告单给我看，大概有几百项。我觉得做中医真是可怜啊！辛辛苦苦给病人开药，病人却不信你，还要化验你开的药。你把他病治好，他还对你有所质疑，我觉得有些不舒服。那个病人还花销了一笔高额的费用作了这么多检查。不过，我还是要感谢他啊！

对于痛风性关节炎的患者，在麻黄附子细辛汤的基础上，可以加入生地、地龙、牛膝、白茅根。红肿热痛时，一定要加牛膝、白茅根，此药有解热的作用。

带状疱疹的治疗。有一个患者找我看病，胃痛，说其他医生给他诊断为神经性胃炎，我说："你饭前痛吗？"他说："不痛。"我问："怎么个痛法？"他说："偶尔就痛，火烧火燎，后来又不痛。"我问："医生给你做胃镜了吗？"他说："做了，没事。"我说："这不是十二指肠溃疡，这是带状疱疹。"他不相信，他说："我身体好好的，哪里有疹呢？"我说："要是信我就马上吃药，要不然 1 周之后就没那么容易治了。"病人不信我，结果 1 周后回来，带状疱疹长出来了，这回他信我了。我得给他治啊，用普济消毒饮，但是这是急性期，到了后期，就要着重于皮肤修复，用麻黄附子细辛汤。细辛也有很明显的止痛作用。不到 1 个星期，他的带状疱疹就好了，他非常感谢我，他家里是种菜的，都是绿色食品，他带了好多蔬菜给我。

说到这里，我想起了民间也有很多止痛方法，例如我小的时候牙痛，妈妈就用味素滴在我的龋齿上，后来牙就不痛了，民间的很多方法都是值得挖掘的。还有一个患者，周身上下不舒服，他患有多发性骨髓瘤，又患上了带状疱疹，非常的痛苦，我用普济消毒饮加减治疗，虽然我治不好他的多发性骨髓瘤，但是至少可以减轻他的病痛。他的亲戚就是西医医生，但是西医实在没有什么好的方法，病人也只能靠中医来治疗。

最后，我要说我有信心：我们的中医一定能够以更好的姿态展现在全世界人面前。因为台下有一些外国的朋友，我用英语来结束我的讲演——I believe we can（我们肯定行）！谢谢！

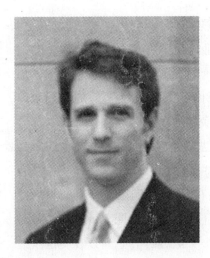

【名师介绍】

马屹正美国西雅图中医学校校长。毕业于中国中医科学院，博士，师从伤寒名家聂惠民。

经方在美国的运用

美国西雅图东方医学院　马屹正

感谢大家给我这次报告的机会，我有点不好意思在大会上讲我有限的经验，希望不会浪费你们的时间，也希望你们听完我的报告后，多少有点收获。当李赛美教授与我联络时，我觉得在会上讲我的经验是在班门弄斧，但是我想了一段时间后，认为我大概有些比较特殊的经验和体会可以拿来交流，那不是怎么运用经方的经验，而是介绍现在美国有哪种用经方的经验，我会尽量让你们多了解经方在美国的运用情况。

如果你们要了解经方在美国的情况，就先要了解美国中医的一般情况。到目前为止，美国有43个州允许发行中医执照，在7个州中医还算是非法的医学，中医在美国的具体人数还没有人统计，但是我可以告诉大家一个大概的数字，到目前全美大约有25000人拿了中医执照，但是只有约

15000 人在看病。我对中国中医的情况不熟,但是我们美国的中医最近几年面临一个很严肃的问题,从中医学校毕业之后四五年内,会有 50% 的人放弃中医,下面我将针对这个问题加以讨论。

在美国,拿到中医执照的医生主要以针灸为主,因为只有 8 个州允许中医师学中药,其他州的中医执照只是针灸执照。不过在法律上,大部分的州并没有禁止用中药,就是虽说不是合法但也不是非法,用英文讲算是一种"灰色地带"。不是黑色的,也不是白色的,是很模糊的。在美国,中医学院和中药教育不是统一的,美国现有 58 所中医学院,有的只教针灸,有的针灸和中药都教,而且教中药的不一定有经典课程,基本的中药学、方剂学一定有,但不一定教《伤寒论》《金匮要略》,所以在美国学过中药的中医师不一定有开经方的知识和经验。因此,大家可以从一个侧面了解一些美国中医所面临的挑战。

说到问题,我认为现在至少有五个:教育系统紊乱,临床经验不够,中医治疗范围缩小,用中药困难,看中文文献困难。

上面已经提到了教育系统的问题。第二个问题,也是我认为更重要的问题,就是美国的中医医生临床经验很不够。美国的学生学习三四年的中医,但是一般来说只有一两年是在临床的,而且病人不多。另外在有的学校,临床指导医生就是去年的毕业生,他们自己不能看病,所以只好回学校当指导医生。有的毕业生要开业,但是没有什么看病的经验,三四年后因为没有办法看病,没有办法帮助病人,没有办法赚钱,就放弃了中医。

第三个问题,在美国看病当然以西医为主,所以在美国中医的治疗范围缩小了。一般的美国中医师没有办法在医院看病。有的医院提供了针灸,但是中医师不能开方,而且很多病人到医院找中医师只看疼痛,比如腰痛、关节痛、头痛等等,比较严重或复杂的内科疾病中医师没有机会看,所以连美国的中医师都渐渐觉得中医是治疗痛症的。到目前为止,如果美国的患者有比较严重的内科疾病,一般来说他们不太会想到去看中医。当然也有些美国人越来越相信中医,而且碰到严重的疾病先找中医,但是这些人还不算多。

第四个问题,在美国用中药会受到高价的困扰。美国的医疗保险不负责中药的费用,也有很多美国人没有保险。给大家几个价钱来估计一下,

10g 草药大概需 6 元人民币，如果是科学中药粉，10g 大概要 16 元人民币，所以 1 个星期的药很容易超过 200 元人民币，有的患者付得起，有的付不起，所以有时候医师必须用丸药或是延长患者吃药的时间以节省药钱。最近几年美国的药物管理局对中药越来越有兴趣，但是他们的兴趣只是为了限制一些药物，比如说现在美国医师不能用麻黄、防己和五灵脂等等，他们认为这些药的副作用和危险性太大了，所以这些药物变成非法的，我们美国的中医师越来越担心，谁也不知道下次禁用的药物又会是什么，说不定附子、细辛、桃仁以后就不能用了。你们学过《伤寒论》《金匮要略》，以后不能用附子、细辛、麻黄那怎么办？另外还有很多患者来看中医时已经在吃西药，所以开药还必须考虑中药和西药的冲突，而且碰到问题时患者和西医生一定会认为是中药的副作用，不管患者吃了多少西药。

第五个问题，大部分的中医文献，不管是书籍还是杂志等等，都是中文的。但是美国的中医学院不教中文，大部分美国中医师不懂中文。我也不能说当一个美国的中医师非懂中文不可，但是中文的文献不是中医的根吗？如果没有办法参考中医的历代文献，我想会影响到我们的临床效果，尤其是对比较严重和复杂的病症。我希望你们多了解中医在美国的情况，虽然美国的中医有这些挑战，但是按照我的经验，经方在美国还是会越来越普遍和流行，这是因为经方的疗效比较可靠，经方的药物少，价钱比较便宜。不管是什么原因，很多美国的中医师对经方越来越有的兴趣。

下面我要告诉你们几个医案，我会从我自己的病人开始，然后讲几个同事和学生的医案。

病案一 支气管肺炎

第一个患者是女性，42 岁，家庭主妇，她来看我时，说 1 周前很疲倦，喉咙痛，头痛，身体疼痛，接着变成气短，哮喘，咳嗽，有白色痰，胸闷，胃口不好，去看西医，西医诊断为支气管肺炎，让她吃红霉素，但是服后她呕，腹痛，腹泻，受不了了，所以来找我看病，让我用中药给她治疗。她来的时候这些症状还在，不渴，但是她怕风寒，也有汗，她的舌质淡胖，有齿痕，舌苔薄白，她的脉右寸浮缓，左脉弦。我就想到《伤寒论》43 条："太阳病，下之微喘者，表未解故也，桂枝加厚朴杏子汤主之。"我认为患者吃的红霉素是一种下法，所以我说这是太阳中风误下后寒邪犯肺，给她吃桂枝加厚朴杏子汤，加了桔梗、桑白皮、紫苏子。方药如下：桂枝9g，白芍9g，生姜3片，红枣3枚，炙甘草6g，厚朴6g，杏仁9g，桔梗6g，桑白皮6g，紫苏子9g。过了几天，患者诉病情有好转，没有咳嗽，胸闷也缓解了，所以就继续吃；吃了差不多2个星期，她的大部分症状都已经好了，无头痛，汗也解了。差不多2个星期，一个桂枝汤类方就解决问题了。我就想到我的老师聂惠民教授告诉我，桂枝汤的类方虽然很温和，但是它还能治比较重的病。所以这个病例对我来说有很深刻的体会。我想看中医的美国人大概有三种，第一是西医治疗不理想的，后来就想看中医；第二是西医根本没法治疗的病，所以去看中医；第三是他们先找中医，这是对中医有信心的。

病案二 胃肠感冒

这个患者男性，26岁，商人，在来之前2天开始发热，恶寒，他的眼睛变得特别敏感，畏光羞明，无汗，头痛，干咳，腰背部稍微有点痛，觉得疲倦，同时觉得左边的肩膀疼痛，胃脘也痛，近2天痛甚而影响睡眠，口干渴，口苦，胃口还可以，腹部胀满，嗳气，大便每天2~3次，舌质红，舌苔黄腻，脉是左边实弦，右边偏细弱。我做了腹诊，他真的是胀满，也有上热下寒的感觉，心下、胁下也有痛感。所以我刚开始给他吃大柴胡汤，《伤寒论》165条："伤寒十余日，热结在里，复往来寒热者，与大柴胡汤。但结胸，无大热者，此为水结在胸胁也。但头微汗出者，大陷胸汤主之。"我就开了大柴胡汤加减：柴胡15g，黄芩9g，枳实6g，大黄6g，白芍9g，半夏9g，青蒿9g，黄连6g，吴茱萸1g，共3剂，日1剂。他吃了2天的药，回来诉说类似感冒的症状都已经缓解了，肩膀也不痛，但他还是觉得腹部胀满，所以我又给他开了黄连汤，《伤寒论》173条："伤寒胸中有热，胃中有邪气，腹中痛，欲呕吐者，黄连汤主之。黄连三两，甘草三两（炙），干姜三两，桂枝三两（去皮），人参二两，半夏半升（洗），大枣十二枚（擘），上七味，以水一斗，煮取六升，去滓，温服，昼三夜二。"我加了一个蔓荆子和菊花，因为他的眼睛还是很敏感，畏光感觉还在，黄连9g，炙甘草9g，干姜9g，桂枝9g，半夏6g，人参6g，红枣3枚，蔓荆子6g，菊花6g，共3剂，隔日1剂。他吃了1个星期，肚子就很舒服了，没有什么问题了，而且他的眼睛又正常了，所以说这个腹诊是很重要的。有关腹诊的研究，日本的一个医家大塚敬节有所发挥，很多美国人特别是用经方的中医师喜欢做腹诊，也不全是腹诊，可能是沿着经络触诊，就是一定要摸病人。对我来说摸肚子是很重要的。像这个患者，我摸他肚子的时候，很明显地感觉到上热下寒，所以我就想到黄连汤。有些症状美国患者不太会说，比如说胁下痛感，一般的美国人没有这种感觉，如果我不摸肚子，他们不会告诉我。他们也不会说口苦，我在中国看病的时候，很多中国人说口苦，但是在美国好像没有人说，我想可能是跟美国人的饮食习惯有关，在美国一般不吃苦的东西。但是美国人会说他们口中有金属的味道，按照我的经验来讲，这就是口苦，是"美国式"的口苦。美国人也不太会讲口渴，因为很多美国人都有一直喝水的习惯，美国人觉得这是个很健康的生活方式，就一直喝，所以他们一般不会有口渴的感觉。所以如果你问他们口渴吗？他们会说不知道，因为他们一直在喝水，但是我发现还可以问他们喝水之后有什么感觉，因为很多人发现如果水喝得太多，他们会觉得恶心，或者是肚子胀满，我觉得这个反应应该是肚子里面有水气，所以这对我诊断也是有帮助的。

病案三 消化不良

这个病人是女性，44岁，她多年消化不良，胃口还可以，但是吃饱之后觉得腹部胀痛，会排臭气，肠鸣，咽喉不利，紧张时或是压力大的时候，这些症状会比较严重，情绪也不稳定，大便还可以，比较正常，偶尔会便秘，舌质暗红，苔薄白，脉右边滑，左边弦，很明显的弦脉。《伤寒论》318条"少阴病，四逆，其人或咳，或悸，或小便不利，或腹中痛，或泄利下重者，四逆散主之。"在美国，很多病人都存在肝脾不和的情况，这里面很多有情绪的因素，所以我开了一个四逆散合甘麦大枣汤，加陈皮、合欢皮。处方：柴胡6g，枳壳6g，白芍9g，炙甘草6g，浮小麦12g，红枣3枚，炒麦芽9g，陈皮6g，合欢皮9g。这个患者来就诊时急着把病治好，因为1个月后她要去美国别的地方，希望我赶快给她治好。我告诉她说："好，我尽量，但是你一定要吃药，而且你要每天1剂，你一定要吃草药，我觉得丸药不行。"她想了一想说："好。"然后我就开始治疗，这个病人疗效很好，吃了 1 周的药，大部分症状就差不多好了；她吃了 1 个月后，就完全好了。她到另外一个地方过得很好，她什么都吃，也喝啤酒，觉得喝得很舒服，没有问题，以前这是万万办不到的。这使我体会了四逆散的治疗范围，确实是非常广泛的。我记得以前在江西中医学院和陈瑞春教授学习，有一次他给我们讲课，讲了四逆散三个证候，那天我做陈教授的翻译，后来陈教授讲完以后对大家说"对不起"，为什么呢？因为陈教授说他仅仅讲了四逆散的三个证候，其实还有很多的证候没有讲。所以我觉得四逆散是用处很广的经方。美国的患者通常存在情绪不稳定的情况，而且他们躯体症状是和情绪不稳定直接相关的，我不知道中国患者是不是一样，而且很多美国人不愿意吃中药，一方面是因为他们不喜欢这个味道，另一方面是因为他们很忙，没有时间熬药。所以我们需要跟病人做一种谈判，或是鼓励他们，告诉他们如果想快一点康复，或是要缓解症状，就一定要吃，但是他们有时候不太愿意。但是如果我表现得凶一点，患者就会听我的话。

病案四　高血压、失眠、胃食管反流病

这是个男性病人，退休的心脏外科医生。他来看我时，说他对中医有兴趣，好像他还学过一点针灸，说自己没有什么问题。我说："好，我们来研究一下你的情况。"刚刚他说自己没有问题，后来他说有高血压病，胃食管反流病，失眠。他一直在吃西药，血压控制得还可以，胃病也不重，但是他的失眠很严重，每夜大概睡 1~2 个小时，而且很难入睡，也很容易醒，生活压力很大，而且耳鸣，压力越大，耳鸣就越明显，他有便秘，2~3 天解一次大便。他说得很快，思维也不是很清晰，可能就像我讲中文一样。他的脉右边滑，左边弦细，舌质暗红，舌苔黄厚腻。那我就想到《伤寒论》107 条："伤寒八九日，下之，胸满烦惊，小便不利，谵语。一身尽重，不可转侧者，柴胡加龙骨牡蛎汤主之。"他思维不清晰，我认为这是一种谵语，是患者难于表达自己的想法，这是邪入少阳，痰火上扰心神的表现，所以我开了柴胡加龙骨牡蛎汤的原方，这个患者在我这里看了 1 年，他的好转是一点点的，不是 1 周就好的。但是他服药后很快就有

一些变化，比如说两三个礼拜以后，他的大便就好了，他的睡眠时间也逐渐延长了。差不多服药 1 年的时候，他晚上可以睡六七个小时，而且他说话的速度慢了很多，也有条理了，他的疗效很明显。我还想说中药和西药冲突的问题，他自己是个西医，所以他有开西药的权利，我没有。有一段时间他来就诊时，说高血压变成低血压，问会不会是中药和西药矛盾的影响，我说可能是，所以他减少了西药，后来他几乎不吃西药了，吃中药就可以了，胃病方面和高血压方面都吃中药。但是我需要跟很多病人商量西药减量的问题，因为病人比较复杂。有的患者怕他们的主治西医师知道，不敢告诉西医师自己还吃了中药，而且很多西医医生也不相信中医，所以这个问题很难办。我以前有一个病人，是甲状腺机能减退，他不肯接受西医的治疗方法，我就给他吃中药，吃了一段时间，我说差不多了，回西医那里再检查一下，西医检查结果提示甲状腺功能正常了，患者又告诉西医师他吃了中药，西医说这是不可能的，一定是第一次检查不对！

病案五　感冒后的咳嗽

女性学生，36 岁，1 个星期前感冒发热，解了以后就咳嗽，痰多，是白色的、黏腻的，咳不出来，鼻塞，呼吸困难，疲倦，口渴，胃口还可以。我做腹诊的时候，发现她的胁下胀满，脐上悸动，舌质淡红，舌尖微红，舌苔白厚，脉弦滑。《伤寒论》第 96 条："伤寒五六日中风，往来寒热，胸胁苦满，嘿嘿不欲饮食，心烦喜呕，或胸中烦而不呕，或渴，或腹中痛，或胁下痞硬，或心下悸，小便不利，或不渴，身有微热，或咳者，小柴胡汤主之。"我开的方子是小柴胡汤加减：青蒿 6g，黄芩 6g，天花粉 9g，生姜 3 片，炙甘草 6g，太子参 9g，枳壳 9g，陈皮 9g，麦门冬 6g，茯苓 9g，辛夷花 6g。这个加减比较大，用青蒿代柴胡，用天花粉代半夏，太子参代人参，也加了枳壳、陈皮、麦门冬、茯苓、辛夷花。这是因为她是很明显的阴虚体质，比较辛热的药她受不了，她虽然有痰，但是咳不出来，而且她没有什么明显的外感症状，我一般倾向于用青蒿。我美国的一个老师叫 Dan Bensky，他说"小柴胡汤证，如果没有明显的外感症状，就可以用青蒿代替柴胡"，我觉得这个很有用。这个患者也是要求速战速决，结果她吃了三四天药就都好了。在美国学经方，我经常会融合不同的知识，像中国古代、现代的知识，还有美国本土文化，也有自己看病的一些经验。我们不是纯经方，我们不去分别经方派别，经方派或者温病派，或是美国派……无所谓，如果是有用的，我们就会用到它，甚至是日本的、欧洲的，我们都会用到，形成一种"现代美国中医"。

病案六 肩胛痛

患者男性，56 岁，左肩胛区疼痛 4 年，入夜加剧，有胃溃疡病史，幽门螺旋杆菌检测阴性，怕冷，便溏，胃口还可以，吃素多年，偏好吃凉食，患者脉沉，右边关脉是紧的，舌质淡红，舌苔微厚黄。这是理中丸的症状，太阴虚寒，虽然患者舌质微红，稍微有黄苔，但是还是以虚寒为主，《伤寒论》386 条："霍乱，头痛发热，身疼痛，热多欲饮水者，五苓散主之；寒多不用水者，理中丸主之。"所以我开了理中汤加吴茱萸、牡蛎：人参 9g，白术 9g，干姜 12g，炙甘草 9g，吴茱萸 3g，牡蛎 12g。1 个星期过后，他说痛感减轻；又吃了 1 个月，他完全没有了疼痛。但他不愿意继续就诊，因为我告诉他说疼痛是跟自身饮食习惯有关系的，我希望他做出改变，但是患者吃素这么久，他不愿意改变，我就觉得他不用再来就诊了。我不知道以后会发生什么事，我也不清楚他的疼痛是否是完全治愈。有些美国人的饮食习惯是和中医理念有冲突的，有些美国人吃素，而且是吃生冷的，我不是说吃素一定是个问题，但是要看他们的具体情况，很多人经常做运动，但是他们的热量和肉食吃的不够。可能在中国人眼里，大部分美国人都是肥胖的，他们缺少运动。的确有，但是在我们西北部，尤其是在西雅图，运动的人很多，但是他们吃的不够，就变成一种虚寒的体质。而且很多美国人有一个很不好的习惯，就是一边吃一边做事情，可能是开车，可能是玩电脑，或是做其他的工作，这对他们的消化系统很不好。这个是中医院校一年级学生都知道的，但是大部分美国人不知道。

病案七 急性便秘

患者女性，31 岁，1 个星期未排便。她以前没有便秘的病史，反而比较容易拉肚子。1 周前吃得过多，从那时起就不大便，自己服了保和丸，也服了番泻叶，只是排了一点稀便，但是没有正常的大便。我摸她肚子的时候，她腹部胀满，偏凉，而且一点都不痛。她说排气会稍微缓解，但是影响也不大。舌淡红有齿痕，舌苔灰白，脉紧迟。我想到《伤寒论》323条："少阴病，脉沉者，急温之，用四逆汤。"还有《素问·至真要大论》："寒淫于内，治以甘热，佐以苦辛，以咸泻之，以辛润之，以苦坚之。"这是个少阴虚寒证，我开了四逆汤加火麻仁，附子3g，干姜6g，炙甘草6g，火麻仁9g。她吃后就开始排气，气比较多。第二天睡醒之后就可以大便了，腹部的症状也随之缓解了，再吃了1天的药就痊愈。很多美国人自己给自己开药，有时候是中药，有时候是西药，可能他们以前吃过的，尤其是通便药或是感冒药、补气药，有的美国人会自己去买，自己吃，特别是维生素C，很多美国人认为一感冒就要吃维生素，甚至有些人吃完会拉肚子。这就是一种下法，然后他们感冒的情况就加重了，而且有些抗过敏或是止痛的西药他们也吃了，这些药有很大的副作用。

病案八　慢性胃肠不适

患者男性，28岁，嘈杂感2周，饥饿时比较严重，腹部胀满，大便偏稀，每天3次，小便急，身热，四肢偏冷，容易出汗，情绪不稳定，口苦。其他医生给他吃越鞠丸，服后小便通利，胃肠症状稍有缓解，但是很快又反复了。我看他的时候，患者有腹泻，水谷不化，嘈杂感还在，腹部胀痛，嗳气，吞酸，头眩，舌质淡红，舌苔黄腻，脉弦，左关脉浮弦。腹诊是胀满，脐下冷。这是木克土的表现，是一个厥阴证。《伤寒论》338条："伤寒，脉微而厥，至七八日肤冷，其人躁无暂安时者，此为藏厥，非蛔厥也。蛔厥者，其人当吐蛔。今病者静，而复时烦者，此为藏寒。蛔上入其膈，故烦，须臾复止，得食而呕，又烦者，蛔闻食臭出。其人常自吐蛔。蛔厥者，乌梅丸主之。又主久利。"我开了乌梅丸加木香、川楝子。乌梅15g，细辛3g，黄连6g，黄柏6g，干姜6g，附子3g，桂枝3g，炒党参12g，当归6g，木香6g，川楝子6g。他吃了2天，症状就缓解了；吃完1周就好了。这些都是我自己的病人，下面我想讲一些同事的医案。

病案九　良性位置性眩晕和慢性偏头痛

这个医案是Dan Bensky老师的。女性，65岁，曾有20年偏头痛病史。从2004年起反复发作眩晕，呕吐。患者来看Dan老师，说最近1个月有4次很明显的眩晕，而且她有身热的感觉，干呕，并伴有右耳的听力退步。她去看西医，诊断是不明确的。偏头痛每个月 1～2 次，并影响她的视力。头顶和侧面疼痛明显，舌质暗红，舌苔薄腻，脉右缓，左弦滑。腹诊胁下紧，心下痞满，脐上动悸，少腹也有瘀血的表现。老师说这是中焦水气郁结气机，下焦有瘀血。他开了旋覆代赭汤加桂枝茯苓丸了，是科学药粉。《伤寒论》161 条："伤寒发汗，若吐，若下，解后，心下痞硬，噫气不除者，旋覆代赭汤主之。" 2 周后，患者已没有眩晕，但是她觉得平衡感差，耳鸣还在，又在老师那里看，期间眩晕 3 次，但是每次都比以前发作轻，4 周后就没有了。然后她再来看老师，摸肚子，瘀血症消失了，他就不用桂枝茯苓丸，后来那个患者就吃旋覆代赭汤。4 个月后她耳鸣解决了，听力正常了，而且偏头痛也减轻了，到现在已经过了 6 年了，这些症状都没有再发生。

病案十　甲状腺功能亢进症

这是西雅图马寿春教授的一个病例。一个 12 岁女孩子，甲状腺功能亢进。她当初看马老师的时候，主诉是胃痛，但是她的甲状腺也有问题，甲亢，西医诊断明确，她的爸爸要她用中药，不用西药。这个孩子的身体很健壮，胃口也很好，她的脉是弦数的，有比较明显的热感。所以马老师认为这个是一个白虎加人参汤证，给她开了白虎加人参汤原方。这个孩子吃了 2 个月的药，再检查甲亢指标就都正常了。这个是 10 年前的事，那个小孩子现在 22 岁，到现在她一直都很正常，没有问题。

病案十一　妊娠咽喉痛、胃痛

这是另一个美国医生，Jason Roberson 的医案。他治疗一位女士，39 岁，慢性咽喉痛 2 个月，那个时候她在妊娠期，所以她有一点怕吃药。她咽喉刺痛，饥饿的时候严重，平素嗳气，腹部胀满，胃痛，腹部痉挛感，这个老师辨证为太阴虚寒，予附子理中丸，用的是科学药粉。这个医案很有趣，患者担心吃药，不管是中药还是西药，是因为怀孕的关系。她吃药特别小心，第一天只吃 3g 的药粉，第二天胃痛就缓解了。她打电话来说她胃痛缓解了。又吃 3g 药粉第三天喉咙也不痛了，一直到她生孩子都没有问题，而且她的孩子很健康，这个老师方子开的不错。

美国的中医院校，学生不可能像中国这么多，因为学生太多，老师就不够用，每个入学的学生都要配备一名有经验的老师，学生也是刚入学就要做临床的。这些老师必须有 10 年的临床经验才可以，甚至我们的指导医生从事临床工作已 20 年甚至更多。学生们从第二个学期就要学习经典，《伤寒论》《金匮要略》等。我们对这些学生还有一个要求，就是必须学习中文，他们要看中文，看杂志。他们学《伤寒论》的时候，都是直接看中文，他们看中文的速度是很慢的，但是他们还能看，我认为这对他们的治疗思路有很好的影响。我前面也提到，这些学生毕业四五年之后，将有一半的学生放弃中医。今年毕业的 125 个学生里，现在大概有 120 个还在用中医看病，他们读书很辛苦，都是很认真的学生，谁都不想轻易地放弃，每个人都立志成为一个好中医！

病案十二　急性腰痛

这是一个刚毕业学生的医案。男性，35 岁，建筑工人，身体健壮，6 月 11 日急性腰痛，疼得很严重，行动不方便。既往有腰痛病史。痛得厉害的时候，小便时突然昏倒。第二天他来看医生，要做针灸。医生发现他膀胱俞是疼痛点，就给他扎针，拔针之后疼痛缓解了一点点，但还是不能走路，更不能工作。这个医生想到他突然昏倒，这是厥证。《伤寒论》337 条："凡厥者，阴阳气不相顺接，便为厥。厥者，手足逆冷者是也。"他想这是营卫不和，膀胱经气不利，所以给他开桂枝汤，那个患者不肯吃草药，就给他吃丸药；吃到第二天，患者说疼痛减轻了八成；到第三天，疼痛就完全缓解了，患者非常的惊讶。那个医生告诉我说，他大学期间读《伤寒名医医案精选》，有一个案例说的就是小孩子排尿的时候突然昏倒，他膀胱俞疼痛，那个医案用得就是桂枝汤，他说桂枝汤似乎和膀胱俞有关系，我觉得这个学生是蛮聪明的，这是青出于蓝，我是想不到的。

病案十三　行房疼痛

这也是学校刚刚毕业学生的医案。女性，27 岁，病史有 5 年了。就是行房时阴道附近有燥热感，到第二天就非常疼痛，月经不规则，34～38 天，量中等，棕红色，且从第一天到第三天可出现痛经，月经前很烦，四肢冷，易汗出，脉象弦细，舌质淡有齿痕，舌尖偏红，舌苔薄白。这个医生还记得我们讲课的时候讲四逆散，他认为这是一个四逆散证，肝气郁结。他开了四逆散和甘麦大枣汤：柴胡 9g，枳壳 12g，白芍 18g，炙甘草

9g，浮小麦9g，红枣3枚。2天吃1包，4剂药吃了8天。结果再没有发生这些症状，一直到现在也没有再发作。我的学生自己也不相信吃了4剂药就解决了5年的病痛。

病案十四　偏头痛

这是一个学生2年前的一个医案。女士，42岁，偏头痛2年。第一次痛是在妊娠期，以后这2年来经常月经前一两天偏头痛，伴有疲倦，急躁，腹部胀满，月经是正常的。畏寒，晚上比较明显，睡觉的时候需要戴帽子，盗汗，早上起来时特别疲倦，需要喝很浓的咖啡才可以做事，大便正常，舌质淡胖，舌苔薄白，脉弱涩。腹诊：腹部冰冷，柔软，腹主动脉搏动应手，胁下紧。这个学生很认真地学了日本的腹诊，他认为这是少阴寒化证。医生给她开了真武汤：附子10g，白芍10g，茯苓6g，白术6g，生姜3片，开了3剂，2天服1剂。患者吃了两三天就觉得精神好，后来就没有偏头痛了。1年后也没有再发作，而且睡觉的时候也不用再戴帽子了。

病案十五　慢性头痛

这个病案是我们学校三年级一个学生的，是他在二年级的时候看的一个患者。男性患者，52岁，他有多年的头痛病史，很容易头痛，在负重或饮酒时发作，他喜欢跑步、爬山，但每次背包时就会头痛，以侧面和后面疼痛明显，颈部僵硬不适，情绪不稳定，大便偏稀，1天2次，舌红少苔，脉细弦。腹诊：胁下胀满，脐上悸动。学生想，他胁下胀满是柴胡证，脐上悸动又是桂枝证，就开了个柴胡桂枝汤。患者吃了感觉很好，情绪稳定下来了，但头痛没有好转。我当时就和学生商量，应该用小柴胡汤，他头痛，柴胡剂还是很有效的。我开了小柴胡汤加减：柴胡12g，黄芩6g，半夏9g，炙甘草6g，白芍12g，炒党参9g，川芎9g，鸡血藤12g。我觉得这个人有血虚，这个方子对证。于是患者前前后后吃了6个月，头痛几乎不会再发，大部分运动、工作都可以正常做，有一段时间他来看我们，说要去法国旅游，他很喜欢喝酒，他怕到法国喝酒会头痛，我们就给他开科学药粉，他带着去了法国。他在法国2周，吃东西、喝葡萄酒，玩得很愉快，没有出问题，所以我们处理得还是很好的。

我的报告结束了，希望你们能有一些收获。谢谢！

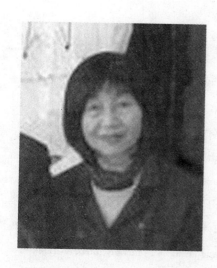

【名师介绍】

　　杨洁德，澳大利亚墨尔本理工大学高级讲师。毕业于北京中医药大学，博士，长期从事中医经典研究及临床。

和法的临床妙用

澳大利亚墨尔本理工大学　　杨洁德

　　首先我要感谢广州中医药大学李赛美教授邀请我到这里与大家共同交流。今天我讲的题目是"和法的临床妙用"，我的学位除了伤寒，也有温病，温病是伤寒的发展，温病也有很多和法的展现，提起和法，大家通常会想到小柴胡汤，其实张仲景并没有说小柴胡汤就是一个和解的方剂，而《伤寒论》中的桂枝汤倒是可以和解脾胃，和解营卫。那么，是谁提出小柴胡汤是和法的代表方呢？是成无己。他说和法是以小柴胡汤为代表的，我临床经验有限，不像前面的很多教授有几十年的经验，但是在我有限的临床经验里面，发现和法的应用特别广。澳大利亚的病人很多都是通过和法治好的所以我今天就跟大家分享一下我的临床经历及我对和法的理解。

一、和法的意义

和法是中医八法之一，其他七法都比较容易理解，但是和法就有点难理解。首先要搞清楚这个"和"字的意义，"和"可以说成是和调、和谐。《伤寒论》53条："病常自汗出者，此为荣气和。荣气和者，外不谐，以卫气不共荣气谐和故尔。以荣行脉中，卫行脉外。复发其汗，荣卫和则愈。宜桂枝汤。"意思就是说，有人出汗，就用桂枝汤来调理营卫。《伤寒论》中"和"字可以表示脏腑气血功能的协调，或者是以服药的方法来调和，还可以代指煎药的方法，比如小柴胡汤，半夏泻心汤等，煎煮了之后要把药渣丢掉再浓缩，这样更有利于调理身体正气。程钟龄说伤寒在表可以汗，在里可以下，在半表半里只能用和法。在祖国历代的文献中，"和"代表着协调，平衡，疏达，和解，调节，纠正，融合，稳定的意思。历代医家也有不少的阐述，张景岳说："天地阴阳之道，本贵和平，则气令调而万物生。"《素问·上古天真论》也说："和于阴阳，调于四时。"《素问·生气通天论》云："凡阴阳之要，阳密乃固。两者不和，若春无秋，若冬无夏，因而和之，是谓圣度。"

依我在临床的体会而言，和法的临床运用意义有三点。第一，畅枢机，和解少阳。少阳是一个枢机，不在太阳，也不在阳明，只是在半表半里，少阳是调理气机的。在座的医师应该都有这个经验，就是临床上很多病都是由于气滞引起的，因此调理气机不失为一个治疗的好方法。我记得当年跟刘渡舟老师学习的时候，他说过一句话："一个病人来了，如果不知道用什么方法去治疗，就先和解一下，然后再探寻其他方法。"我牢牢地记住了这句话，以后应用也是很有效果的。第二，调和肠胃。脾胃位于中焦，如若邪阻中焦，则气机升降失调，导致三焦不畅，病人会经常出现呕吐、泄泻等症状，这些都是脾胃不调所引起的。第三，调和肝脾，透郁邪。肝木克土，病人情志不好也可以影响消化系统，"郁邪"是什么意思呢？就是邪在里面，原来在体内的寒邪郁在里面化热了。很多病人都可以从这个角度来看。比如风温病，《内经》说："冬伤于寒，春必病温。"寒邪郁在里面化热，患者会出现头痛，恶热等症状，温病里面有关于伏邪温病的阐述。关于伏邪温病，以后有机会再和大家探讨。

　　张仲景奠定了和法的根基，后世多有发展，我在北京中医药大学上学的时候，碰见过两位老师。一位老师是"三仁汤大夫"，他觉得病人都是有湿热；另外一个老师就是喜欢用柴胡剂加减，也很有效。但仲景的柴胡剂也有其局限性。到了明代，吴又可在《瘟疫论》中提出了"邪伏膜原"的概念。"膜原"这个词也可以代表半表半里，它是三焦的门户，既不在脏腑，也不在经络，它近于卫，乃表里分界所在，病在膜原意思是里面湿浊很盛，他说如果舌苔如积粉，一刮就刮下来，就说明湿邪很重。所以在明清时代，和解少阳跟和解三焦有关。叶天士的观点是在治疗温病的时候也可以分消上下，就是说以中焦为轴，一系列的疾病都可以用这个方法治疗。清代名医俞根初，他的学术流派属于绍派伤寒，他住在浙江，浙江的天气、饮食习惯和北方不一样，因此用药和张仲景也有不同。他在《通俗伤寒论》里将外感证统称为伤寒，其中包括四时、六气的外感证，而不仅是"正伤寒"，这就扩大了外感病的范畴，也扩大了和法的应用范畴。

　　温病学对和法大有发展，它运用和解法把少阳、三焦、膜原作为半表半里的病位串联在了一起，证明了温病学是在继承《伤寒论》的基础上拓开了外感热病半表半里证候的领域。在 2003 年"非典"时期，针对"非典"的治疗，我听说广东一些医院除了用西医的治法，还用了温病的一些方法，将"非典"分为几个阶段来治，取得了很好的效果。最后收集病案，统计资料，发现没有一例患者出现后遗症。在香港很可惜，很多患者应用了大量的激素，继而出现股骨头坏死，骨质疏松，遗留了诸多后遗症。甚至一些医护工作者在抗击"非典"中也去世了。我毕业以后在澳洲从事临床和教学工作，对于和法的临床妙用我有一些体会，它可以使阴阳、脏腑、气血的偏盛偏衰得以和解，归于平衡，就如《伤寒论》第230条说的："上焦得通，津液得下，胃气因和，身濈然而汗出解也。"

　　理解和法，我想首先要明白两个问题。

　　第一个问题，为什么要和解少阳？首先，我们要分清楚少阳的病机、病位。少阳在什么部位？从仲景时代到现在，几千年没有明确的定位。《医宗金鉴》认为"半在太阳，半在太阴，故为半表半里"；陈无择认为"病有在表在里，也有表里之间"，邪在表里之间，也就是说半表半里。结合现代解剖学概念来看，少阳病阶段的所有症状：口苦，咽干，目眩，胸胁苦满，往来寒热，心烦喜呕，默默不欲饮食，脉弦细等等，无论是全身的还是局部的，是内还是外，都反映了同一个病机，这个病机从西医的角度来讲是交感或者副交感神经系统功能失调，这个病机可以充分地解释少阳阶段的所有症状，而且少阳阶段所有的症状都有相应的植物神经病位。就是说中医所讲少阳的病机，相当于西医的植物神经功能紊乱。有时候，我看一些文献或报道，有些病人一半身出汗，另外一半身没有汗出，这也能够用植物神经功能紊乱来解释。

　　第二个问题就是为什么和解少阳要用四逆散？首先我们要弄清楚四逆散的方剂是不是能和解少阳。王叔和把四逆散列入少阴篇，但我觉得这个有争议，为什么呢？少阴是属于心、肾的问题，而且少阴篇提纲就说"脉微细"，这是属于阳气不足，阳虚寒盛，所以争论焦点就是少阴病有"四逆"，指的是阳气虚衰，无以鼓动精神，应当用温阳散寒的药物治疗。但是四逆散所用的药物不是回阳散寒药，而是柴胡，枳实，芍药，这都是寒凉药，不符合少阴病"四逆"的病机。"脉微欲绝"，"脉微细，但欲寐"，这都是阳虚的症状。因此，我觉得四逆散应该归纳在少阳篇，而不是少阴篇。原文应该是："少阳病，四逆，其人或咳，或悸，或小便不利，或腹中痛，或泄利下重者，四逆散主之。"四逆散应该是少阳病的方剂，当然可以和解少阳了。从现代药理来分析四逆散的药物组成，柴胡有镇静、解热镇痛及明显的中枢抑制作用；枳实，可增加冠状动脉的血流量，增加脑、肾的血流量，降低其血管阻力，抑制血栓形成，有较强的过敏活性；芍药中的芍药苷有较好的解痉作用。在《伤寒论》中还有一方——芍药甘草汤。很多时候我们用芍药甘草汤来治疗疼痛的病，像腹痛、胃痛都可以用。所以《伤寒论》318条中的"少阴病"应改为"少阳病"。四逆散是散剂，就等于浓缩颗粒剂代替汤药。我在澳大利亚看病，觉得浓缩颗粒剂比较受欢迎。因为不用像饮片那样去煎煮，而且外国人觉得颗粒剂味道可以接受，还方便。我在澳大利亚诊病，除非病人要求用饮片，否则我都用浓缩颗粒，但是有时候我觉得不是很有把握，我要先试一试，就用汤剂。汤剂起效了以后才改用浓缩颗粒剂，便于服用嘛！

二、和法的应用

柴胡剂的应用在临床上非常广泛，一些病人感冒不一定是病在肌腠，很多时候直接到了半表半里，因此，柴胡剂就很有用，并且柴胡剂也是退热的良方。但是有一个问题，我要先提出来，就是柴胡的剂量。柴胡用于退热，5g、6g是不管用的，从张仲景思考的角度看，他用半斤，半斤就等于24g。要是柴胡用7g、8g呢，只是升阳而已。好比李东垣的补中益气汤，柴胡用10g左右可以调理脾胃，但是要用柴胡退热的话，剂量一定要大些。柴胡除了可以调理气机，也可以通血痹，通阳气，解郁，治疗气血同病，或者抑郁症。临证辨证思路是和枢机、解表邪。小柴胡汤在抑郁症的治疗中会经常用到。现在很多人工作压力大，得了抑郁症，小柴胡汤证"默默不欲饮食"，抑郁症有两个方面，就是西医讲的"Bipolar Disorder"。它包含两个方面，一方面就是不愿意说话，另一方面就是有点发狂。当病人不愿意说话、情绪低落的时候，"默默不欲饮食"，小柴胡汤可以振奋阳气，也可以解郁，很多时候，情绪刺激影响了肝胆的疏泄功能会导致这种情况。我不知道在中国这种抑郁症多不多，在国外是常见的。但是很多病人来看病时，一般不会描述自己有抑郁症，一般都会说其他问题，如疲乏，睡眠不好，食欲也不好等等，这就要详细地问病人，有可能他就是一个抑郁症患者。而且这些抑郁症患者有乏力的症状，通常朝轻暮重，这与少阳时令主气也是很吻合的，少阳经主时在《伤寒论》里说"少阳病欲解时，从寅至辰上。"从凌晨3时至9时，就这三个时辰。

下面我举一些病案，有一些是我本人的，还有一些是别人的。

病案一　小柴胡汤治疗便秘

我曾经治疗一个病人，她是一个外籍女士，有习惯性便秘，她的表现不是阳明腑实证，因此不能用承气汤之类方剂来治疗。她工作压力大，容易紧张。她的脉有点弦，是因为气滞引起的。因为气滞，气机不畅，津液分布不均，因此她有习惯性便秘。我就用了小柴胡汤加玄参和一些补阴药。吃了1周，她觉得便秘有缓解。这就提示我们，气机不畅、气滞可以引起很多的小病，不仅是书上讲的那些病，而且可以把它延伸来看，气滞导致水停，水停化生为痰，反过来加重气滞。还有血不行经，形成瘀象，这都是由气滞引起的一系列变证。治疗上法应和解少阳，调畅气机。中医治疗当辨证论治，辨清血虚寒凝还是阳虚寒凝，抑或瘀血毒热证。清代医家陈修园看病主张有这个证就用这个方，现代很多医家也提出了苓桂术甘证、五苓散证等，只要辨证准确，那就可以用它，所以就扩大了方剂的使用范围。病人的证随时都在变，今天是这个证，明天就变为那个证了。但是方的证是不会变的，所以学习和临床运用就比较方便了。因而，陈修园主张有这个证就用这个方，用这个方就用这些药。

病案二　小柴胡汤治疗经期感冒

对于经期感冒，我也是有一些临床经验的。有一次，一个病人来看病，她说感冒了，有什么什么症状。她说感冒以后，月经就不来了，她经期原本应该是 5 天，她感冒后就突然停了经。其实这在《伤寒论》里面也有讲述，属于"热入血室"，就用小柴胡汤。其实不仅是小柴胡汤，据我的经验，要是经期突然得了感冒，月经停了，还有瘀血的关系。因此，除了用小柴胡汤，还可以加生地、赤芍、丹皮等活血药。要是月经来了以后得了感冒，这是属于虚，需要补。但是当经期月经突然断了，这是属于瘀血的范畴。这个病人月经来的时候有恶寒发热，体痛，胸胁苦满，经期的第二天出现少腹拘急疼痛，经血颜色紫暗，量多，有时候出现血块，舌淡苔薄白，脉浮紧。诊断是经期感冒，属于风寒入血室。治疗以疏解少阳，和解表里为法。处方：柴胡、黄芩、半夏、党参、桂枝、甘草、生姜、大枣。后来以上症状都没有了。如果有腹痛就再用芍药，因为芍药、甘草可以止痛，芍药用量可以大一些。《伤寒论》97 条："血弱气尽，腠理开，邪气因入。"因此，在女子行经的时候，由于虚就容易感染。这个案例主要是因为行经的时候，血海空虚，外邪侵犯，邪正交争。所以有寒热往来、体疼、胸满等，小柴胡汤加桂枝可以解肌祛风、和解少阳。

病案三　和解法治疗雷诺综合征

雷诺综合征（Raynauds Syndrome），是指供应肢端的血液循环受阻出现的综合征，是血管神经功能紊乱引起的肢端小动脉痉挛。所以病人会出现肢端发白、紫绀、潮红，而且不能碰凉水。从中医的病因角度来讲，中医并没有雷诺综合征这个病名，这是个西医的病名。但是从临床表现看，古代文献中也有记载，如《伤寒论》中说："手足厥寒，脉细欲绝者，当归四逆汤主之。"要是这个病人内有久寒，可以加吴茱萸生姜汤。"少阴病，四逆，其人或咳，或悸，或小便不利，或腹中痛，或泄利下重者，四逆散主之。"中医认为此病病机为气虚血瘀，阳虚寒盛，情志失调。在历代医学典籍中都有记载，《素问·举痛论》中载有"寒气入经而稽迟，泣（涩）而不行"；清代王清任也说："元气虚不能达于血管，血管无气必停留而瘀。"我的观点是从少阳不和兼气机失调的角度治疗此病，和解少阳是个主要的方案。调畅气机可通过补气、活血、温阳散寒的方法。

期刊里有这样一则病案。29 岁女性患者，2009 年 1 月求诊，主诉为"双手发白 1 年，加重 3 月"。患者 1 年前出现双手发白，冰冷，尤其在受凉或者情绪刺激等因素下易发。近 3 个月患者病情加重，症见情绪激动，精神紧张，烦躁，失眠，口苦，大便时干时稀，小便正常，食欲尚可。当地医院诊断为雷诺综合征。中医辨证为少阳不和，气机失调，用四逆散合当归四逆汤：柴胡、枳实、桂枝、当归、通草、大枣、细辛。用通草、细辛就是因为寒凝在里面。用的是颗粒剂，前后服药 15 剂，症状消除。我在澳大利亚也用过同样的方式治疗，有几个病例，效果也是很好的。

柴胡桂枝汤证，这个方子也在少阳篇里。《伤寒论》146 条："伤寒六七日，发热，微恶寒，肢节烦痛，微呕，心下支结，外证未去者，柴胡桂枝汤主之。"柴胡桂枝汤不但可以和解少阳，还可以解表。有很多刊物报道柴胡桂枝汤。感冒等一些外感病用柴胡桂枝汤都很有效。小柴胡汤和解少阳，桂枝汤调和营卫。柴胡桂枝汤临床可以用在所有"太、少合病"的情况，往往会收到良好的效果。柴胡桂枝汤还可以调理气机、通血痹。邪气由少阳气分进入少阳血分，气血痹阻导致肢节烦疼。小柴胡汤是疏达气分的良方，但是对于疏通血分的痹阻就比较困难了。但是加了桂枝汤就等于把小柴胡汤与桂枝汤合用了，可以通血络，振奋阳气，解郁。

病案四　柴胡桂枝汤治疗慢性荨麻疹

Tomas，男，33 岁，主诉是"全身刺痒 1 月"。他 1 个月前吃了海鲜，之后便全身瘙痒，当时诊断是"急性荨麻疹"。治疗就给他用一些养血、祛风的药。一般医生治疗荨麻疹都是用消风散，加地肤子、苦参等祛风除湿的药来治疗。但是服药半个月以后，痒还是存在，并且难忍，周身瘙痒，尤其在腋下、两胁、腰、腹股沟，这些部位都是少阳经循行所过。他除了痒之外，还有一些红斑，数小时之后就会消失，另外他还很怕风，小便正常，胃口可以，大便每天2次，成形，舌淡红，苔薄白，脉比较弱。西医诊断是慢性荨麻疹，中医诊断是瘾疹。辨证是太阳少阳合病，治法是祛风解表，调和营卫，和解少阳，就用柴胡桂枝汤。处方：柴胡15g，黄芩10g，半夏10g，党参15g，生甘草6g，生姜3片，红枣5枚，桂枝10g，白芍15g，5剂，每天1剂。二诊：患者服药后皮肤瘙痒缓解，畏风消失，大便每天2次，舌苔薄黄，有一点点腻，脉是弱的，但晚上还是有轻微的瘙痒。故二诊在原方基础上改成半夏15g，党参10g，7剂，每天1剂。药后瘙痒基本缓解，嘱咐以后不能再吃海鲜。

荨麻疹属于皮肤专科的疾病，但是临床需要整体的认识。处方用药也需要遵循伤寒的辨证方法。有篇文献报道，一个女性患者，得了荨麻疹，部位位于腋下、两胁、腹股沟，这就是少阳经走行的部位，属于"柴胡带"，这个症状可以看做是柴胡证的延伸。另外，她还有恶风，脉比较弱，腰部有点痒。这是太阳经的病，是桂枝汤证，因此可以用柴胡桂枝汤原方来治疗，后来取得了良好的疗效。

病案五　小柴胡汤治疗经期头痛

这个病人33岁，近半年以来，每次月经来时，双颞部头痛。吃了"镇痛药"缓解，但是有口苦，咽干，目眩等症。行经期间，少腹疼痛拒按，经色紫暗，有血块，舌质有瘀斑，苔微腻，脉弦涩。诊断是经期头痛，属于邪入血室，瘀热互结。治疗也是和解枢机，化瘀通络。处方：柴胡、黄芩、半夏、党参、桂枝、甘草、生姜、大枣、桃仁、红花，再用一点活血化瘀药，川芎，牛膝，益母草。吃了药以后，疼痛减轻，嘱咐每次经期过后吃3剂。3个月以后，月经来时再没有头痛了。经行的时候，以气血通畅为顺，但患者气血不和，瘀血内停阻塞清窍，所以每逢经行的时候，瘀随血动，运行不得，故头痛。这个患者以两侧为主，就是少阳经的部位，而且伴有口苦，咽干，目眩，所以也可以诊断为少阳证。因此，用小柴胡汤和解枢机。因为有瘀血，所以还加了血分的药，牛膝可以引血热下行，益母草可以去胞中的瘀血，所以这方可以用来调气和解，活血化瘀通络。

另外一个方剂是蒿芩清胆汤。蒿芩清胆汤是清代俞根初在他的《通俗伤寒论》中提出来的。俞根初在张仲景理论的基础上作了延伸。蒿芩清胆汤也是以和法为主。后世医家虽在小柴胡汤的基础上发展出了很多方剂，但是始终没有脱离开柴胡、黄芩这2味药。而蒿芩清胆汤这个方不是用柴胡而是用青蒿，青蒿与黄芩搭配也是一个柴胡剂。为什么我会这样说呢？因为俞根初是浙江人，那边的环境跟张仲景生活的地理环境不一样，而且生活习惯也不同，他们容易生湿。所以，这方还用了碧玉散，碧玉散也是把湿热排到体外以治疗少阳胆经湿热痰阻。在座有一些是新加坡来的同学，在新加坡因为天气比较热，居民喜欢吃辛辣的东西，也会引起湿热。而蒿芩清胆汤是治疗湿热比较好用的方。这方的症状就是吐酸水、吐苦水，也可以用来治疗脾胃病，比如胃炎出现反酸症状的，还有干呕呃逆、胸胁胀痛的。方中青蒿是一个芳香的药，它有升发之力，能疏解少阳的邪热；黄芩是苦寒的，能直达病位清胆经的火，一个清一个宣，使邪有出路；竹茹、半夏清化痰热；陈皮、枳壳宽中理气、和胃降逆；赤茯苓呢，现在有白茯苓和赤茯苓之分，《药性歌赋四百味》中有茯苓"白化痰涎，赤通水道"的记载，所以还是用来化湿邪的。

病案六　蒿芩清胆汤治疗眩晕

蒿芩清胆汤也可以治疗一些高血压、眩晕病，刚才有一个日本的老师，他讲的就是用苓桂术甘汤来治疗眩晕，那是属于一种水气病。眩晕也有其他的一些问题，比如痰湿，也可以导致眩晕。这个病人有高血压病，平常用西药来控制血压，但是近日因为心情不是很好，血压有点波动，主诉就是头晕、目眩，自觉整个人旋转，他觉得很痛苦，且有胸闷，有恶心，吃东西也觉得不是很香，睡觉也不好，也有痰，口苦，舌苔黄腻，脉弦滑。此人有点痰湿，有点黄腻，所以辨证是痰热中阻。脾胃不好，清阳不升导致眩晕，就用蒿芩清胆汤来清热化痰。临床上与高血压病联系在一起的也有。往往人们习惯的思维就是从肝阳夹痰的病机来治疗，然而这个病案是一个例外，这是一个典型的痰热中阻证。按说临床上治疗痰热中阻证眩晕的思路是用温胆汤，有祛痰化湿的作用，也可以化痰平肝潜阳，但温胆汤偏于温燥，有温燥伤津的问题。所以我不用温胆汤，而是用蒿芩清胆汤。因为青蒿芳香化湿，同时加了一些利水的药，比如泽泻。清阳一通达，眩晕就停止了。通过治疗眩晕病，我觉得泽泻是一味很好用的药，而且用量一定要大。我治疗过很多例眩晕，有时候用半夏白术天麻汤，加牛膝、泽泻也是很管用的。有个眩晕患者我也是用大量泽泻，因为他既有眩晕，也有呕吐等症状，泽泻有降浊的效果，所以他吃了以后，效果也是挺好的。眩晕病有风，火，痰，虚的区别，也有水气。

病案七　蒿芩清胆汤治疗低热不退

这个女性患者45岁，患了感冒之后，自己吃银翘散、板蓝根冲剂，以为这样可以痊愈。结果感冒症状没有了，但是低热不退，而且午后比较明显，头比较重，倦怠，恶心，纳呆，胸脘痞闷，口苦，一系列痰湿在里面的症状。由此可见，银翘散、板蓝根虽然清热，但是痰湿问题没有解决。且时而咳嗽，体温是在37.5℃～38.5℃，脉滑数，舌质红，苔黄腻。本病是因为夏季时令，暑挟湿邪内侵，表容易解，湿很缠绵。所以治疗是用青蒿、黄芩、姜半夏，姜半夏对她的恶心呕吐比较好，还有枳壳、竹茹、陈皮、茯苓、碧玉散、芦根、柴胡、连翘、荷叶。荷叶是清暑热比较好的药材，3剂以后，口苦没有那么厉害，然后再吃5剂，热就完全退了。这是因为夏季比较潮，而且人出汗比较多，阳气随汗而出，导致体质比较虚，容易感染。病人如果有高热，我还是建议加点柴胡进去更好一点。我在北京学习的时候，有一个老师叫王绵之，我不知道你们有没有听过他，他是方剂学的老教授。有些长期发热、病因待查的患者请他去会诊，王老会诊时要求首先把病人的输液撤掉。因为病人已经很湿了，有湿有热，输液这样的治疗是不行的。叶天士说，湿与热是两码事，热就裹在湿里面，光是用苦寒药去清热是不管用的，仅利小便也不管用，应该既清热又利小便，双管齐下才能治疗湿热。所以王绵之老师就说，采取输液方法治疗长期不退的发热会使湿更严重，就相当于火上浇油。

病案八　蒿芩清胆汤治疗不寐

蒿芩清胆汤也可以治疗不寐。我有时候治疗不寐用温胆汤，也是针对那些情志不好的患者。黄煌老师也是喜欢用温胆汤来治疗情志的疾病。蒿芩清胆汤也是属于温胆汤的一部分吧。有个女病人，42岁，长期失眠，很痛苦，表现就是入睡困难，睡不踏实，还有五心烦热，晨起口苦，胁痛，面色潮红，舌苔薄黄，舌质红，脉弦细。很多医生看她五心烦热，以为她是阴虚，就用一些养阴安神的药，但是效果不好。找我看时舌比较黄腻，就是有痰，痰也可以干扰心窍，导致病人长期顽固性失眠。所以我也用蒿芩清胆汤，加淮小麦、知母补阴；加酸枣仁、合欢皮安神。7剂以后，身体不适症状减轻了，但是睡眠改善还是不明显，原方再加山栀子6g，最后病人睡眠也得到改善了，很多其他的症状也都没有了。对于不寐的治疗，常法是从心论治，上面的案例就是从胆有热论治，因为七情所伤，或者是痰湿、瘀血等外邪造成胆腑决断失调，出现心慌，烦躁，多思，情绪不安，导致不寐。从本案症状来看，病证属于胆热扰心，心胆同病，治疗主要问题是抓住它的主要矛盾，清化胆热，利湿化痰，安神。痰清了以后，神志就安宁了。而且方中也用了安神药，比如酸枣仁，合欢皮。关键是清热化痰，行气利湿，这也是治疗失眠的一个方法。

病案九　蒿芩清胆汤治疗胃肠道病变

另外一个是胆汁反流，胆汁反流在中医病里面属于胃脘痛。胃脘痛是由脾胃升降失调引起的。清代沈金鳌说："胃痛，邪干胃脘病也……故治胃痛多以疏肝理气为法。"疏肝理气对胃痛也是有帮助的。因为肝木克脾，有时候情志不好也会导致胃有问题。胆汁反流上逆，因为肝木横逆犯胃，胃气失降，所以用蒿芩清胆汤化裁，通常加郁金；要是有热，就用蒲公英，蒲公英这个药既可以清热又不伤阴，尤其是治疗慢性胃炎；要是病人有幽门螺杆菌感染而导致胃炎，蒲公英用量可以大一点，而且不会伤阴，也有清热的作用。胃酸过多可以加左金丸。处方：青蒿、黄芩、竹茹、茯苓、半夏、郁金、陈皮、碧玉散。从肝胆论治胃病的目的是顺应治病必求本的原则，可以说是和解胆经的良方。

还有一种病，西医叫肠易激综合征。这个病在澳大利亚是很多的，大半是女性，有时候腹痛以后马上要大便。我们有一个方也是治疗这种病，叫痛泄要方，也是比较好用的。这个病以腹痛、大便习惯改变为特征，是

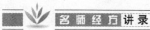

一种慢性功能性的肠疾病，发病的年龄为 20～50 岁，女性多于男性，发达国家中澳大利亚患病率比较高，大概在 15% 左右。临床表现就是腹泻、腹痛、腹胀，目前西医的治疗就是止泻止痛，配合一些调整肠道菌群和植物神经紊乱的药物，或者是用维生素 B_1，有一些缓解的效果，但是最后的效果不是很令人满意。这些病人大部分都是以精神紧张为主，情志不畅导致肝郁气滞，肝脾不和，引起气机不利，升降不调。基本病机是枢机不利，因此也可以用和解少阳的治法。方药用柴胡、黄芩、半夏、陈皮、升麻、防风、蝉蜕、白芍、炙甘草。加升麻是因为升麻有升清作用。柴胡疏理清透少阳半表之经气，黄芩可以清泻少阳半里之郁热，这样组合，少阳枢机失降开关恢复。半夏能开能降；升麻能升提脾气，可以辅助升降的功能；脾虚生湿，防风、蝉蜕可以疏理风寒冷湿；肝郁气滞，不通则痛，白芍配甘草可以缓解疼痛，使肝脾气机调达，脾胃升清降浊的功能就可以恢复。现代药理研究，柴胡、白芍可以对乙酰胆碱、组胺等引起的肠道平滑肌痉挛起到拮抗作用，对植物神经有明显的调节作用，可以改善肠易激综合征的全身症状。白芍提取物对大鼠的症状也有改善，腹腔注射时，白芍配甘草和蝉蜕对解除平滑肌的痉挛有明显的作用，从而缓急止痛。

一女性患者，42 岁，腹胀痛、腹泻 2 年，加重 1 周。这与情志方面有明显的关系，她经常不高兴，且饮食不节。在家中发作时腹胀腹痛，而且腹泻。她每天有五六次大便，口苦，头晕，精神欠佳，面色黯，舌质淡红，脉弦数。西医诊查没有固定压痛点，结肠镜检查没有器质性病变，所以诊断为肠易激综合征。这个病人除调理情志、注意饮食、注重锻炼外，同样，我用蒿芩清胆汤合左金丸，用药 7 天，腹痛就好了。巩固治疗 2 周，基本上以调理少阳为主，有时候有些病人还要合并痛泻要方一起使用。

三、和解法的其他应用

和解法也可以应用在长期发热的疑难病例中，这些病人往往用抗生素都没有效果的。周耀庭教授在治疗长期发热方面有着很丰富的经验。他就是用膜原的理论来解决长期发热的问题。膜原的概念涉及的就是温病学中和解"少阳肝胆"的问题。膜原这个概念，第一个提出的人是吴又可，其代表方剂就是达原饮。后来的温病学家像俞根初也用柴胡达原饮来治疗一些长期发热的病人。辨证方面，首先要辨有没有湿，如果舌苔比较厚，有白的积粉，这是属于湿在膜原，这类发热与湿有关，这在《温病条辨》里面也有很详细的阐述。辨湿的时候还要看面色，虽然发热，但是他的面色发黄，就进一步提示他有湿。治疗的原则就是清热化湿，和解表里，开达膜原，有时候还有化痰破结，常用的方就是达原饮、柴胡达原饮、雷氏宣透膜原方。

另外小柴胡汤还可以跟其他方合在一起用，可增强临床的疗效，如柴胡四物汤、柴胡陷胸汤。在小柴胡汤中，柴胡、黄芩就是用来和解少阳的，黄芩清胆热，柴胡透胆热外出。少阳在三阳中是最后一个，也可以说是小阳，如果在这个阶段没有治疗好，病就会致阴证，就会变成太阴、少阴、厥阴等证。因此，用补药除了调理脾胃以外，还要保证病邪不会进入阴经。

病案十 小柴胡汤合酸枣仁汤治疗失眠

有一位女性患者，45岁，失眠，情绪紧张，早醒。还经常通宵不睡，头晕，头胀，腰酸耳鸣，口干，夜尿多，经量偏少，舌质红，脉弦细。这都属于肝气郁结，肝血不足，虚热内扰，我用小柴胡汤与酸枣仁汤合方，药用柴胡、枳实、甘草、白芍、知母、酸枣仁、茯苓、川芎、黄连、当归、柏子仁、夜交藤。二诊：服药以后，睡眠质量得到改善，处方：柴胡、枳实、甘草、白芍、知母、酸枣仁、茯苓、川芎、黄连、当归、龙齿，龙齿是镇静安神的药，要先下，再服7剂以后，她的心情放松了，也不紧张了。本案的患者长期失眠，是因为肝血亏损，虚火上扰，心神不宁，出现虚烦不得眠。虚烦有的时候可以说是肝血虚。但是在《伤寒论》里面也讲了一个虚烦的病例。用的是栀子豉汤。栀子豉汤证不是虚证，属于实证，胸胁里面有热，所以就用栀子清热，豆豉透热达外。所以张仲景这里讲的"虚"不是我们平时所说的"虚"，而是与承气汤的热证对比。酸枣仁、茯神是宁心安神的，知母滋阴，川芎调气疏肝，生甘草清热和中，配合四逆散中的白芍加强化阴之效，而柴胡、枳实可以增强疏肝理气的功能。

病案十一 小柴胡汤合半夏厚朴汤、四逆散治疗慢性咽炎

一患者咽炎多年，平时情绪不好，自觉喉部有异物，吃西药没有效。在《金匮要略》里面有一个半夏厚朴汤，治疗的情况是病人咽中好像有一块肉堵着，吐之不出，咽之不下，但其实是没有任何东西的。这个病人我

用方如下：柴胡、枳实、甘草、白芍、半夏、厚朴、茯苓、紫苏梗、玫瑰花。玫瑰花是气药，而且比较轻，也不会伤阴。7剂以后，她心情也很好，喉部感觉也好转，再吃7剂来巩固疗效。四逆散能调畅气机，气机畅通以后，津液的输布就正常了。自我感觉咽中有异物，是因为情志不调，所以合并半夏厚朴汤治疗。

三、结 语

和法是八法之一，"和"就是"和解"，主要针对表里同病、寒热错杂、虚实相间的复杂证候。如果脏腑失调，气血就会紊乱。只有阴阳偏盛偏衰归于平复，病方可解。《伤寒论》中和法的应用有和解少阳、和而兼汗、和而兼下、和而兼温、和而兼外、和而兼补、和调寒热、和调阴阳、和调肝脾等治则，中医学认为自然界一切都是相互影响的、互相联系的，不是孤立的。相对而言，机体的脏腑功能、气血阴阳、营卫运行正常都是和法的范畴，因此和法的内涵，不仅是"不和者使之和，不平者使之平"，更在于所有正邪交争、正邪相持所见的脏腑功能失调的情况。在治疗上我们不能只重清热或只知调气、活血，而应注重平衡，达到既祛邪又扶正的目的。谢谢！

【名师答疑】

主持人：如果说上午熊继柏教授的讲座是钱塘江大潮让人心情激动的话，那下午杨教授的讲座应该就是涓涓细流，沁人心脾。我觉得和法在临床上的应用确实很广泛，正如杨教授刚刚在讲座中所谈到的，包括它的方剂不仅仅是局限于小柴胡汤、局限于柴胡剂，还有很多方可以体现和法。杨教授已经给我们做了很好的介绍，包括和法的方剂在临床怎么应用。让我们再次以热烈的掌声感谢杨教授给我们带来的精彩讲座。

问：杨老师您好，您在澳大利亚以英文教学《伤寒论》，请问英语教学中医经典的利弊何在？

答：我在澳大利亚皇家理工大学和维多利亚大学授课，讲的主要是《温病》跟《伤寒论》。用英语教《伤寒论》当然是有一点难度，但是通过与学生沟通，把内涵解释清楚，我觉得成效还是比较令人满意的，而且外国学生也确实受益不少，他们在临床上也会去应用。我教学那么多年了，有很多学生，他们有不少是在职的西医，希望学中医。这些人比仅用中医行医的医生更有优势，因为在澳大利亚看中医，医保报销是不包括中草药费用的，只是报销就医相关的诊疗费用，而对西医的医保政策就比较宽松。所以西医大夫掌握中医的知识，是具有双重优势的。但是有很多病西医是治不好的，这些病人就抱着"试试看"的态度来找中医治疗，他们以为中医吃几剂药就可以见效，但我们不是神医，我们在国外行医的时候，也一定事先跟病人讲清楚，这个病不是一两天就能治好的。国外行医还有个问题就是很多中草药是不允许用的，比如虫类药，如穿山甲等等，还有麻黄、附子这些药都是不允许用的。

问：请问杨教授，少阳与膜原的区别是怎样的？

答：少阳，位于太阳皮毛与阳明脏腑之间，气机从表入里，从里出表，它在其间起到了枢机的作用。膜原可以说是三焦的门户，在胃的附近，从西医的角度来说，更像是 mesentery（肠系膜），在肠上面，但这也不好解释。膜原和少阳不同，少阳有火的病机、特性，而膜原主要与三焦关系密切，膜原一般都是以湿邪为主。

问：对于肠易激综合征的治疗，是否要一直用药，不能停药？

答：肠易激综合征中医治疗的时候症状会有明显缓解，但是同时还要加上调理神经系统的药，因为病人一紧张就又会出问题，所以除了用药，还得了解病人，看看到底是什么问题引起的。是不是她在家里跟丈夫的关系不好，还是工作方面压力很大，这些都会引起这个病。因此，我们要寻它的根，用药只是治疗的一部分，还应当找出问题的根结。

问：28 岁，男性，婚后 2 年未育。特点是额头汗多，少许发凉，其他地方没有特殊，请问能不能用和法。

答：已婚，多汗，你可以用和法，但是我更倾向于用桂枝汤调和营卫。他主要是出汗的问题，是吧？出汗的问题我觉得他要是没有禁忌证，可用桂枝汤，桂枝汤可以调和营卫。但是桂枝汤也有一个局限，就是针对于阴虚内热的证型，桂枝汤也是不合适的。你可以试一试看，我不能说绝对有效，但出汗这个问题可以用和法来调节。谢谢！

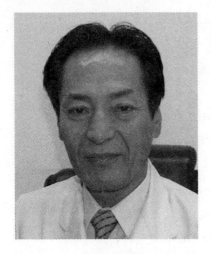

【名师介绍】

木下顺一朗，日本福冈县福冈市太阳堂汉药局教授。

本间枣轩经验方"连珠饮"的临床应用

唐泽豪贵　木下顺一朗

大家好，我是唐泽豪贵。这幢大楼竣工的时候，我们来参加过它的竣工仪式。这次我能够到这里演讲，又想起了当时那情景。在日本没有这么大规模的中医医院，所以对于这一点，我们日本人在这里对中国的中医业界人士表示十分地尊敬。今天我们从日本赶过来，我们想给大家介绍一下日本的一位学者本间枣轩的经验方"连珠饮"和它的一些临床应用，以此与大家作一个交流，谢谢！

一、前言

连珠饮为《伤寒论》苓桂术甘汤与《太平惠民和剂局方》四物汤之合方，收载于本间枣轩所著《内科秘录（全十五卷）卷五·眩晕》之经验方。连珠饮就是苓桂术甘汤和四物汤的合方。连珠饮对于眩晕具有显著的效果，在现代日本汉方中也是不可或缺的药方。接下来会在介绍我所经历的几个病例的同时，介绍几点至今为止有记录的临床应用，希望对大家有参考作用。

连珠饮的创始人本间枣轩，生于 1804 年，卒于 1872 年，是活跃于日本江户时代至明治时代的一名医生，名本间玄调，号本间枣轩。1804 到 1872 年，大家想一下，大概是清朝时候。

枣轩出生在常陆国，是现在的茨城县，大家所知道之前的日本地震是离茨城县比较近的，他出生于常陆国的医学世家，是本间家的第七代传人。他 17 岁拜师当时著名的汉方医原南阳门下，学习汉方医学。但由于没过多久南阳便去世了，因此直接受教时间较短。

随后，枣轩跟随杉田立卿学习荷兰医学，再后来拜师到纪州，即现在大阪的和歌山县，跟随华冈青洲学习。华冈青洲是 1804 年世界上首次采用全身麻醉成功完成外科手术的外科医生，而他在中医学方面也有所成就，青洲所组的十味败毒汤、中黄膏、紫云膏直到现在也广泛使用。

大家看见的就是紫云膏，对于烧伤有比较好的疗效。颜色是紫色的，对于烧伤，尤其是促进烧伤过的肌肉再生长有比较好的疗效。

这个叫做中黄膏，它对于炎症有比较好的消炎作用。

据记载，枣轩还曾师从长崎的德国医生 Siebold。枣轩博学广识，从日本的古医方到当时先进的西洋医学都有所涉猎。流传下来的枣轩的著作有《疡科秘录》《续疡科秘录》《内科秘录》，在《内科秘录（全十五卷）卷五·眩晕》中收载有连珠饮。

二、使用连珠饮病例

这里介绍的病例，均是采用从木下顺一朗先生那里学习的系练功①来辨证诊治。

下面我们来介绍一些病例。

———————————

① 系练功：日本医师木下顺一朗发明的一种兼具诊断和指导选方用药功能的气功。具体内容参见《名师经方讲录》（第三辑）。

病案一

患者为一位七十多岁的女性，2006 年 2 月左耳突发性耳聋，药物治疗后症状暂时缓解，但未痊愈，一直在门诊治疗。同年 6 月，在大肠检查时出现眩晕，立即中止检查，并加以滴注治疗。随后，直至 2007 年一直由于耳鸣和耳聋进行门诊治疗，但未获得显著效果。2008 年 8 月，再次眩晕发作，并晕倒。自此之后眩晕发作频繁。就诊于眩晕专科医生，当时被诊断为起立性调节障碍、末梢前庭性眩晕。经过调整，生活规律后患者症状有所改善。同年 12 月由于护理生病的丈夫劳累过度，再次出现眩晕。2009年 1 月，眩晕再次发作，做了脑电图，发现脑电波无异常。当时处方给予氯恶唑仑，此后患者开始应用中医治疗。使用泽泻汤，情况好转，无剧烈眩晕。但是，4 月眩晕又重新加重，情绪不佳，身体出现摇晃，因此开始服用苓桂术甘汤合四物汤，也就是连珠饮。4 周后眩晕症状有相当程度的缓解。2 个月后，只遗留有轻微旋转性眩晕。而后，苓桂术甘汤合四物汤（连珠饮）一直持续使用，至 12 月已无眩晕症状，结束中医治疗。

病案二

患者是一位三十多岁的女性，但由于时间的关系，我们不做详细的解释，只是把一些处方和服用的药物在这里给大家展示一下。

2005 年 8 月开始，患者眩晕反复发作，症状较严重，感觉身体摇晃，并伴有恶心、头痛。当时给她开了一些药物，包括异山梨醇、甲钴胺，进行药物治疗，但无明显改善。2006 年 1 月开始接受中医治疗。当时症状表现多为寒症，气色稍差，月经周期差不多为 35 天，此时主要的病状为眩晕、压迫感头痛、右耳闭塞感和耳鸣、干眼、心悸等等。患者应用了苓桂术甘汤合四物汤，也就是连珠饮的药方。随后被告知，患者服用次日诸多症状即有所缓解，也无头痛。随后，患者坚持以这个方子治疗。8 月在医院的检查中显示听力恢复了。此后，仅月经时稍有轻微眩晕，但不像之前那样剧烈，症状有非常大的好转。

病案三

患者是一名六十多岁的男性，有突发性耳聋。起床后右耳感觉爆裂般耳鸣，而且声音非常之大，非常之频繁，左耳耳聋，有闭塞感。立即就诊于耳鼻科，被诊断为突发性耳聋。2005 年 7 月 14 日，即患者发病第三日，来我院进行中医治疗。患者虽然身材矮小，但初看感觉体格健康，略有面赤。由于患者有剧烈耳鸣现象，与其话语交流不能充分传达。但我们仍然给患者用了连珠饮。2 周之后询问情况，患者服用后 1 周听力恢复正常，情况良好，所以继续服用。随后电话询问，症状一直都没有复发，这表明恢复情况良好。

综合以上 3 个病例，再结以合连珠饮原出处《内科秘录》为代表的诸家所保留的文献，我们在这里给大家对连珠饮进行一个小小的总结。

这是本间枣轩先生所写的《内科秘录（全十五卷）卷五·眩晕》中记载的："治疗各种出血后，虚悸眩晕、唇舌刮白，苓桂术甘汤合四物汤。"

给大家介绍一位叫浅田宗伯的医家，他生于 1815 年，卒于 1894 年，最著名的著作是《勿误药室方函》。在这本书里面，记载有："治疗血虚眩晕、心下逆满、发热自汗、妇科百病，即苓桂术甘汤、四物汤合方。"

浅田宗伯在《勿误药室方函口诀》中有这样的一个记载："本方用于治疗涉及水分和血分两方面之病症。对妇女失血或产后，男子痔疾下血后，面部浮肿或两脚微肿，心下以及水分心悸，头痛、眩晕、或有周身青黄、浮肿呈黄胖状有效。"水分，就是任脉上、脐上 1 寸。

矢数道明，生于 1905 年，卒于 2002 年，是日本现代的一位学者，一位名医。他在《汉方后世要方解说》中说道："本方为苓桂术甘汤与四物汤的合方，本间枣轩的经验方。主治贫血引起的眩晕、心悸亢进、头痛、浮肿等。广泛用于子宫出血、或其他原因造成的贫血状态。木村长久报道将其用于十二指肠肠虫引起的贫血，动悸、眩晕、浮肿，给药后贫血迅速恢复，症状消散。在应用方面，另外说道，对于贫血引起的眩晕、心悸、头痛、浮肿、心脏瓣膜症、肠道寄生虫等引起的贫血，均有显著疗效。"

如上介绍，连珠饮证被证明为苓桂术甘汤证兼具贫血、血虚者，目标证候参照苓桂术甘汤。即以梅尼埃综合征为代表的所有眩晕，均有显著的疗效。特征是站立眩晕、运动性引起的眩晕。

除此之外，还对心悸亢进、焦虑型神经症、惊恐障碍、耳鸣、耳聋、颜面浮肿、贫血等具有比较好的效果。尤其对于以年轻女性为代表的多发惊恐障碍，服用苓桂术甘汤合连珠饮显效的病例有很多。另外，被诊断为苓桂术甘汤证而效果不显著、换用连珠饮而显效的病例也很多。

在问诊中，辨证苓桂术甘汤和连珠饮是比较困难的。在望诊中，如果具有面色、眼睑结膜苍白这样的苓桂术甘汤证的表现，那么选择连珠饮效果更佳。当然也有如上面介绍的医案三中的男性患者那样，在望诊时不能判断血虚的病例。老年患者如果有肾虚症状，望诊血虚不明显时，也有必要研究探讨。如果腹证能够证实，则以上曾介绍的学者浅田宗伯指出的水分心悸可以作为一个比较好的参考。

三、关于连珠饮临床应用的课题

那么，连珠饮在临床使用过程中碰到的问题还是有一些，就是苓桂术甘汤和四物汤并不是按照1：1配伍的。在这个过程中，我们使用了木下顺一朗先生所发明的系练功，对一天内使用的药量进行证明，也就是说，刚跟大家提到的，苓桂术甘汤和四物汤并不是按照1：1配伍的。现在，日本普遍使用的连珠饮的配方为参考日本汉方医大塚敬节和矢数道明主编的《经验·汉方处方分量集》所载配方，这两本书现在在日本是作为中医方面的教科书使用的。以下为连珠饮一日分量的组成。当归3.0g，芍药3.9g，川芎3.0g，地黄3.0g，白术3.0g，桂枝3.0g，茯苓5.0g，甘草2.0g。大家在看的时候，可能会觉得为什么在日本用量会这么小。这不是一个儿童的用量。而是一个成年人的用量，为什么会出现这样的情况呢？因为在日本我们是把加工过后的药物拿来使用，所以它在使用时用量就非常之小。大家可能不太理解，用量这么小怎么可以有比较好的效果呢。通过系练功探讨研究连珠饮证，认为不同患者苓桂术甘汤合四物汤的比例存在个体差异。普通的苓桂术甘汤为2/5用量、四物汤为3/5用量。当苓桂术甘汤的比例大时，表现为阳证；而随着四物汤比例增大，则变为阴证。二者的比例根据患者的证候和身体素质个别调节。实际上，即使使用系练功，调节连珠饮的合理配伍比例也是有很大难度的，很多情况下，在用药开始的数月间都是需要动态调整配伍比例来观察病情的。

以上就是关于本间枣轩所创之方连珠饮——苓桂术甘汤合四物汤的病例以及临床应用的相关课题。连珠饮作为日本中医的重要药方，使用范围广，同时在使用中也逐渐发展应用了其加减方。

四、结语

在日本，除连珠饮以外还保留有几个苓桂术甘汤加减的经验方，这样的加减在临床上也有一些参考作用。在这里给大家介绍一下，并对本篇论文进行一个总结。

第一个是苓桂术甘汤合应钟散，也就是苓桂术甘汤加川芎、大黄。它是由吉益东洞（1702－1773 年），一位比较老的学者留下的苓桂术甘汤与应钟散合方的经验。据记载，用于眼病、耳聋、上气等具有比较好的效果。据说，近些年，系练功的创始人木下顺一朗将其应用于高山病的治疗。

针砂汤。本间枣轩的老师原南阳在苓桂术甘汤中加入针砂、牡蛎、人参，创造针砂汤这个药方。关于针砂汤，浅田宗伯说："本方与连珠饮症相近，针砂主胸动、地黄主水分之动也。"针砂汤的应用范围与连珠饮相同，有用于治疗心脏瓣膜症的经验记载，但现在日本几乎没有应用的实例。

最后给大家介绍，明朗饮。明朗饮是由和田东郭（1744－1803 年）首创，然后由浅田家改良的一个处方。在苓桂术甘汤中加味车前子、黄连、细辛等药物。其方正如其名——明朗方，针对眼病的加减方，应用于眼睛疲劳、眼痛、结膜炎等，具有比较好的治疗效果。

以上就是我的讲演，谢谢大家！

【名师答疑】

问：什么是高山病？具体症状如何？

答：它主要指在高山区出现眩晕、动摇不定的一种表现。当人们到达一定的海拔高度出现的头晕、眩晕的症状，表现为似乎要跌倒的样子。

问：什么是系练功？

答：系练功是木下顺一朗先生发明的对疾病进行诊断、选择适合的方药与用量的一种气功、一种方法。其实我也曾经受木下顺一朗先生的邀请，去他们医院看过，但还没有搞明白系练功的道理。根据系练功的方法去判断这个病属于什么证，选用什么方，再根据这方法去判定用多少药量，包括刚刚提到的连珠饮、五苓散和四物汤的比例动态调节的摸索都是系练功所涉及的内容。

问： 日本是否比较重腹诊？另外，您对"方证对应"怎么看？

答： 其实在中国用得较多的是脉诊，但日本更重视的是腹诊或者说腹证。比如说患者出现两胁下的疼痛或胀闷，可以考虑用小柴胡汤，这种根据腹部症状来判断疾病属于什么证型的方法称为腹诊。这方法在唐代以前使用广泛，但随着后世的发展，脉诊的重视程度已经超过腹诊了。腹诊在日本也算是保留比较好的诊断方法，它实际上是切诊，切腹部，根据腹部肌肉的紧张度来诊断的一种方法。

在日本一般比较重视方证对应，包括国内黄煌教授受日本的学术影响也很大。辨证论治有没有呢？是有的，但很少，应该只有专业水平比较高的老医家才会使用。一般对于民间的医生辨证论治可能使用的少一些，只是根据病人的症状和条文原文符合的就选用药方。在日本运用的方证对应比较多，而辨证论治却只有极少数人会用。

问： 请问"针砂"和"朱砂"的区别，朱砂在日本的使用如何？连珠饮如何得名？

答： 针砂是指铁屑，它主要成分是铁。由于朱砂有毒，在日本基本上不用朱砂。连珠饮用围棋盘上的黑子、白子来比喻，白棋子就是白术，黑棋子就是地黄，就是一种形象的比喻，取名为连珠饮而已。

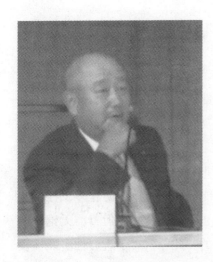

【名师介绍】

　　坂东隆弘，日本 NPO 法人传统汉方研究会，理事长，药剂师。

多发性硬化症汉方治疗的可能性

日本 NPO 法人传统汉方研究会　坂东隆弘

　　大家好，我是坂东。2 年之前受贵院邀请来到这里做演讲，2 年之后我又来到这里。谢谢邀请，也谢谢大家！

　　关于多发性硬化症，由于人种体质的差别，在亚洲比较少见，虽然本次论文中收集了一些病例，但是这些病例的收集其实比较困难。但是，即便这种病在亚洲是比较少见的，我也还是想在这里给大家做一个汇报。

一、前言

　　多发性硬化症（mutiple sclerosis，MS）是一种中枢神经系统的慢性炎症性脱髓鞘疾病，以时间、空间的多发为显著的特点，青壮年患者一旦患病，其病情易反复，虽偶有缓解，但相当一部分患者的视神经或脊髓会有严重的损伤，随之而来的后果是患者日常生活能力的下降，所以这病在日本卫生部被定为特定疾病。

一般来说，对于多发性硬化症的治疗，包括急性发作期的治疗以及防止复发、防止恶化的治疗、急性期以及慢性期的对症疗法，另外还有康复治疗等等。在多发性硬化症的初次发作或复发的急性期时采取类固醇的疗法作为冲击疗法，可大量静脉滴注甲基泼尼松龙等类固醇药物。从500mg到1000mg，每天1次，持续3到5天。有时也在冲击疗法之后口服类固醇药物进行配合治疗。但目前为止，还没有能够切实有效地防止多发性硬化症复发的方法，虽然也有β干扰素这类防止复发的药物，但目前无论采取哪种治疗，对于药物副作用都是让人担忧的。此外，对于进行性多发性硬化症也可以尝试使用环磷酰胺冲击疗法，而由于其为强免疫抑制剂，所以出现的白细胞减少、脱发等副作用明显，问题也很多。如此看来，现阶段对多发性硬化症的治疗均会加重身体负担且副作用很大，而与此同时疗效却很有限，远没有期待那样的有效。

对于反反复复、时而缓解时而加重的病情特点，再加上精神上的焦虑，这确实是一种难以忍受的痛苦。另外，该病多发于处在身体机能比较旺盛时期的青壮年人，这也是这种疾病让人感到无情的重要原因。作为原因不明的疑难病症，多发性硬化症的病状也随病变部位的不同而有所差异，如第四脑室周围的病变多引起小脑症状或脑干部位症状。小脑症状以躯干共济失调、四肢运动失调为主要特征。这次，我们对于通过MRI检查诊断为多发性硬化症的、主诉为步行困难、四肢中间部位麻木的患者进行仅用中药的治疗。结果，在未发生副作用的前提下，取得了显著的疗效。因此，我将这些成果在此做一汇报。这次介绍的病例是采用了木下顺一朗开发的系练功方法指导中药辨证施治的。

二、多发性硬化症

大家都知道多发性硬化症是一种脱髓鞘疾病，其症状及明显特征，这里就不再介绍了。在发病率方面，欧美每10万人中有30～100人发病，存在纬度越高的地区发病率越高的趋势，在北欧的一些岛屿国家甚至大概为每10万人口有200人发病。多发性硬化症在日本属于比较罕见的疾病，根据最近各地的流行病学调查及全国临床流行病学调查的推测，日本共有约12000 人，即每 10 万人口中 8～9 人患有此病。这种病人拥有很多苦恼，在日本这些病人自发组织了一个"多发性硬化症患者协会"，他们有自己的网页，在上面记载了生活上、学习上的种种不方便。多发性硬化症的临床症状主要表现为视神经炎、复视、眼球震颤等眼球运动障碍、痉挛性麻痹、痛性强直性痉挛、莱尔米特综合征、共济失调、语言障碍、膀胱直肠障碍等各种症状组合出现。

三、医案介绍

病案一

接下来进行病例分析。第一个案例是 1978 年出生 32 岁的男性，被医院诊断为多发性硬化症。患者 2010 年 12 月中旬突然于洗澡时在浴池摔倒，并暂时失去意识，随后站立困难，但无疼痛。在医院进行检查，MRI 提示：右侧枕骨旁数处、腰椎附近数处存在病灶，由此诊断为多发性硬化症。患者主要症状为起立困难，步态蹒跚，步行困难，两腿从大腿至腿肚麻木。之后半年中患者进行了类固醇治疗、干扰素治疗，但未见改善。患者进行了干扰素治疗，这么痛苦也未见改善，心理负担逐渐加重，而病情也随之慢慢恶化，行走幅度和步行困难程度也逐渐恶化，开始影响正常工作了。来我院时步行困难，由父亲搀扶，起立坐下不能自如。有食欲，自汗，口渴，血压正常，小便每日 5～6 次，大便每日 1 次，便状正常，舌湿润。以系练功进行仔细检查，患者右侧枕骨小脑附近有三处反应：脊髓第 1 腰椎附近右部、第 2 腰椎附近左部、第 4 腰椎附近左部分别有反应，与 MRI 检查结果一致。给大家强调一下，患者并没有给我们述说其在别院 MRI 的检查结果。系练功认为：肺的脏腑证阴证 −0.2 合 Ⅱ。痿证方 6/5 加甘草 4g 证，开始用药。8 月 6 日患者本人单独步行而来。但患者自觉症状无明显改善。把肺的脏腑证阴证痿证方加甘草汤改良为 4 合 Ⅰ，但效果不明显。按照木下顺一朗先生的建议，如果是脑干、小脑，或脊髓相关的疑难杂症，真武汤加减方或可治本，于是我们接受了这一建议。于是按照指示，以弱级别 1−2 实施系练功。8 月 13 日，治以肺的脏腑证阴证痿证方6/5加甘草3g证5合Ⅰ中加入茯苓4g，并提醒患者天气炎热，要注意摄取水分的方法。8月16日，肺的脏腑证阴证痿证方加甘草茯苓证，改良为6合3＋；脾的脏腑证阴证真武汤加甘草干姜证，改良为4.5合3＋。服药后，患者两腿及手腕的麻木消失。此外，步行困难也获得了相当的改善，使他基本可以完成他在碎石场的工作。患者自觉好转，心理负担也减轻了，接下来一直服用以上处方继续进行治疗。

这里补充一下新的情况，9月17日，运用肺的脏腑证阴证痿证方加甘草茯苓证改良8合2＋，脾的脏腑证阴证真武汤加甘草干姜改良为7合1＋，之后手腕、两腿的麻痹虽然没有完全消失，步行困难已有很大改善，患者自觉恢复，但外人看来行动还是有点不正常。

病案二

第二位患者是位33岁的男性病人，电脑工程师。当时诊断病名为"不明"。2005年8月，患者连日一直在公司加班到很晚，回家后因酷暑睡眠不好，如此下来，有一天早上起来后身体不能正常运动、难以起床。下床后走路跟跟跄跄，无法保持平衡。到公司，敲打键盘时也觉得与平常不一样，手脚包括手指不能自如活动。患者出于担心到医院接受检查，血液检查结果除了风湿因子数值比较高以外，未见其他异常，对于全身出现的症状医生也怀疑是否与工作太累、过度疲劳有关。患者除了身体及手足无法自如运动外，其握力也减退，虽无疼痛感，但指尖像针刺一样，身体无法保持平衡。之后虽长期休假，但症状未见好转。由于职业是软件工程师的缘故，患者将自身症状在网上进行检索，觉得与多发性硬化症的症状非常相似，故来院进行了咨询。

8月5日来到我院，坐下、起立、迈步走路等动作均不灵活，步态蹒跚。据说握力已经丧失到连倒水、拿啤酒杯子都困难的程度了。指尖及四肢时常感觉到针刺样不适，还有麻木感，双侧第2手指、第4手指有风湿反应。系练功认为，属心的脏腑证阴证0合Ⅲ，为桂枝加术附汤证。使用代用食品①骨仙3包作为保健食品养生食疗。风湿不足以说明全身以及四肢症状，故从枕部开始以系练功对小脑部进行诊断，属②肺的脏腑证阴证－0.3合Ⅱ，痿证方7/5加人参2g证，开始用药，并且让患者严格按照

①→②的顺序服用。8月20日，改为①骨仙4合②肺的脏腑证阴证痿证方加人参证2合Ⅰ。患者本人未感觉症状的改善，双手的握力也还没有恢复。9月17日后，①骨仙6合②痿证方加人参证5.5合，活动变得容易了。10月1日，①骨仙7.5合②痿证方加人参证7合2+。此后，几乎所有的症状都消失了，根据患者本人的希望停止用药，到了11月7日，双手的握力也几乎恢复到了从前，自觉症状消失，完全治愈，不再服药。

病案三

遗传性视神经病，莱伯病。以系练功诊断，事实上，该疾病也为痿证方加减方及真武汤加减方证。由于该病有遗传性，因此认为根治起来比较复杂。病人是1977年出生的一位男性患者，34岁。他本人已经接受过西医、针灸等多种治疗均未见效，希望接受中医治疗，但是由于经济上的原因一直未能进行。2009年，患者视力突然下降，难以聚焦。视物如电视屏幕的黑白色雪花状，颜色逐渐难以辨识，视力每况愈下，最后几乎什么都看不见了。后来右眼视力几乎消失，左眼视力为0.01。患者食欲旺盛，其他各方面都正常。我们这里给病人用痿证方，《秘方集验》的方进行治疗。药方：当归5.0g，熟地黄5.0g，牛膝3.0g，知母3.0g，芍药3.0g，黄芪1.5g，杜仲1.5g，黄柏1.5g。因为血虚引起腰腿乏力、步行困难、疲劳倦怠、皮肤粗糙等，有时伴有水毒的尿不利等症状，所以用加味四物汤。《勿误药室方函口诀》的这个方剂是福井亭枫的经验方，对于腰以下痿软、麻木、步行困难的发病初期或者渐渐慢性化是有效的。如津液亏虚或者咳嗽，使用加味四物汤。但用于脚气病麻痹时，相比于痿证方和加味四物汤、济生肾气丸、大防风汤效果更好。而痿证方不用于以脚气为原因的麻痹，用于从腰至下肢麻痹，步行困难的情况。《方读辩解》中提到脚气病的麻痹易于治疗，而症状与脚气病相似而不是脚气病。此病从腰至下肢麻痹，步行困难的情况多数为难治的情况。

刚刚在唐泽先生的论文中数次提到矢数道明先生，矢数道明在汉方临床第2卷第7号，《温知庄杂笔》跛脚专题中报道了通过服用痿证方加附子彻底治愈双腿麻木且步行困难的一例女性病例。该病例症状与多发性硬化症非常相似，要考虑到当时没有现代诊断仪器和技术，但对现代疾病诊断也很有参考价值。

四、真武汤应用

我们现在讲讲真武汤，真武汤大家都很熟悉了，真武汤原名玄武汤，为了避讳唐朝皇帝之名后改名为真武汤。《伤寒论》中写道："太阳病，发汗，汗出不解，其人仍发热，心下悸，头眩，身𥆧动，振振欲擗地者，真武汤主之。"《勿误药室方函口诀》中称："此方为行水而设，异于其他附子剂，对水饮而致心下悸，身𥆧动而振振欲擗地者，或麻木不仁、手足痉挛，或四肢沉重、疼痛腹泻有效。方名据《千金翼方》应为玄武。"它病位属少阴病，虚证。此方用于脾胃水毒引起的腹泻、小便不利、食欲不振，上腹部振水音、浮肿、四肢沉重、伴有渗出液的皮肤疾病，脾胃水毒动摇引起的眩晕、心悸亢进、虚证、寒证引起的疲劳倦怠、畏寒肢冷、发热的方剂。适用于各种热病、内脏下垂症、胃肠弛缓症、慢性肠炎、肠结核、慢性肾炎、荨麻疹等等以及手术后愈合等方面。

五、讨论

之所以在没有任何关联的情况下提出来莱伯病，是因为对作为多发性硬化症主要症状的视神经炎进行了研究，结合其发生状况、年龄特征，重新从这一方向以系练功的方法进行了研究。由于多发性硬化症本身的病例比较少，在这里的讨论有些草率，但是医案一患者的甲把流腹诊图中的风毒块已经经系练功得以证实。非常有意思，它与真武汤加减方证的表现一致。从身体上的位置来说，站立位时左乳头与肚脐连线的中点，大概定为风毒块的位置。上述医案二中软件工程师患者的风毒块，由于已经痊愈，而且是很久前的病例了，所以很遗憾没有能够进行确认。对于医案三中有遗传性视神经莱伯病的患者，他的风毒块是得到确认的，而且还与真武汤加减方证的表现一致。真武汤作为少阴病代表性的感冒药，可以说对风邪是具有明显疗效的。在日本，"感冒"的书写与"风邪"是一致的，虽然书写一致，但含义不同。

风毒表示的是病毒或者真菌感染，此处可以认为是某些病毒。虽然说必须对大量的病例进行验证才能够得出结论，但是正如过去论文中的描述，不论是多发性硬化症还是遗传性视神经症莱伯病，其发病原因为某些病毒引发感染症的可能性还是很大的。大家看一下图腾，北部守护神就是玄武，可见其处于纬度较高的位置。多发性硬化症的高发地区在纬度高的北欧或北方寒冷地带，而作为四神之一的北部守护神，玄武汤是在寒冷地区经常使用的方剂，从这一点看，它们之间是有一些关联的。另外，借此机会对真武汤进行了仔细研究，发现在《汉方诊断笔记》（中村谦介著）中已经在真武汤适应证中记载多发性硬化症了，在此我对自己知识的匮乏感觉很惭愧。

六、结 语

大部分多发性硬化症的患者都为急性发病，但是也有百分之几的患者发病缓慢，并从最初开始就一直呈进行性的趋势。另外，即使是在初期就呈现为反复发作的病例，在之后也可转为进行性加重，非常难以应付。病因尚不明确，但是病灶中可见淋巴细胞及巨噬细胞的浸润，认为是由炎症机制导致的脱髓鞘，推测由多种因素激发了自身免疫状态，因此认为是一种自身免疫性疾病。也许正因为如此，作为多发性硬化症的汉方治疗才使用柴芩汤、小柴胡汤及其他柴胡剂。只有此次的医案一、三是个例外，不论是病位还是系练功，柴胡剂都不适合。反反复复发作又缓解，急性发作都难以掌握，转为了慢性。对于那些患了疑难病，抱着将中医作为救命稻草的心情来求诊的患者，哪怕只有一点转好的希望也好，也是能让病人高兴的事情。但是，对于我们还是尽可能地准确掌握病位，并对阴阳进行正确的判断，这样能够较早地预防疾病的发展与传变。汉方医学诊治多发性硬化症不会产生痛苦，症状减轻并完全治愈的可能性大大提高，因此，非常值得期待，今后也希望能够进一步补充研究。谢谢！

【名师答疑】

问：系练功是什么原理呢？为什么要起这个名字？

答：系练功是木下先生的发明，实际上就是根据脉的寸关尺来对应身体的某一个部位，脉象出现变化，则判定身体相应的部位的症状表现。换言之，就是脉诊的一部分，根据脉象来判断疾病的部位和性状。这个名字平常不太用，但有时候也会用到。去年木下先生在海南专门对系练功进行了详细的阐述，如果大家有兴趣，可以找来资料看看。

问：请介绍一下日本的药局吧。

答：日本的药局实际上就是我们所说的药店，叫法不一样。药局司即为药店，只是卖药的地方，如果需要诊察疾病，与病人沟通，了解病人的病症，并选择合适的药物，这些就属于从医者的事情。但有药局些也有坐堂医生，有人在里面与病人沟通，了解他需要买些什么药物。在日本，中医实际上并不被法律所承认的，日本法律只承认西医的诊断。在日本，药被分成三类，Ⅰ类、Ⅱ类、Ⅲ类。其中，中药是被归于第Ⅲ类的。因为中医不受重视，我们作为中医学者感到非常遗憾。刚刚向大家讲述了一些具有显著疗效的病例，我们希望通过这些病例，能让更多日本人了解中医，接受中医。

问：用方时加甘草4g，是提纯过的粉末，还是原生植物？

答：这是直接把原药材切碎后的分量，而不是提取剂。

问：汉方医在日本的薪酬如何？

答：关于薪酬这个问题，实际上是很难回答的。日本现在实行全民医疗保险制度，所有的日本国民都有医疗保险。在医疗保险这一块，被承认的中医处方只有240个左右。也就是说，如果要用到以外的处方治疗疾病，则不在保险范围内，病人需自费。从经济方面考虑，选择中医进行治疗的病人就会少很多。在日本，专门从事中医诊治的医生人数还是比较少的。在中国，中医相对来说比西医便宜。而在日本，因为患者承担所有的费用，所以中医比西医贵很多。在日本，医院工作的医生1年的收入差不多是一千多万日元，相当于人民币20万～30万。如果医生名气比较大，自己开诊所，则他的年收入会再涨上3～5倍。

中 篇

名 师 查 房 篇

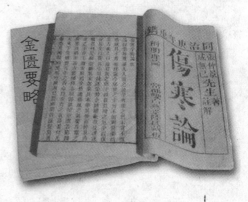

梅国强教授查房实录

病例一

【病情介绍】

主管医生：患者严某，女，22 岁，因"淋巴结肿大 1 年余，再发 2 月伴发热恶寒 1 周"于 2011 年 9 月 22 日入院。患者 2010 年 5 月发现右侧颈部数个淋巴结肿大，最大约 1cm×2cm，质软，活动度好，触痛明显，伴发热会阴部皮肤瘙痒，到当地医院予抗感染治疗后症状缓解。6 月下旬，再次出现发热，性质同前，伴游走性关节疼痛，以膝关节、腕关节、指关节为主，晨起时关节活动较差，稍活动后可恢复正常，关节无肿胀、畸形。患者曾在多家医院就诊，予抗感染等治疗后未见好转。2010 年 7 月，患者于当地医院诊断为"风湿痛"，予口服药物治疗，具体不详，症状缓解。2010 年 11 月，患者遵医嘱口服药物减量后再次出现上述症状，于 2011 年 1 月住院治疗，诊断为"结缔组织病、肝功能损害、低钾血症、轻度贫血"，予抗感染及对症治疗后好转。2011 年 1 月下旬，该患复因关节疼痛入住我科，诊断为"结缔组织病"，予泼尼松等抑制免疫治疗后好转出院。2 个月前患者发现左颈前淋巴结出现新发结节，约黄豆大小，质软，活动度好，触痛明显；1 周前受凉后出现恶寒发热，最高体温 38.8℃，伴关节肌肉疼痛，以肘、腕、膝、踝关节为主，发热时疼痛加重，时有头痛，无恶心呕吐，无腹胀腹泻，为进一步治疗，收入我科。入院症见：患者神清，精神疲倦，暂无发热，关节、肌肉疼痛，以肘、腕、膝、踝关节为主，咽痛，无头痛头晕，纳少，睡眠差，大便近 1 周稍稀，小便正常。中医诊断：外感发热——风寒袭表；西医诊断：1. 发热待查——上呼吸道感染？2. 结缔组织病。

　　梅教授：住进来的时间也不长，是吧？

　　主管医生：嗯，昨天入院的，她是个老病号，她从去年就一直在我们医院治疗。

　　梅教授：哦，病人就是反复关节痛？

　　主管医生：关节痛，淋巴结肿大，发热，主要就是这三大问题。

　　梅教授：我们先去看看吧。

【查房实录】

　　梅教授：你怎么不舒服啦？

　　患者：发烧。

　　梅教授：发烧几天了？

　　患者：1 个星期。

　　主管医生：冷就盖上被子啊！

　　患者：不用了。

　　梅教授：不冷啊？你在家发烧了以后打过针没有？

　　患者：没有。

　　梅教授：住院几天了？

　　患者：昨天才进来。

　　梅教授：在家里发烧几天都没有治疗，是吧？

　　患者：吃了教授开的药。

　　主管医生：她主要就是吃中药。

　　梅教授：嗯，昨天才住进来，那你现在有哪些不舒服呢？

　　患者：现在就肌肉痛。

　　梅教授：肌肉痛，哪些地方？

　　患者：就这个地方（患者指着小腿），走路的时候会痛。

　　梅教授：（局部触诊）这样按着痛不痛？

患者：痛。

梅教授：哦，昨天体温多少？

患者：晚上 37℃，今天早上 37.4℃。进来的时候出了一身汗，就降下去了。

梅教授：现在出汗吗？

患者：现在有点。

梅教授：发热之前冷不冷？

患者：冷。

梅教授：发热之前冷，一会儿就发烧了？

患者：对。

梅教授：体温最高多少？

患者：38.8℃。

梅教授：38.8℃，要是退一点就是 37℃ 多，是吧？

患者：对。要是我不吃药，体温就时高时低。

梅教授：你 1 天发烧 1 次还是 2 次？

患者：好像不分时间的。

梅教授：不分时间？

患者：对。

梅教授：上午发过烧没有？

患者：没有，晚上比较厉害。

梅教授：多半是晚上？

患者：对。

梅教授：晚上发烧之前感觉到冷，发烧什么时候才能退？

患者：差不多一直到第二天早上都是这样。

梅教授：到第二天早上就退一点，是吧？

患者：对。

梅教授：那个时候出不出汗？

患者：不出汗。

梅教授：你每天出汗多不多？

患者：就是我喝热水的时候才出汗。

梅教授：喝热水就出汗，不喝热水就不出汗。吃饭怎么样呢？

患者：我近来没什么胃口。

梅教授：吃饭胃口不好？

患者：嗯，对。

梅教授：大小便正常吗？

患者：正常。

梅教授：你自己感觉还有哪些不舒服？

患者：没有，就是发烧的时候比较难受，累，酸。

梅教授：小腿酸痛是吧？

患者：全身都酸痛。

梅教授：头痛吗？

患者：高烧的时候有点，当时流鼻涕，有痰。

梅教授：白痰还是黄痰，多不多？

患者：一点点。

主管医生：她经常有淋巴结的肿痛，最近经常有喉咙痛，但是现在发烧了反而不是特别明显了。

梅教授：你原来在家里也经常喉咙痛？

患者：时不时地痛。

梅教授：哪个地方的淋巴结肿痛？

患者：这个（指着颌下）。

梅教授：颌下的？

患者：嗯。

梅教授：现在摸得到吗？

患者：可以摸到。

梅教授：按它的时候痛不痛？

患者：用力按还是有点痛。

梅教授：（诊脉）月经正常吗？

患者：正常。

梅教授：最后一次月经什么时候来的？

患者：这个月13号。

梅教授：9 月 13 号？

患者：对。

梅教授：舌头伸出来看看……还是白厚的。

梅教授：（触诊左颌下淋巴结）这里痛吗？

患者：不痛。

梅教授：这里，哦，这还有一个……

患者：这个痛。

梅教授：（触诊右颌下淋巴结）这边也是肿的，痛吗？

患者：嗯，痛。

梅教授：现在喉咙不痛，是吧？

患者：对。

梅教授：好，那你好好休息。

【名师精析】

梅教授：这个女孩子 7 天前开始发热，发热的原因她自己也不是很清楚。她最开始发热的时候体温达到 38.8℃，那时候还在家里，恶寒，肌肉痛，咳嗽，有痰，鼻涕多，没有胸闷胸痛。现在不咳了吧？

主管医生：不咳了，但喉咙痛。

梅教授：不咳嗽了，喉咙痛，颌下淋巴结肿大。这个孩子住进来以后，体温也不是那么高。她在医院期间一直是低烧的状态。没有高烧吧？

主管医生：没有。

梅教授：她发热的时候，头就会微微的痛，这是她一个表现；第二个表现，她发热之前有一点轻微的恶寒，退热时汗不是很明显，但只要她出了汗，烧就退了；第三，她发热的时间多半是在午后、下午或者夜晚，上午即使发热体温也不会太高，退热的时候有汗，但不多，恶寒不明显，原来是有咳嗽的，但现在完全不咳，这是她症状上的几个特点。饮食虽然差一点，但是毕竟发热期间她还是能吃一些的，大小便情况基本正常，我问了下月经情况也正常。现在咽喉不怎么痛。两侧下颌的淋巴结都可以摸到，左边的比较大，比鸽子蛋小一点，还有个小一点的；右边的呢，也有个比鸽子蛋小一点的淋巴结节。淋巴结节没有自觉的疼痛，但是用手轻轻地按是有压痛的。患者脉濡，就是比较软，舌质绛，舌苔白厚。这就是这个女孩的病情。现在我们要考虑，她体温高了1个星期也退不下来的原因是什么？从她的舌苔结合脉象来分析，符合叶天士讲的湿热遏伏的表现。脉濡是湿热的表现，但是单纯的湿热证一般不会导致颌下淋巴结肿大或者咽痛。而她起病的时候，一面是发热，一面是咽喉痛。但是她现在咽喉不痛了，所以我刚才查体没有看她扁桃体。

主管医生：她扁桃体不大，咽喉稍有点红。

梅教授：我想她这个病应该是两方面相兼。一是以湿热，湿热阻滞手少阳三焦，她当然就会发热了，要想把这个湿热之邪退掉是比较困难的。现在虽是秋天，湿度却相对比较大，这个小孩是外受的湿热之邪，邪伏三焦，因此她还有三焦的症状。还有一个问题就是她有手少阳经的某些特征，她往来寒热的表现非常典型，一般临床上很难碰到这样典型的热象，寒往热来，热往寒来，寒热起伏不定是少阳热型的一种，特别是在与湿邪相兼的时候，包括午后发热，它可以变化成多种样式。当足少阳胆经之病与手少阳三焦的湿热相合的时候，发热的形式就会变化成多种。她这种热型是午后发热，尽管她说发热的时间不固定，但是从她发病这1周来看，多半是在午后，甚至是夜晚，上午相对比较少，按照《伤寒论》的说法，叫做"休作有时"。

她颌下的淋巴结肿大，中医叫"瘰疬"，瘰疬由湿热生，而湿热之邪从哪个地方来呢？不外乎太阴，阳明。太阴之湿与阳明之热相合，这就是湿热证的一个来源，所以余师愚说："太阴内伤，湿饮停聚，客邪再至。"病是湿热病，但要从三焦入手治疗。还跟阳明有关系的，热的来源就是阳明。而且足阳明经与足少阳经的经络循行都要走颈部，在经脉上互有联络。她起病时咽喉痛，现在不痛了。很多人一见到咽痛，就容易和肺联系在一起，确实咽与肺相关的情况比较多，但是咽为少阳之使，从现在的肿块来看，正好是在少阳、阳明的部位，所以通过经络循行来判断，这是热邪与气血相搏，结在颌下，也是湿热证的一种表现。现在用的什么方？

主管医生：小柴胡汤。柴胡10g，黄芩10g，法半夏10g，茯苓10g，天花粉10g，生姜10g，黑枣10g，甘草10g，桔梗10g，紫苏叶10g。

梅教授：小柴胡汤是吧，这个方子开的好，处方有依据。刚才我讲了半天没有看到这个方子，既然用了小柴胡汤，我还是有两点建议：第一，就用这个方子，再观察几天，如果治好了，也就可以了；第二，对方药我有一点小小的建议，黑枣、甘草可以换成别的药，因为湿热证不喜甘，这两个药有点偏甘，她舌苔老、厚，尽管可以吃饭，但是毕竟吃得很少，所以不宜用甘缓之剂，要换成别的药。就用这个方子，再观察一下，你们自己也会有心得体会的。

主管医生：我们昨天就开了2剂，就是等您过来开药的，要不您给开个方？

梅教授：还是用小柴胡，不过要注意她手少阳三焦的湿热内聚，小柴胡是治疗胆火内郁的，柴胡、黄芩、半夏、茯苓有温胆汤的意思，不是蒿芩清胆汤。温胆汤里也有茯苓，这个病人发热不高，温胆汤可以全用，只是不用生姜、大枣，现在还是以清热祛湿为主。如果她发热很高，或者是缠绵难愈，那柴胡可以用到15g，青蒿用到20g。淋巴结肿大、疼痛，这都是西医说的炎症问题，会导致她发热。我建议把方子命名为柴胡温胆汤，只是去掉生姜、大枣，另外还要加上黄药子10g，这个药可以用上1周，它清热解毒、消肿散结的作用非常好。另外像半枝莲啊、白英啊、龙葵这些药肿瘤科医生经常用，但并不是他们的专科专药，我也经常用，因为它们的清热解毒作用相当好。我看你们的诊断、病证分析、立方处法都是非常靠谱的，我也没有什么新的意见可讲，我说完了。

主管医生：梅教授过奖了，跟梅教授学习，收获很大。

实习医生：梅教授，黄药子有毒性吧？

梅教授：黄药子是有毒性，但是毒性不是很大。

实习医生：一起煎就可以了？

梅教授：嗯，一起煎，谨慎一点就用1周，不会有多大问题。我经常用，病情好转了就把它撤下来，不用它了。

实习医生：梅教授，她1年前那次就持续了很长时间，好像有1个多月，后来用上激素才控制下来，您觉得她是怎样的原因引起的呢？

梅教授：她体质差一点，很容易外感，而且她体内本身就伏有内热，像这种病人往往体内潜伏着某种致病因素，比如湿啊、热啊等等，我们关键要看她每次发热时咽喉部是否有感染，扁桃体或者淋巴结感染，这个要特别注意一下。

主管医生：感谢梅教授的指导！

病例二

【病情介绍】

主管医生：患者叶某，女，49岁，因"反复发热1月余"于2011年9月19日入院。患者于2011年8月16日夜间无明显诱因出现发热，头痛头晕，胃胀，恶心呕吐，大便次数多，呈黑色黏液状，日行7~10次，汗出，伴寒战，全身酸痛，纳呆，乏力，遂到我院门诊就诊，门诊以"发热待查"收住我科。现症见：患者神志清，精神差，发热，体温最高38℃头痛头晕，全身酸痛，乏力，咽痛，腹胀腹泻，无恶寒，无胸闷胸痛，纳差，眠尚可，大便每日2~3次，呈黑色，小便可，舌质红，舌苔黄腻，脉濡、细。

中医诊断：湿温——湿热弥漫中焦；西医诊断：消化道感染：痢疾？肠伤寒？

【查房实录】

梅教授：你哪里不舒服？

患者：我之前就发热。

梅教授：从什么时候开始？

患者：上个月16号。

梅教授：那当时还有哪些不舒服啊？

患者：一开始就头痛头晕。

梅教授：头痛？

患者：嗯，头痛头晕，我就去诊所打针，打了就好，几天后又犯了。

梅教授：那个时候发热吗？

患者：嗯，发热。

梅教授：体温高？

患者：嗯。

梅教授：那除了发热还有什么不舒服啊？

患者：就没有了。

梅教授：发热之前冷不冷？

患者：不冷，不过一发热就好冷。

梅教授：发热的时候就冷？

患者：嗯，有时好冷，有时候又很热，出了很多汗，枕头都湿了。

梅教授：一般是上午发热还是下午发热？

患者：都是晚上。

梅教授：退热的时候有没有汗？

患者：退热了，我还得去上班，上了2天班又腹胀了，一点都吃不下，闻到什么就想吐，又吐不出来。

主管医生：胃口比较差，瘦了好多斤。

梅教授：那你这次住院是什么情况呢？

患者：近来可能有点感冒吧，感觉晕晕的，我住的是铁皮房嘛，很热，开了风扇后又很冷，后来就感冒了。

梅教授：咳不咳嗽？

患者：不。

梅教授：想不想吃饭？

患者：不想吃，一点都不想吃，不然不会那么瘦了。

梅教授：恶心？

患者：嗯，一碰到什么东西就想吐。

梅教授：大小便怎么样？

患者：有时候拉肚子，拉稀，买点药吃就好了。过一段时间又会拉肚子。

梅教授：你这次发热了几天？

患者：5天了。

主管医生：你住院前天天发热吗？

患者：打完针，吃了药就不发热了。

主管医生：打完吊针就不发热了？

患者：嗯。

梅教授：你现在到医院来还发热吗？

患者：昨天晚上还发热，37℃～38℃。

主管医生：今天早上37℃。

梅教授：前天发热没有？

患者：天天都发热。

梅教授：那你现在发热之前冷不冷？

患者：以前冷，现在不冷了，但是头好晕。

梅教授：出汗吗？

患者：昨天晚上有点。

梅教授：是用药以后出汗的，还是她自己出的汗？

主管医生：用药。就打了点柴胡针。

梅教授：腹胀是吧？

患者：一发热就不舒服，头又晕，肚子又胀。

梅教授：你现在有没有恶心想吐的现象？

患者：现在没有，现在不会。

主管医生：现在拉肚子也不明显了。

梅教授：哦，还是不想吃饭？

患者：嗯，没胃口。

梅教授：小便正常吗？

患者：小便正常。

梅教授：现在肚子胀得厉不厉害（诊脉）？

患者：不厉害。

梅教授：退热以后就胀得不厉害？

患者：嗯。

梅教授：退热之前胀得厉害？

患者：嗯，好厉害的。

梅教授：把腿弯起来。

梅教授：（腹诊）这样按着没什么不舒服吧？

主管医生：压着痛吗？

患者： 不会，就发热时候有点胀痛。

主管医生： 今天早上她又多了一个症状，两个膝关节内侧压痛比较明显，走路都受影响。

梅教授： 腿是哪个地方疼啊？

患者： 这里（手指双膝）。

梅教授： 这个地方？

患者： 嗯，就那里，好痛哦！

梅教授： 不按痛不痛啊？

患者： 痛啊，脚一起来就好痛啊！

梅教授： 这是从什么时候开始的？

患者： 从昨天晚上。

主管医生： 以前也痛，但没那么厉害。

患者： 是呀，以前走路都没事。

主管医生： 今天早上走不好吗？

患者： 走不好，好痛，昨天晚上我痛到想哭。

主管医生： 脚也痛吗？

患者： 对，脚也痛。

主管医生： 但是压痛点不太明显。

患者： 脚上那条筋痛。

梅教授： 你家是哪里的？

主管医生： 河源。

主管医生： 她在东莞打工。

梅教授： 你是搞农业劳动的还是做什么工作？

患者： 搞农业。

梅教授： 下田的？

患者： 老农啦，帮人煮饭。

梅教授： 在厨房，不下田做事吧？

患者： 帮时装店公司煮饭的。

梅教授： 你的被子拉开了冷不冷？

患者： 拉开了好冷啊！一拉开被子又该感冒了。

梅教授：那你昨天发热之前被子能拉开吗？

患者：不能。前天晚上冲了凉，又出去洗衣服，水也凉，身上一直好冷。

梅教授：（掀开被子）你昨天发热的时候能这样吗？

患者：要盖上。

梅教授：体温高的时候呢？

患者：体温高的时候要盖上。

梅教授：那盖着出不出汗？

患者：有一点点汗。

梅教授：一点点？

患者：嗯。

梅教授：就是发热的时候这个被子也不能拿？

患者：嗯。

梅教授：好，盖上去。舌头伸出来……白厚，舌质深红，有齿痕。

主管医生：面色不红。

梅教授：你是出汗的时候多还是不出汗的时候多？

患者：以前不出汗，到这里来以后就出很多汗，这个枕头都湿了。

梅教授：是上半身有汗呢，还是全身都有汗？

患者：全身都有。那天去看中医，他说什么"阴虚"，吃了那剂中药，又吃了药片，结果晚上就发热40℃。

梅教授：大便怎么样？

患者：大便好了。

梅教授：1天1次？

患者：嗯，1天1次。

梅教授：是成形的还是稀的？

患者：烂的。

梅教授：好，注意休息。

患者：好，多谢啊！

【名师精析】

主管医生：她近来用了 3 天抗生素，没效，就停了。不过 19 日血液分析白细胞是 $10 \times 10^9/L$，今天降到了 $8 \times 10^9/L$，中性粒细胞百分比也下降了，不过血红蛋白由开始的 112g/L 降到 93g/L 了。

梅教授：吃得少是吧？

主管医生：吃得少，胃口一直都不太好。

梅教授：这个病区是老病区，是以温病教研室为班底的。这个病人应该属于温病的范畴，隔行如隔山，我这个搞伤寒的肯定是没有你们内行了。

主管医生：您谦虚了。

梅教授：这个病人49岁，快50岁的人了，一直发热，病程长，看了她的病情，又看了你们的治疗方案，我认为处置得还是比较得当的。这个病人是在1个月前发病，大概是在8月中旬，那时候什么症状呢？就是发热，发热之前有点怕冷，汗出，不知道她当时舌苔厚不厚。她在家里经常反复发热，每次发热就打吊针，打完后就能退热，但是不打吊针体温又高了。包括她现在，体温一高起来，和第一次的情形基本相同，也是发热，恶寒，汗多，不想吃饭，恶心。她发病的季节属于气象学上的秋天，发病过程反复，尽管用了西药，但是还是不能从根本上解决问题。从病历上看，记录的舌苔、舌质和今天看到的基本一致，就是舌苔比较厚，舌质绛，深红色，这个情况有一点像伏暑，"先夏至日者为病温，后夏至日者为病暑"。对广州来说，夏至以后发病，就是温病的范畴。在温病中，她的性质还是湿温、湿热。病历记录也是比较符合的，她现在的症状除了发热，体温比较高，还有汗出，但是汗出和当时在家里不一样，她现在不是全身汗出，而是以上半身或者颈项以上汗出多，其他部位出汗比在家里的时候减少了。我把她被子拿掉的时候，她受不了，那个被子很厚，不是普通的毛巾被。但是在高热的时候她还是不敢掀开被子，你想，如果体温高到38℃还盖被子，那就是恶寒。她虽然回答我不恶寒，那是因为她在被子里面。她在退热的时候有汗，发热的时候是不会出汗的。所以我分析这个病人就是伏暑。

另外她还有关节痛，这个关节痛是昨天才发现的，膝关节、手关节、脚都在痛，我们就要分析她的痛和她发热有没有关系，还要观察她以后发热时疼痛感会不会加剧。她反反复复的发热这么久，病情肯定很复杂。通过刚才的问诊，我认为她目前关节痛跟发热无关，所以还是考虑她的关节痛跟湿热阻络有关。湿热证，往往就是反反复复，缠绵难愈。另外，她不想吃饭、恶心，也可以用湿热阻滞来解释。她是本来就有湿热之邪伏在体内，又感受了外邪，内外触发才出现了这些症状。方子可以用甘露消毒丹。她现在不存在湿热里结阳明的问题，为什么？如果湿热里结阳明，她应该腹部胀满硬痛，大便应该是不通的，但是她大便是通的，甚至还有稀溏，不过她大便不是很爽快的，很费力，这些都是湿邪的症状。她虽然腹胀，但只是在发热的时候。湿热之邪，郁伏得太久了，可以伤阴，但是对于这个病人同样是不存在的，因为病邪尚在气分。叶天士讲"白苔绛底者，湿遏热伏也"，这个病人的舌苔是白的，而且很厚，舌质是深红色，这就是湿遏热伏，另外结合她的病情，可以说是湿热证。甘露消毒丹是治疗湿热证的名方，可以用这个方子治疗1周。湿热证的治疗过程是非常漫长的，古人形容为"抽丝剥茧"，因此我想用这个方子观察几天。

如果体温还是降不下来，我建议选另外一个方子，小柴胡汤。将其中人参、大枣、炙甘草、生姜去掉，实际上只有柴胡、黄芩、半夏3味药了，还要合上蒿芩清胆汤，以这两个合方为主，你们再根据情况酌情加减吧。关于柴胡的剂量，如果她发热不明显，汗出也不多，或者汗出有减少的趋势，柴胡的量可以大一点，用到20g吧。治疗内伤杂病就很少用到20g，一般是在外感热病中才大剂量应用，我常用到25g，甚至是30g。如果在发热的时候用，量大也不必担心，因为《伤寒论》的小柴胡汤中，柴胡用到半斤，按照李时珍一两为一钱的算法，一钱相当于3g，半斤八两，就是24g，实际上比24g还要多一点，我一般就用到30g。蒿芩清胆汤可以用全方，她如果有恶心，就用生姜，大枣就不必用了。青蒿的量可以大一点，用到25~30g没问题，主要就是化解她的湿邪，湿邪郁结在内，如果单纯的从中化解，就显得力量单薄了。她这个关节疼痛我建议先观察一下再说，如果过几天不痛了，那就用不着加药。如果过几天还痛，或者痛得又加重了，那就得加药了，像刘寄奴啊、徐长卿啊、老鹳草这些药都可以加进去。开的这个方子叫什么名字呢？为方便起见，我决定叫柴胡蒿芩汤，就是小柴胡汤用3味药合蒿芩清胆汤再去掉大枣。如果患者不恶心，生姜也可以不用。

实习医生：梅教授，这个病人恶寒比较明显，跟表证怎么鉴别？

梅教授：是这样的，中医古书很多地方都提到"有一分恶寒便有一分表证"，这句话在一定的前提下是对的，超出这个前提就未必正确了。这句古语指的是什么呢？外感病初起，病人除了恶寒之外，还会有其他的症状，如鼻塞，流鼻涕，头痛，但这都是外感初期，外邪将要入里或者是已经入里而表证未解的表现，所以"有一分恶寒便有一分表证"。但如果超出了这个前提，这句话就不成立了。比如说湿热证，气分的热象很明显，但是在发热之前也会有点恶寒，这个恶寒的时间不会太长，但是这毕竟是恶寒的表现，却不能说是表证，湿热证的发热往往时间比较长，呈弛张热型，胸腹脘闷，舌苔白厚腻，这个时候，就不一定有鼻塞清涕了，脉也不一定是浮的。这个病人头痛，这是因为体温高，如果体温降得差不多了，头可能也就不会痛了。所以湿热证的恶寒，没有其他的表证，哪怕恶寒的时间再长，那也不是表证。另外《伤寒论》也说到阳明病的初起也是有一个短暂的恶寒表现，这是湿热病和阳明初起的表现。那三阴证就更多了，三阴证肯定都有恶寒的，但是多数情况都不发热，当然三阴证也有兼表证的，这就是另一回事了，像麻黄细辛附子汤证、麻黄附子甘草汤证，这些就是邪入三阴，但同时也有表证的存在。湿热证以汗多为主，胸痞，舌白，舌苔白厚，口渴不欲饮，尽管口渴，但是饮水不多。如果舌苔变黄了，那就更确定是湿热证了，这是湿热病篇讲的。这个病人是湿热证的里证，湿热在里，就算她有恶寒也不是表证，所以治疗上也不需要解表。

【编者谨按】

光阴荏苒，白驹过隙，不知不觉中，经方班已经走过了13个年头。13年来，全国中医名家给我们带来了无尽的中医财宝，有些甚至是受用终生的，也为医者的成才提供了捷径。而梅国强老一直关心着经方班的成长与壮大，13年来，梅老逢讲必到，以他严谨的治学态度和务实的工作精神感染着经方班的每一个人，几乎是把他从医近五十载的宝贵经验倾囊相赠，为后学树立了很好的榜样。

梅老查房的两个病例，均以小柴胡汤加减，但又各有不同。第一位患者年纪轻，但病情复杂，反复关节痛，淋巴结肿大，发热，辗转于多家医院，却疗效甚微，且诊断不明，故西医只能对症治疗。此时此刻，便是中医用武之时，通过细致的问诊，梅老得出病人的几个特点，患者只要汗出，便可退热，且每次发热前均有恶寒症状，寒热往来，下颌淋巴结轻压痛，舌质绛，苔白厚，根据患者的发病节气、症状表现、舌苔脉象、瘰疬位置，梅老指出患者为湿热遏伏，邪犯少阳，故拟方小柴胡汤合温胆汤加减。第二位患者反复发热1月余，用抗生素可缓解，停药后症状反复，关节痛，恶寒，汗出，以上半身为甚，舌质红，舌苔白厚，此患者亦为湿热内蕴外邪引发体内的伏暑，发为湿热病，治疗上以小柴胡汤合蒿芩清胆汤，和解少阳，清胆利湿。

两个病例，同属温病学范畴，作为伤寒专家的梅老却对温病非常熟悉，其遣方用药也并未拘泥于伤寒理论之囿，而是融会贯通，互相为用。梅老曾经讲过，一个只精于伤寒、而不精通温病学的医生，只能算"半个医生"。纵览医学发展的长河，无论是伤寒还是温病，都在其特定的历史环境下发挥了巨大的作用，正因为有着学术的发展、流派的争鸣、经验的继承，才使得中医药文化历经几千年的洗礼而愈久弥新，我们从梅老的查房中不仅要学到他的方剂，更重要的是学习他的诊疗思路，用药特点，从而找出自身的不足，进而提高自身的临床水平。

王庆国教授查房实录

【病情介绍】

主管医生：患者江某，女，73 岁，因"双下肢水肿伴胸闷、发作性呼吸困难 20 天，加重 3 天"于 2011 年 9 月 11 日入院。患者于 8 月底出现无明显诱因双下肢水肿，伴胸闷气促，呼吸困难，夜晚加剧，端坐可缓解，头晕，视物模糊，足趾麻木，皮肤瘙痒，睡眠差。9 月 11 日患者入住我院的心血管科，考虑冠心病和心功能不全。随后进行中西医治疗，治疗后患者症状缓解，转入我科（内分泌科）进一步治疗。患者有 2 型糖尿病病史 21 年，用胰岛素血糖控制平稳。患者今年 8 月初因为血糖控制不良入住我科，血糖稳定后出院。出院后 1 周因"胸闷"入住心血管科，心梗定量肌钙蛋白偏高，心电图显示 ST－T 改变，考虑为无痛性心肌梗死。当时入院症见双下肢水肿，胸闷，呼吸困难，半夜经常憋醒，端坐呼吸。经过治疗之后有明显好转，但是双下肢水肿，呼吸困难的症状仍反复发作，并且经常会有咽喉部不适感。这次是 2 个月内第三次入院，入院之后，西医方面给予胰岛素降糖，利尿、扩血管剂减轻心脏负荷，治疗之后，病情好转。患者目前双下肢水肿明显消退，但是仍有皮肤瘙痒，足趾麻木感，从昨天开始患者出现低热，体温 37.5℃～38.1℃，常感咽喉部发紧。患者长期大便干燥，前几天吃了苁蓉通便口服液之后出现腹泻，这几天有所好转。她还有口干，口苦，口唇干燥，疼痛等症，小便正常。

王教授：我看看病历。现在血压是多少？

主管医生：现在血压是 130/80mmHg。西医诊断是：2 型糖尿病，糖尿病性心脏病，慢性心功能不全，糖尿病肾病Ⅳ期。血肌酐波动在 160～200μmol/L。心脏方面，这次入院做了心电图，考虑下壁心梗，复查 BNP 是 1078pq/mL。

王教授：血象现在怎么样？

主管医生：血象正常，血色素偏低。查贫血考虑是缺铁性贫血，现在正在进行针对性治疗。

王教授：现在地高辛吃多少？

主管医生：每天 0.125mg，半量。

王教授：胰岛素每天是用 30 个单位吗？

主管医生：对，分早晚 2 次。

主任医师：我再补充一下。我跟病人很熟，认识二十多年了。我读博士时就认识她，把她当妈妈一样，她从今年 7 月中下旬开始就总是胸口闷，她当时是以血糖高入院的，出去没几天又说胸口闷，夜间不舒服，反反复复三、四次住院，当时怀疑是心梗，就到心内科去看，表现为心功能差，BNP 一直是很高。她总是不敢回家，一回家就觉得胸闷、气促加重。这是一个问题。第二个问题是胃口很差。第三就是出现糖尿病周围神经病变的问题。皮肤瘙痒，还有低热，精神状态也差。她们家的子女也很重视这个问题。

王教授：我看看中药。

主管医生：中药开始时是以温阳利水为法，因为她主要是下肢水肿。从昨天开始患者有点发热，小便不通，然后改成了小柴胡汤合四君子汤加砂仁。

王教授：吃多长时间的中药了？

主管医生：入院之后一直吃，从 9 月 11 日开始。不过这是她第三次入院了，前两次入院也一直吃中药。后面资料是骨科的。

王教授：从骨科转过来的？

主管医生：对。她先是住心血管科，因为她经常关节疼痛就照了一下骨关节 X 线，发现有骨关节病，就转到骨科，然后又转到这里。

王教授：这血象好像没什么问题。

主管医生：对，血象没问题，今天早上复查了也没事。

王教授：她肌酐这么高已经好多年了，是吗？

主管医生：今年 7 月份住院之前肌酐都还是正常的，但是有尿蛋白，上次入院时查 24 小时尿蛋白定量是 2.1mg。这是这几天血糖情况，降糖是用的胰岛素泵。

王教授：好的，我们去看看患者。

【查房实录】

王教授：现在你感觉还有哪些不舒服啊？我说话能听懂吗？

患者：口烂……

患者家属：口里面烂，可能是溃疡。

王教授：张口我看看。嗓子疼吗？

患者：不疼。

王教授：伸舌头我看看……舌苔还是很腻的。身上哪里痒得厉害？

患者：现在不痒了。

王教授：现在不痒了？

患者家属：昨天用了药。

患者：痒了 1 个星期。

王教授：手脚还麻吗？

患者：不麻了。

患者家属：前几天有手指麻。

患者：有时候觉得气促。

王教授：哦，有气促。（诊脉）脉一点都不稳，很弱。（查下颌淋巴结）这不痛吧？

患者：不痛。

王教授：口干吗？

患者：口苦。

王教授：哦，口苦。把衣服解一下我听听（听诊）……喘一下气，再喘气。肚子痛吗？

患者：不痛。

患者家属：她这几天有低热。

309

王教授：原来痒的时候是腿痒得厉害还是别的地方痒得厉害？

患者家属：最痒就是后背那里，还有头皮。

王教授：下肢肿已经消了，脚还是有一点凉。你的脚怕冷吗？

患者：不怕。

王教授：吃饭怎么样？

患者：没胃口，每天只吃一点点。

王教授：我再看一下你舌头……好，治疗了几天基本稳定了，你自己感觉挺好的是吧？

患者：没什么不适，就是有时候有点气促。

王教授：哦，气促。晚上能躺平睡觉吧？

患者家属：就是气促。

王教授：她能躺平吗？

患者家属：也能平躺，有时候是侧着躺。

主管医生：是不是朝着不舒服一侧躺？

患者家属：是。

王教授：现在比入院时好多了是吧？

患者家属：现在好多了。

王教授：平时汗多吗？

患者：没什么汗。

患者家属：她腿骨质增生很多年了。那天出院在家又摔倒了。

王教授：他关节现在很热啊，可能有炎症。你现在关节痛吗？

患者：现在不痛，走路的时候就痛，站着也不行。

王教授：现在按着痛吗？

患者：有一点点痛。

王教授：这边呢？

患者：一样。

王教授：她这边关节很热，她发热可能和这个有关系。

患者家属：现在就有点低热，她自己很担心。

主管医生：现在这个低热可能和关节有关。

王教授：和关节有关，她这个关节有炎症。可能是由于炎症引起的低热，但现在血象不算太高，问题不是特别大。她原来心功能不好。脚趾尖很凉。好吧，我们先出去。

患者家属：谢谢医生！

【名师精析】

王教授：虽然我在内科待过一段时间，但是也好长时间没在病区里面了。

主管医生：我先汇报一下，患者这几次住院我们都是按照心肾阳气虚衰，寒湿内盛，水气不化来治疗的，都是用附子汤之类的方，但是心功能改善不明显。我记得上次出院是个星期六，过了 2 天，下个星期一又来了，说是晚上胸部不舒服。今天看 BNP 是 1078pq/mL，胃口越来越差。所以我们扶阳的方法就暂时停了，还是想先解决胃口问题。另外，现在她老是说口苦，瘙痒这些问题。患者已经给我们充足的治疗时间了，但是效果仍然不好，稳定不下来。

王教授：这是个老病人，也经过了反复的会诊，我觉得起码西医诊断是非常的清楚。糖尿病病史也很长了，有糖尿病肾病，也有糖尿病性心脏病的一些改变，还有高血压和脂肪肝。中药一直是以少阴阳虚寒湿证来治疗的，其中的方子我也看了，有真武汤，麻黄附子细辛汤等等，温阳的药用得不少了。整体上还是有效的，起码现在心功能还不错，能够平躺，心率也不是特别快。瘙痒用了什么药？

主管医生：用除湿止痒洗液，是中药成分的外用药，有化湿止痒的功效。

王教授：是一种中药制剂。现在肢麻也基本消失了。我觉得治疗还是非常有效的，这是循序渐进的，就目前面言已经取得了一定的效果。现在主要是有胸闷、气促的情况。我刚才看了一下她的舌象，舌质非常红，而且有瘀滞的现象，舌苔是黄腻的，所以少阳当中的瘀热夹湿邪是肯定存在的，加上她又口苦，吃不下饭，这些都是邪犯少阳的体现。另外她的脉搏细弱，来去非常短促，尽管她的心率不是特别快，但是脉搏搏起的幅度非常小，力量也不是很足。她的心音偏弱，脚也是凉的，这说明她心阳不足，肾阳虚的情况也是存在的。至于发热呢，她血象不是太高，肯定没有超过一万，今天早上接近九千了，还是有可能是有炎症的，我想主要是在右膝关节上，因为她右膝关节非常热，可能是滑膜炎吧，她的低热大概是从这里来的。所以我觉得这个病人是少阳郁热在上，心肾阳虚在下，所以才形成了这么一个复杂的疾病。毕竟她的病时间已经很久了，再加上关节这个问题，这就是古代的历节病。她年龄比较大，今年74岁了，又有糖尿病这样的基础病，所以是存在气阴的不足的，还有瘀热在内，要从六经辨证的角度来考虑，应该是少阴阳气不足。所以她用了那么多的附子干姜汤，也没有出现什么副作用。用药原则是重在温补，这是肯定没有问题的，但是她还有少阳郁热的情况，那么我们是不是还要加一些清化湿热的药呢？我看还是有必要的。我看西医方面用了强心的、利尿的、还有生脉针，都是很规范的，这个病人也取得了很好的效果。我看接下来还是温补少阴心肾，清化少阳为原则，再看看效果吧。当然这个病人还有一些精神上的焦虑，我们还要和她、她家属做些工作，叫她心里平静下来，可能也会取得一定的效果。我考虑就是这样，看看有哪些不对的地方，大家共同探讨吧！

主任医师： 王教授讲的是非常好的，思路非常清晰。我接触这个病人好多年了，我就把她当妈妈一样看待，我记得在"非典"那一年，大年初一我还去她家拜年，她就把我当儿子一样。这个阿婆原来是非常开朗的，七八年前，她还是三元里村当村委会主任，很乐观的，后来她的老公突然间主动脉瘤夹层破裂出血死掉了，对她打击非常大。她去年在这里住过两次院，今年算这次已经是第四次住院了。我们看她现在确实是有情志因素，面色晦暗。而且现在花费也非常大，尽管她儿女很孝顺，但是儿女的经济能力也很差，这个阿婆感觉到有压力，她觉得对不起儿女，所以刚才王校长讲她邪在少阳，这点我是非常赞同的，但她本质上还是阳气虚损所致。王校长的《伤寒论》功底还是非常的扎实，我跟你们讲啊，王校长是伤寒大家刘渡舟老的高徒，刘渡舟老的医书大家都读过，王校长是继承刘渡舟老学术思想的啊！

王教授： 我是从1981年开始跟刘渡舟老师学习的。可能当时你们好多人还没有出生呢，呵呵，开个玩笑！

主任医师： 你们抓住机会啊，赶紧向王教授请教！

实习医生：王教授好，这个病人反复的瘙痒，请问瘙痒怎样从六经辨证呢？

王教授：瘙痒的形成西医学已经讲得很清楚了，我们中医认为"无风不作痒"，病位肯定是在表皮上。有人认为这是因为糖毒瘀积在表皮引起的，张仲景那个时代可能没有见到那么多的糖尿病，所以对这方面阐释不是很多。我觉得对这些病，一些现代的认识是可以借鉴的。像李可老中医就有他的一套方法，加刺蒺藜啊，加一些养血的药治疗。我们在用药上，可以加一些养血疏风的药，像当归啊、白芍啊、赤芍啊、荆芥啊、蝉衣这些对于糖尿病的瘙痒依然是有效的，对于一些末梢神经的炎症，我们可以在此基础上加用黄芪、丹参这些药。李可老中医就是用何首乌、刺蒺藜这2味药，而且他用的量非常大。但是这个病人就不能大量用何首乌，因为她肾脏功能不好。现在也有很多报道的，我们不能用太多何首乌，10～20g就可以了。现代的东西一定要借鉴，我们都应该算是铁杆中医吧，但不代表我们对现代的东西不接受，对于一些排斥现代理论的观点，我不是特别赞同。有些现代的药理作用，我们必须要懂，这些是古人没有认识到的东西。

主治医师：王教授讲得非常到位，像这个病人阳虚兼湿，又有一点热象的病人在临床上是很多见的，在治疗上要掌握标本兼治。我们在治疗上着重治本，对标实方面的治疗还略显不够，王教授的讲解还是给我们很大启发的。

主任医师：在《伤寒论》里面，开篇就提到了"真真假假"的问题，症状有真假，脉象也有真假。我们不能在临床上看到病人喜冷饮啊，感觉热啊，就认为是阳热，表里虚实，谁先谁后，一定要辨别清楚。在治疗上，心阳虚怎么治疗，脾气虚怎么治疗，看病一定要讲究标本先后，辨证的标本先后，孰轻孰重，这个是最难的问题，也是最重要的问题。

王教授：我们在学习的时候，很清晰明了，单纯阳虚，单纯阴虚，单纯少阳瘀热，阳明证等等，这些都是学习的典型，其实在临床上时间长了，真正纯虚、纯实的病人，是非常少见的，包括纯太阳病没有兼夹的也是非常少的，所以在临床上学习的时候，除了拜读前人的著作外，还要跟着老师们，要学会从错综复杂的疾病中抓住本质的病机，然后选择恰当的治疗途径，高手就是能在纷乱的病症中抓住最重要的一点。有的时候标会转化为本，标本之间不是固定的关系，只是看在疾病过程中哪个更重要，哪个占主导地位。

主管医生：王教授，这个病人有本虚标实的一面，她除了少阳郁热以外，还有没有瘀血？

王教授：她确实有瘀血的因素，她的瘀是"瘀血"的"瘀"，她舌质红中偏紫。她有肾阳不足的情况，也有心气虚、心阳虚，因为心肾相连嘛。所以要用附子的，你们用得非常好，附子 15g，干姜，茯苓，白术……真武汤，确实也体现了我们经方的特点，这个方子一般来讲，内分泌科不会开，内分泌科一般只开生脉饮，你们非常好，而且把生脉饮搁在这里，人家一看，有源有流，法度严谨。有些人看了这方子不知什么来头，其实疾病不同阶段的病机的侧重点是不同的，就看你能不能抓得准，可能一开始心衰比较重，用的是生脉饮，后来注意到痰湿的问题，再加入化痰利水的。另外，益母草这味药活血利水的效果非常好，但是不能长时间用。刘老也经常用三草降压汤（芍药、甘草、夏枯草、益母草、龙胆草），但三草降压汤用的时间过长，也会造成肾功损害，而且有些是不可逆的。我们现在也在针对刘老的三草降压汤作科学实验，发现它的一个提取物降压的效果都可以和西药的降压效果相媲美，而且起效也非常快，所以我们古人的东西，如果临床用好了，那是非常有用的。你们有非常好的平台，今年国家自然科学基金你们医院就中了四项，现在你们又是全国的重点学科，有这么好的临床，这是很大的优势。

主任医师：我们还不行，还得继续努力。我拜读过刘老的书，她给水气上冲的心脏病人用苓桂术甘汤，如果有瘀血，他就加茜草、红花之类的药。

王教授：对，就是茜草、红花，一般是针对心肌缺血这方面的。我现在认识还不到位。刘老不是像我们经常用瓜蒌、薤白这些药，他治疗冠心病经常用到苓桂术甘汤，就是针对体型偏胖、痰湿比较重的病人。像治疗早搏这些问题，他经常使用苓桂术甘汤的。我们北京中医药大学的傅延龄老师，他是从湖北来的，他就用苓桂术甘汤做实验，治疗冠心病，有早搏的、有心绞痛的，他观察了大概有几十例病人，效果很好的，他还做了动物实验，发现苓桂术甘汤即使不加活血药，它扩冠、强心、利尿的作用都是非常好的，在临床上也能够很好的改善症状，效果不比丹参、苏木这些活血药差。刘老师一般是以苓桂术甘汤为底方，如果心气不足，就仿春泽煎，就是五苓散加人参，有的时候合生脉饮；如果发现舌质有瘀滞、脉象很滞涩或疼痛比较重的时候，他就会合用丹参、茜草、红花之类的。红花这味药刘老师经常用，但是现在我们用得不多，原因是红花多少有点肝毒性，不能长期用，不如用丹参、当归这些药安全。如果有阳虚就加附子，用制附子，你们这里附子用的是生的还是制的？

主任医师：制附子，我经常吃的（从口袋中拿出制附子），我每个月都吃两三包中药的。

王教授：你怎么还吃这个呀？

主任医师：我一般出差前都要吃，扶正祛邪。

王教授：你看你兜里揣的都是温阳派的药，昨天我那个学生叫我开了100g半夏，100g附子，他说要尝尝。不是说附子、半夏相反吗？他就要看看有什么反应，因为我经常半夏、附子一起用。我也尝过，发现没什么问题。当然这要盖章签字的。

主任医师：这里超剂量也是要双签名的。

王教授：现在都有颗粒饮片？

主任医师：我们医院没有。

王教授：北京还有一种颗粒饮片更方便，都是提取好的，大概有两三百种药，不管开多少，比方吴茱萸1.5g，你把方子输进电脑，就可以提取出相当于1.5g吴茱萸的颗粒，其他药也是一样，都提取出来混匀，一分一包，患者回去就可以冲，就像冲咖啡一样，很方便。

主任医师：你们回去都要好好拜读刘老的《伤寒论临证指要》，我觉得启发很大。刚才校长讲的，苓桂术甘汤治疗有瘀血的冠心病一般不用加活血化瘀的药就可以达到活血化瘀的效果，这是什么道理呢？心阳不足，心气虚，心主血脉，抓住了本，治本就可以了。

王教授：对，温阳利水。

主任医师：刘老上升到了更高的层次，他在《伤寒论》里总共有两个方，通过治气达到治水、治瘀血的作用，第一个方子是苓桂术甘汤，第二个是哪个方子啊？博士，考你一下？

实习医生：真武汤？

主任医师：第二个是小柴胡汤。刘渡舟老已经阐释的很清楚了，小柴胡汤是从疏通气机的角度，来达到活血化瘀的目的，苓桂术甘汤是通过振奋心阳来化瘀血、化水饮的。刘老讲得很清楚，对我们临床非常有帮助。

王教授：小柴胡汤治水的原因主要有两点，第一，柴胡，《神农本草经》讲有"推陈致新"的作用"推陈致新"，一是从气分讲，一是从气血同治角度讲。所以用小柴胡汤有时候根本就不需要再用那些活血的药。而关于大柴胡汤，宋本的《伤寒论》中是没有大黄这味药的，这是一方二法。其实没有大黄的大柴胡汤，也可以称之为大柴胡汤。它里面有白术、芍药、芍药在《别录》里记载，它通便、利尿的作用都是很强的，但用量要大。现在临床很多人用芍药通便都用到 30g。温病学大家赵绍琴老师，三代祖传御医，他就经常用，尤其是针对白领啊、老年人啊，不用别的，就是白芍 30g 煮水喝，可能一两天不见效，但是吃 1 个星期，或者长期吃就见效了。再不行就加上刘老的观点：瓜蒌也是很好的通便药。这两个药合用一般都能通下来。第二，小柴胡汤治水。在《内经》上，少阳属肾，肾上连肺，少阳肾和三焦都是有关系的，小柴胡汤直接参与到人体的水液代谢过程，它本身有利水的作用。从这个角度看，小柴胡汤既可以治血，又可以利水。

主管医师：王教授您拟个方吧。

王教授：我觉得方子你们自己拟就行了，小柴胡的加减。毕竟我没在你们这里注册，这是违反了医师法的。（众笑）

主任医师：柴胡里的参用什么参？太子参？红参？

王教授：我习惯于用生晒参，就是把人参晒干了，这是最接近张仲景当时情况的了，加上附片，因为她心脏不好。关于半夏，毕竟附子是反半夏的，保险起见，把半夏去掉。她的湿浊是比较重的，舌苔非常腻，再加上她关节有炎症，我觉得可用茵陈蒿汤里的茵陈，祛湿浊。开胃的药也可以加一点，焦三仙吧。再把生脉饮加上，加麦冬、五味子就可以了，麦冬的量要大，小剂量效果不好。柴胡 10g，黄芩 10g，生姜 10g，大枣 10g，炙甘草 10g，制附片 10g，生晒参 15g，茵陈 20g，焦三仙各 10g，麦冬 20g，五味子 10g，3 剂。先吃下去看看，也不见得有疗效，只能是先看看情况，如果她瘀滞的还很厉害，到时候再加茜草之类的活血药。她现在舌质比较红，心功能改善之后，可能舌苔就下去了，舌质也好了，有时候温阳药加点疏风药，下舌苔也是很快的。

主任医师：谢谢王校长！王校长工作非常繁忙，昨晚到广州已经是凌晨 1 点了，今天这么早又来查房，几乎没有睡几个小时，非常的辛苦，我们感谢王校长的指导，祝王校长一切顺利！

王教授：好的，谢谢！

【编者谨按】

依传统观点认为，消渴病多责之于阴虚内热，治法常以滋阴清热为主，但随着人们生活方式的改变、饮食结构的调整，之于消渴病的治疗，以滋阴清热为法已不适合临床纷繁复杂的病证。此案为老年女性，患消渴病二十余年，病程长，胸闷，气喘，双下肢水肿，头晕，视物模糊，皮肤瘙痒，大便干燥为诸见症。一方面，其舌红，苔黄腻，左膝关节热痛，夹有郁热之象，另一方面，其本底心肾阳虚，出现心衰诸症。此患者虚虚实实，寒热错杂。中医高手都具备一双"火眼金睛"，往往能够从复杂多变的症状中抽提出根本病机，从而层层深入，抽丝剥茧，以达佳效。

王教授在以往扶阳固本治则的基础上，提出了郁热夹湿、邪入少阳的病机，主张先以小柴胡汤和化少阳，以治表邪，待湿瘀化解，再图固本，正和《内经》"急则治标，缓则治本"之原则。其对刘渡舟老学术的继承，于此讨论可见一斑，如对于瘀血型冠心病的治疗，刘老以苓桂术甘汤为主方，不以活血之药而诸症悉减，实有"四两拨千斤之妙"。明代医家李中梓有云："见痰休治痰，见血休治血，见汗不发汗，有热莫攻热；喘气毋耗气，精遗勿涩泄，明得个中趣，方是医中杰。"然当今之中医，又有几人能明了"个中意趣"呢？

王教授对于小柴胡汤治水的论述更是精彩，小柴胡汤为多数伤寒医家的"掌中法宝"，其药味之精、应用范围之广、疗效之奇被后世医家奉为圭臬。王教授旁征博引，通过《神农本草经》、《内经》之述，对小柴胡汤调节三焦水道之法进行了详尽的论述，我们在加深认识的同时，也进行了反思：只有返本归元，回归经典，理解经典，运用经典，推广经典方能使得中医之树立于世界医药之林！

刘力红教授查房实录

病例一

【病情介绍】

  主管医生：患者陈某，女，41 岁，因"发现胃癌 1 年余，胃切除术后 8 周"于 2011 年 9 月 5 日入院。这个病人去年 7 月份的时候因为腹痛，大便不通做了胃镜检查，考虑是胃溃疡、慢性浅表性胃炎，当时当地医院医生还考虑胃部有癌变可能，就进一步作了 PET－CT，提示胃癌及大网膜转移。胃镜的病理检查没有找到癌细胞，但是在腹腔大网膜活检找到低分化腺癌。病人当时症状主要是腹痛腹胀，自觉腹部肠绞痛，恶心呕吐，那时医院为患者做了一个腹腔流式引流管，每天流出淡红色的腹水 600mL。去年 8 月份，患者转到我院治疗，入院的时候做了胃镜，病理结果提示为低分化腺癌，临床诊断为胃癌晚期。入院以后行中医药治疗，又做了 6 个疗程的 DCF 化疗，及 N 度治疗。经过 6 个疗程的中西医结合治疗后，患者的症状和体征明显缓解，肿瘤指标也降到正常。复查了一个全身 PET－CT，所有的癌病灶代谢正常，病情得到缓解。出院后转为门诊治疗，口服中药同时口服 TGL 维持化疗。患者稳定的症状维持了大概半年。今年 6 月 3 日，患者再次行全身 PET－CT 检查，提示胃癌并有双侧卵巢转移。但患者整体情况非常好，没有明显的临床症状和体征。收入我科（肿瘤科）治疗，同时请了妇科和外科进行会诊，考虑病人可行手术治疗，遂转去外科行胃癌和双侧卵巢切除术。病人术后出现腹痛，恶心呕吐，于术后9天排气，术后前10天都没有排便，灌肠后大便才通。消化道钡餐考虑肠胃癌术后、肠胃炎，胃镜没有发现复发的肿瘤，全身PET–CT检查也没有发现复发倾向，但病人的肿瘤指标CA199比较高，前天是85ku/mL。病人现症见神疲，乏力，消瘦，上腹部游走性和压迫性疼痛，服用止痛药缓解不明显。每天呕吐胃内容物4~6次，大便不通畅，一般3~5天一行，甚至1个星期1次，这几天大便每天1~2次，但量非常少，排气少。患者疼痛，呕吐，睡眠差，纳差，目前留置胃管。舌淡苔薄白，边有齿痕，脉弦细。中医诊断：呕吐——肝胃不和证；西医诊断：1. 胃癌并卵巢转移术后Ⅳ期吻合口炎 2. 肠胃炎 3. 不全肠梗阻。

【查房实录】

主管医生：这位是广西的刘力红教授。

刘教授：您好。讲话有些吃力是吗？

患者：还可以。

刘教授：好，能简单跟我说下您的情况吗？

患者：11、12号做手术，切了胃和卵巢，切完以后，上腹部一直痛。

刘教授：具体哪个地方？不用打开来，这样就行了。（腹部触诊）这一块一直痛吗？

患者：痛，没有停过。

刘教授：没有停过，除了痛以外，其他还有啥？

患者：吐。

刘教授：呕吐，能吐出来吗？

患者：可以。

刘教授：吐出来什么味呢？苦的，还是酸的，还是辣的？

患者：有点苦。

刘教授：好，除了这个以外，其他还有什么吗？

患者：肚子痛，一直觉得勒得很痛。

刘教授：勒得很紧对吧？

患者：透不过气。

刘教授：胸部呢？

患者：胸部还好。

刘教授：一直置胃管？

主管医生：这个星期一刚开始的。

刘教授：那不插胃管怎么样？

主管医生：可以吃一点东西，但是吃完大概几个小时以后又全都吐出来了。

患者：吃了下不去。

刘教授：下不去，呕出来的是食物？

主管医生：主要是未经消化的食物。

刘教授：那除了这个以外，其他地方还有不舒服吗？

患者：没有。

刘教授：小肚子呢？下腹呢？

患者：还好。

刘教授：身上呢？觉得怕冷吗？

患者：有点怕，出汗出得很多。

刘教授：那怕风吗？

患者：怕，还怕热。

刘教授：也怕热？

患者：嗯。

刘教授：那你觉得对冷敏感还是对热更敏感？

患者：就是热的时候觉得出汗太多睡不着，出了汗以后吹风，马上感觉很冷。

刘教授：身上觉得酸痛吗？

患者：主要是没力气。

刘教授：有酸的感觉吗？

患者：有一点，脚和背酸。

刘教授：脚和背酸有多久了？

患者：有 2 个月了。

刘教授：头痛吗？

患者：不痛。

刘教授：头不痛，头晕吗？

患者：还行，不晕。

刘教授：脖子有什么不舒服？

患者：脖子累。

刘教授：脖子有没有感觉到活动有点不自在？

患者：没有。

刘教授：有没有僵硬的感觉？

患者：没有。

刘教授：脖子痛吗？

患者：睡久了就痛。

刘教授：睡觉怎么样？

患者：睡不着。

刘教授：是因为痛睡不着？

患者：对。

刘教授：晚上也痛？

患者：对。

刘教授：一天中有没有哪一个时刻特别痛？

患者：没有，止痛针疗效过了以后就痛。

主管医生：想呕是吗？

患者：是，快点。

主管医生：阿叔拿痰盂过来吧。

刘教授：扶她一下。

病人家属：晚上没睡，也睡不着。

刘教授：一点也睡不着？

病人家属：呕得好厉害，胃痛。

刘教授：那你现在要坐一下，还是躺下去？

患者：坐一下吧，躺下想吐。

刘教授：那我给你把脉（诊脉）。大便怎么样？

患者：没有。

刘教授：没有大便？

患者：一直都没有排气。

主管医生：对，所以经常灌肠。

刘教授：嗯，阴道有什么分泌的东西吗？

患者：没有。

刘教授：那现在饮食怎么样呢？

患者：喝点稀的粥水。

主管医生：现在就让家里人带来点粥水，试试看能不能喝下去。结果她喝下去又从这个管子出来了。

刘教授：那现在营养主要是静脉给？

主管医生：静脉给一点，同时也吃一点。

刘教授：哦，舌头给我看一下好吗（诊舌）。口中有什么味道吗？

患者：没有，口水比较多。

刘教授：口水比较多，口中很淡是吗？其他您还有什么补充告诉我吗？

患者：吃不下去。

刘教授：没有胃口是吗？

患者：想吃，但是下不去。

刘教授：好。

【名师精析】

刘教授：这个病人，我跟大家简单谈谈我的看法。刚刚陈医生对病情和治疗做了大概的介绍，我刚刚也问了病人，她手术后最主要的问题就是腹痛，呕吐，大便不通。除此以外，手术后长期进行化学治疗，再加上长期不进食，故身体比较虚弱。另外汗多，恶寒。我在查体时发现她腹部比较硬，疼痛呈持续性。对于这样一个病人，西医可以供我们参考，同时我们也要把西医放下。然而我们从中医的角度该怎样去思考呢？那就一定要按照中医的思维去分析、去考虑。对于一个复杂的病人，我们一定要理出个头绪，就要按照张仲景告诉我们的方法，按部就班地去走，分清哪些在外，哪些在内。一定要先弄清楚，再往里深入，如果胡子眉毛一把抓，结果就什么也搞不清楚了。当然这个过程是非常费工夫的。我就是要给大家树立起这样一个观念、培养这样一方法。看病看不看得好那是另一回事，但是方法对不对是尤为重要的事。方法对了，路子就正确了。也许用药还不够恰到好处，但这个我们可以慢慢提高。如果方法错了，头绪都没有理清，那我们就永远治不清楚；或者恰巧被你治好了，你也不明白其中的道理。

对于这样的病人，我们首先要看她有没有表证，如果有表证，需不需要先解表，我们要先想这个问题。现在她最不舒服、最严重的问题是什么？疼痛，呕吐，不大便。因为没有大便，所以胃口也不好，这倒像是个阳明的问题，那么就仅仅是阳明的问题吗？我们要思考，看有没有太阳的问题。这个病人腹肌比较紧张，两个脉都很紧，弦细。大家不妨反复去体会，看看什么是紧脉，紧脉是如同转索，紧张度非常高，绷紧搏指，尤其是右脉，非常紧。这个病人除了脉紧，腹肌也紧，还有疼痛。我们首先看本病是属于寒证还是热证，这样用药大方向就不会错了，其他问题就相对容易解决。大家看看这个病人是寒证还是热证？这个病人疼痛，呕吐，不大便，我从主体上判定这是属寒的。为什么属寒？

实习医生： 老师您刚刚说她两个脉都是紧的，这是属寒，但是她又不大便，好像是属热？

刘教授： 没有大便就是属热吗？

实习医生： 我觉得她有阳明的证象。

刘教授： 阳明就一定属热吗？我们看到她腹肌紧张，为什么会腹肌紧张？寒主收引，凡是属于紧的一般都主寒，不管是腹肌还是其他地方紧，都是寒象。还有疼痛也是属寒，大家看过《思考中医》了吧，都知道疼痛的程度。在《素问》里也说，几乎所有的疼痛都是主寒的。再回到这个病人身上，可以看得出这个病人的寒象是很明显的。病人自己口水很多，这也是阳气不足的表现，这个病人之所以会腹痛、呕吐、大便不通就是因为寒气阻隔在中，所以才出现上下不通的。另外她本身手术后中阳不足也是值得我们考虑的，因为一般手术后是很容易受寒的，古人强调凡是有外伤，就必定有寒，古代伤科很容易受寒，而现在的手术室都是空调房，冷气房，寒气就更容易进去。但是每个人的体质不同，所以寒象的表现也不尽相同。这个病人不管从哪个角度来说，中寒非常突出，那怎么样去化解她的中寒呢？用温解的方法。这样才会使上下交通，大便才会通畅，疼痛才会缓解。这个病人我认为还兼有太阳证，她不仅仅是中寒的情况，还有太阳病，她出汗多，怕风，怕冷，所以我们在解决中寒的同时，还要兼顾到太阳的问题。这就是对于这个病人，我给出的一些思路和处理方法，大家看看还有没有什么问题？

实习医生： 上次查房时候，主任叫我给她作艾灸，我就给她作了一段时间，但是效果不是非常明显，不过作的时候她很舒服。

刘教授： 内外兼治，以内为主。这个病人可以说是寒浊，我们看她吐出来的很浊，所以我们首先要温化中焦，要化她的浊，开中，温中，化浊，然后兼顾太阳，这是我们当下的主要治则。下面开药。广藿香15g，苍术15g，你们这里砂仁用的是哪种？西砂仁、春砂仁还是？

主管医生： 没分。

刘教授： 我们广东产的是阳春砂仁比较适合于现代人，主要作用是开中化浊；西砂仁主要作用是纳下。如果没分那就用砂仁，砂仁15g，陈皮15g，茯苓15g，小茴香20g（炒），法半夏20g，白蔻仁15g（打），吴茱萸15g，厚朴15g，枳壳15g，生姜50g。这个药是药房煎吧？

主管医生： 是，我们医院药房煎的。

刘教授： 那有特殊的要求，可以办到吗？

主管医生： 可以。

刘教授： 吴茱萸要用开水冲两三次，把水去掉，再和其他药一起煎，因为吴茱萸味很浓，病人现在入口就要吐，怕她受不了这个味道，主要是为了把它弄淡些，把浓液冲走，还有生姜用量也要大，我用到50g。

主管医生： 砂仁要不要后下？

刘教授： 看是春砂仁还是西砂仁，春砂仁就要后下，西砂仁后下也没有作用。这个处方我们刚刚讲了，主要的用意就是在于开中，温中，化浊，要开中化浊，首先是给她降一降，就是先开个缝隙。第一步不是去止痛，而是先叫她尝到药的辣味，如果药不辣，那一切都没有作用。我们就是想拨开一条缝隙，渗一渗，这个方子就达到目的了。我用了藿香、二陈汤、吴茱萸汤、小茴香，又稍稍用了一些枳壳、厚朴来降气，有点小承气汤的意思，但是没有用大黄。

这是我第一步想达到的目的，先开开中，化化中，温开中气。看看吃了以后怎么样，先开5剂，希望这个"缝隙"能够打开，吐的情况能够缓解，然后气往下行，有排气，有打嗝，这样就开始松动了。在这个基础上我们再考虑温化，缓解疼痛。到时候我们可以加元胡，郁金，甚至可以加广台乌药之类的药。但是现在加了也没有作用，因为中没有开，她就什么东西都"纳"不进去，那药力自然也就运转不起来了。所以首先是借助这个药来开中，使药力能够运转，然后再用其他的药。治病就是这样，我们这个方案也考虑到太阳有邪，所以用了很大剂量的生姜，另外藿香、陈皮也可以作用到太阳，这个时候只是稍微兼顾一下太阳，毕竟表证不是非常明显。看病人服了药的效果，如果取效了再接着往下走，完全不能够着急，一步一步来。

大家看下还有什么问题？如果没有就看下一个病人吧！

病例二

【病情介绍】

主管医生：12床患者袁某，女，72岁，因"反复咳嗽伴胸闷气促1年"于2011年9月15日入院。该患者2010年8月在无明显诱因下出现咳嗽，痰少，色白，质黏，当时无明显胸闷气促，一直没有行透视检查。此后症状反复发作，于2011年4月做了个肺部CT，提示右肺下叶后基底段肿瘤占位，直径约3.6cm，并转移至右侧肺门、纵膈隆突下淋巴结。患者行纤维支气管镜活检提示肺腺癌。病人当时采用对症治疗，后在我院门诊行中医药治疗。9月29日复查CT提示右下肺中央型肺癌，大小5.2cm×3.4cm，较前有所增大，故收入院系统治疗。8月3日检查相关抗原CEA、CA125和CA199都有所增高。8月5日到22日，患者行两个疗程的化疗。9月14日复查胸腹CT，提示肿瘤大小4.3cm×2.7cm，较前一次减小。9月16日又进行了第三次化疗。这个病人的主要问题是，每次化疗后都出现口干，口腔溃疡，声音嘶哑，神疲乏力，咳嗽，干咳少痰，自觉心烦，身热，口干欲饮，纳差，大小便基本正常。舌红苔少，脉弦细。目前以对症支持治疗为主，以生脉注射液益气养阴；中成药有银连含漱剂，岗梅清咽合剂和双料喉风散；中药主要以生脉饮合二至丸加减。经过对症治疗后，症状稍有缓解。

【查房实录】

刘教授： 您好！有什么不舒服？

患者家属： 她听不懂普通话的。她打那个针，全身上下都没有力气。想出去也没力气。口干，还有点头晕，口腔溃疡很严重。是这个星期打的针。

刘教授： 口腔溃疡有多久了？

患者家属： 星期五打那个针到现在，已经四五天了。

刘教授： 打了那个针才有的？之前没有？

患者家属： 嗯，上次打那个针也有。

主管医生： 她紫杉醇注射液打了三个疗程。

患者家属： 她上个星期五又打一针，全身上下，连脚趾都麻，想散步也走不了。

刘教授： 现在咳嗽有痰吗？

患者家属： 她现在这几天咳嗽很少了，有一点点痰。问题就是口腔溃疡很严重，吃什么东西也没有味道。

刘教授： 痰是什么痰？黄的还是白的？

患者家属： 白色的。

刘教授： 稀的还是稠的？

患者家属： 她这几天很少咳了。

刘教授： 刚刚她都还咳呢。

患者家属： 有时候有点咳。

刘教授： 咳的时候痰容易出来吗？

患者家属： 以前咳的时候有一点痰，现在也很少咳了，也没多少痰了。但是打这个针反应太大了。我怕她承受不了，毕竟年纪大了。

刘教授： 胸闷不闷？

患者家属： 没有。

刘教授： 痛不痛？

患者家属： 也不痛。

刘教授： 呼吸呢？她自己感觉顺不顺？

患者家属： 现在可以了，刚来的时候上气不接下气，觉得辛苦一点，现在感觉好多了。她口干，最严重的就是口干。你看她舌头这么红。

刘教授： 她舌头这种情况是做了化疗之后才有还是以前就是这样？

主管医生： 入院时候也这样。

刘教授： 入院的时候就没有苔，就是光的？

主管医生： 对。

刘教授： 口干喝水多吗？

患者家属： 喝，医生说喝茅根、麦冬，还有花旗参茶。她身体热，喝那个白茅根还可以。

刘教授： 我现在想问，不管她喝什么水，喝的多吗？她口干，喝了很多还不解渴，还是就喝一点点，润一下？

患者家属： 喝了两杯水现在还口干。

刘教授： 她想喝凉的还是想喝温的？

患者家属： 一般喝温的，凉水不喝，容易咳嗽。

刘教授： 不想吃东西，没胃口？

患者家属： 嗯。这两天吃什么都没胃口，也吃不出什么味道，也不想吃。

刘教授： 头痛吗？

患者家属： 不痛，有点晕，老是想睡觉，昨天差不多睡了一整天，今天早上精神好多了。

刘教授： 脖子有没有不舒服？

患者家属： 没有。

刘教授： 背呢？

患者家属： 也没什么事。

刘教授： 胃呢？

患者家属： 也没事。她的胃以前是有点顶，后来医生给她吃了药，现在也没事了。

刘教授：肚子有什么不舒服没有？

患者家属：她经常早上觉得肚子有点痛。她说打这个针，大便 2 次后就没事了。

刘教授：现在喉咙痛吗？

患者家属：她说现在喷这个（银连含漱剂）也不怎么痛了。其实，你听她说话的声音能听出来还有一点点痛。

刘教授：原来说话不是这样子的？

患者家属：不是这样子的。就是打这个针之后才这样的。刚打完那几天更严重。

主管医生：前一段时间说不出话，今天好一点点了。

刘教授：大小便怎么样？

患者家属：正常。

刘教授：大便每天都有吗？

患者家属：都有。

刘教授：成条的还是稀的。

患者家属：稀的，没什么大问题。她一开始打这个针的时候拉肚子。

刘教授：睡觉怎样？

患者家属：她一般晚上 9 点多睡着，如果身体没什么事就睡得很早，也睡得很好的。但是打这个针以后就睡不着了。她说昨天夜里 3 点多就醒了，睡不着。

刘教授：其他还有什么不舒服，老人家？

患者家属：她现在全身上下都痛都麻。

刘教授：没有怕冷吧？

患者家属：她昨天有点冷，有点发热，现在还有点累。

刘教授：怕风吗？

患者家属：怕风，怕冷。

刘教授：怕冷是这几天才有还是早几天就有？

患者家属：她说是这几天才有的。她觉得这个气管有点累，跟正常人不一样。

刘教授：气管累？是人累吗？

主管医生：她是说有时候有点哮鸣音，人喘得比较累。

刘教授：就是这几天比较累吧？

主管医生：对，打完药以后比较累一点。

刘教授：怕冷是这几天？

患者家属：对。

刘教授：（诊脉）有痰吗？吐出来我看看。

患者家属：没有。

主管医生：她说痰能咳出来，像有丝一样。

患者家属：口干，没口水。

主管医生：这是她儿媳妇，对老人非常孝顺。

刘教授：老人家平常是比较开朗吗？

患者家属：她平常很开朗的。

刘教授：没有什么儿女的忧愁事？

患者家属：忧愁说不上，她一般很开朗。

刘教授：几个孩子？

患者家属：4个孩子，3个男的1个女的。

刘教授：最小的是男的吗？

患者家属：最小的是女的。

刘教授：女的现在在哪？

患者家属：在广州。

刘教授：女儿对她怎么样？

患者家属：她女儿对她很好。她的孩子都对她很好。

刘教授：女儿结婚了吗？

患者家属：全都结婚了，最小的女儿也有40多岁了。

刘教授：她笑什么？

患者家属：她很开朗的，一般都笑的。

【名师精析】

刘教授：我谈谈对这个病人的看法，刚刚孙医生介绍了病史，大家也看了这个病人。虽然七十多岁，但从整体看起来，她是一个比较乐观的人。不过化学治疗引起的副作用也确实存在，头发也掉得差不多了。她现在主要症状都是化疗过后的反应。口腔溃疡、咽喉肿痛，经过喷雾之后有所缓解，但还是很痛。还有咳嗽，比较突出的症状还有口干。她喜欢喝温的水，喝了凉水容易咳嗽。没有胃口，这可能跟化疗有关系。大小便还可以。睡眠基本可以，但是偶尔也不行，因为化疗之后，整个身体比较疲软。这几天又出现了恶寒、怕风的情况，我看她的舌是没有苔的，显得比较红，病历上看中药用了生脉饮、二至丸等养阴的药。

作为医生，我们一定要清楚这个病人的病机，心理要有数，不要让病人作了医生的主，很多时候我们医生往往会被病人牵着走，这就麻烦了。我们在看病的过程中，会遇到一个又一个的陷阱，稍不注意就会往里跳。你看这个病人，为什么我们要用生脉饮、二至丸呢？用这些养阴的药，肯定是看到舌红，口干，没有苔，对不对啊？但是为什么会口干，为什么会咳？你们思考了没有？是不是因为阴液不足，那又为什么会阴液不足？中医辨证讲究"必伏其所主，而先其所因"，中医辨证施治的核心就是辨证求因，而不是用药，我们医生往往本末倒置，落入了辨证用药的圈套。我们先回顾一下《内经》关于津液代谢的记载，"饮入于胃，游溢精气，上输于脾，脾气散精，上归于肺，通调入道，下输膀胱，水精四布，五经并行……"所以肺的功能是非常重要的。"上焦开发，宣五谷味，熏肤，充身，泽毛，若雾露之溉"，周身要润泽，必须上焦要宣发。我们想想她上焦宣发好了吗？我刚才把脉尤其注意了一下她的肺脉，她肺脉是滞涩的，滞中带紧，紧中带滑，说明这部位的脉不够流畅，也就是肺不能够很好的行使它宣发、开发的功能，就不能"宣五谷味，熏肤，充身，泽毛，雾露之溉"，它已经干了，对不对呀？那它不能"水精四布"，自然也就不能"五经并行"了。所以我们不能通过养阴的方式来缓解，这样很难缓解。如果真正把肺的功能舒展开了，恢复它宣发肃降的功能，使之能够输送津液，那自然就不会口干了。我还注意问，她喜欢喝温水还是凉水，如果真是阴虚而热引起的口干，它不会喜温饮的，这个病人喜温饮，她是受不了寒的，受了凉她就要咳嗽。所以从这一点上判断，我们看到她肺上有寒，如果肺的问题不解决，那很多问题都没有办法解决。

所以我们还是要理出头绪来才好，要分清主次，虽然很多信息都很重要，但我们还是先将以上分析放在一。虽然病人的主诉很重要，我们也要把它放在一边。为什么？因为看清她真正的病机了，那就自然不会被患者的症状牵着鼻子走了。肺是主肃降的，如果恢复了这个功能，那在上焦的郁火就自然会往下走，为什么现在火积在上焦呢？因为肺没有打开，一旦打开，火就消了，到时候口干啊，咽痛啊都会有改善，我们担心的种种问题都会解决。

我是提供这么一个思路，大家有什么问题都可以提出来。

实习医生：刚才您一直问她有没有什么担心的事，这是为什么呢？

刘教授：这是因为肺有问题很可能是因为忧心得来的。中医一定要把病人的情志因素也考虑进去。我问她子女，我想她一定是操心哪个孩子。

下面我来开下方子吧：广紫菀 15g，生白术 15g。本来这个人应该用苍术，但是考虑到她金失肃降，所以我们用白术。石菖蒲 20g，陈皮 15g，法半夏 20g，茯苓 15g，杏仁 15g（打），浙贝 15g（打），木蝴蝶 20g，白芷 15g，炙甘草 5g，2 剂。用这个方子一是散肺寒，疏导肺络，另外她有点表邪也要解决掉。所以要细心观察病人服药后的反应。第一个病人我们是开中，这个病人不是开中，是开上焦。张仲景讲"五脏元真通畅，人即安和"，那反过来如果五脏元真不通畅，那人就不安和，我们所做的就是判断这个不通畅的点在哪里，然后使它通畅。相对于这个病人，她的五脏元真早就没有了，她很明显的障碍是在肺上，这个方子主要的作用就是疏导肺络，在疏导的同时，还要温散，我们要稍微的敛一下肺金，我这里加了木蝴蝶，润一下肺，但是主导思想还是以温散为主。这样几剂药下去，她喉咙疼痛就可减轻了，口干、咳嗽的症状也会随之好转。然后我们再来看她的舌苔、口腔的情况，按照第一个阶段的治疗，这方面都会有改善的。接下来我们就可以敛降一下浮在上焦的火气，浮在上面的火怎么样去解决呢？我们可以用三味封髓丹，这个药郑钦安老前辈经常用，哪三味呢？砂仁，黄柏，甘草。可以再加一味木蝴蝶，最多 4 味药就够了。但前提是第一个方子起效，先把肺打开，肺寒就散了。我们去降浮火的时候，一定是沿着肺这条道路，她中下焦相对而言是没有什么问题的，主要就是阻塞在上焦，第一个方子的目的就是开肺，恢复肺的宣肃功能，为我们进一步敛虚火奠定了基础。

所以我说为什么我们要牵着病走，而不是让病牵着我们走。那为什么不上来就用三味封髓丹呢？大家注意观察病人，她还有表邪，所以浮火是走不下去的，如果硬生生走下去反而就会加重肺的问题。所以今天只能开到这里，还不一定完全妥帖，我只是提供给大家一个参考的思路，先开2剂下去，以后碰到什么问题再说。张仲景告诉我们，"观其脉证，知犯何逆，随证治之"，他也没有给我们一个定法，一个定方，看看大家还有什么问题吗？

实习医生：教授好，您加白芷是什么意思呢？

刘教授：白芷解肺寒嘛。

实习医生：老师我想请教您，从伤寒角度来看，桂枝汤基本上是一个发汗解表的方剂，但是有时候我们给病人吃了以后，就没有发汗的效果，那不发汗还能收到解表的功效吗？还是虽然没有发汗，但是表证已经减轻了？

刘教授：这个不好一概而论，表证可以有汗，也可以没汗，但是《伤寒论》告诉我们用桂枝汤解表的指征之一就是有汗。但是现在病情都很复杂，很多病人感了表邪之后又吹空调，表邪被寒邪束住了，或者发生了传变，这时我们疏散表邪的时候，有可能汗会敛住。但是用桂枝汤了，就肯定会出汗，可能微微一点汗，病人自己说不清楚，以为没有汗。

实习医生：这个病人为什么用二陈汤，她没有痰？

刘教授：她没有吐痰不等于没有痰，而且中医的"痰"和西医的"痰"我们也要辨别清楚。她肺络郁阻，肺寒闭阻了通道，津液上不去，那津液到哪里去了？一定是积起来了，虽然没有明痰，但是暗痰她一定有。而且从她的脉象来看，她的肺脉不流畅，紧中又带点滑象，这是有痰的表现，大家没事可以多去体会一下这个脉象。

实习医生：请问教授为什么方子里面不用生姜呢？

刘教授：你说为什么不用生姜？

实习医生：她本身是寒证，生姜又是温药，又止呕，还可以解表。

刘教授：这个病人目前上面还有浮火，生姜是有些燥的，尽量不用。我用白芷就不存在这个问题，反而有润的作用，我们一定要掌握好这个尺度，知道我们最想做什么。她有表证，但是不重，我们也不用桂枝，就是微微的解一下她的表证，她就不会那么恶寒了，然后就去掉白芷，换成第二个方子。

实习医生： 刘教授第二个方子里面是用炙甘草吗？炙甘草10g？

刘教授： 封髓丹里面本身就是甘草，炙甘草也可以，用5g就行了。

实习医生： 教授这里为什么用浙贝不用川贝，她的津液不足为什么不用川贝润一下？

刘教授： 川贝也可以用，贝母都有润的作用，浙贝比较便宜，川贝贵，而且很多假的，我们能用便宜药就不用贵药。另外浙贝散结的作用要远远大于川贝，这个肿瘤病人，本身就有结，浙贝完全可以解决。

实习医生： 教授，为什么不考虑是阳虚之火？

刘教授： 你问得很好，大家都知道我是"卢火神"的弟子，我为什么用潜阳丹而不用附子呢？不是我所用的方子都用附子的，大家一定要明白一点，所有的方子都是好方子，之所以到你手上不好用，那是因为你还没有理解清楚，或者说还没到用的时候，现在用附子还达不到目的。就好像吃饭，好酒好肉招待你好不好呢？那肯定好，但是你还没饿，那就达不到目的了。所以只有当你饿的时候，好酒好肉才有作用，如果你吃饱了还要吃，那就会对身体有坏处。中医要学的就是这个东西——辨证施治。辨的是什么，就辨当下该干什么，不该干什么。那么你说现在这个方不是扶阳吗？一样是扶阳啊，但是大家不要认为只有用附子才是扶阳，现在一样是扶阳。现在浮火在上面，就是因为肺窍不通，肺上有寒，火不能往下走，火不能归元。那我们通过散肺寒，疏肺络，让肺窍打开，使火往下走，然后第二步再封髓，火往下走，引火归元，阳气就往下走了，这当然也是扶阳。如果这时候用辛温的药，那温热就过了。为什么我这里连姜都不用了，因为它会起反作用，就是要把握好火候。

【编者谨按】

大概10年前，一本名为《思考中医》的书籍引发了广大中医人士对中医经典的思索，其清新隽永的行文风格，流畅而引人思索的学术观点使得此书非常畅销，一时形成了洛阳纸贵的局面。而本书的作者刘力红教授旨在通过这本书向中医界传递一个信息——回归经典。一时间研习《伤寒论》的学术清风吹遍了大江南北。通过刘教授对两个病人的讲解，我们感觉到他对中医的思考一直没有间断。

目前对于肿瘤的治疗认识，中西医渐趋一致，若出现多发转移，那就要带瘤生存，想提高患者的生存质量，未必都要手术切除。西医学的认识，正合中医整体观的指导思想。第一位病人胃癌并大网膜广泛转移，其症状特点为腹痛，呕吐，大便不通，汗多，恶寒，乏力，脉弦细。《内经》云："善诊着，察色按脉，先别阴阳。"清代医家郑钦安也提到："医学一途，不难于用药，而难于识症。亦不难于识症，而难于识阴阳。"可见对于阴阳二证的辨别直接关系到病势的走向。刘教授层层深入，揭开患者"假热"的面纱，认定此为中焦虚寒证。故以开中、温中、化浊为法，恢复其脾胃升降功能，再图固本之法，审证清晰，条理分明。

第二位病人为肺癌转移的老年女性，正气虚衰，畏寒，口干，干咳，少痰，喜温饮，舌红，少苔，用滋阴润肺的中药治疗一段时间，疗效不显，刘教授指出其阴虚肺热为假象，而寒邪束肺，肺失宣肃才为其真正病机，故应以温肺化寒为法，稍佐润肺之品，以化伏火。患者本底下元亏虚，虚火上浮，故肺脉通畅后，可予潜阳封髓之法固其根本，正合《内经》治病求本之义。关于寒热真假之辨，是辨证论治中的难点，也是仲圣在《伤寒论》中不厌其烦强调的内容。对于临床纷繁复杂的症状，除了临证悉心体会、积累经验外，只有加强对经典的学习才是提高辨证水平的捷径。

黄世沛教授查房实录

病例一

【病情介绍】

主管医生：患者黎某，女，57 岁，因"突发活动后胸痛 4 小时"于 2011 年 9 月 24 日入院。患者于当日下午游玩后出现胸骨后疼痛，反射至左肩背部及左下颌部，呈持续性，伴恶心欲吐，无烧心感，无冷汗，自服铝碳酸镁片疼痛无明显缓解，十分钟后服用心力丸及救心丹，疼痛仍无法缓解，遂到医院急诊就诊，查心电图示：ST－T 改变，考虑为冠心病心绞痛，予静滴前列地尔改善循环、果糖二磷酸钠营养心肌、舌下含服硝酸甘油温通心脉、口服阿司匹林抗血小板等治疗后症状缓解，收入病房。当夜 23：10 患者突然出现咳粉红色泡沫样痰，大汗淋漓，面色口唇苍白，继而神志不清，呼之不应，瞳孔 2mm 等大等圆，对光反射迟钝，肢体僵硬，听诊双肺满布湿啰音，血压测不到，心率 12 次/分，测心梗定量两项结果：TnI 17.82ng/mL，TnT 2161ng/mL，考虑急性心肌梗死导致心源性休克，给予阿托品 1mg、肾上腺素 1mg 静推，球囊辅助通气，予多巴胺 80mg 静滴，碳酸氢钠 50mL 静推。此后，患者心率 70～80 次/分，呈交界性，血压 100/59mmHg，生命体征稍稳定，转入 ICU 监护治疗。转入症见：神志不清，呼之不应，瞳孔直径 2mm，等大等圆，对光反射迟钝，肢体僵硬，四肢厥冷，球囊辅助通气，心电监护示：心率 19 次/分，血压 88/46mmHg，心率 70 ~ 80 次/分，呈交界性。患者既往患有 2 型糖尿病、高血压病多年，未坚持行降糖及降压治疗，血压、血糖控制不详。中医诊断：真心痛——热毒血瘀；西医诊断：胸痛待查：1. 冠心病 急性非 ST 段抬高型心肌梗死 心源性休克 心功能Ⅳ级 2. 高血压病 3 级 极高危 3. 2 型糖尿病。治疗上予血管活性药物维持血压，给予阿司匹林、波立维抗血小板聚集，低分子肝素抗凝，联合头孢硫咪及佐朋加强抗感染，果糖、门冬氨酸钾镁营养心肌，前列地尔改善心肌局部循环，奥西康保护胃黏膜防消化道出血，苁蓉通便口服液辅助通便及补液支持治疗。目前患者神志转清，所以请教授指导下一步中医中药治疗。

【查房实录】

黄教授：她现在还痛吗？

主管医生：不痛了。对答呢，她可以点头、摇头，只是现在上呼吸机，没有办法把舌头伸出来。这是我们教授过来查房，你可以点头、摇头来回答他的问题，行吗？

患者：点头。

黄教授：你现在还胸闷吗？

患者：摇头。

黄教授：胸痛吗？

患者：摇头。

黄教授：还觉得怎么不舒服，有汗出吗？

患者：摇头。

主管医生：她痛的时候会有微微的汗出。

黄教授：（诊脉）脉弦滑。这几天的大便怎么样？

主管医生：到现在还没有见大便。

黄教授：她前天进来的？

主管医生：昨天下午。

黄教授：（腹部触诊）有糖尿病吗？

主管医生：糖尿病，高血压。

黄教授：有没有发热？

主管医生：今天早上 38.4℃。

黄教授：（按病人肩部）这些地方痛不痛啊？

患者：摇头。

黄教授：四肢痛不痛？

患者：摇头。

黄教授：（按胸部）这里呢？

患者：摇头。

黄教授：我们记录的是舌苔黄腻吧？

主管医生：是的。

黄教授：她血象怎么样呢？

主管医生：白细胞 $13 \times 10^9/L$，今早刚出的结果。

【名师精析】

黄教授：患者抢救过来了，很成功，胸痛消失了。从病历上看，她的舌苔黄腻，脉弦滑，今天看不到舌象，但是脉弦肯定有，还有一点数，她昨天还有胸闷，想吐，发热 38.4℃，这很符合经方中的柴胡证："呕而发热者，小柴胡汤主之。"但是仅有小柴胡汤还不行，解决不了胸痛，她发作的时候，有心阳虚的症状，所以用小柴胡汤为底方，合上桂枝汤，就是《伤寒论》中的柴胡桂枝汤。桂枝汤有什么作用？它不仅仅有解表的作用，还有通心阳的作用，所以临床上凡是心率不正常的，心悸的，都可以用桂枝。你看《伤寒论》中心悸的用桂枝，气上冲的用桂枝，心痛、胸闷的也用桂枝，所以桂枝是不能少的。我的意见是不要太复杂，桂枝汤里有白芍，我们要去掉，为什么要去掉白芍呢？芍药性阴，不利于温心阳，尤其是对于脉数、胸闷的病人。比如《伤寒论》中的炙甘草汤，治疗脉结代、心动悸，也是没有用芍药的，所以用柴胡桂枝去芍药汤，一是能够解决她发热的情况，二是能够温通心阳。《伤寒论》第21条："太阳病，下之后，脉促胸满者，桂枝去芍药汤主之。"这是张仲景用药的规律，用于胸阳不振、表邪未解的病人，予桂枝去芍药汤解肌祛风，宣通阳气。因为她现在38.4℃，还在发热，所以柴胡的量一定要大。张仲景的小柴胡汤中柴胡用了半斤，如果按照现在的度量换算，一两等于 15.6g，那么半斤就是八两，要用到 120g，但是她分三次喝，那就相当于一次的量要 40g 左右，所以我们就把柴胡用到 45g，这个剂量看上去好像很重，其实没有问题的，临床上用起来很安全。还有半夏，我们现在的半夏都是过度炮制的，不是仲景那时用的半夏了，止呕的效果也不太好，好在小柴胡汤里有生姜，所以能够止呕。而且半夏其他的作用诸如下气、治疗咽喉肿痛的作用也已经很少了，所以半夏的量也要大一些。桂枝在柴胡桂枝汤中的用量是一两半，也就是相当于 20g，所以我们用 20g 差不多。柴胡 45g，黄芩 20g，法夏 24g，炙甘草 12g，党参 30g，桂枝 20g，大枣 15g，生姜 10g，3 剂。她怎么喝中药，通过胃管吗？

主管医生：对，通过胃管打进去。每天分 2 次。

黄教授：就这样吧。现在医院都是机器煎药了，不用说多少水了，就每天吃 2 次吧。仲景方都是 3 次的，我们就简化一点。

主管医生：我们也可以每天喂 3 次的。

黄教授：喂 3 次量就不一样了，那就得加量了。

主管医生：很多病人喝中药之后确实能够缓解症状，尤其是一些用上呼吸机的病人，用了中药以后，能明显的缩短上机时间。

黄教授：这个病人现在四肢还是温暖的，有发热，有汗出，曾经想吐，曾经有呕，胸痛，脉弦滑而数，这些都是很符合这个方证的。

病例二

【病情介绍】

主管医生：患者梁某，男，68 岁，因"反复咳嗽、咯痰、气促三十余年，加重半天"于 2011 年 9 月 9 日入院。患者三十余年前出现咳嗽、咯痰，活动后气促，曾多次就医并行治疗。本次入院当日中午突然出现发热，测体温 38.5℃，自服"感冒药"后症状缓解而入睡，醒后再次出现发热伴有恶寒、咳嗽，咯痰、痰多黏稠、色偏白、易咳出、气促、呼吸困难、胸闷、不能行走等症，遂入呼吸科治疗。入院后气促加重，端坐呼吸，口唇紫绀，全身湿冷，听诊双肺呼吸音减弱，双肺底可闻及呼气相鼾音，心音遥远，未闻及明显杂音，双下肢轻度水肿。心电监护示：HR 160 ~180 次/分，SpO$_2$ 80%，BP 140/99mmHg；血常规：WBC 29.35 × 10^9/L，NEU% 78.7%；血气组合示：PH 7.314，PO$_2$ 47.3mmHg，SBE −3.5mmol/L；胸片：肺气肿并双肺感染，双侧少量胸腔积液未排。考虑重症肺炎可能性大，不排除支气管哮喘持续状态。目前患者予面罩高流量吸氧，静推西地兰、呋塞米强心及减轻心脏负荷，甲泼尼龙解痉等处理后症状缓解不明显，转入 ICU 予呼吸机治疗。转入时症见：神清，精神疲倦，气促，端坐呼吸，口唇紫绀，冷汗淋漓，双下肢轻度水肿。诊断：中医诊断：肺胀——痰浊阻肺；西医诊断：1. 慢性阻塞性肺疾病（喘息性支气管炎急性发作）急性加重期 Ⅰ型呼吸衰竭 2. 高血压病 2 级 极高危 3. 肺源性休克。9 月 12 日，发现患者的尿是墨绿色的，就查了尿组合和中段尿培养加药敏，结果尿白细胞 3000 个/ul，红细胞数 2000 个/ul，尿液中有粪便残渣，尿培养可见尿肠球菌，考虑存在膀胱 - 直肠瘘。请肛肠科医生作肛检，于膀胱注入亚甲蓝液后肛门口见明显蓝色液体流出。后来又行肠镜检查，提示循腔进镜 15cm 处直肠见一直径 0.5cm 左右的瘘口，所以明确膀胱 - 直肠瘘诊断。9 月 20 日发现患者又多了一个瘘口。这几天尿道口只是漏了一些红色的液体，没有见大便残渣，这和他一直没有进食有关。前天给他胃管打进一些糖类的营养药，可是他腹胀得很厉害，一直捂着肚子，我们只能将其引流出来。他问题非常多，但是现在最想解决的就是腹胀和膀胱 - 直肠瘘的问题。

【查房实录】

黄教授：尿量怎么样？

主管医生：尿量根本就无法估算，因为它这里也漏，那里也漏。

黄教授：生命的体征怎么样？

主管医生：生命体征还是可以的，他偶尔会醒，有时候我们晚上给他用些镇静药，他也睡得着，早上时候我们停药他就清醒，问他时还会点头。他腹胀得很厉害。双肺感染虽说比以前好了，但还是差强人意，还不能脱呼吸机。现在主要是以肠外营养为主，糖类等肠内营养暂时不能给，如果能用中药解决他腹胀的问题，就可以给他糖类营养。

黄教授：腹胀得很厉害。

主管医生：对，他腹部很明显的胀起。

黄教授：那这个瘘怎么解决？

主管医生：他的瘘，从里面看，与肠道粘连得非常厉害。因为他40年前做过阑尾切除术，20年前做过胃大部切除术，所以他腹腔里面粘连得厉害，因此，只做了一个瘘口。

黄教授：但是你看，把这个瘘管拔除以后，瘘还是存在的吧？

主管医生：是啊。

黄教授：那以后都是很麻烦啊。

主管医生：泌尿外科医师说如果肠道的东西不从这里排出，这个膀胱瘘可能会慢慢修复。

黄教授：修复？这都是一个问题啊。

主管医生：我们现在就给他每天100mL的膀胱灌洗。

黄教授：有没有发热？

主管医生：没有明显的发热。

黄教授：没有明显的发热？

主管医生：体温36℃～37℃。又做了全腹部CT，提示盆腔没有占位性病变。

黄教授：嗯，没有肠梗阻那些？

主管医生：都没有。

黄教授：能说话吗？

主管医生：问他话可以点头。他虽然胀，但还是有排气的（指瘘管）。

黄教授：有排气，就是还有肠蠕动，是吧？

主管医生：是的，他们做瘘的医生说有排气就可以给他试一下进食，结果他进食后就胀得更厉害了。

黄教授：噢，一进食就胀得更厉害。

主管医生：他本来就胀，但他一进食之后就明显的鼓了起来。

黄教授：那喝中药有没有什么办法？

主管医生：就是想用中药来加强他的肠内蠕动。

黄教授：对啊，但是他又胀起来怎么办？

主管医生：量少一点可以试一下。

黄教授：有没有呕吐？

主管医生：因为我们都是用胃管的，没有呕。

黄教授：他现在还要插呼吸机，如果拔除了呼吸机会怎么样呢？

主管医生：他血氧就掉得很厉害了，整个人就发紫绀了，试过一次。

黄教授：那说明他的肺功能还是不行。

主管医生：对，但是已经比以前好多了，他之前报的是双肺感染，现在胸片看双肺感染已经比以前好转了一点。

黄教授：还是要把感染控制好。肺的问题要控制好。

主管医生：对，肺与大肠相表里，控制好肺，肠子的情况也会减轻。

黄教授：对，从整体来考虑。他有时候神志还是不够清楚的？

主管医生：嗯，但多数时候神志还清。我们晚上给他镇静药，让他睡觉。

黄教授：他神志不清的时候，有没有肺性脑病的表现？

主管医生：没有。

黄教授：为什么神志会这样呢？如果单纯的肺部感染怎么会有神志不清呢？

主管医生：有时给了他镇静药神志就变模糊了，但是停了镇静药还可以。

黄教授：不用镇静药可不可以呢？

主管医生：不用的话晚上就会比较烦躁。因为上着呼吸机，所以都会给一点点，但是不多。

黄教授：（诊脉）脉是沉数的。（腹部叩诊）

主管医生：今天体温是37℃。

黄教授：伸出舌头我看看（诊舌），黄厚腻苔。他有没有出汗？

主管医生：刚来的时候，9月9日，出汗很厉害，后来就没了。

黄教授：如果用中医泻下的方法治疗会不会影响那个瘘？比如加强肠蠕动的治法？

主管医生：应该不会的。因为外科建议只要排气，我们就可以给他进食。

黄教授：这个病人还是比较复杂的。

主管医生：是啊，也不知道他的瘘是怎么生出来的。

黄教授：按道理讲，如果是肠粘连，就不会造成那个瘘啊！

主管医生：我们也做过灌肠疗法，可以肯定他的瘘是比较光滑的，没有任何出血点。

黄教授：大便有没有送去检验，还有没有其他的感染？

主管医生：大便没有检验，但是尿检验是屎肠球菌，不过现在没有了。他痰培养也是正常的。

黄教授：白细胞还是高的？

主管医生：进来的时候很高，后来就下降了，有一段时间降到一万二左右，现在是一万左右。现在抗生素是用万古和头孢硫脒。

黄教授：这个病人要好好分析，那个直肠瘘的原因也不清楚，为什么会产生这个瘘，现在还不明确。患者现在生命体征平稳，不过还要上呼吸机，说明呼吸功能还是不好，肺部感染、尿路感染，有双重感染，可能时间越长就越麻烦。

主管医生：他之前还检测出了鲍曼不动杆菌，后来就没有了。

【名师精析】

黄教授：这个病人首先给我们的印象就是腹部胀满，胀得非常厉害，叩诊的时候是过清音。从中医的角度来分析，这个胀满不是痞、满、燥、实、坚，也不是大便的结实，所以应该排除大承气汤证。其次，他一直不能脱离呼吸机，一旦脱机，就会喘得很厉害，血氧饱和度迅速下降，最后出现紫绀。还有就是他的舌苔非常厚、腻、黄，不过虽然黄厚，但却不是腐苔，舌质不干，是湿润的，好像有很多水气。脉呢，沉数。沉以候里，是里证；数呢，就不一定是热了，有时候虚证也会出现数脉，当然数脉临床更多见的是虚实夹杂的病人。通过腹部叩诊、舌象、脉象来考虑，这个病人是有水邪在作怪，包括他喘，这也是有饮邪的表现，那么湿润的舌苔，水的成分非常多。我习惯从经方的角度考虑问题，我首先想到的是《金匮要略》的枳术汤，原文是："心下坚，大如盘，边如旋盘，水饮所作，枳术汤主之。"这个条文的描述就非常符合这个病人现在的情况。"心下坚","坚"就是比较硬满;"大如盘,边如旋盘",是说好像一个圆盘放在腹中,腹胀得非常厉害。这个方子非常简单,2味药,枳实七枚,白术二两,行气化饮,但是仅仅这2味药是不够的。他是9月9日进来的,现在月底了,也有二十多天了,双重感染,病人的正气明显不足,所以这个病人虚实互见,他的手脚不温,手脚是凉的。《伤寒论》第66条说:"发汗后,腹胀满者,厚朴生姜半夏甘草人参汤主之。"这个方子很好背呀,方名就把药物组成说出来了,厚朴,生姜,半夏,炙甘草,人参,这个方子就是虚实互见的时候用,尤其针对腹胀的病人。方中参不能用党参,用红参,也就是吉林参,要比党参好。枳实要重用,张仲景说七枚枳实,我就用60g。至于白术,我觉得改用苍术吧,因为有资料说汉代的白术其实是苍术,而且苍术去水的功效要比白术好,苍术25g。厚朴、生姜张仲景都用了半斤,所以也要重用。枳实60g,法夏25g,苍术25g,生姜30g,川朴20g,炙甘草12g,红参15g(另炖),3剂。方子就这样,另外可以用一些物理疗法,比如热敷腹部等等。

主管医生: 我们准备用莱菔子来热敷腹部,但是可能会比较困难。

黄教授: 可以,用来理气。

主管医生: 那每次喂多少?

黄教授: 看他能不能喝得下,能喝得下起码要大半碗,但是他腹胀又可能受不了,每次1/3吧,不要一下喂进去,频服,每次太多他就受不了。

临床医生: 这个病人很复杂,听上去他还有肠鸣音,但是一给他肠内营养液,他就胀肚子,如果中药开对了,肚子是会马上软的。

黄教授: 如果他喝了中药排气增多了,就是有效了。

临床医生: 有人遇到便秘、腹胀等经常给大承气汤,或者直接上大黄。

黄教授: 大承气汤证要符合痞、满、燥、实、坚这五个条件,这才能用大承气汤。但是这患者不燥啊,舌苔那么湿,像有水一样的,显然就不适合用大承气汤了,对吧?

【编者谨按】

黄教授对《伤寒论》的熟悉程度令后学钦佩,其条文亦是信手拈来,洋洋洒洒，看似偶然，实则是中医扎实功底的体现。第一位患者是个急性心肌梗死的病人，心梗后继发心衰、心源性休克，经西医的抢救治疗，情况基本稳定。主要见症为腹部胀满，发热，恶心，舌苔黄厚腻，水滑，脉沉数。黄教授以《伤寒论》为本，从小柴胡汤、柴胡桂枝汤、桂枝去芍药汤、炙甘草汤等角度对胸痛一类病人作出了诠释，如"呕而发热者，小柴胡汤主之"、"脉促，胸满者，桂枝去芍药汤主之"等。正因为黄教授抓住了患者的主症，才使得看似复杂的病症简单化。

第二位患者主症为腹部胀满，食后尤甚，喘，不大便，舌苔黄厚腻，水滑，脉沉数，这位患者的辨证要点在于虚实证的鉴别诊断，其腹胀、满，喘，不大便似属阳明里实，然细细推敲，却与患者其他临床表现相悖。其年岁已过古稀，多年喘病，张口抬肩，不能平卧，其正气已虚，虽舌苔黄厚，却充满津液，且脉势偏沉，此虚象已现，倘若攻伐，必生他变。黄教授同样以"经"为本，条清缕晰，娓娓道来，此病人一方面水邪为患，滥泛中焦，一方面中土羸弱，气机不畅，故生本证。诸症备矣，唯当以化饮行气之品，以解危急。

临床诊疗上，对于看似为阳明证的患者，切不可犯"一夜障目，难见泰山"之弊，法应从整体分析，再做斟酌。"不识庐山真面目，只缘身在此山中"，只有跳出思维的固圈，才能"山重水复疑无路，柳暗花明又一村"。

郝万山教授查房实录

病例一

【病情介绍】

主管医生：患者李某，女，31岁，因"反复发热、气促、咳嗽半月，再发3天"于2011年9月3日入院。患者8月中旬曾入住我科（风湿科），诊断为系统性红斑狼疮。当时她受凉之后出现发热，咳嗽，气促，家中自服一些消炎镇痛药没有缓解，入院后给予头孢哌酮舒巴坦钠、热毒宁抗感染治疗。此后，其发热，咳嗽，气促症状完全缓解，出院。此次患者再次出现发热和气促症状，体温39℃，最高可达40℃，发热时段一般以凌晨3点到早7点居多。查体，听诊双肺呼吸音粗，无明显干、湿啰音，血象提示白细胞3×10^9/L，中性粒细胞90%多。一方面考虑为肺部感染，另外也可能与应用免疫抑制剂有关。风湿方面，血沉80mm/h，C-反应蛋白110mg/L，都是比较高的。胸片提示左侧有胸腔积液。治疗方面，我们用了诺氟沙星、头孢哌酮舒巴坦钠，但是发热还是不退，考虑狼疮诱发肺部感染，同时肺部感染又加重狼疮。后来用免疫球蛋白进行了3天冲击疗法后，患者发热、气促缓解仍不是很明显。后来查体的时候，发现患者咽夹膜上有两个白色点状物，考虑为真菌感染，就应用氟康唑抗真菌，并请呼吸科会诊。呼吸科建议抗生素升级，将头孢哌酮舒巴坦钠改为哌拉西林他唑巴坦，患者咽夹膜白点消失，发热也得到控制，但是气促、咳嗽还是比较明显，痰白黏，气促十分明显，呼吸可达 30 次/分，血培养、药敏没有发现什么致病菌。9 月 13 日，我们用甲强龙 1000mg 冲击疗法治疗 3 天，症状改善，患者不再发热。血分析白细胞在两千至三千之间，中性粒细胞百分比较前变化不大。风湿方面炎症因子、C－反应蛋白和血沉都在下降。床边胸片提示感染较前变化不大，符合狼疮性肺炎改变。陈纪藩老教授查房时认为这个病人经过长时间的抗感染治疗仍然气促明显，呼吸困难，考虑存在肺动脉高压可能。后来查床边彩超确实证明了这一点，所以我们调整了治疗方案，用了前列地尔、西地那非降肺动脉压。

患者咳嗽、气喘明显，少痰，皮肤温度不是很高，精神状况差，饮食差，舌淡，苔薄白，脉细数。我们开始考虑为外感发热，用小柴胡汤酌加降气化痰之品，后来廖世煌老教授开的方是以降气化痰为主。再后来还用过葶苈大枣泻肺汤和温胆汤，此后又应用了激素冲击疗法，考虑有伤阴之弊，于是又用了知柏地黄汤加降气化痰之品。因病情较重，建议患者转至 ICU 治疗，但是家属拒绝，坚持在这里治疗。

主任医师：针对病人狼疮的治疗方案，从入院到现在我们是以西医为主；针对病人发热、气促，和激素冲击疗法的情况，我们用中药辅助治疗。该患者诊断为狼疮肺和肺动脉高压合并肺部感染。经过治疗，患者感染得到了有效的控制，但是气促非常明显，病人也很疲惫，每次咳嗽的时候都会出现低氧血症。长期吸氧导致病人口唇、鼻腔干燥破溃结痂。目前患者气促、咳嗽、少痰、憋闷等问题比较突出。我们想针对她气促和低氧血症的情况用中药进行治疗。

【查房实录】

郝教授：你觉得嗓子痒吗？

患者：不痒。

郝教授：就是憋闷？

患者：嗯，太累了，根本就睡不好觉，也躺不平。

郝教授：怕风吹吗？

患者：不怕。

郝教授：怕冷吗？

患者：不怕。

郝教授：你就这样伸出舌头让我看一下啊。不用摘面罩，就这样子可以了……好的，好好休息。

病例二

【病情介绍】

主管医生：患者洪某，男，48 岁，因"反复发作四肢多关节疼痛，加重 1 月"于 2011 年 9 月 6 日入院。患者 16 年前发现痛风，呈发作性双踝足趾及手腕掌指关节、跖趾关节肿痛，不规则服用别嘌醇治疗。2 年前症状逐渐加重，自行服用强的松治疗，症状可缓解。今年 8 月行关节 MRI 及关节镜检查，确诊为痛风性关节炎。予痛风定，碳酸氢钠片，强的松等药物治疗，症状未见好转。出院后外院继续治疗，予消炎止痛等方式对症处理，症状稍微缓解。今年开始，每逢阴雨天，患者关节肿痛加剧，并累及双肘、双肩关节，发作时伴发热，最高体温达 39.4℃，影响正常步行，无晨僵，无口腔溃疡，没有过敏现象。既往有糖尿病史 1 年，平时血糖控制在 6mmol/L 左右，具体用药不详。患者胃溃疡病史多年，8 月 21 日再次出现胃溃疡。母亲有痛风病史。入院相关检查结果示：白细胞 1.1×10^9/L；风湿四项中 C - 反应蛋白 247mg/L，红细胞沉降率 120mm/h；贫血四项中血清铁 3.7umol/L，血尿酸 542umol/L；B 超示：右肾多发小结石，右肾囊肿，轻度脂肪肝，胆囊息肉；X 线报告：结合临床表现符合双手、双膝关节痛风性关节炎，并合并痛风石。中医诊断：痹症——寒湿凝滞；西医诊断：1. 痛风性关节炎 2. 2 型糖尿病 3. 肾囊肿 4. 脂肪肝 5. 胆囊息肉。治疗予前列地尔改善循环、依托考昔消炎止痛、别嘌醇抑制尿酸形成、碳酸氢钠碱化尿液、奥美拉唑保护胃黏膜、多糖铁复合物胶囊补铁改善贫血、甲泼尼龙抗炎等。中成药使用参附针温阳，中医汤剂治以祛风散寒，通络止痛为主。现患者卧床，无法行走，周身关节疼痛，以足背为甚，喜冷食，但食后腹部不适，尿频，尿急，尿痛，舌质紫暗，苔白脉细。

临床医生：这个病人主要问题是痛风一直不能缓解。经过治疗后，六部分关节疼痛虽然有所减轻，但双膝疼痛仍严重，步行困难。

【查房实录】

患者：医生好，我膝关节损伤。

郝教授：你现在还吃海鲜之类食物吗？

患者：现在不吃了，吃不了。

郝教授：喝啤酒吗？

患者：以前喝，现在不喝了，两三个月没喝了。

郝教授：我看看你舌头（诊舌）。手指疼过没有？

患者：疼呀，疼起来受不了。

郝教授：脚趾呢？脚疼过吗？

患者：疼，左脚第 2 趾，左脚的第 3 趾也疼。

郝教授：给你把把脉（诊脉）。怕风、怕冷吗？

患者：痛的时候怕，老毛病了，痛了十多年了，但是不疼的时候就不怕，以前还好，这几年特别严重。

郝教授：出汗多吗？

患者：汗倒不多。现在没有那么多运动了，以前运动的时候比较多。

郝教授：好的，我和大夫们再讨论讨论，好好休息！

【名师精析】

郝教授：这些病都是不太好治疗的，因为除了他们的身体因素外，还有心理的因素，所以是心、身都存在问题，刚才医生都讲得很清楚。第一位病人，她的问题就是呼吸急促。她现在已经不发热了。当初她发热咳嗽的时候是在凌晨吧？

主管医生：她发热是凌晨 3 点到早上 7 点左右，发热的时候会伴有寒战，而且会有气促，咳嗽和痰是一直都有的。

郝教授：她的脉是弦，细，滑，数的。舌偏瘦，舌质红，少苔。从正邪胜负角度来看，她是肺部气、阴两伤，所以我想治则应该是益气阴、祛风邪、宽胸畅气。在这里我们还要注意疏解少阳，因为凌晨这个时间是少阳阳气生发的时候，她每每在这个时候症状发作，虽然现在不发热了，但是还是要调达少阳枢机。你们注意过她平时的情绪吗？

主管医生：她前些时候还会稳定地接受我们的治疗，但是最近烦躁，情绪有些不稳定。

郝教授：要加强心理方面的疏导，治法上我想应该是益气阴、和少阳、畅气机、祛风邪。这样调节看一看，看能不能缓解她的胸闷憋气。益气阴就用生脉饮，你们这里参用生晒参还是西洋参？

主管医生：生晒参也有，西洋参也有。

郝教授：就用西洋参。西洋参 5g，麦冬 15g，五味子 6g。五味子这味药，它起收敛作用的成分主要在籽里，药方的五味子经常不捣碎，所以常常煮完了，成分还出不来，因此最好能够打碎。我还要选用四逆散，但是因为她胸闷，我们要宣畅气机就不能用芍药，所以还得做些加减，柴胡10g，桔梗 10g，杏仁 10g，黄芩 10g，桂枝 10g，桂枝在这里是起通阳的作用；乌梅 10g，防风 8g，荆芥 8g，蝉衣 8g，这些祛风药也有宣通气机的作用，使邪有出路；再加陈皮 10g，炙甘草 6g。就这样用，试试看。

第二位病人，痛风结节已经有很长时间了，大小关节都有侵害，主要病变在四肢，我还是想用桂枝汤。桂枝 10g，白芍 30g，赤芍 15g。久病入络，这个病非常的顽固，所以要用活血药，莪术 10g，因为莪术有破气的作用，有些病人吃了以后会觉得乏力，所以要配合炒白术。炒白术 10g，鸡血藤 30g，川牛膝 10g，桑枝 30g。化瘀止痛常用什么药？

主管医生：化瘀止痛可以用些虫类的药物，如果不是很重，可以用些像丹皮，赤芍，鸡血藤这些药。

郝教授：虫类的药物可以，全蝎 10g，蜈蚣 1 条。你看他关节不红，有结节，肿胀，病情很顽固，可以加一点化痰的药，配合温胆汤，陈皮10g，法半夏 10g，茯苓 20g，吴茱萸 10g，枳实 10g，炙甘草 10g，用浙贝散结，浙贝 10g。基本思路是通络活血化浊。试试看。我们大家都了解，这个病非常的缠绵难愈，不像其他疾病吃 1 个星期药就有明显效果，这个不可能，我的想法只是供大家参考。

《内经》早就说过："善治者治皮毛，其次治肌肤，其次治筋骨，其次治六腑，其次治五脏，治五脏者，半死半生也。"这些病人，最开始的时候可能就是很简单的感冒，或者就是生活起居方式不合理，最后到了这个地步，入了筋骨了，入六腑了，入五脏了。像狼疮这些，就是入了五脏了，那真是半生半死。我们医生能做的，就是在某种程度上缓解症状，延长生命。

可是我们很多同学呢，觉得很多病都治不好，就对医学丧失了信心。其实是这样的，你只要缓解了他的病情，延长了生存时间，提高了他的生活质量，或者说使他活的有尊严，这就很好了。真正病入五脏的，很难彻底治愈，所以要冷静地对待医学，医学不是万能的。我的想法只是参考，因为我在风湿病的领域接触的不是太多。

主管医生：郝教授，桂枝汤里面生姜、大枣在什么时候使用呢？

郝教授：在患者脾胃功能还不是太好的时候就常用点姜枣。生姜这个药善治肌肉疼痛，治关节疼痛效果不好。在美国的时候，很多人运动过后，肌酸排泄比较慢，整个肌肉就会疼痛，我就用大量生姜煮水给他们喝，在《伤寒论》中有一个方子："发汗后，身疼痛，脉沉迟者，桂枝加芍药生姜各一两人参三两新加汤主之。"这个方子很有意思，因为在桂枝汤中生姜的用量是三两，这里却要再加上一两，为什么？生姜是引药达表的，可以走表，用了补气养血的药物之后，可以把药物作用延长到肌表，事实上生姜本身是可以促进肌酸代谢的，从而达到缓解肌肉疼痛的作用。这个人是关节痛，而且得病时间非常久，是瘀血阻滞，所以就不用生姜，如果有肌肉痛，就加生姜。大枣是比较滋腻的，我们在瘀滞痰阻较为严重的情况下，就不能再用甘缓的药物。

主管医生：我们看经方的时候，发现张仲景的很多方子都有姜枣，临床上有些教授喜欢加，有些教授不喜欢加。通过您的解答，我们就知道了在痛风病人身上就不能用。那么外感病和内伤杂病在什么情况下用姜、枣比较好？其疗效又如何评价？

郝教授：一般来说，病机单一的，我们就用单一的方子。单纯的"感冒病"，证属营卫不和的，我们就用桂枝汤，不用其他太复杂的药物。如果针对病机复杂的病人，我们就用多个方子，或者把多个药组合起来应用。临床上的病人多数都是病机复杂，像这个痛风的病人，既有痰，又有瘀，痰瘀胶着，这就要多个方子组合起来，所以药就特别多。在药多的情况下，一些可用可不用的药物就尽量不用，在这种情况下，像生姜呀、大枣呀、就可以不用。除非是他肌肉疼痛，或者是胃虚水停，这就必须用生姜来温胃化饮。除了这些特殊治疗作用外，用来调和脾胃的时候就尽量不用了，否则方子药味太多，这是我用方的一个原则。有些医生觉得生姜、大枣是保护脾胃的，因为中药毕竟会对胃有些刺激，所以为了调护脾胃，什么方子都用生姜、大枣，但我在多数情况下，就会使用一个炙甘草，为什么呢？因为炙甘草作用温和，使药物持续时间延长。我们治的都是慢性病，如果生姜、大枣在治疗上不能使药物直接发挥作用，为了使药味精简，我就不用了。

主管医生：那什么时候用炙甘草，什么时候用生甘草呢？

郝教授：生甘草偏于清热解毒，所以在《伤寒论》里面用它来清解阴经的毒热，如足少阴肾经阴虚火旺，或者足少阴肾经被毒热邪气所扰而出现咽喉疼痛等。在后世，凡是存在感染或脓性灶的情况都用大量的生甘草，现在由于人们注意卫生了，饮食生活条件比较好了。像痈、疖这样的化脓性、感染性的病灶都比较少了，在过去，这些情况都比较多，在没有抗生素的情况下，往往这些痈、疮、疽、疖就会导致败血症的发生。会阴部的组织是非常松软的，如果这个地方发生脓肿，叫蜂窝组织炎也罢，叫疽也罢，叫痈也罢，中医统称为"海底发"，就可以用大剂量生甘草熬成膏来吃，这种膏也叫"国老膏"，所以生甘草是善于清解阴经热毒的。炙甘草呢，是个甘缓的药，有时候甘缓的作用不仅仅能够保护脾胃，减少药物对脾胃的伤害，它有的时候也可以起到治疗的作用。

我们中医的研究生教育是从 1978 年开始的。在 1977 年以前，中医教育没有任何学位，包括以前毕业的中医院校毕业生，没有学士学位，更没有研究生学位。1978 年开展研究生教育之初，当时我们学校有一个中医界的老前辈叫任应秋，他招研究生，在第一届研究生面试的时候，他提了这样一个问题：十枣汤中哪一个是君药？学生想了想，十枣汤是治疗悬饮的，悬饮就相当于我们现在的胸腔积液。十枣汤里面芫花、甘遂、大戟都是泻下逐水的，不能这三个药都是君药吧。可是它叫"十枣汤"，大枣本身不治水，总不能说大枣是君药吧？犹豫了一两分钟，这道题他放弃了，没答。我在那里做记录，我也迷糊了，以前没想过这个问题。在结束的时候我就问老师："您这个标准答案是什么啊？"老师说："你回去看书嘛。"我说："老师，您让我看什么书啊？"老师说："看《史记》。"我说："《史记》哪有医学的东西啊？那么多篇我该看哪一篇啊？"他让我看《淮阴侯列传》，就是《韩信传》。《韩信传》我过去是看过的，里面没有医学的资料啊。我回去就翻，韩信为刘邦打天下，立下汗马功劳，功高盖主，所以刘邦做皇帝之后就对他不信任了，就找了个借口把他软禁起来，但一开始的时候并没有杀他，从容地找他聊天。聊什么呢？这个将军本事多大。那个将军本事多大。有一天刘邦问韩信，说："你看我能带多少兵？"韩信说："陛下不过能将十万。"刘邦说："汝今如何？"韩信说了句著名的话："臣多多而益善耳。"我带兵越多越好，那刘邦看了就笑了，"你小子这么大本事，你怎么被我抓起来了"。结果韩信后面说了一句话："臣只是善于将兵，陛下不能将兵，而善将将。"当时我突然想到十枣汤，芫花、甘遂、大戟泻下逐水，攻城陷阵，相当于将军，可是让它们治疗什么地方的水呢？治疗胸膈中的水饮，这个水要通过胸膜吸收，通过血液循环，而芫花、甘遂、大戟是通过利大小便的方式来实现泻下逐水的，然后通过肠壁的分泌进入肠道、通过肾的分泌进入泌尿道，如果只用芫花、甘遂、大戟的话，那恐怕一两个小时就都拉出去了，胸腔的积液根本就来不及吸收，来不及进入消化道、进入泌尿道，根本就排不出去。使用十枚大枣煮汤，这就具有甘缓的作用，从而驾驭这些药物，使药物作用温和，药效持续时间延长。所以用完之后，药物持续的时间才长久，这样才能达到泻胸膈积液的效果。

所以有的时候我们看这个甘缓的药，以为它没有什么作用，就是保护胃，就是制约药物的毒性，其实不是这样的，它有驾驭整个方子的作用，有"将将之能"。你想想那个调味承气汤，大黄、芒硝如果不配上炙甘草，两三个小时就泻下去了。可是调味承气汤是干什么的呢？是泻热的，不是通便的，加上炙甘草后，七八个小时才能够拉出去。芒硝这个药，是硫酸钠，硫酸根的离子溶于水，进入消化道，是不被肠壁所吸收的，就在肠中形成高渗状态，刺激肠壁分泌大量液体，于是就把我们体内的毒热、毒素通过肠壁分泌入肠道。如果只用大黄，芒硝，那就达不到通过肠壁排出体内毒热、毒素的效果。但加入炙甘草就不同了，药物作用和缓，药效作用时间延长，能够达到泻热效果。

至于桃核承气汤也是这样，因此，我们想提高大承气汤泻热排毒的作用，不是提高大黄的量，也不是加芒硝，就加一味炙甘草。"金元四大家"之一刘完素有一本书叫《宣明论方》，他有个方子叫三一承气汤，就是把三个承气汤合起来，也就是在大承气汤里头加了一味甘草，就提高了它的泻热效果，它可以治疗体内各种痈肿、疮疡毒热内盛的情况。但是这个方子特别有意思，还加了一味生姜，生姜加在这里的作用是保护脾胃，所以我们的老祖先想得是非常周到的。我有时候开方子，后面都加一味生姜，不仅仅是保护脾胃的问题，它还有治疗的作用。

从这件事我联想到，真正的老师，给你的是一种思路，不是直接告诉你答案。所以任应秋老师让我去看《史记》，看我能不能够举一反三，触类旁通。这给我留下了极深的印象。有些东西我们的教材并没有讲出来，像十枣汤，为什么用大枣作为君药？再联想《伤寒论》的大陷胸丸，大黄、芒硝、甘遂、葶苈子、杏仁、泻热逐水，可是它泻什么地方的水热？胸膈间的邪热水气，类似于我们今天的急性肺水肿，急性渗出性胸膜炎，那是直下肠胃的药，如果你不用甘缓的药驾驭它，就达不到泻上部水热邪气的效果。但是不可以用炙甘草，因为这里有甘遂了，这是"十八反"，所以用白蜜，用这样甘缓的药物来驾驭整个方子，使得药物作用和缓，药效时间长。

我们刚毕业的同学觉得中医非常简单，不就是气血阴阳，痰饮水湿，表里这些吗？是气郁的我就用柴胡，枳壳；是气虚的我就用党参，黄芪；是血虚的我就用当归，芍药；是血瘀的我就用桃仁，红花……我什么病不会看呢？其实不是那样的，很多方子里面的配伍很精妙，我们现在并没有讲出它们之间的奥妙关系。初上临床的时候我们要借鉴成方，验方，效方，而不是像我们想象的，随便组织几个药，生硬的套上病机。现在很多人看病就是按照病机往上套，肝郁的我就用哪味药，血虚的我用哪味药，脾虚的我用哪味药，湿胜的我用哪些药，这样组成的方子，虽然写病历丝丝入扣，但是用上去却没有疗效，什么原因？没有把握好复杂的多种药物组合起来之间奥妙的关系。所以初上临床一定要借鉴成方、验方、效方，多个方子组合起来用，就能够提高疗效。这就是我特别推崇经方的缘故。

有的方子就是一个药组，药味不多，组织起来用效果很好。我们中医走的道路是什么啊？由单味药的应用衍化出复方的用药。西医走的道路是什么啊？是从单味的植物、动物、矿物中提取单体，它的好处是什么？结构清楚，药代动力学明确，对致病微生物作用于人体的部位非常清楚。我们远古人来到地球上，他们不是靠化验分析的方式来认识这些植物、动物和矿物对我们健康的影响，他们就是靠自己的眼、耳、鼻、舌、身、意去感受、去体会。比如有些东西是甘美的，性味平和，吃了以后可以增加力气，他们就会告诉子孙后代，这些东西可以吃。如果这些东西味道不好，但是饿极了，也得吃点，吃了以后就会肚子痛，拉肚子，他们就告诉子孙后代，这些东西不能吃。或者有一天突然肚子又胀又痛，还不排气，不排便，吃了一种东西之后大便就通了，而且肚子也不胀、不痛了，他们就告诉子孙这个东西平时不能当饭吃，只有遇到腹部胀满不通的时候才可以吃，而且不可以多吃，吃一点就可以了。所以这是靠人体经过几千年验证的结果。

很多年前，我在东欧的捷克布拉格讲课，一个医生带着一个病人来找我，那个病人是霉菌性阴道炎。我说："这个不要找中医看啊，制霉菌素就有很好的效果，内服、外用都可以。"结果那个病人笑了："我就是布拉格制药厂制霉素车间的技术人员，我得的这个霉菌性阴道炎，是在我们车间都能存活的"。事实上所有的抗霉菌药对她都没有效。我本来是不看妇科的，但是根据她的症状，我硬着头皮开了一个清利下焦湿热的口服方子，又开了一个外洗的方子。我在那里就讲1周的课，然后我就走了。第二年春天我又去了，那个医生又带了一个病人来找我。她说："你上次的药，病人用了1个月就痊愈了。"我很好奇，心想这么重的霉菌感染在中国都很少见，我居然治好了她的病。那个病人还把我的药推荐给全工作车间的同事用，结果大家用后都痊愈了，后来她们还组织了全厂的技术力量和国家药学研究专家来破解我的方子，看看到底是什么成分发挥了作用。我当时有点紧张，她们真要是从我的方子中找出什么东西来，从而发明创造出一种西药，那我们中医就会显得有点尴尬。结果她们一无所获，那个医生对我说："你的药成分太复杂了，有很多都是我们闻所未闻、见所未见的东西。"她紧接着又问："你们中国人都会打拳是吗?"我不知道她为什么问这个，我就说："也不全是。"她说："你们有一种迷踪拳是吧？"我听了直想笑，心想迷踪拳哪里是拳啊！这是金庸老师小说里面的。她说："我们西方也有拳击，直拳，勾拳，鞭拳，甩拳，这四种拳路都各有各的变数，有招有式的，但是你们迷踪拳无招无式。"我说："对呀！"她接着说："我们这四种拳一旦你防不住，就会被打倒，但是如果找到了防守的方式，就不会被击败。但你们中国的迷踪拳，无招无式，防不胜防。你们的中药就像迷踪拳，我们的西药就像西方的拳击，全世界平均10年才能发明一种新的抗生素，但这种抗生素用于临床不到两年就有耐药菌产生。我一直担心，照这样子的速度发展下去，总会有一天，我们的抗生素武器库会再也对付不了一代又一代的致病微生物，那时才是我们人类灾难真正到来的时候。"我陷入沉思，她的推理是非常有道理的。但是她接着说："现在我不用担心了，因为世界上还有中国，还有那么多成分复杂的中药，即使用最高端的科技手段都搞不清楚它的成分，那么细菌、微生物自然更是搞不清它的成分，那就永远都不会耐药。"我不由得联想到我们的饮食，不也是由单味的食物上升到多味食物组成的色香味俱全的菜肴吗？所以我看每一个方子就联想到每一道菜。如果你叫现在的人不要再吃那个菜了，而是把蔬菜里面的各种营养素提取出来，叫他吃，他准不干！可是，西医学在很大程度上都是走的这个路子。

　　我们学习中药，学习方剂，还是要老老实实地继承祖先用了几千年的经验，这些都是通过人身上的实验，得出的一个个方子，所以这是经典，这是经方。

　　主管医生：随着临床实践的不断磨砺，我越来越觉得经方的魅力真的很大。我们刚从学校出来的时候还比较肤浅，而深入临床用多之后真的觉得经方药简，药效强。我们要提高对经方的认识，还是要向老教授来学习，跟师学习最能启发经方的运用，老师点拨一下就能少走很多弯路。今天讲到炙甘草、大枣、生姜这些常用药，经郝教授点拨我们又有了一个新的认识，受益匪浅。

　　主任医师：我们风湿病科建科才2年，现在正逐渐走上正轨，我们觉得也并不容易，这其中经历了许多曲折、困惑。随着临床诊疗的深入，我们越来越觉得仲景的方药是能够解决临床上的疑难杂症的，我们不能总是用激素、消炎镇痛药、免疫抑制剂，这些并不能完全解决问题。就像 21 床，我昨天听说郝教授要来这里查房，那这个病人一定要请郝教授看一看。因为我们的治疗用了很多西药，虽然实验室指标有所改善，但是病人精神状态并没有好转，而且喘促症状也没有明显改善，所以这时就应该发挥中医的优势，多用中医想想办法。这个病人前几天一直不愿意服中药，她总是说胃不舒服，主要还是她个人状态比较差。

郝教授：你们这里有浓缩的中药颗粒吗？

主管医生：我们医院没有。

郝教授：那个颗粒剂比较容易喝，一冲就可以了。

主任医师：那是比较方便，不过我们医院还是认为传统的方式方法比较好。至于颗粒剂可能将来会引进吧。

主管医生：郝教授请问一下，中药煎煮讲究文火、武火，煎煮的时候药物之间会发生一些反应。颗粒是开水那么泡出来的，就算水温是 100℃，但不知道还会不会发生反应？

郝教授：有一些是有的，有的效果不理想。

主任医师：等一下把药抓出来，煎好后给病人服用，如果病人喝不下，就每次少一点，多分几次服用。

郝教授：对，一次少吃点，饭后半个小时到 1 个小时之间给一次，每天可以分 3~4 次服用，少少予之。

有一个病例，这是个女孩子，10 岁，她是去年去世的。她出生在美国缅因州，生下来的时候两条腿是并在一起的，只是腿，脚没有，医生诊断为美人鱼综合征，认为这个孩子活不长的，父母没有放弃，不管什么畸形都要把她治好。这个孩子到 7 岁的时候已经做了 150 多次手术了，包括两次肾移植，器官再造等等。这个孩子只有一个右肾，并且是个不完整的肾，只有 1/4，没有膀胱，没有尿道，没有子宫，没有阴道，没有直肠，没有肛门，有一个残缺不全的卵巢。现在医学研究，这些器官的缺失可能与胚胎发育过程中基因片段的异常有关，所以中医经典著作中的任何一句话，一个结论都够现在的科学家研究一辈子的。这个孩子的父母采用的器官再造、器官移植的方式哺育这个孩子，可怜天下父母心啊！这个孩子一直靠大剂量的激素维持，到了上学的年龄，她怎么上学呢？走不了路，父母为她准备了一个滑板，她就滑着滑板去上学，她非常的乐观，坚强，成了很多美国孩子心目中的偶像。后来她得了感冒，并发重症肺炎，去世了。通过这个事例，我在想，中医说肾主生长发育，主生殖，主骨，司二便。她缺失了这些功能，所以她骨骼发育异常，没有子宫，没有尿道，没有膀胱，没有直肠，没有肛门。

　　恐伤肾，在现实生活中有很多实例。1999年9月21日，"921"台湾大地震，造成了很大的伤亡，2000年我到台湾讲学的时候，我对我的老朋友说："我想到地震中心看一看。"他们就把我带到南投县的山里，我们住在用木板搭成的两层的房子里，那里原来三面是河，河的对面是山，山体滑坡后，把河填没了。房东跟我说："郝教授，去年地震前我们买了一群土鸡，现在地震后快一年了，这些鸡都没有长个子，还是那个半大的样子，也没有下蛋，过去我们喂半年就下蛋的，你说是怎么回事？"我说："从中医理论来讲，这是因为'恐伤肾'，肾主生殖，肾主生长发育，这些鸡都被山崩地裂，地动山摇给吓坏了，它们的'肾'被伤到了，所以它们不长个子了，不下蛋了。"房东说："要不把它杀了吃了？"我说："你们好好养着，我回北京后给你们寄些补肾的药过来，看看能不能长。"后来我就寄了些六味地黄丸过去，叫他们把丸药碾碎，放在饲料里。后来他们电话告诉我，说半年后鸡就下蛋了，虽然个子没有长起来。我也很高兴，这就是中医理论在日常生活中起到的神奇的作用。

　　有一次我太太在厅里看电视，突然喊我快来看。我到厅里一看，是一则新闻，说的是美国佛罗里达州一个猪场的猪仔被突如其来的龙卷风卷到了空中，播音员说："仰望高空，一群猪仔在空中飞舞。"于是把它们叫"飞猪"。播音员接着说："这些猪仔被风卷到了几里外的地方，但是摔死的并不多。"后来人们把没有摔死的猪仔收集起来，陆续交还给了养猪场。可是从此之后一件奇怪的事情就发生了，这些"大难不死"的猪仔，都不长个子了，也没有一只发情生小猪。这样一件在美国看似非常奇怪的事情，其实用中医"恐伤肾"的理论是非常好解释的。而肾又主生殖，当然这些猪长不大，也不能生小猪了。猪是世世代代在陆地上行走的，哪感受过在空中飞舞的感觉啊？这些尚未成年的猪哪受得了这种惊吓呢？可惜播音员没有说这个猪场的具体位置，要知道具体位置的话，我也让它们吃吃六味地黄丸试试看。

有一次我在门诊，一个妈妈带着一个看似十二三岁的小女孩找我看病。为什么我说看似十二三岁呢？因为她胸部平平的，没有发育，骨架也小，身体单薄。结果当我问她年龄的时候，她说是26岁。后来我跟那个孩子说："你暂时出去一下。"我问她妈："这个孩子小时候是你带的吗？"她妈潸然泪下，泣不成声，对我说："郝大夫，这是我一生的遗憾。"原来她是个电影演员，工作非常忙，经常拍戏，有时连饭都顾不上吃，孩子又小，她就把孩子放到亲戚家里。结果这个亲戚家是个暴力家庭，夫妻俩经常吵架，甚至还大打出手，所以孩子从小就受了惊吓，影响了发育，个子也长不高了。虽然后来用了很多补肾的药，但是并未见效。她26岁，从来没有来过月经，情绪也很低落。所以精神、情志因素对人的生长发育是有着很大的影响的，我们老祖宗在《内经》中早就说得清清楚楚了，现在很多人用现代科学的角度来阐释《内经》中的观点，越来越发现它的科学性与实用性。不过也有一些人用现代的观点分析《内经》，都已经走样了。好了，就到这里。谢谢大家！

【编者谨按】

第一个患者，症见高热，以3~7时发作明显，发热时伴寒战，气促，咳嗽，少痰，胸闷，脉弦细，滑数，舌红，少苔。患者反复发作性高热半月余，首先应明确其病因，反复发热，六经证皆可见到，然发热类型却截然不同。太阳病见于发热恶寒，头项强痛，可见诸多表证未解之象；少阳病见于寒热往来，休作有时，可伴见口苦、咽干、目眩等症；阳明病初得，亦可见短暂恶寒，随即转为热证；三阴病之恶寒，乃机体阳气不足，温煦失司，可见手足不温，大便稀溏，喜温喜暖等见症。仅恶寒一证，《伤寒论》便法度森严，但正是这分明的层次，才使得后人能够"循仲圣之所集"，而"思过半矣"。郝教授对《伤寒论》的时间医学有着独到的认识，他提到的"七天节律规律"不仅在医学界，就是在人们日常生产生活中也是数见不鲜而又易被人们忽略的。对于这个病人，郝教授抓住患者发病的时间段为3~7时，认为少阳阳气被郁，不得升发，故确立治则，一方面益气阴，祛风邪，宽胸畅气；一方面和少阳，畅气机。拟方小柴胡汤合四逆散加减。

　　第二个患者，属于痹证范畴，主要症状为周身关节疼痛，无法行走，阴雨天加重，发热，尿频，尿急，尿痛，舌质紫暗，苔白脉细。《内经》云，"风寒湿三气杂至，合而为痹"，患者阴雨天疼痛加重，均说明体内寒邪为患，故在治疗上，应予散寒除湿为主，但病人寒湿之邪留恋体内，日久化热，单纯温补又有闭门留寇之弊，故还要化浊。因久病入络，故佐以活血之品。从郝教授选方桂枝汤加减来看，还是要以调和营卫、化瘀通络为主，此患者湿、热、瘀、寒俱备，邪已入脏，病情反复，难以速效，故郝教授的治疗目的仅在于缓解患者症状，提高生活质量。

赖荣年教授查房实录

病例一

【病情介绍】

主管医生：患者张某，女，27岁，因"停经2个月，阴道不规则出血3天伴血块"于2011年9月10日入院。她平素的月经是比较规律的，一般经期是6~7天，周期为30天。她在9月7日的时候是出现了阴道的不规则出血，量比平时月经量多，还伴血块，到急诊就诊。当时急诊给她查的尿MT是阳性的；血HCG是4600nmol/L。给予黄体酮肌注止血。9月9日她再返院复查，血HCG为7000nmol/L；B超显示：宫内妊娠6^+周，未见胎心搏动，宫腔大量积液。她阴道流血一直没有控制好，仍然在流。目前她没有肚子痛，也没有其他不舒服。

赖教授：那她怎么治疗的？

主管医生：现在我们就给她用中药，都是以补肾健脾的方法来治疗。

赖教授：治多久了？

主管医生：从9月10日到现在，11天了。

赖教授：好的，我们去看一下。

【查房实录】

主管医生：你好，这位是赖教授。

赖教授：你好，你好，来帮你看一下。（患者起身）……不用，你躺着就行了，躺着舒服就好。现在怀孕了？

主管医生：入院诊断我们给她下的是胎漏，辨证是肾虚。给予黄体酮治疗，还有吸氧，辅助中药。后来查她的黄体酮还好，相当于三十多岁的，就停掉了黄体酮。中药主要是以寿胎丸加减为主，寿胎丸加上白术、黄芪、旱莲草。9月11日中午11点40分，患者出现了阴道不规则出血，而且伴有血块排出。但是她排出来之后血就止了。我们把排出物送检，病理回复没有看到异样组织，还是维持原来的方案安胎治疗。9月20日下午4点，她再次出现了阴道出血，这次出血量比较多，大概有200mL，而且有大量的血块，有两到三大块血块排出，和9月11日的情况一样，同样也是排出血块后出血就止住了。9月13日，患者中药还是以寿胎丸加减，但是加大了补肾的力度，主要是温肾为主，还佐以理气的药，加了海螵蛸、红参、陈皮。患者从9月13日服药到现在，阴道出血是逐渐减少的。上个星期给她复查了B超，提示宫内妊娠6$^+$周，看到胎心搏动。而前一段的B超检查是没有看到胎心搏动的，但是她宫腔有大量积液。

赖教授：这个积液是慢慢多起来的。

主管医生：是慢慢多起来的。从上一次9月13日阴道出血到现在，出血量已经逐渐减少了。

赖教授：积液是在骨盆腔里面还是在哪里？

主管医生：在宫腔里面。

赖教授：你过去的月经前后有什么不舒服？比如说痛经？

患者：有一点点。就第一天有些不舒服，第二天就没事了。

赖教授：会乳房胀或者长青春痘、腰酸或者下坠？

患者：没有的。

赖教授：那下肢会不会水肿？

患者：也没有。

赖教授：平常工作的时候会不会比较容易劳累，需要躺一下？

患者：需要，因为我每天的工作都是站着的。回家都是先躺一下再做晚饭的。

赖教授：（诊脉）她的脉还是比较沉的。舌头我看一下好吗？（诊舌）好，我可以检查一下肚子吗？（腹部触诊）有一点胀气，会不会不舒服？

患者：吃饱饭就觉得胀痛，但是不吃也不舒服。

赖教授：吃饱饭哪里胀痛？

患者：就胸口这里，这里胀痛。

赖教授：那下腹有什么不舒服？

患者：没有。

赖教授：（腹部触诊）我现在压也没有不舒服吗？

患者：没有。

赖教授：这两三天是不是出血越来越少？

患者：是啊，就一点淡黑色的，好像咖啡色，一点点了。

赖教授：那你有没有经常犯困或是恶心、呕吐？

患者：困倒没有，前几天有点恶心，没有呕吐。

赖教授：这是第几胎？

患者：第二胎。

赖教授：那前一胎现在多大了？

患者：2岁。

赖教授：前一胎也会这样吗？

患者：没有，前一胎挺好的。

赖教授：这一段时间会不会很疲倦？

患者：不觉得，天天睡觉，还好吧。

赖教授：你吃饭肚子会胀，可能要少吃一点。

患者：但是少吃又饿，饿了又不舒服。

赖教授：那排便都还好吗？

患者：很好，很正常。

赖教授：那排完便肚子还胀吗？

患者：排完后会舒服一点。

病例二

【病情介绍】

主管医生：这是一个盆腔包块的病人，43岁，因为"B超发现盆腔包块9月余，阴道少许流血4天"于2011年9月5日入院。她去年3月份因子宫肌瘤在当地医院行了子宫全切术，手术后出院，但是她还是阴道流血，还有尿频、尿急，后来在11月份检查发现盆腔左附件有个囊性包块，大小约48mm×36mm，她也没放在心上。今年8月21日，她又复查B超检查，发现这个包块在增大，有63mm×40mm。其实她右附件也有包块的，只不过比较小，也没有明显不适。9月1日，患者无明显诱因出现阴道少量出血，量少，色淡红，伴尿频、尿急、尿痛，9月4日自觉腹胀，阴道再次少量出血，色淡红，无腹痛，无发热，医院门诊以盆腔炎包块性质待定收入院。因为良恶性不明，所以我们建议手术探查，但是患者拒绝手术，坚持选择中医中药治疗。

赖教授：所以包块还在？

主管医生：一直都存在的。

赖教授：那白细胞呢？

主管医生：白细胞在正常范围内的。

赖教授：那现在有用抗生素吗？

主管医生：没有用，从来没用过抗生素。

赖教授：没有用抗生素，可是包块还在，那就表示不是一个急性的化脓性盆腔发炎。

主管医生：嗯，因为她来的时候也没有腹痛，我们考虑有可能是手术以后，她输卵管不通造成的，可能是输卵管积液，也可能是卵巢囊肿，这些术后的包裹是有可能跟积液有关的。她在外院查CA125也是正常的，所以目前是在用中药治疗。

赖教授：她用什么中药？

主管医生：她8月25日去诊所看过一个中医师，用了一些中药，具体不详，吃过以后发现右边较小的包块没有了，左边的还在。入院后她静脉用的中药是丹参注射液，还有复方毛冬青配合灌肠，中药就是一些活血化瘀散结之类的，还口服桂枝茯苓丸。

【查房实录】

赖教授：她住院之前阴道流血多久了？

主管医生：4 天。但不是每天都有，就是有几次。

赖教授：一般什么情况下会有，有没有规律性？

主管医生：没什么规律。第一次是在晚上，当时尿频、尿急，阴部还有些痛，接着就流血了，出血之后就不疼了，也不急了。

赖教授：出血以后肚子痛减轻？

主管医生：没有肚子疼，就是时而肚子胀。

赖教授：好，我们来看一下。这段时间还有月经吗？

患者：没有。

赖教授：我检查一下肚子好吗？

患者：好的。

赖教授：（腹诊）有点胀气，吃饭后容易打嗝吗？

患者：不会。

赖教授：肚子痛吗？

患者：不疼，刚刚按着时候有点疼。

赖教授：大便怎么样，成形吗？

患者：灌完肠之后不成形，但是早上起来大便很成形。

赖教授：在入院之前呢？

患者：都是很有规律的。

赖教授：我看下舌头（诊舌）。舌头会疼吗？

患者：不疼。

赖教授：看一下眼睛（诊查眼睑）。她有没有贫血啊？

主管医生：没有。血液分析没有明显异常的，尿组合显示尿隐血（＋）。她入院之后第二天就没有流血了。

赖教授：小便怎样，晚上起来几次？

患者：现在不用起了。

赖教授：好，谢谢！

【名师精析】

赖教授：那我就来讲一下我的想法，我们先讲那一位安胎的妇人。从她一开始的抽血结果来看，我觉得她预后是不好的，但是后来通过 B 超结果来看，她宫内怀孕，可见胎心搏动，B 超的结果也和心跳出现的时间差不多，所以她基本状态还可以。她现在的问题是肾气不足，气血虚，现在是在怀孕期间，但是她的脉是比较沉的，并不是像我们想象中的洪、滑。虽然月经状况并没有特别显示出她气血的不足，但是结合她的病史和望诊，还是可以看出来气不足的。但这并不能说明她的肾气不足到可以流掉孩子的地步，不过我还是担心胚胎是否会有异常，因为她血 HCG 上升得比较慢，她又处在很容易流产的这种"边缘时期"。虽然表面上看起来已经不再出血了，但是子宫内的积血还在增加。我想如果这是个畸胎儿的话，是撑不到七八周的，说不定下个礼拜就会大量出血，然后这次怀孕就此结束，当然这只是我的猜测。对于一些并不知道自己已经怀孕的女性，有时表现为月经推迟几天，然后是血量比正常情况大，血块也比较多，这很有可能是一个怀孕后的流产。畸胎的变异情况多，很快就会流掉；但如果变异性小，就会撑得相对比较久，但是毕竟是畸胎儿，撑得再久在孕 8 周后也会结束。在这里我先把最坏的可能分析出来。如果是这种情况，那么无论我们做什么努力，这个病人都保不住胎儿。那我们要注意些什么呢？她在流掉之前一定会有很明显的表现，我们要注意她是否突然间阴道大量出血，在大量出血之前胎心搏动会消失。所以我们要密切结合超声学的图像进行分析，并且要和患者说清楚，如果胚胎发生变异，是很难保住的。随着积瘀不断地增加，小孩子支撑不住，相当于一个早期的胎盘剥离。这种情况下也许不适合进行安胎治疗，因为会对患者有伤害。但是胎盘剥离并不是所有的孩子都不能存活，还是有 2/3 的孩子会存活下来的。

如果她是正常怀孕，我们就要想办法帮她安胎。按照刚才所判断病人的体质，我觉得目前用寿胎丸是很适合的。不过已经用了有一段时间了，所以也可以考虑用其他的方法来治疗。这个患者显然有瘀血，所以我会采取化瘀的方法进行安胎，用《金匮要略》中的桂枝茯苓丸，对于瘀血患者的安胎效果非常好，我在台湾也用过几个病人，确实疗效不错。用上桂枝茯苓丸，大概 3 天左右血块就会明显地减少，即使小孩子流掉，她也不会大量出血。桂枝茯苓丸不能常用的，如果有效 3 天之内就一定会看到。你们用的寿胎丸也是非常不错的选择，补肾安胎还是可以列入考虑范围的。这是我不成熟的想法，毕竟只短短的看了几分钟，提出了我个人的浅见，我还想听听大家的建议。还有我发现她床头有水果，我建议她不要吃水果，不要吃冰的，因为她气弱，肾虚，这些凉性的食物一律都是不能碰的，否则就会和我们的用药相抵触。可以叫她在蔬菜上加量，我想忍 1 周总该可以吧，到那时结果也出来了，应该不会超过 1 周。

住院医生： 用桂枝茯苓丸之后还需不需要合那个寿胎丸？

赖教授： 不用，主方就是桂枝茯苓丸，大胆地用。我们台湾用的是科学中药粉，我给成人剂量是 9 ~ 12g，加不加减我看无所谓。

住院医生： 赖教授，我们大陆桂枝茯苓丸是有中成药的，张仲景在《金匮要略》中用的是丸剂，那您说我们是用汤剂还是丸剂？

赖教授： 丸剂也行啊，丸剂我们这里怎样用？

住院医生： 它是桂枝茯苓胶囊，一般的剂量是每次 4 粒。

赖教授： 它相对饮片的剂量是多少？

住院医生： 这个不知道，不过它比饮片的剂量要小得多。

赖教授： 这样子啊，我们可以增加剂量，可以比照一下它相应的饮片剂量，如果我以 9g 桂枝茯苓丸科学中药来看，那胶囊的量就加倍吧。

实习医生： 我还有一个问题，就是说桂枝茯苓丸在《金匮要略》里面是治疗癥瘤坏胎的，说的是子宫中有个巨大的包块，而导致胎动不安。那么现在这个病人是宫腔的积血，虽然这也属于瘀血的范畴，但是可不可以把瘀血和癥瘤坏胎等同起来？

赖教授： 我认为是相同的，因为一般来讲盆腔里面的积块是不会害胎的，比如卵巢长了东西，不管是不是囊肿，它一定不会害胎。害胎的一般积血多见，像目前这个病例就是很典型的。我们一般不会等到积块这么多才用桂枝茯苓丸的，往往我们在疾病稍有迹象的时候就用。不过这个病人目前看起来还不错，至少还有胎心搏动，虽然一直都不太顺利，但毕竟到现在为止，固胎都是非常成功的。有胎心搏动就有机会。

我们接下来再来讨论第二个病例，这个病人希望用中医中药的方式处理掉剩下的包块，可实际上她的包块并没有造成生活上太多的不便，也没有什么症状，只是小便有一些问题，但是小便的问题和她阴道出血又不直接相关，也不像是一个急性的盆腔发炎。所以我考虑她是不是存在卵巢肿瘤，尤其是化脓性肿瘤。肿瘤会自行找出路，可能形成瘘管，可能从大肠或是阴道泄出来。我考虑她瘘管已经形成，只是不是很顺，只要某个体位就会使得瘘管畅通，然后就有一些分泌物从阴道排出来。她这个病不是一两天，所以并没有典型白细胞增高等发炎的表现，这个和瘘管形成也并不矛盾。假设瘘管没有出口，那么盆腔化脓就会反反复复，用上抗生素就会好转，但是停了抗生素白细胞就又会高起来，因为没有出口，所以只剩下一个包块在里面。不过她没有反反复复的发热表现，也没有用过抗生素，初步考虑还是有瘘管形成的。

她做了子宫次全切手术。我刚才还问她有没有月经，她说没有。这就表示应该是就剩下子宫颈了，也就是说她一点点子宫内膜都没有了。那么她就不会再出任何血，如果有出血就不对，所以还有一个更糟糕的考虑——子宫颈癌。她肚子固然是有一个包块，但是如果不是包块透过瘘管从阴道流出、表现为出血的话，那这个出血极有可能来自子宫颈。对于华人女性来讲，子宫颈癌的发生几率还是非常高的，所以不要我们治了好久肚子里的问题，结果忽略了这个子宫颈癌。因此，我们还要检查一下子宫颈的情况，看看这个出血点到底来自哪里。我们要像刮子宫内膜一样，刮出一点来做细胞检测，看化验结果。一般情况下阴道是不会自己出血的，子宫颈癌有可能自己出血，所以我们做检测就是排除子宫颈癌。如果出血是来自肚子的包块，那就不能排除瘘管形成了，那也是比较麻烦的。

是麻烦也好，不是麻烦也罢，至少她现在没有再继续发热，立即开刀的指征现在是没有的，可以用中药来调理。她吃了中药以后，右侧的包块已经不见了，这是件好事。所以我再次高度怀疑有瘘管形成。她阴道的出血实际上是右侧包块排出来的过程，所以才会那么快就不见了，虽说中药疗效好，但是还不会达到吃了几天马上就消掉的程度。因为包块是个囊性的东西，里面不管是巧克力囊肿还是脓，我们往往都需要用针管去把它抽出来，这样才能消得快一点。她这个瘘管的位置可能不是我们目前看到有包块的地方，具体在哪里还不好说。她右侧的包块没有了，是那个包块流出来之后，就变扁了，自然而然分泌物就没有了，就不会再长出来了。如果时间足够长，她左边包块就会像右侧一样，顺着瘘管流出来。如果加上中药强化治疗，乐观地说，可能一两个星期就能解决问题。这是我个人的见解。

住院医生：可能真的像赖教授所说，是在里面有瘘管形成。

赖教授：她现在右边的包块已经融合了，那瘘管自然也会愈合，当然这只是我的猜测。左边的时间可能会长一些，在用药上面我觉得用桂枝茯苓丸就好了。有时候我会再多加一些破气的，但是这个病人气血运行还不错，就不用加了。

住院医生：可以灌肠治疗吗？

赖教授：是怎么做？

住院医生：就是我们的院内制剂，里面主要是大黄，红花，桃仁等活血化瘀的药，通过肠道的吸收来改善患者的瘀血体质。

赖教授：我想这绝对是好方法。这很好地体现了我们中医药给药方式的多样性，而且对改善她的体质很有帮助。但是我们要小心一件事，她肚子里的囊肿会自己找出路，但是这条出路未必是阴道，它有可能从膀胱出来，也有可能从大肠出来，所以在灌肠的时候就要分外小心，否则就很麻烦。这个病开刀是没必要的，因为只要里面扁掉了，那个瘘管自然就好了，这是最好的结果。不过她的腹部还有点胀，虽然不存在明显的寒象，但是她的本底还是有寒的，所以我还要给她加点附子泻心汤。因为她中脘的地方有点胀，这是有些气滞，所以加点黄芩、黄连也是可以的。

住院医生：她目前静脉吊着丹参针，口服一些中药，主要是以活血化瘀为主。

赖教授：我想差不多应该是这个方向吧。先用上几天药叫她拉个肚子，看看会不会好一些。因为她气不弱，所以攻邪药的力度强一些无所谓。可以叫她一天多拉几次，因为这个包块的出路就在下焦，也就是从大肠走，再加上中焦又有气滞，所以泻了下焦以后中焦的问题也是比较容易缓解的，同时也治疗了那个包块。我们也可以用一些行气药，比如枳实、乌药。因为这是在病房，所以我用药大胆一些，如果我在门诊，就会相对保守一些。毕竟住院容易照顾，服药期间，我们可以根据她排便的次数、中脘部是否有不舒服来酌情加量。

实习医生：我想知道您说的破气药包括哪些，哪一些病人用破气药比较合适？

赖教授：用枳实。枳壳不够力，枳壳偏于上焦。厚朴，乌药，乌药还是偏温的，也不错。那包块不能完全用寒凉药去攻，也要给一些偏温的药，就像桂枝茯苓丸里面有桂枝一样。这个病人如果有轻微的表寒，或者是怕风吹，怕冷，那附子的量就加大一些，如果没有剂量就不要太重，用扶阳的方法是很有利于包块缓解的。现在从下焦泻，不用担心她会上火，而且她本身也没有火气。

住院医生：要不先开 1 剂药，根据情况再加量？

赖教授：可以啊！我很羡慕病人住在医院可以动态观察。我们没有，我那边都是会诊。主要是西医医院住院的病人，我们会诊就只能提一些参考意见。

住院医生：赖教授，这位病人刚才说她想出院了。

赖教授：我觉得可以呀，她只不过拉几次而已，但是不会太严重。如果灌肠的话，药里面有大黄，跟口服下去的大黄虽然目的差不多，但是代谢通道不同。如果你担心大黄剂量太大，可以由小剂量开始，叫她每天多加 5g，只要不是拉的太厉害就继续加，加到 20g 都无所谓，关键就是看她服药后的反应。像我们没有住院部，只能在门诊告诉患者自己调整，如果拉的非常厉害，就休息一两天再接着吃；如果剂量轻的，服药后也没什么感觉，那就继续加量，直到她可以耐受的剂量为止。

实习医生：之前有个病人是双侧输卵管积水，她也是不愿意手术，就想用中医治疗，当时我们就给她保守治疗，也用了桂枝茯苓丸加减，还加了一些利水药。另外，还做了一些其他疗法，如灌肠、敷药，都没有成功，而且那个积水还越来越重了，后来我们又给她用了针灸，结果复查就没有了。我想问您有没有中医治疗这方面好的经验？

赖教授：看来我们广州的老百姓还是非常信中医的。我听你讲得有道理，这种情况一定要用针灸。不过要了解患者的状况，要仔细分析她的脾胃功能跟她平时的月经史，她为什么会形成卵巢水肿，这些都要仔细询问。

实习医生：这个病人的包块正好是肝经走行的地方，那可不可以用调肝的方法来治疗包块瘀积？

赖教授：通过经络走行的方式来思考也是很有帮助的，不光是两侧，一侧的话只要辨证有道理，同样也可以考虑。

实习医生：赖教授如果用针灸，那么选取哪些穴位呢？

赖教授：这个要看病人的状况，这个病人肠子是有热象的，所以要取伏兔。针对这种病人的治疗，我还是强调以局部刺激为主。因为我们已经在用药了，所以选穴只需围绕病变局部，包括病灶的前后三寸以及牵连的经络，无论是正经还是奇经，经外奇穴，都是可以列入考虑范围的。

好了，谢谢大家给我这个机会！

【编者谨按】

两个病例，赖教授均用了桂枝茯苓丸治疗。赖教授分别从西医、中医角度对患者进行了分析，并对疾病的转归进行了预测。第一个患者是个妊娠保胎的患者，患者气血不足，兼有瘀血，肾气不固，有出现小产的征兆，入院后中药予寿胎丸治疗，症状改善。《内经》云："有故无殒，亦无殒也。"赖教授主张从化瘀血的角度进行保胎，并在患者服药过程中，密切监测患者病情变化。第二个患者为盆腔包块的病人，症见阴道流血、尿频，尿急，赖教授同样应用桂枝茯苓丸，以消法来达到除包块的目的。对于妇科病的治疗，中医中药显示出了极大的优势，不同于西医的思维。赖教授并不是主张简单的手术切掉包块，而是选择用桂枝茯苓丸祛除瘀血，从而化解包块，这正彰显了中医从根本论治疾病的特点。

陈旺全教授查房实录

【病情介绍】

主管医生： 患者黄某，女，47 岁，因"反复发作性肢体僵硬伴抽搐 3 年余"于 2011 年 8 月 31 日入院。患者 2007 年 1 月无明显诱因出现左侧肢体抽搐、僵硬，伴胸闷心悸，经镇静药治疗，病情相对稳定。入院前 2 天进食生豆角后出现腹泻，水样便，接下来就又出现肢体僵硬抽搐，送到我们医院急诊。后又转入 ICU 治疗，在 ICU 病房时患者持续静脉泵入咪达唑仑镇静，并经对症处理后病情有所缓解，但是如果不用镇静药物病情又会发作。她发作的时间一般是在早上 4 点、中午 1 点、晚上 7 点、晚上 9 点左右。后来症状相对稳定后就转入我们内分泌科继续治疗，我们先后用过桂枝甘草龙骨牡蛎汤，柴胡加龙骨牡蛎汤，十味温胆汤，最后用到乌梅丸，现在也在用乌梅丸控制，已经有二十多天没有发作了。但是昨天下午 3 点半，患者出现了肢体僵硬，伴胸闷气短，当时小便也比较困难，给予安慰剂治疗后症状缓解不明显。今天早上 7 点半，她又出现持续性的肢体紧张性抽搐，给予对症治疗，静推咪达唑仑后，症状可以缓解。每次发作都持续 6 分钟左右，发作之后就非常疲倦，其他的症状相对稳定。

陈教授： 你刚才讲每次发作时间都很规律吗？

主管医生： 以前发作都是很规律的，一般是下午 3 点半或者 5 点左右。去年 7 月 22 日做过谷氨酸脱羧酶抗体检查，是阳性，下了"僵人综合征"的诊断。

陈教授： 我们去看看吧。

【查房实录】

主管医生：给你介绍一下，这是台湾的陈教授，很有名的，请他给你看一下。

患者：我现在一点力气都没有。

陈教授：哦，没力气。

患者：就是两只脚没什么力气。

陈教授：你慢慢地放松，没关系。请问你叫什么名字？

患者：黄某。

陈教授：你现在从1000往下数一下。

患者：我怕一数我的脚就会僵硬。

陈教授：没关系，我看你数多少。

患者：1000……你看我一数我的脚就收紧。

陈教授：你一开口就会收紧？

患者：不是，我可以讲话，但是刚刚抽过，很累。

陈教授：我知道，你刚刚那个症状抽完会很累。

患者：不想讲话，你看我一讲话，我臀部肌肉就会收紧，100，99，98，97……

陈教授：不是，是从1000开始。

患者：哇，那么多，从100开始行不行？

陈教授：可以，不勉强。

患者：你看我一说话就会气喘，98，97，96，95，94，93，92……

陈教授：可以了，你不用数了。

患者：我一数的时候脚就开始收紧。

陈教授：手指有感觉吗？

患者：有。

陈教授：明显吗？

患者：是的。

陈教授：你握我的手一下好不好？（握手）尽量用力。好，可以了。都只是吃药？没有针灸过？

患者：以前针灸过，不过一扎我就会紧张，就会扎不进去，很难扎。

主管医生：只要是有声有光，或者是人多，关门重一点她就会抽搐。

陈教授：你现在看一下她的脚，看有没有抽。

主管医生：有。

患者：我是屁股那里抽，是那里先收紧。我现在尽量放松，但是一想就会抽。我每天早上起来的时候整个人是硬硬的，然后要挪半天才慢慢松下来，我才能翻身，才能把手脚伸一伸。

陈教授：用了乌梅丸会好一点？

主管医生：是的，发作的频率降低了。

陈教授：发作持续时间也会缩短吗？

主管医生：对，时间也缩短了。

患者：那是打了针，不打针的话不行。

陈教授：她的意思是要联合西药才行。这样看的话，单纯用中药似乎还没有得到缓解？

主管医生：完全控制还没有做到，她的症状有时候还会反复，有时候天气变化，稍微吹风受凉就会发作。

陈教授：她排尿怎么样？

主管医生：排尿现在还可以，但是今天早上发作的时候排不出来。

患者：昨天晚上，不舒服的时候，一想排尿屁股就收紧，尿就回去了，排不出来，很难受。

陈教授：小腹胀吗？

患者：胀。

陈教授：她的血压都正常吗？

主管医生：正常。

患者：能治好吗，医生？

陈教授：会好，要有信心。

【名师精析】

陈教授：她的血常规查了吗？白细胞？红细胞？她血钾不足？

主管医生：对，当时血钾有点低，现在都正常了。那是她7月份的检查结果，可能跟她进食少有关系。现在血色素比较低，93g/L。

陈教授： 中药是我们煮给她喝的？

主管医生： 不是，我们有专门的煎药房，专人负责。

陈教授： 我觉得这个病没那么好治，西医也治过了，效果也不好，只能靠镇静药维持，时间也比较久了，我的建议就是用柴胡桂枝汤。要说把她的病完全治好，可能没有那么快，我们要尽量减少她发作的次数。可以在柴胡桂枝汤的基础上加上钩藤、天麻，还可以加益母草，她现在因为过度紧张，致使排尿、大便都会引起发作，我们就是通过中药的作用来缓解她的紧张。如果她痉挛的情形很厉害的话，我们还可以加芍药甘草汤，能有效缓解平滑肌的痉挛。主任还有什么指示？

主任医师： 谈不上指示，就是请您给我们个指导吧！

陈教授： 这个方子还要随着病情变化及时调整，先开2剂，柴胡15g，桂枝15g，白芍15g，法半夏15g，黄芩10g，生姜10g，炙甘草10g，钩藤15g（后下），天麻15g，益母草20g，茯苓30g，红参20g。我觉得这个方子可以控制她的脑部，使她能够稳定下来。为了防止她腹胀，我没有用大枣。我担心她荷尔蒙分泌有问题，比如说黄体素不足，当然我们没有做这方面的检查，可能还要给她做个性激素检查才能确定。毕竟她这个年纪很容易患更年期综合征，她有这个风险。如果她的激素分泌真的不正常，我的建议就是用加味逍遥散，加天麻、钩藤，还要用黄芪。刚才你不是说血色素比较低嘛，加黄芪，有当归补血汤的意思。

主任医师： 刚刚陈教授的分析开拓了我们的思路，我们以前也尝试了很多方法，疗效一般。

主管医生： 她之前吃了黄芪和其他补益药，只要量稍微大点，她的症状就又开始反复了。

陈教授： 这个要斟酌用量。我看主任没有加这些药，都是以清热解毒、镇静安神为主。

主管医生： 现在她喝的乌梅汤还加了醋的。

陈教授： 那一定很酸，她喝得下去吗？

主管医生： 喝得下去。

陈教授： 这要注意她胃的情况，会不会胃酸分泌过多，或者胃酸反流？

主管医生： 这倒没有。

陈教授： 在当归补血汤里黄芪的量是非常大的，因为气行才会血行。但是，听你这样讲那还是不要用黄芪了，她现在很敏感，所以用药还是要小心谨慎。

【编者谨按】

僵人综合征是一种罕见的肌肉疾病，目前病因不明，西医学主要采用对症治疗，以镇静、抗焦虑治疗为主，也没有特效药针对治疗。此患者为47岁女性，在进食生豆角后出现腹泻，呈水样便，随即出现周身抽搐、肢体僵硬，症状反复，先后服用过桂枝甘草龙骨牡蛎汤、柴胡加龙骨牡蛎汤、温胆汤、乌梅丸等中药，症状略有改善。凡是这种世界性医学难题，往往是中医展示自身魅力的舞台。

患者发病有如下特点，发病时间多在早上4点、中午1点、晚上7点和晚上9点，发作时无明显诱因，但情绪激动、紧张甚至欲小便时均会发作。发作时周身僵硬、抽搐，需静脉注射镇静药物方能缓解，发作后周身乏力、疲惫。陈教授主要是从调节情志的角度入手治疗此病，他认为患者惧怕数数而引起抽搐是由于精神过度紧张所致，并考虑到患者存在更年期症状，所以确立治法治则是从调达枢机的角度着手，佐以疏风通络之品，力求减轻患者发作次数。

中医中药有无尽的财富，我们固然继承了古人的治病良方，但更重要的是掌握他们的思路、方法。历经几千年的变迁，疾病发生了变化，人们的体质发生了变化，气候特点同样发生了变化，这就更需要我们从无句读处读书，用丰富的中医经典知识武装自己，以应对纷繁错杂的奇症怪病。

下 篇

名 师 访 谈 篇

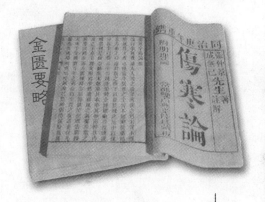

黄仕沛教授访谈实录

主持人： 我们今天非常荣幸请到了黄仕沛教授，黄教授是岭南的经方大家，黄教授您好！

黄教授： 你好！

主持人： 黄教授，今天您已经在 ICU 查过房了，下午还要进行专题演讲，可不可以事先透漏一下您下午讲课的内容？

黄教授： 下午准备讲《金匮要略·中风历节病脉证并治》中的续命汤。但是光讲续命汤呢，大家对中风的了解还不会全面，所以就把篇中的几个复方也略讲一下，也是为了更全面地了解续命汤的运用吧。

主持人： 我们也是充满期待。黄教授您是五代中医，您的父亲是研究温病的大家。您起初也是研究温病，在五十岁左右转而研究《伤寒论》，能不能给我们讲一下您的这个转变从何而来呢？

黄教授： 我开始的研究是不是偏了一点呢？确实！我从 60 年代初就学中医了，是中医学徒。因为当时广州中医学院只有二百多名毕业生，全广东分配下来广州剩下的就不多了。所以，为了弥补人才缺口广州市就搞了个中医学徒班。我当时的中医学徒班里一共有五百多人，比中医学院的毕业生还要多。当时的一个口号就是"抢救中医遗产"。那时都是名中医带自己的儿子，"父传子、亲带亲"嘛！我 1961 年进入了那个学徒班，当时就是学《内经》、《伤寒论》、《金匮》等等，都是经典。当时什么都叫"运动"，我们当时也有个"温课运动"，就是要温习中医经典。这在当时蔚然成风，全国都开展了"温课运动"，所以当时大家的经典基础都非常好。我资质有限，也不是脑力过人，好在那时打下了一点点基础，在临床上，我可以应用《内经》、《伤寒论》、《金匮》的理论治病。我其实很崇拜那些伤寒派的医生的。

主持人： 对，当时好像有"四大金刚"。

黄教授： 那时候"四大金刚"已经没了。但当时还是有很多经方派医生的。"四大金刚"之一，陈伯坛，他的孙女是我的同班同学，所以我们当时都让她拿资料，学她的东西。但是光学没用啊，关键得用上！当时也不晓得怎么去用。其实学《伤寒论》、《金匮》呢，只不过是学它的法，就是守其法而不离其方。当时有一些观点，"南方无伤寒"，"古方不能今用"，其实这些看法都是有失偏颇的。

70 年代中期，我去了越秀区卫生学校当老师。经方都是在课堂上面讲，还是不知道怎么用。80 年代初期的时候，我有一次去越秀区人民医院会诊，有一个病号，18 岁，极度的消瘦，继发性闭经，腹胀，胀得不能吃东西，每顿饭只能吃一汤勺的东西，西医诊断为席汉综合征。当时我们几个中医会诊，大家都觉得是虚证，有的说用补中益气汤，有的说用归脾汤。我就看她的脚，她整个脚就是我们经方所说的"肌肤甲错"。皮肤结了褶皱了，我一想，这个是肝血瘀啊。《金匮》里讲的肝血瘀，腹胀，消瘦，不能吃东西，没有月经，再加上瘀血。肌肤甲错是瘀血的一个特征嘛。结果几个中医师都同意我的观点。我平时是没有看过这种病的，但为什么一下子就想到肝血瘀呢？就是因为我读书的时候记住了。所以我经常鼓励学生要多背诵，尤其是对经典的背诵，可能有些背不出来，但要熟知，知道里面有什么、讲什么，起码能够有一个印象。我记得吴鞠通《温病条辨》的序里面说："进与病谋，退与心谋。"就是说你没看过这个病的时候，你心里都经常想"假如我看到这个病会怎么样"。就好像我刚才在ICU 看的那个腹胀病人，她就跟《金匮》水气篇的描述非常吻合，"心下坚，大如盘"。从病机到症状，这都不是大承气汤证，没有痞、满、燥、实、坚那几个条件，只有胀、满，所以那个患者我就用了大黄䗪虫丸。这件事以后，才引起了我对经方的注意，她的症状和经方描述的情况相同，方证对应。你说这个病人补中益气汤可不可以呢？可以啊，她没有力气，月经又不好，她有虚啊！归脾汤行不行？可以，她吃饭又不好。但是经方就不一样了，经方得有证，有这个证才用这个药。到 90 年代我就觉得

"今是而昨非"，感觉自己以前学的知识不够扎实，治起病来都是试试看、碰碰运气，所以我就把以前的知识暂时忘掉。

主持人： 就学仲景！

黄教授： 对，重新再来，学习仲景的知识，方证对应，我看历代医家都用这个方法，这个名词现在也是有的，尽管还有很多其他理论，什么五运六气，气化学说，六经等等，但都离不开方证。离开了方证，也就失掉了仲景的精髓。你不用他的方子，不用他的药，那怎么反应仲景的思想呢？比如麻黄汤。有这八个症状，你就可以用麻黄汤了。那你用其他的辛温解表药能不能解决麻黄汤的病证呢？不行。所以最关键就是要方证对应，你刚才说的"四大金刚"中，为首是陈伯坛，他说了一句话："真武、四逆、吴萸，不可同鼎而烹。"什么意思啊？就是这三个方证都是温阳的，但是这三个方各有各的方证，你不能混淆。从临床上看，确实也见过很多这样的例子。只要方证对应，真的非常好用。

主持人： 今年6月份，中国中医药出版社出版了您的《经方亦步亦趋录》一书，我看过大概，您书中的案例非常典型，又翔实，分析得很透彻。我看到这个题目觉得很有趣，为什么叫"亦步亦趋录"呢？

黄教授： 其实出版社也曾经说："不要用这个名好吗？"呵呵，我说："一般人很难了解的。"还有人认为我是太呆板了，没什么创举。这个名称呢，我觉得有三个内涵。一个就是谦虚一点，没有创举，没有创新，都是按仲景的东西去做，就好像孔子说"述而不作"，只是"述"圣人的东西，不去发挥，没有创作。其实有继承才能有创新。你继承都没有，哪有创新呢？第二个意思就是这本书里有我学生的很多心血，他们也是按仲景的方来看病，有很多病例都是他们的。中医就是这样一代一代的传下去。从徒弟跟师的角度看，这也是"亦步亦趋"嘛！第三个就是要遵从运用仲景的方，运用仲景的法，一定要按照仲景的原意。仲景怎么走，我就怎么走，这是"亦步亦趋"的意思。谈到创新是另外一回事了，我们其实也不希望这么快就创新，还是要慢慢来，我书里的病例也不是要把什么疑难病、复杂病都记录下来。主要是想还原仲景是怎么治病的，我们临床上碰到病症的时候，能够想起来仲景怎么说，我们就可以直接用了。

主持人： 我看到书中有个题目叫做"不传之秘在'辨'字"，而我们通常说"中医不传之谜在于'量'"。可不可以谈一下您为什么提出这个观点呢?

黄教授:我们在临床上肯定要辨证嘛!临床上每个老师都有他的辨证心得,细说起"辨"来,有很多,比如你跟一个人很熟悉,那就没必要把他的外貌、形象、着装都说出来才知道他是谁,只要一听他的声音,或是他的脚步声,你就知道他了。但是别人可能不会知道。这就是只可意会,不能言传。诊病也是一样,其实你早已熟知,看到病人就会条件反射,一个病人烦热,呕吐,胸满,那就会很自然地想到用小柴胡汤。如果病人除了胸满外,还有痛,那就不仅是小柴胡汤能解决的问题了。仲景胸痛用什么药?小陷胸汤,栀子豉汤,瓜蒌薤白汤都是针对胸痛的。再具体辨证,如果胸满,心悸,脉数,那肯定用桂枝去芍药汤了。一般仲景针对脉数的情形就去掉芍药,这是仲景的规律,这叫"辨"。像治"脉结代,心动悸"的炙甘草汤,仲景就不用白芍,这些都可以称为"辨"。

主持人:可见掌握了"辨"字,这个病人的病机就能掌握了,而且方自然也就出来了。说他是不传之秘,正是体现了其最深奥、最巧妙之意。

黄教授:嗯,所以我们学《伤寒论》,最关键、最重要的就是要摸透仲景的规律,这样你就能辨了。刚才 ICU 查房那个腹胀病人,他一伸出舌头,我就心中有数了。舌头比较胖大,很多水,那水多从何而辨呢?从水来辨,什么方子是治疗水胀的呢?我就想起了《金匮要略》水气病篇里的枳术汤。

主持人:对于想提高临证水平的医生,您有什么建议?

黄教授:我还是老话,要专。学仲景的东西,学经方,你不专是不行的。仲景这一套理论,在中医学里面可以说是一个奇葩,也可称为独特的体系。他的辨证方法、用药规律是独有一套的,不遵循这个规律就学不到手。

主持人:所以要专。

黄教授:我们广东的陈伯坛,包括"四大金刚",在中医学历史上也许不占什么地位,但其实他们的贡献非常大。他们都是实实在在的经方派医生。陈伯坛的《读过伤寒论》序里,第一句话:"仲景书必跳出旁门方可读,犹乎段师琵琶,须不近乐器十年,乃可授。"这就说明仲景学说是一个流派，是不受任何学术体系影响的。什么叫"旁门"呢？不是仲景学说就都叫旁门。要学仲景的东西，就不要学其他的，起码暂时放下。做学问还是应该由约到博，等到了一定的境界，再由博返约。我经常对我的学生说，"你学经方的时候，如果看其他的方子都没有什么味道了，那你就入了门了！"只有一门深入才能领悟仲景的精髓。

主持人：我们的经方班今天就要结束了，对于首次国际经方班，您有什么感想？

黄教授：很兴奋！为什么这么说呢？大家都认为岭南地区没有伤寒，但是经方班在岭南独树一帜。而且，经方班能够把经方发扬光大，我觉得不简单，毕竟经方学是主流医学。近十年，经方在全国范围内开花结果，我听李赛美教授说现在中医热就属经方最热。这个班也体现了邓老提倡的学经方、用经方的初衷，所以我很兴奋。

主持人：这次有来自马来西亚、新加坡等海外的朋友，他们觉得我们的课是真材实料，听完以后立刻就能用，他们也成了经方班的铁杆粉丝！感谢黄教授的精彩讲述。我听后觉得豁然开朗！谢谢！

黄教授：不客气！希望你们都能成为中医界的栋梁！

刘力红教授访谈实录

主持人：刘教授，您好！非常感谢您在百忙之中接受我们的采访。我记得第一次看到您的《思考中医》这本书是在湖南省图书馆，我爱不释手，用了四个晚上读完了这本书。看完之后非常的感动，因为您对中医的论述如此精辟，我们这些后辈非常有感触。所以我非常想知道，您个人学习中医是什么样的经历？

刘教授：我在学生时代跟你们一样考大学，毕业之后留校，3年之后又考硕，考博。可能和你们有区别的地方就是我大学毕业以后就拜了一个民间的师父，他就是李阳波，是那种传统意义上的师父，我和他朝夕相处，后来我为他整理了《开启中医之门》这本书，从他那里我学到了很多，奠定了传统文化的基础，建立了对中医的信心。原来在学校里面对一些概念的认识还不是很深刻，经过师父的点拨，很多概念都清晰了，觉得传统文化真是一个好东西，这个时候开始庆幸自己能够学中医。

主持人：您跟中医还有是很深的缘分！您真正了解中医是从拜师后开始的？

刘教授：其实大学是很好的基础，如果你对教材不熟悉，大学期间不用功，即使遇见了一位好的师父也不会有太深的感受，好在那时候我还是比较熟悉教材的。大学阶段我们主要就是熟悉中医的基本内容，或者说记忆，这对一生都是有用的。然后再跟师父交流，我们才能够融会贯通。

主持人：谈到大学教育问题，现在很多人对中医教育产生了质疑。您认为中医教育是否应向师承方面有所偏重呢？

刘教授：首先要紧跟这个时代的步伐，你不能脱离这个时代去谈优劣。因为即使再优秀的传统文化，如果这个时代不能接受，那么也就变得不优秀了。所以我们要结合现况，中医教育是培养基础，如果完全不去谈师承，那也是错误的，只有两者很恰当的结合，才既符合这个时代的发展，又能够提高同学们学习中医的兴趣。

主持人： 在读《思考中医》的时候，我发现您讲了很多中医与传统文化的关系，中医跟传统文化到底有多么紧密的关系？是否可以说没有传统文化，中医就没有生存的土壤？

刘教授： 把中医跟传统文化分开来谈，这个提法本身就有问题，因为中医本身就是传统文化宝库里的一部分，它跟传统文化是一体的，只不过这种文化是应用在人身上的。并不是说学好传统文化才能学好中医，二者其实是统一的。

主持人： 李约瑟在他的《中国科学技术史》里面讲过这样一句："东方文化与西方文化的分水岭就是中医学。"您赞同他的观点吗？

刘教授： 这个我还没有去思考，不能贸然说赞同，中西文化的分水岭就是中医，这个提法是值得商榷的。中西文化有它相同的部分，也有不相同的地方，如果说用中医作为分水岭，那又如何看西医呢？当然我们不知道他是从哪个角度去看这个问题，所以就没有办法评价这句话。

主持人： 如果硬要把中医分派别的话，您也应该算是经方派的。您这么多年在临床、教学工作中，对经方有什么认识？

刘教授： 大家学《伤寒论》或者学仲景的学问，在开始阶段都问怎么样用好经方，怎么样记忆经方。经过这个阶段之后，就会觉得这个方并不重要了。张仲景在《伤寒论》里体现出的思想并不是要你照抄原方，而是学会辨证施治、审证求因的思想，他说："若能寻余所集，思过半矣。"我们不仅要看到疾病的"流"，而且还要看到疾病的"源"，看清了源流，就抓住了经方的要领，张仲景主要是教育我们诊疗的思维，这一点从他的方剂中可见一斑。比如桂枝汤，桂枝汤的加减变化非常多，甚至加减变化后可能都看不出是桂枝汤为底方了，这就是告诉我们不要执方，不要执着方子。初学者往往执着于这些方子，往往错会了仲景的意图了。我现在很少用经方，葛根汤、小柴胡汤偶尔才用，但是我反倒觉得离仲景更近了，这是学问上的次第深入。起初是探讨某一个方子用得怎么样，后来就跳出这个框架，这才是仲景的希望。用熟经方固然很好，但最重要的是超越，这才是我们每个中医人所要达到的目标。

主持人：您用经方这么多年，我听说您是比较偏于扶阳这个方向的，而且您书中也提到了很多易学的思想，您扶阳的理念与易学的思想有联系吗？

刘教授：整个《内经》体系都是强调阳生阴长，阳杀阴藏，整个《内经》的思想与阳主生长是一个道理的。《易经》更是这样，周易的第一卦是乾卦，乾卦的意思就是阳为主导，这在释义里面也讲得很清楚了，"在乾年，乃统天"，"在坤年，乃顺天"，一个是"顺"，一个是"统"，所以它与阳主生长的概念应该是非常接近的。我们撇开这些，再回到自然。我们生活的太阳系，几乎所有的事物都是靠太阳而生长的。时间是由太阳掌控的，大地万物的生长也是靠阳光哺育的，我们饮食起居，行住坐卧无不和太阳有着千丝万缕的联系。我们之所以叫"太阳系"，是因为这些事物都是以太阳为主导的，以阳为主导来维持阴阳的动态平衡。只是我们有时习惯于把阴阳割裂开来，认为阴阳平衡就是半斤八两，实际上这是不对的。

主持人：应该是有一个主从关系的。

刘教授：对，它实际强调了一种动态关系。这种关系是相互依存的，并不是说我们扶阳，阴就没作用了。阴照样有作用，强调阳就是强调阴，阳主阴从，这本来就是一种自然规律，我们要好好地认识它。

主持人：有人说张仲景的《伤寒论》本身就是扶阳的讲记，您赞同这个观点吗？

刘教授：也可以这么说。至少我认为张仲景的思想是很清晰的。他强调阳气在六经里的周流。他整个法则都是围绕阳气的周流而设立的。我的《思考中医》谈六经是从开头去谈的，这实际上是阳气生长的一个过程，当然随着阳气的升降，阴也在起变化。我们虽然辨证为阳明病，有火热，用"白虎"、"承气"等，看似和扶阳没有关系，其实这是阳气潜降的过程中受到了阻碍，所以出现了火热的情况，我们用"白虎"、"承气"只是帮助阳气的潜藏，它的根本是没有改变的。扶阳并不等于一味的用温热药，而是也可以用寒药，只要使阳气的周流更加畅通可就以。有人说用附子就是扶阳，这个说法是不全面的，并没有理解扶阳真正的含义。

主持人：临床上是否有一些特别的病症适用于扶阳方法呢，还是扶阳的方法可以应用于所有的病症呢？

刘教授：不是这样的，我们没有因为强调扶阳的理念就把阴排除在外。并不是我治阳，阴就不管了。阳生阴就长，阳杀阴就藏，所以阴的层面我们也不能忽略。很多看上去阴虚的病人，我们用扶阳的方法，反而阴就升起来了，是因为阳气不能沉降，所以才出现阴虚火旺的情况，很多人没有认识到，所以存在理解误区。扶阳理论是朴实的，我们临床上没有说哪一个病不能用这种方法的，关键是一定要清楚不是只有用温热药才叫扶阳。黄柏苦寒，你说用黄柏和扶阳有矛盾吗？不矛盾，这是扶"阳"的"降"。阳气升散肯定是要存阳的，阳气在潜降的时候也要存阳，四逆汤用阴药去协助就可以把阳气降下来。

主持人：就是说，抓住了您刚刚讲的阳主阴从，通过调节主导阳的因素，来带动阴的因素。而且阳有自己本身的运行规律，所以我们要顺从它的规律，它也有升有降，也有潜藏，所以我们有时候也可以用阴药来辅助它的潜藏。

刘教授：对，它们实际是一体的。外行对扶阳不理解，只是在枝末理解扶阳理念，并没有回到根本上来，所以就形成这样的误区。

主持人：像我们学伤寒的后辈，可能对伤寒的理解还不深，刘教授对我们晚辈有没有什么建议？怎样才能学好经典，学好《伤寒论》？

刘教授：学《伤寒论》各有各的方法，我的方法不一定适合所有的人，我只能谈自己对伤寒的感受。首先要熟悉，怎样熟悉？背诵！尤其是初学者。年轻人不能断送这个时机，像我们现在这样的年纪，再去背就很困难了。你们现在是黄金时期，我学《伤寒论》最得益的时候是在大学，那时候人家说我《伤寒论》倒背如流，这是夸张的，不过顺背如流还是可以的，398 条，一条都没有漏掉，都能背。

主持人：所以现在每一条您都运用得很娴熟了，可以不拘泥于原文了。

刘教授：原文是一个素材，有它在脑海里，就有了看病的资粮。所以熟悉是第一步，否则你不具备领悟的条件。而对《伤寒论》的领悟是一辈子的事情，不可能在大学时期就能完成。所以你在熟悉的基础上，可以看一些运用自如的病案，譬如《经方实验录》。看看医家是如何神奇地运用经方的，这样可以提升自己对伤寒方运用的认识。信心增长了，就可以终身把伤寒作为医则，接下来再看大医家的书，加深对传统文化的理解。伤寒的学习是无止境的。所以我经常细读、慢读《伤寒论》，在不同的人生阶段，都有不同的体会，很耐琢磨。

主持人：我记得您曾经讲过学医要发大愿，这样才能成为好医生。您是怎样理解这个观点的？

刘教授：发愿也好，或者是发心也好，其实就是动机、使命。没有好的动机，学医是不是一定学不好呢？这个话我不敢说，但是肯定没有动机纯正的人学得好！我不能否认我从医也为了挣钱，但归根结底我的动机是为了解除大众的病痛，为了大众，为了自己，我的心和大众的心是连在一起的。所以我很强调动机，学医的一定要思考这个问题。邓老经常讲"仁心仁术"，这个是真正的仁学，符合中医的理念，中医是尚礼之学，要从医先从仁术着手。

主持人：这能不能理解为是医德的问题？

刘教授：跟医德有联系，但并不纯粹是医德的问题，"想学好医"是很重要的。从深层面去谈医学，它也有不同的层次。对生命的认识，我们看到的只是肉体，就以为是肉体的问题。而从中医来讲，显然它不仅仅是形体，"形与神俱，而尽终其天年"，这说明"神"是首要。神是心所主，心又藏神，所以至少说中医是由心与神组成的。但神还不止包括心，它还超越形体。它还有本性的问题，生命体是由"性"、"心"和"身"构成的，如果一个医生只注重于"身"这个层面，那是不够的，"身"是最底层的，"心"是第二个层面，"性"是最高的层面。如果低层想去影响高层那是很困难的；而用高层去影响低层就变得很容易。所以，"身"影响"心"，"心"影响"性"，这是比较困难的事情。作为医者，仅仅意识到"身"的毛病，是不行的，如果此毛病是由"心"引起的，那就难以治疗了。

同样，中医也没法治疗此病，因为当我们的目光仅停留在"身"这一层面，这就背离了中医的经典认识，这就忘了"心"可以影响"身"，而

"性"会影响到"心","心"是什么,"性"是什么?作为一名医生都要明白,都要弄清楚。

主持人:这是不是中医与西医在某些方面有差距的一个原因呢?

刘教授:《道德经》说:"同出而异名,同谓之玄,玄之又玄,众妙之门。"

主持人:您填志愿的时候是没有想过报中医的,如果现在再给您一次高考选择的机会,您还会选择中医吗?

刘教授:应该还是这样选,我是无怨无悔的。我非常感谢我的父母,如果不是他们,我就不会去报中医。我学了中医,治好了很多病人,有了很多感悟,所以我更加感恩父母。

主持人:从与您的谈话中看出,您感恩父母,感恩师长,对这个世界也充满感恩,您对患者的真情是发自内心,还是出于对世界的感恩而回报给他们?

刘教授:这是不同层面的,我性格比较内向,不会热情,我对病人的态度有点不好,病人都比较怕我。病人处于生病的状态还要害怕一个人,这就为病人增加了不好的情绪。我并不是一个很好的医生。

主持人:但您的心是真诚的。

刘教授:我接触每一个病人的时候,从来想的都是病情,没有想过是为了诊金而去看病人,这个我是问心无愧的。实际上,一念真诚,念念真诚。

主持人:现在广州的中医事业算是发展得比较好,但是也同样面临许多的问题。很多学生到了临床学习之后会跟我们说,在医院里西医用得比较多。您对中医今后的发展和现在中西医结合的趋势有什么看法?

刘教授:为什么我们会形成目前这样的局面,这就跟教育有关。教育是一件很重要的事情。老师教什么,学生就学什么。老师在用西医,学生也用西医。当学生成为老师了,也去教西医。如果老师很坚定,老师对中医有信心,有真正的感悟,遇到什么事情都会用中医去处理,他的学生一定也是这样跟着去学。这一点我是很自信的,我的学生没有一个是用西医的,所有的问题都用中医去处理。为什么呢?我在这个问题上是处理得很好的。再难的问题,哪怕要到 ICU 去处理,仍然是用中医。学生看到老师诊疗时满脑子都是中医，自然就用中医思考问题。学生们有了直观的感受，自然对中医有了信心。

当然该用西医的时候也要用，但是别人用并不妨碍我用中医，我仍然是在用中医思考问题。有些病人确实需要用到中西医结合的方法，这是不能忽视的。

主持人：您对中医的前景还是比较看好的？

刘教授：有你们在，我是非常看好的。志同道合的人如今聚在一起，形成了良好的学习气氛。所以我们对这个行业应该有信心。

主持人：刘教授，现在经方班已经办到第十届了，这也是首届的国际经方班。您也曾参加过几届经方班的讲座，也见证了经方班的成长。对于经方班的发展您有什么建议？

刘教授：我觉得举办经方班这很难能可贵。经方班能够一直办下去，我也十分佩服主办方的决心。但是牵涉到一个定位问题，如果我们仅仅定位在经方，从仲景的心法来讲，没有超越，那就不会有什么进展。其实，方以上层面也是很值得讨论的，这就要看经方班的定位在哪里。经方是永远都需要的，但如果要提升，那还有很多的东西需要学习，要不断自我超越，只有这样才能取得格局上的、知识上的突破。总之，我觉得连续办了十届经方班，这是很难能可贵的，所以我也愿意跟着它去学习。

主持人：我也代表我们经方班谢谢您，感谢您一直以来对经方班的支持！

郝万山教授访谈实录

主持人：我们今天有幸邀请到北京中医药大学郝万山教授接受我们的访谈。郝教授，您好！

郝教授：你好！

主持人：2 年前您曾经来过我们经方班作客。时隔 2 年，您再次来到广州，经方班已经举办到第十期了，也是国际经方班第一期，您对经方班有什么看法？

郝教授：过去我们学中医，没有现在的《中医基础理论》《中药学》《方剂学》这些教材。在那时，我们就是学习《黄帝内经》《伤寒论》《金匮要略》，但是在二三十年前，中医界主管领导认为，时代在进步，学术在发展，如果人们停留在两千年前的经典上，医学就不能发展，因此有一段时间就建议取消经典的学习，编《中医生理学》《中医病理学》《中医诊断学》《中医治疗学》等等，结果很多学校取消了中医经典教学，压缩了中医经典教学的学时，结果培养出来的学生发现他们学到的中医中医疗效并不好，于是对中医失去信心，改行了。这是中医队伍的萎缩、中医疗效的滑坡、中医名医在减少的原因。这种现象引起全国中医届的重视和警惕，于是后来的中医教育领导开始研究历史上的名医、临床家和当代名医、临床家的成才之路，发现现在的中医学生缺的就是学经典，做临床。于是他们开始着手研究怎样通过经典的学习培养一批优秀人才。在这计划启动之前，策划者先做了些准备工作，录制了四部经典教学的录像片。2003 年末，通过全国考试，招收了二百多名 50 岁以下的优秀临床人才，在 3 年的培养中，他们重点学习的就是经典。培养结束以后，这些人深有体会地说："原来不会看的病，现在会看了。原来没有的思路，现在有了！"他们的病人增多了，疗效提高了，名气大了。这说明什么问题？中医临床家若要成为名医，必须学经典！令人欣慰的是，广州中医药大学多年来一直坚持经方的培训和教育，这是中医培养优秀临床人才、培养临床家正确的方向和道路。而且做出了品牌，所以我非常支持！只要我有时间，只要这个班需要我来交流，我肯定会来，这是一件功在当代、利在千秋的事情。

主持人：我是中医七年制毕业的，我们上课会把中医分为中医外科、中医内科、中医妇科、中医儿科、中医耳鼻喉科、中医眼科等等，就像西医一样分了很多科。但实际上有些名老中医，看了《伤寒论》《黄帝内经》后就足以看很多病了，甚至是什么病都能看。相比之下，您觉得我们的教学方式有什么可以改进或者改革的地方？

郝教授：受到现代西医教学体系的影响，现在中医教学的一些教材是按照西医体系编的，也是未尝不可的。但在学这些理论的基础上，一定要学经典。不学经典作不了好大夫。所以我就调强一句话：要想成为名医必须读经典，要想成为临床家必须读《伤寒论》。

主持人：从这件事情上也看经方的确很神奇。我们学校今年办了一个经典方向班，招30个人，直接跟导师学习5年。您有没有了解过其他高校有办类似经典方向班的？对我们这经典方向班有什么建议？

郝教授：其他学校还没有开始办经典班。因为各个学校都注意到执业医师资格考试，中医、西医都考，这经典班的同学遇到执业医师资格考试就会有困难。办经典班，一个要注意培养你选的这班孩子，对中医的理念、中医思维，真的要能理解，真的要能热爱，真的要能念兹、在兹、启于兹。什么意思呢？我读的是它，我脑子里想的是它，我睡觉时做梦还是它。另外，还得注意，为了应付执业医师资格考试，还得学学现代人编的这些东西。我们现在的学生学习中医受着各种影响，尤其受考试制度的影响。经典在执业医师资格考试只占很少的一部分，如果学生只学了经典，那是肯定不能拿到执业医师执照的。

主持人：我们学校的伤寒教研室在病房对应的是内分泌科，郝教授您平常看病主要是看哪些系统疾病呢？

郝教授：我的病人消化系统和呼吸系统比较多，过敏性疾病、精神疾病也不少，抑郁症、焦虑症、恐惧症、急性焦虑发作、精神分裂症患者也去找我。有些病人也有一定的疗效。柴胡剂用得比较多，尤其精神情绪方面、消化方面的病柴胡剂是离不开的柴胡剂是中医临床应用统计中使用率最高的方剂。

主持人：其实您说的消化、呼吸、过敏性疾病和精神疾病是现在临床上最常见的疾病。也就是您看的都是很平常但也很难好的疾病。比如说呼吸系统的一些病，像慢阻肺、消化系统的胃炎都是比较容易反复的疾病。过敏性疾病中，像过敏性鼻炎、皮肤病等等都很难好。那么您在治疗这些疾病方面有什么独到的经验，或者个人看法呢？

郝教授：我觉得人有非常好的自我调节能力，这种自我调节能力可以提升内环境的协调性和稳定性，同时也可以提升对外环境的顺应性和适应性。这种自我调节能力调节得好人就健康无病，即使有轻度健康失调，通过自己的调节，也能恢复正常。这种能力是大自然赋予每个人的，是与生俱来的。所以我们中医看病不是直接针对什么细菌病毒，而是通过提升人体自我调节机能，使内环境协调、稳定，并能够适应外环境，这样病就可以治愈了。因此，我就重视用"和解"的方法、"调和"的方法、"疏调气机"的方法，所以我一般临床治病多用疏肝、解郁、畅达气机治法。气机不畅，就会痰饮水湿内生，这时或者化痰、或者行水、或者活血，主要目的就是要促进机体代谢。只有遇到极少的正气虚的病人我才补阴、补阳、补血、补气。

主持人：这个我也深有体会，前一段时间得皮肤病，属于病毒性疣，中药和西药都吃了，没有疗效，但后来又莫名其妙好了，百思不得其解。

郝教授：心情好了它就好，自我调节机能力提升了就好了。

主持人：《伤寒论》中存在一个很广泛的争议，就是《伤寒论》的一两到底是3g还是15g。现在专家已经确定了是15g。那您平常用药的量是怎么掌握的呢？

郝教授：说《伤寒论》里一两等于3g是没有任何根据的。《伤寒论》的一个方子有的吃三回，有的甚至吃五回，即使药量大，平均到每次的量也并不大。举个例子，麻黄汤，麻黄三两，桂枝二两，甘草一两，杏仁七十枚。上秤称一下，十枚杏仁是 4g，七十枚是 28g，它是三次的量，平均每次 9g；麻黄三两，一次秤 45g，但却是三次的量，每次 15g；桂枝每次是 10g；甘草每次 5g。剂量比例是 3：2：1，所以一两等于 15g，这个应当是合理的。

主持人：就是说看起来总剂量很大，但实际上分了好几次。但是又有人会说，比如 10g 麻黄和 10g 桂枝一起熬，与 30g 麻黄和 30g 桂枝一起熬，这两个效果有什么异同点？

郝教授：你说熬粥吧，你用二两米煮出的一碗粥和用一斤米煮出几碗来比有什么不一样？其实都一样的。

主持人：那您平常用《伤寒论》的方，是比较遵循原方的组成、比例，还是自己加减或改进？

郝教授：这个病机单一的用单一的方子，病机复合的用复合的方子。我们今天临床上的病都比较复杂，不像汉代，病都比较单纯，所以现在用复合的方子比较多，如果有气郁、有痰阻、又有心神不宁，我就会使用小柴胡汤、温胆汤。我在治疗时经方和后世方经常合着用。

主持人：同学跟着老师抄方，看老师的临证思维。很多时候，老师使用复合方，但当时老师比较忙没有解释，学生自己很难揣摩出这究竟是哪几个方子合起来的，每个方子在起什么作用。从一个带教的角度来看，您觉得怎么解决这个难题比较好？

郝教授：同学要学着思考啊，一看就要知道这些药是由什么方子组成的。跟老师的学生要有一定的基础，比方说经方的基础、辨证思维方面的基础。如果学生是一张白纸跟老师学习肯定收获不大。学生见到病人后，首先要想到这个病人我开什么药，老师开什么药，老师为什么开这些药，为什么老师以前会用那个药，现在用这个药，不会的时候再问问老师。

主持人：新学期要开始时，我发现很多中医院校招生并不是很理想，当然也是和现在医疗环境有关。我们整天看新闻、微博，总是说有医疗事故、医生出意外等等，所以学医学、学中医的越来越少了。有这样的体会吗？

郝教授：中国人学中医的少，国外的人学中医的多。我这二十多年来，走遍欧洲、澳洲、东南亚，也去过美国，那些地方学中医的都是洋人，不是华人。

主持人：所以有人说中医就是墙内开花墙外香，包括今年经方班也来了很多东南亚的朋友，他们学习中医都有很高的热情。我看了一下名单，他们有一个特点，都是 40 到 60 岁的人来学，他们才是潜下心来学中医、学经典的。

郝教授：他们在当地都是执业医师。他们在临床上都尝到了学经典的甜头。这次有很多都是我过去在新加坡、马来西亚、包括在台湾教的学生，有的虽然没有继续听我的课，但都看了我的光盘。

主持人：真是意犹未尽，可是时间差不多了。我最后想向您了解一下，您现在是中国音乐治疗协会的常务理事，您最后给我们讲讲，音乐对疾病的治疗是怎么个方式？

郝教授：其实，我们人类的世界不能没有声音。从我们在娘胎里头，我们的听觉刚刚能感受到外界声音的时候，我们就在声音的环境中茁壮成长。母亲的胃肠蠕动、母亲说话的声音、母亲的心跳都是胎儿生长的声音环境。所以出生以后，当婴儿心里不安、有惊恐感的时候，母亲赶紧抱在怀里，婴儿听见妈妈的心跳，立即就能安静下来。如果我们的环境什么声音都没有的话，不用几十分钟，人就会感到极度的恐惧和焦虑。所以人类的世界不能没有声音，声音的世界不能没有音乐。音乐会影响一个人的情绪。

主持人：音乐会影响人的情绪，而情绪会影响我们的行为。

郝教授：对啊，通过心理教育产生生理效应，来提升人体的自我调节能力，调动心理、调动情绪，改变心理、改变情绪、改变气的运动，所以音乐治疗很有意思。但是西方的音乐和传统的音乐治疗效果是不一样的。我是兼收并蓄的，西方音乐所表达的情感可以用，中国传统民间音乐所表达的情绪和情感我也可以用。音乐除了听到的部分以外，还有频率在 20Hz 以下的低频部分，耳朵听不到。听不到可以用一种转换器转换成一种低频的震动。人躺在音乐治疗床上，在听音乐的同时，又有震动的体感，就像音乐的声波深入人的骨髓一样，达到静心安神的效果。

主持人：音乐治疗确实给我们改善治疗方式提供了一个很好的思路，很感谢郝教授接受我们的访谈，给我们讲了这么多有趣的东西，也让我们对中医经典有了很大的信心，谢谢郝教授！

杨洁德教授访谈实录

主持人：首先感谢杨教授接受我们的访谈！您的讲座刚刚结束，您对我们国际经方班有什么印象呢？

杨教授：我觉得你们办得很好，而且现在还与国际接轨，更好地把经方传播到国外，让国外的人也知道有这么一个经方班。我有些建议，希望你们以后邀请更多国外老师来参加，不光是用汉语，可以是双语或者是英语讲述也可以，这样可以更全面一点。

主持人：谢谢您的建议。我们这期经方班是国内的第十次经方班，也是首次国际经方班，邀请了一些像您这样的国外专家，还有来自日本、美国、澳大利亚的一些专家。

杨教授：我搞临床和教学这么多年了，我觉得中医的核心就是经方。所以刚才很多教授也提出一个观点，就是初学者一定要把经典读熟。我也希望把这个理念弘扬到国外，让国外学中医的人也重视经方，使大家不拘泥于书本上讲述的内容，并扩大经方涉及的范围，治疗更多的疾病。就像刚才熊老师所讲的，把《内经》的基础理论掌握好，然后就是《伤寒论》、《金匮要略》还有《温病条辨》。

主持人：中医诊病很强调地域特色，澳大利亚的气候、环境跟中国是不一样的，您在澳大利亚常用的是哪些方剂？

杨教授：对，国外的生活条件、气候特点都跟中国人不同，但是抓住经典的根本，这是放之四海皆准的。我认为伤寒和温病的接轨是治好病的关键。好比刘渡舟老治疗一个湿热病人，病人很烦，他用什么呢？他就用三仁汤合栀子豉汤，这也体现了经方和时方的接轨。

主持人：您平常看病偏重哪方面学术思想呢？

杨教授：我刚才讲得就是和法，我用和法用得很多。因为和法的应用范围比较广泛，而且也方便配合其他的方法及一些对药等等。你看施今墨的方子，方中有方，他开的药有几组方合在一起，但都针对病人目前的症状的。光开方子也是如此，合其他的方法，用在一起可以更好地发挥作用。

主持人：以此为核心，再配合其他方法。

杨教授：对。苓桂剂，用来治疗水气病，眩晕等，包括五苓散、真武汤等等我也用了很多。苓桂剂随着病情的不断变化，其组成也相应地发生了变化，但是用温药的这一思想是不变的。

主持人：昨天南京中医药大学黄煌教授有一个专题讲座，就是讲五苓散的应用。五苓散用有很好的效果，内、外、妇、儿科，连耳鼻喉科都可以用到。

杨教授：就是，用好一个方子，把它用灵活，不仅是体现在这个方子可治这种病，而是其他的病也同样可治。

主持人：您在澳大利亚行医主要是看哪方面的病比较多？

杨教授：我在澳大利亚诊病是没有分类的，没有分什么脾胃病、内分泌病的。当一名中医师要什么病都得看，没有专科专病的概念。

主持人：您用中医多还是与现代医学结合的多呢？

杨教授：我也用现代医学诊病。病人来了，说得了什么病，我首先解这个病，从西医的角度来看，病情会如何发展，然后再用中医治。我们可以用中医的思维辨证，但是不等于我们一定要学习西医的病名和诊疗方法。

主持人：据我了解，目前在香港，有些中医师连血压计都不会用，就用中医的四诊，望闻问切。但是在大陆就不存在这种情况。如果病人血糖高，就一定叫病人抽血检查。那您在澳大利亚又是什么情况呢？

杨教授：在澳大利亚，病人肯定不会得了病就去看中医，一般都会经过西医治疗，那些西医的诊断和检查结果都会有的，那些化验结果都是一目了然的。

主持人：那要掌握很多西医的知识。

杨教授：对啊，起码要知道西医一些常规的处理，要知道糖尿病是怎么诊断的。

主持人：我看了您以往的经历，您是香港人，之后到北京读了博士，又到澳大利亚行医，您这样的经历对我们很多同学来说是向往的。您当时是怎么走上这条道路的？

杨教授：是这样的，我之前已经在澳大利亚居住了很长的时间。我不但学医，还学针灸。为什么学针灸呢，这得从我先生说起。我先生是外国人，有一次他得了偏头痛，吃西药不管用，他受不了，主动要求用针灸治疗，我当时都觉得非常的诧异，是他提出用中医治疗的啊。

主持人：后来怎么样了？

杨教授：后来我就找了一个针灸的老师，第一次治疗，那个老师没有给他针灸其他穴位，就是足三里，这不是针对头痛，就相当于我们提到的和解法，和解脾胃。我先生怎么反馈呢，他说："I have a good feeling（我感觉很不错）！"而且他还要坚持针灸治疗，我想既然针灸这么神奇，我为什么不学学针灸呢？于是，我就开始学习针灸，后来他的偏头痛，都是我用针灸治好的。等我回到澳大利亚，觉得中医还是应该从头学起，我就来北京进行了系统的学习。学完之后我又返回澳大利亚，行医、讲课等等。

主持人：也在讲课？

杨教授：也在讲课，在皇家理工大学讲课。

主持人：能否介绍一下您的日常工作，也让我们了解一下澳大利亚的中医师生活。

杨教授：是这样的，我除了教学以外，就在家里诊病，病人要看病就预约，预约成功后就找我看病。我很多时候要出国，另外就是在学校教学了。

主持人：病人是通过哪种途径找到您的呢？

杨教授：我从来不打广告，就是病人觉得医生治病很好，大家传开了，就来了。

主持人：患者群里华人比较多？

杨教授：大部分是外国人，也有一些华人。

主持人：那您觉得中医在国外市场前景好吗？

杨教授：前景很好。我现在有个病人追着我看病，她得的是多囊卵巢综合征。她性格比较冲动，我给她用了四逆散加减，她吃了 1 个月，觉得很神啊，她说这个药太好了，情绪控制了，也不烦躁了。

主持人：那病人是怎样拿药的？

杨教授：我给她寄过去，我一般都用同一个药厂的药，后来到香港，那个药厂的药没有了，我就用另外一个厂家的同样的药，结果她吃了就不管用，很奇怪，也许是药物制剂的提取浓缩工艺不同吧。

主持人：那药物剂量您怎么掌握？

杨教授：我都用颗粒剂，我有一个方便的公式，就是把整个方子药物的剂量加起来，得出一个数字，比如 100g，然后按每天 10g 算，1 周就是 70g，用 70g 除以总量（100g），得出一个数字（0.7），再把每味药乘以这个数字就可以了。比如柴胡 10g，那相乘之后就是 7g。

主持人：但是在国内，很多医院还是保持传统的煎药法。

杨教授：煎药不是不好，但是很多病人是慢性病，是要经过长期治疗的，如果每天要病人煎药，他们就会受不了。我有一个病人，她得了溃疡性结肠炎，她已经吃了几年的激素了，尿像红酒一样。我就分两个阶段治疗，首先止血，把她的尿血止住；然后就是养血散血。没有血尿之后，她排便还有很多黏液，这是湿邪还没有化掉，接下来就用祛湿热的药治疗。我发现一点，中国人从小就习惯吃药，所以用量就要大一点。但是外国人往往是第一次吃中药，所以用量不用太大，而且还很管用，马上见效。

主持人：您的经历是跟我们有很大差别的。现在中国医学院校的毕业生就业很难。国外是不是很需要中医人才呢？

杨教授：我觉得你们就业机会在国内比在国外好，为什么？你们有医院啊，你们可以分配到医院去，国外就没有这个条件，国外医院没有中医，因此中医学生毕业出来以后，都要自己开诊所。我看很多学生最后亏本了，就不干中医了，这个很可惜。如果你是西医师，同时又掌握了中医的技能，那生意就会很好。

主持人：也就是说，我们毕业生在国内还是很好的。现在中国文化在国内是越来越热的，您在国外有没有宣传一下传统文化？

杨教授：有，因为我们中医不仅仅是行医，中医就是融合了当代的文化、古代的哲学、阴阳以及宗教……都融合在里面了。在国外有一个误区，就是学中医的不学传统。我曾经发表了一篇文章，就是讲中医面临的危机，在 1929 年有一个叫余岩的人，他就说废除中医。那个张光耀不也说中医不科学嘛？那我就要反驳他，发表这个文章主要是反驳他说中医不科学的，中医不是循证医学，但是我们中医的理论是通过几千年来的实践积累起来的，有时候看到一些书，我们会觉得老祖宗非常聪明，那个时候没有解剖学，但是他们都懂啊！

主持人：我也觉得我们应该把中国文化、中医文化传播到世界各地，让各国的人受益。

杨教授：对，我当时硕士毕业的时候，就是想把中医弘扬到国外，这些年来我也一直在努力。从 2002 年到现在，我经常请中国知名的教授去我们学校讲学，像郝万山教授、郭志强教授、黄煌教授、李佩文教授等等。通过他们的讲解，我感觉我的学生水平在提高，我只是做一些实实在在的事情，不是虚的东西，今天听了课，明天临证就用得上！

主持人：就像我们经方班一样。

杨教授：对，一样啊，你搞了一个品牌出来，这是实实在在的。所以我建议你们的经方班以后应该与国际接轨。叫更多的外国友人过来听课。

主持人：那您在澳大利亚办讲座，听众都是中医师吗？

杨教授：全是中医师，没有其他的。因为我们讲的内容都很具体，甚至具体到一个课题，比如说糖尿病如何治疗，围绕糖尿病的病因、病机谈治疗。糖尿病在澳大利亚非常多见，不知道在中国是不是？

主持人：中国也非常多，人数逐渐上升。

杨教授：随着生活水平的提高，大家吃的东西都比较肥腻，而糖尿病又与饮食有关，所以人数会逐年上升。

主持人：中医有"治未病"思想，现在国内的养生热潮也是一波接着一波。澳大利亚怎么样？

杨教授：澳大利亚也有好多"热"，好比"太极热"、"气功热"，而且人们喜欢从药膳的角度自我保健。不过他们更喜欢吃维生素。关于中医的保健，他们懂得很少，应用不是很广泛。

主持人：中医保健在国内很广泛，包括我们喝凉茶。喝凉茶已经被推广了，原来只在岭南地区，现在北方也见到了。还有一些保健的食品，主要是食疗养生，比如说煲汤的时候加点人参、怀山药等等。

您刚才不止一次提到希望我们经方班能够汇集外国友人的力量，我们也是希望经方班能够帮助更多的人，比如和贵校进行学术合作。

杨教授：可以啊，这样既推动了两国中医文化的交流，又可以使两国的中医师开阔眼界！把经方思想传播到国外，有价值，有意义！

马屹正教授访谈实录

主持人： 大家下午好。我有幸进行这次特别的采访，采访一位外国朋友，他是美国知名的中医学家、教育家、中医翻译家，他来自美国西雅图，他就是克雷格·米切尔。下午好，米切尔先生，很高兴见到您！

马屹正： 下午好，很高兴认识你！

主持人： 米切尔先生，欢迎您来中国参加我们的首届国际经方班暨第十期全国经方临床运用高级研修班！我想请教您的第一个问题是……您觉得我的英语如何？

马屹正： 你的英语挺好的。

主持人： 好的，谢谢，开个玩笑。您知道的，对于许多中国人来说，他们想要了解的是中医在美国的境况，而对于我而言，我想向您提的第一个问题是您的名字。毫无疑问，您非常了解您的中文名字"马屹正"的意思。那么能告诉我是谁给您取了这个名字，而您自己又是怎么诠释它的呢？

马屹正： 我的中文名字是许多年前我在台湾的一位挚友取的。我英文名字的第一个字是 crag，意思是岩石中的缝隙，所以我的台湾朋友就认为一个表示稳固的名字会适合我。不知你能否理解？

主持人： 是的，我明白。

马屹正： 因为裂开的岩石可能会移动，所以我的名字"屹"寓意非常稳定、坚固和不容易变动，而"正"字表示位居正中，所以我想这也许是一个适合我的名字。

主持人： 让我们回归主题吧，我想了解一些有关您中医方面的经历。

马屹正： 好的。

主持人： 那么从您的学校开始聊起吧，您来自美国西雅图东方医学院？

马屹正： 是的。

主持人： 您是现任校长？

马屹正： 实际上并不是校长，我们是两个人，我和我的搭档共同承担责任，他是校长，我是教务长。

主持人： 您来这所特殊学校的初衷是什么？

马屹正： 我是2002年加入这所学校的，在这之前的大约5年里，我一直在美国教中医，我在美国任教的学校中，有些学校还算过得去，有些不是很好。我希望学校能开设汉语课程，这是学校中医教育的一部分，也是临床强有力的后盾。汉语学习和临床实践，是西雅图东方医学院非常重要的两个教育方向。

主持人： 您主要把时间花在临床教学还是汉语教学？

马屹正： 我做许多不同的教学，我教部分汉语课程，教《伤寒论》《金匮要略》，有时我也教针灸操作，还有推拿等等。

主持人： 好厉害！您的学校成立于1994年，已经17年了，我想学校里一定发生过很多有趣的事情。能和我们分享一下吗？

马屹正： 好吧，我告诉你一些可能比较好笑的事情吧。我对《伤寒论》的理解是随着临床经验和年龄的增长而不断深入的，我现在甚至会否定我10年前的观点。有时我上课时都会叫学生先谈谈对条文的理解，他们说出观点后，我就指出这是不对的，但是他们就反驳说这其实是你自己的观点呀！这是你10年前写的书里说的呀！这令我哭笑不得，确实现在的理解比当初更加深入了。

主持人： 这也是教学相长吧！您从事中医研究多久了？

马屹正： 我1990年开始学中医，从一入学校开始算，到现在是21年。

主持人： 对于大多数美国人特别是从事中医的人来讲，您的经历漫长而精彩。我们很想了解您在中国学习中医的经历，特别是您跟随聂惠民和陈瑞春老中医学习的经历。能否告诉我们这两段经历是怎样影响着您的？

马屹正： 好的。我跟随聂惠民老师学习了3年，而跟陈瑞春老师只是很短的一段时间，总共大概只有 1 个月。所以我受聂老师的影响更深远，我从她那儿学到很多很多东西。我当时学习《伤寒论》时，很难理解那些内容，聂老师告诉我一定要读原文，还要看病人，在看完病人之后，再重新读一遍原文，就这样来来回回，我才开始对《伤寒论》原文要表达的意思有了深入的理解。这应该是我从她那儿学到的最重要的事情。

主持人：从临床又回到《伤寒论》原文，这样的循环您做了多少次呢？

马屹正：太多次了，数不清。

主持人：陈瑞春是一个很杰出的教授，您跟他学了一小段时间。我想问，您觉得陈瑞春教授对《伤寒论》和中医的想法怎么样？

马屹正：我从他那儿学到最重要的思想是：如果你能熟悉《伤寒论》中任何一个方的病机，并且在看病过程中能想到这种病机，那么你就能运用好此方。有时，并不需要几种症状都出现，只要辨证对了，方就有效。这就好比很多不同疾病的患者都可以用四逆散治疗，因为他们都有相同的病机，这是我从陈老师那里学到的。

主持人：到明年为止，您的学校就会培养出大约 125 名毕业生。和中国的中医院校相比，数量很少，但却对中医在美国的发展作出了很大的贡献。您是怎样使这样一个机构运行下去的？

马屹正：在我们这里工作的人是没有高额工资的，我们完全有机会去其他院校或机构拿更高的薪水，但是我们没有。我们认为如果要想把学生教好，一定要以小班授课的模式，比如说诊脉，腹诊，针灸，或者开方等都需要面对面指导。如果你告诉 50 个学生去摸脉，这是不可能有好的教学质量的。所以我们学校有点类似于理论联系实际的风格。每个学生都有机会和经验丰富的老师学习，这些老师的临床经验至少有 15 ~ 20 年。如果我们考虑经济效益，招更多的学生进来，我们会赚很多的钱，但是这不利于中医人才的培养，我们追求的是质量，而不是数量。

主持人：作为一个外国人，您初学中医时，可能第一个难关就是汉语，您是怎样克服语言障碍的？

马屹正：大约在 1993 年，我从美国搬到了台湾，我在台湾住了 4 年，我不擅长语言，但是身在异国，吃饭，打电话，看电影，喝咖啡……所有的事情都迫使我尽快地融入到这个环境中。到了台湾 8 个月后，我就能够用中文交流了，至少我需要做的事情是没有障碍的，这对我的汉语能力是一个很大的提升。

主持人： 外国人认为中医难学，中医里的《伤寒论》尤为难学。很多外国人都会选择学习针灸，为什么您会选择《伤寒论》作为主攻方向呢？

马屹正： 在我第一次搬去台湾的时候，我已经在美国获得中医学硕士学位，而且也获得了中医行医执照。我已经学过 3 年中医，包括针灸，还有中药等其他科目。我搬到台湾的目的是要继续深造。我发现中国的针灸疗法在美国很难开展，所以中国的针灸治疗技术在美国并不适用。因此，我没有在中国学习过针灸。但我对中草药的疗法非常感兴趣，《伤寒论》是中医的根源，所以我选择了《伤寒论》也是水到渠成的。

在我看来，不能说《伤寒论》就比针灸难，它们各有不同的特点，无所谓难易。要成为一名好的针灸医生，也并非一件容易的事情，要用双手去感受，而且要非常地敏感。伤寒虽然对双手要求不多，但是要用到头脑，这是完全不同的事情。有些人学针灸容易些，有些人学《伤寒论》容易些，这完全取决于个人吧。

主持人： 您在诊所看病时，首选针灸还是开中药？

马屹正： 这个因病人而异。对一些痛症的病人，我会用针灸缓解病人疼痛；而对一些慢性病人，我则会开中药治疗；还有些病人我甚至会用推拿的方法治疗。

主持人： 昨天晚上您说了许多关于中医在美国的事情。您能和我聊聊中医在美国的困境吗？

马屹正： 我想其中一个难题是大部分的西方医生认为中医没效。而我的很多病人生病时，可能会首先去看西医，然后才来我这里看病。所以有的时候，很难说服西医与我们合作，这点是十分困难的。举个例子，我不能开西药，但我的很多病人都在服用西药，所以当我给他们开中药处方时，不能确定这些中药会和西药会发生何种反应，这是个很难协调的问题。当然有些病人还是对中医很有信心的，他们不想服用西药，他们来找我只是为了针灸和中药治疗。

主持人： 中国的中医学生比美国的中医学生多很多，面对这么多的学生，您是否会给出一些建议呢？

马屹正：我并不是很清楚你们的教育制度，但是我们的教育体制与中国肯定是截然不同的。中国学生和西方学生也大有不同。很多中国学生看似简单的问题，美国学生可能要下一番工夫才能弄明白。

主持人：您作为一名外国人可以把中医学得这么好，能否给我们中国学生一些建议呢？

马屹正：我不是很清楚中国学生的课程情况，但是花在临床的时间至少要和在教室学习的时间一样多。我会鼓励学生做两件事情：一是尽可能多的积累临床经验；二是找一位经验丰富的老师。读书固然可以学到很多东西，但是我们必须将这些理论付诸临床实践，并且对我们课堂上掌握的知识进行检验，否则就没有用了。当病人坐在你面前时，那是和看书的体会完全不一样的。

主持人：问一个比较私人的问题。当病人来到您的诊所，您是怎样收费的？

马屹正：病人来我这儿看病时，要支付咨询、诊断以及针灸治疗的费用。有的时候我要给病人解答 1 个小时，美国不同的地方收费不同，我这里大概 80 美元。如果他们想要开中药，是要另外算的。

主持人：这算是比较便宜还是偏贵呢？

马屹正：这取决于病人，有些病人可以支付起，而有些病人就支付不起那么多，所以他们往往不会做针灸治疗。

主持人：你们学校的学生用什么样的中医课本？

马屹正：我们大部分课本都是美国的，都是由美国人写的，也有一些是中文书的英译本。

主持人：中医走向国外已经很多年了，特别是针灸。但昨晚您说中医在美国的一些州是不合法的，未来这种情况将会如何呢？

马屹正：美国有 50 个州，其中 43 个州中医是合法的，有 7 个州是不合法的，而其中至少有 2、3 个州是不违法的，介于两者之间。

主持人：您是说灰色地带？

马屹正：正是，所以我想，在接下来的 5～10 年，中医极有可能在这些州都合法化。然而有多少美国人会接受中医，并且相信它的疗效，我不确定，我希望人数会越来越多，而我也相信这是会实现的。

主持人： 您认为影响中医走向国外最大的难题是什么？

马屹正： 临床疗效，这就是最重要的事情。

主持人： 难道您认为中医临床疗效不明显？

马屹正： 不一定的，我想这点中国和美国是一样的。有些针灸师和中医师很出色，而有些就不是那么好了。对美国人来说，不管什么方法，疗效才是硬道理。如果我来找你看病，可能你是名中医师，你帮我治头痛，但是没有效果，那我就会觉得中医没有效果。

主持人： 所以最重要的是要努力提高西方中医医师的整体水平，有越多的医师能治好病人，中医就越能被接受。在我看来，这和从事中医的是中国人或是外国人没有任何关系。只要有效，人们就会用它；没效，人们不会接受。感谢您对中医走向世界所作出的贡献，谢谢您接受我们的采访！

陈旺全教授访谈实录

主持人：陈教授，今天很高兴能有这么一个机会和大家分享您在学医过程中的点点滴滴，我们非常想知道您是怎样在医学领域一步一步走上巅峰成为一个有经验的大家的。请您简单跟我们谈一下您的从医之路和您对当代中医发展中遇到的问题的认识。

陈教授：事实上是这样，我在从医的过程当中，尤其从事中医的过程中，刚开始非常的艰辛。医疗的方法殊途同归，不管用怎样的方法，西医也好、中医也好，最终的目的就是让病人好。我刚开始从事医疗工作的时候，在学校教书，我就立下了一个信念：不管怎么样，都是以病人的健康为先，以挽救病人的生命为最主要的原则。让病人从医生那里得到健康、得到幸福，这是我的宗旨所在。我在行医的过程中从不会排挤任何人，病人做了相关的检查，这些资料都非常的宝贵，这是从病人身上采来的血液用来给我们提供的参考，我们绝对不要说这个我们不参考，只用我们自己的医疗体系。其实医疗体系可以相辅相成，并不是相互背离的。我们以中医望闻问切的诊断方法发现病人的问题，通过多次的观察，结合舌象、脉象，再运用统计学可归纳出中医诊病的指标。比如病人头晕，伸舌偏移，走路偏向一侧倾斜，做头颅 CT，发现了脑部有问题，观察多了，发现用中医辨证也可以说明问题啊，这就是归纳，这就形成了我们诊病的一系列指标。不一定要花销很多，你用仪器检查，我用望闻问切的方法，殊途同归。这样就得到一个指导程序，到最后可以成为一个 SOP（标准作业程序化）标准的作业——诊断规范。

现在我们都有民主意识，医生最怕到最后陷入主观的观念，主观的观念会造成偏差。我对自己的要求是：不要因为我是教授所以讲了算数，这样不行。有时候我们的病人会一语惊醒梦中人，他们的思考方向是正确的。所以广纳群体的意见，这是非常重要的。现在医院就怕教授植入权威性，过度的权威就会导致权力上的傲慢。我们应该采取集思广益的方式。未来中西医的人才要互相了解，比如你是中医，你必须了解西医的诊断方式和相关的检验检查；同样，西医要了解中医的阴阳、五行和它的理论基础。因为我们的对象是病人，只有这样对病人的生命才够负责。

中医教材里面详细的解读了阴阳、五行、八纲、六淫等，但有很多从业的中医师对这些还不够了解，所以我们要找回这些东西。现在已经把针灸、《本草纲目》《黄帝内经》列为世界文化遗产了。古人在没有科学仪器的条件下，竟然能有那么高明的认识，而且，这些认识我们拿去用，发现也适合现在的环境，那么我们为什么不用呢？为什么摒弃它呢？中医一定要多加挖掘。但以前书上的文言文很深奥，我们要把它口语化然后普及，否则有些人会看不懂，看不懂就懒得看，懒得看就更不了解了。口语化之后可以让民众包括其他从事医疗工作的人都了解，这样中医就有希望了。

西医讲的病理机转就是我们讲的病机。"法"就是方法，西医用仪器来检测，X线，CT，彩色超声波等等。中医的"法"就是法则。中医的法则非常的明确，寒因寒用，寒因热用，热因寒用，热因热用……病人的体质不同，用药方法不同，这就是中医高超的境界。当人"理"、"法"不一致的时候，方子就拿不准。现在很多中医经常犯这样的错误，他们丢掉中医的"证"来看问题，以西医的思维来应用中医，这就完全没有办法适用了。所以我们要以"证"为主，用"证"的法则去组方。方就是西医的order（程序），西医见病人呕吐为什么用胃复安而不用阿司匹林？这就是对症治疗，有什么症状就用相应的药物对治，哪里不舒服就对治哪里的症。结果有的西医医生成了开药工具，而没有替病人诊病。我们要找出原因，否则病人症状暂时缓解了，但是过几天又犯，这就是没有抓住问题的主要矛盾。需要强调的是，中医主要在辨证。如有些女孩子阳明头痛，同时又有内分泌失调，我们就可以用葛根，葛根既可以治疗阳明头痛，又可以调节内分泌失调，刚好一拍即合，这就是证症结合。

我们这个经方班已经办了十届了，非常的成功，我想可以更加细微化一些，比如针对于某一个学术流派来讨论。我一直没有丢下临床，久在临床的大夫思路活跃，一看到病人大脑就会飞速地旋转，会不断有新的理念产生，所以我不止一次讲过，临床的病人就是我们的老师，他们会给我们正确的引导，我们要善待他们。

另外，我们学中医一定要做好传承，比如邓老等这一批国医大师，他们的学术理念要好好地研究、继承，同时又要加入当今的一些知识。每个地区人的体质不同，气候特点、民俗都不相同，我们要熟知地理、天文知识，因人而异，因地而异，真正地把中西医结合好。广州这边中医氛围好一些，可能因为广州地处沿海地区，资讯比较发达吧。

主持人： 不过您在台湾推广中医，对中医的良性发展也起到了很大的作用。

陈教授： 没有错，我坦白讲，从台湾的最高机关到县级机关，中医养生的宣导都是我提议的，我敢这样讲。我不是要赚钱，我是要让这些领导者知道中医的重要性，告诉他们中医对健康有多大的帮助，在台湾，相关统计部门正在做评估，就医疗资源来讲，中医的消耗是要比西医少的。中医有很多优势，我们广州的经方班如果能普及到世界各地的话，那就会成为一座灯塔，为中医做一个正确的导向。

主持人： 谢谢陈教授，非常感谢您能在百忙之中接受我们的采访，我们希望下届经方班您能给我们更多指导。最后请允许我代表所有会务组的成员，对您的到来表示最衷心的感谢！

陈教授： 谢谢！有机会一定再来！

吉林省松原市中医院
李景华主任有感赋诗

经方运用广州班，岭南羊城开论坛。

十期办班成效好，本次主题治疑难。

省局到会来祝贺，邓老耄耋亲临观。

赛美安排真周到，高师大德聚岭南。

中外经方学习者，共同聆听大师言。

小林会上探剂量，用量法则示规范。

庆国教授讲麻黄，临床体悟有二三。

屹正来自美利坚，另辟蹊径经方研。

万山伤寒讲的活，指导后学有经验。

荣年来自台湾岛，真武汤治妇科谈。

力红主讲六经证，提纲弄懂事过半。

国强讲解重思路，柴胡四物辨理源。

旺全风趣讲经方，加减运用活法全。

纪藩专门治顽痹，金匮用方不平凡。

黄煌方证发挥好，专门辨治五苓散。

继柏诊病思路快，熟读经典是关键。

唐泽来自日本国，连珠饮方治晕眩。

坂东探索疑难病，多发硬化汉方谈。

洁德女士谈和法，注重调和气机展。

彭老善治温热病，"非典"治疗有经验。

仕沛善用续命汤，中风痿病皆可痊。

五天学习收获大，中医经方代代传。